Arthroplasty of the Upper Extremity
A Clinical Guide from Elbow to Fingers

上肢关节置换术
从肘部到手部的临床指南

原著 [加] Graham J. W. King　　[美] Marco Rizzo
主译　徐永清　崔 轶

中国科学技术出版社
·北京·

图书在版编目（CIP）数据

上肢关节置换术：从肘部到手部的临床指南 /（加）格雷厄姆·J.W. 金 (Graham J. W. King)，(美) 马尔科·里佐 (Marco Rizzo) 原著；徐永清，崔轶主译. — 北京：中国科学技术出版社，2024.8

ISBN 978-7-5236-0607-0

Ⅰ.①上… Ⅱ.①格… ②马… ③徐… ④崔… Ⅲ.①上肢—人工关节—移植术（医学）—指南 Ⅳ.① R687.4-62

中国国家版本馆 CIP 数据核字 (2024) 第 071045 号

著作权合同登记号：01-2023-1779

First published in English under the title
Arthroplasty of the Upper Extremity: A Clinical Guide from Elbow to Fingers
edited by Graham J. W. King, Marco Rizzo
Copyright ©Springer Nature Switzerland AG 2021
This edition has been translated and published under licence from Springer Nature Switzerland AG.
All rights reserved.

策划编辑	丁亚红　孙　超
责任编辑	丁亚红
文字编辑	方金林
装帧设计	佳木水轩
责任印制	徐　飞

出　　版	中国科学技术出版社
发　　行	中国科学技术出版社有限公司
地　　址	北京市海淀区中关村南大街 16 号
邮　　编	100081
发行电话	010-62173865
传　　真	010-62179148
网　　址	http://www.cspbooks.com.cn

开　　本	889mm×1194mm　1/16
字　　数	427 千字
印　　张	17.5
版　　次	2024 年 8 月第 1 版
印　　次	2024 年 8 月第 1 次印刷
印　　刷	北京盛通印刷股份有限公司
书　　号	ISBN 978-7-5236-0607-0/R·3228
定　　价	268.00 元

（凡购买本社图书，如有缺页、倒页、脱页者，本社销售中心负责调换）

译者名单

主　译　徐永清　联勤保障部队第九二〇医院
　　　　崔　轶　联勤保障部队第九二〇医院
副主译　李　军　联勤保障部队第九二〇医院
　　　　何晓清　联勤保障部队第九二〇医院
译　者　（以姓氏笔画为序）
　　　　王玉垒　联勤保障部队第九二〇医院，大理大学临床医学院
　　　　王成勇　联勤保障部队第九二〇医院
　　　　冯凡哲　联勤保障部队第九二〇医院
　　　　齐保闯　联勤保障部队第九二〇医院
　　　　杜　棣　联勤保障部队第九二〇医院
　　　　李　军　联勤保障部队第九二〇医院
　　　　李松涛　联勤保障部队第九二四医院
　　　　李国栋　联勤保障部队第九二〇医院
　　　　杨　曦　联勤保障部队第九二〇医院
　　　　吴一芃　联勤保障部队第九二〇医院
　　　　何晓清　联勤保障部队第九二〇医院
　　　　沈俊宏　联勤保障部队第九二〇医院
　　　　宋慕国　联勤保障部队第九二〇医院，昆明医科大学
　　　　张建平　联勤保障部队第九二〇医院
　　　　邵能琪　联勤保障部队第九二〇医院，大理大学临床医学院
　　　　单长蒙　联勤保障部队第九八八医院
　　　　宗海洋　联勤保障部队第九二〇医院
　　　　徐文漭　联勤保障部队第九二〇医院
　　　　徐永清　联勤保障部队第九二〇医院
　　　　崔　轶　联勤保障部队第九二〇医院
　　　　蔡兴博　联勤保障部队第九二〇医院
　　　　黎景源　联勤保障部队第九二〇医院，大理大学临床医学院

内容提要

本书引进自 Springer 出版社，由来自北美的骨科专家 Graham J. W. King 教授与 Marco Rizzo 教授联袂编写，是一部专门介绍肘部、腕部及手部关节置换术的实用著作。全书共 21 章，按解剖区域展开，不仅介绍了初次关节置换的适应证、技术和效果，还对初次关节置换失败后面对的常见困难和挑战进行了细致讨论，同时对植入物的基本原理和开发思路进行了分析，以期启发当前植入物设计的创新与改进。本书内容实用，阐释简洁，配图丰富，可为国内骨科、康复科医生在开展上肢关节置换时提供指导，非常适合从事上肢外科的临床医师及相关研究人员阅读参考。

译者前言

上肢关节疾病会严重影响患者的生活质量。无论是由退行性关节病变、创伤性损伤还是其他原因引起的疼痛、功能障碍和关节破坏，都会给患者带来巨大的痛苦和困扰。上肢关节置换术作为一种重要的治疗手段，为患者恢复日常功能、自由生活提供了新的希望。本书是一部非常实用的参考书，涵盖了肘关节、腕关节和掌指关节等上肢关节置换的全面内容。

本书著者均为上肢关节置换领域拥有丰富实践经验与理论研究建树的医生和研究人员。书中提供了详细的手术技术、手术适应证和禁忌证、术前评估和术后管理等方面的指导，可帮助医务人员在临床实践中做出明智的决策。他们将自己的经验和知识分享出来，可帮助读者更好地了解上肢关节置换术，进而提高手术成功率和改善患者生活质量。

我们希望将这些宝贵的知识呈献给国内读者，为国内医生提供一部全面、系统的上肢关节置换术实用指南。本书非常值得一读，无论是从事医疗行业的人员，还是对上肢关节置换术感兴趣的读者，都会从中受益匪浅。

在本书即将付梓之际，我们要感谢原著作者的授权和支持，还要感谢参与本书翻译和审校工作的同事们。我们希望通过这本书，能够让更多的国内医生了解和掌握上肢关节置换术的相关知识，使更多的患者能够重获健康和幸福。

最后，我们衷心感谢读者对本书的关注和支持，希望大家能从中受益，并在临床实践中取得更好的成果。

联勤保障部队第九二〇医院　徐永清

原书前言

上肢关节炎常导致严重的疼痛和残疾。关节置换术应用于肘部、腕部和手部关节炎，可缓解疼痛、保留活动及改善功能。虽然上肢关节置换术的经验少于髋关节和膝关节置换术，但成功的手术对患者来说非常有益。本书旨在为上肢外科医生、学员和康复师提供有关肘、腕和手关节置换的培训指导。

编写本书的想法最早始于 2018 年。当时，我们应美国手外科学会年会项目主席的邀请，共同主持名为"关节置换术：肘部到指尖"的讲座。我们将每个关节分为三部分：①关节设计考虑；②初次关节置换术；③翻修/失败的关节置换术。我们邀请了国内外专家与会，非常高兴看到他们积极响应并热情投入。

我们的先导课程取得了巨大的成功，激发了 Springer 代表的兴趣，他们想创作一部与该主题相关的专著。鉴于我们在先导课程中的成功经验，本书采用了同样的大纲。幸运的是，大多数会议发言人能够参与创作章节内容。著者们投入了大量时间编写本书，在此我们诚挚感谢他们牺牲家庭和工作时间来分享专业知识和经验。

这是一部前所未有的著作，专门介绍了肘、腕和手关节置换术，对上肢外科医生非常有用。为提高阅读效率，书中各章按照解剖区域展开，还考虑到加强病理学基础，同时加入了对植入物的基本原理和开发相关思维过程的理解。我们希望本书能激发更多的创新和深刻见解，以帮助改进当前植入物的设计。初次关节置换相关章节可帮助外科医生了解初次关节置换的最新适应证、技术和效果。翻修/失败相关章节有助于引导读者完整了解初次关节置换失败后治疗中面对的常见困难和充满挑战的抉择。

衷心感谢 Springer 邀请我们来引领这项工作，并感谢他们在过去两年中的支持。特别感谢 Abha Krishnan 女士在此期间的坚定支持和管理工作。

最后，感谢我们挚爱的家人，他们默默地、深情地支持我们完成了此次（以及许多）学术工作，我们永远感激不尽。你们的爱和支持激励了我们，并使这一切成为可能。

Graham J. W. King
London, ON, Canada

Marco Rizzo
Rochester, MN, USA

致 谢

由于制造商认为时机尚不成熟、研发投入有限，上肢关节置换的发展远不如膝关节和髋关节置换。上肢关节炎和疾病很常见，是导致残疾和日常活动、工作、运动功能丧失的主要原因。近年来，上肢关节置换术取得了重大进展，然而，对于那些能从可靠耐用植入物中受益的患者来说，需求仍没有得到满足。本项目始于展示上肢关节置换术进展的想法，并旨在为未来的工作打下基础。

共有 52 位著者自愿为本书做出贡献。他们都是各自专业领域的公认专家。我们对各位提供专业知识的著者表示最深切的感谢。同时，我们也感谢编辑和出版社对该项目的支持，特别是在 COVID-19 大流行时期。我们希望本书对致力于推进上肢关节置换术的读者有所帮助。

Graham J. W. King　Marco Rizzo

献 词

谨以本书献给爱我并支持我的父母 Ian 和 Ethelwynne，我美丽的妻子及灵魂伴侣 Denise，我三个了不起的孩子 Stephanie、Leanna 和 Ian。他们给了我很多的机会、鼓励和灵感，让我得以在"业余时间"完成此书和许多其他项目。我也感谢我的导师 Robert McMurtry、Cyril Frank、Bernard Morrey 和 James Roth，感谢他们的智慧、指导和高明的建议。

Graham J. W. King, MD, MSc, FRCSC
London, Ontario, Canada

谨以本书献给我的家人，她们是全力支持我、爱我的妻子及女儿 Hope Marie 和 Hope Sol Rim，没有她们我会迷失自己。感谢你们鼓励并允许我致力于这项工作及职业生涯中的其他许多工作。我还要感谢你们的爱、耐心和善良。

我要特别感谢我的父母 Nazario 和 Maria，他们为我付出良多，让我获得了很多机会。他们的爱和榜样作用始终激励着我。

我还要感谢我的导师 William Hardaker（1942—2015），他是一位杰出的老师、导师，他看中了我并让我有机会从事骨科工作；James Urbaniak，向我展示了医学学术的价值和美丽；Richard Goldner，示范了一个外科医生能有何等的奉献精神，如何以患者为中心并关爱他们；Robert Beckenbaugh（1941—2020），激励、指导并培养我对关节置换术的热情。

Marco Rizzo, MD
Rochester, Minnesota, United States of America

目　录

第一篇　全肘关节置换术

第1章　全肘关节置换术的设计考量 · 002
一、基础生物力学 · 002
二、当前的全肘关节置换术原则 · 003
三、假体植入 · 007
四、假体磨损 · 009
五、肱骨远端半关节置换设计的注意事项 · 009

第2章　初次肘关节置换术 · 016
一、历史回顾 · 016
二、条件 · 017
三、术后康复 · 020
四、结果 · 021

第3章　非感染性全肘关节置换翻修术 · 028
一、背景、范围和目标 · 028
二、假体周围骨折 · 028
三、支撑植骨技术 · 029
四、支撑 · 029
五、应用 · 029
六、带有足够残余骨的翻修 · 030
七、结果 · 030
八、翻修断柄 · 031
九、扩大溶骨皮质 · 032
十、术后护理 · 038
十一、结果 · 039

第二篇　桡骨头置换术

第 4 章　桡骨头置换术的设计考量 ········· 042
一、桡骨头的功能解剖学和生物力学 ········· 042
二、假体的设计考量 ········· 043
三、器械和技术 ········· 051
四、结果和未来的考虑 ········· 054

第 5 章　初次桡骨头置换术 ········· 057
一、解剖和生物力学 ········· 058
二、术前检查及相关损伤 ········· 059
三、桡骨头置换术的适应证 ········· 060
四、桡骨头置换术的禁忌证 ········· 061
五、手术入路 ········· 061
六、手术技术和提示 ········· 062
七、术后处理 ········· 063
八、并发症 ········· 064
九、预后因素及预后 ········· 064

第 6 章　翻修 / 失败的桡骨头置换手术 ········· 068
一、背景 ········· 068
二、现阶段重建理念 ········· 069
三、结果 ········· 069
四、无菌性松动 ········· 070
五、关节僵硬 ········· 071
六、技术失误和假体相关的失效 ········· 072
七、肱桡关节骨关节炎 ········· 074

第三篇　全腕关节置换术

第 7 章　全腕关节置换术的设计考量 ········· 080
一、第一代假体 ········· 080
二、第二代假体 ········· 081
三、第三代假体 ········· 083
四、第四代假体 ········· 085

第 8 章　初次全腕关节置换术 090

一、腕关节假体 090
二、适应证 092
三、患者的病史和客观数据 095
四、影像学评估 096
五、手术方法 097
六、康复治疗方案 098
七、半腕关节置换术 099

第 9 章　翻修 / 失败的全腕关节置换术 103

一、文献调查报道 103
二、作者的首选技术和个人经验 105
三、讨论 108

第四篇　下尺桡关节置换术

第 10 章　下尺桡关节置换术的设计考量 112

一、解剖学和运动学 112
二、生物力学 113
三、设计考量 115
四、手术步骤 116
五、术后处理 117
六、结果 117

第 11 章　初次下尺桡关节置换术 120

一、解剖 120
二、关节炎病因 120
三、诊断（体格检查和 X 线） 120
四、治疗 122
五、手术入路 122
六、手术治疗：切除性关节置换术 122
七、手术治疗：植入性关节置换术 124

第 12 章　翻修 / 失败的下尺桡关节置换术 128

一、背景 128

二、临床表现 ……………………………………………………………………………………… 129

三、处理原则 ……………………………………………………………………………………… 131

四、下尺桡关节病变的治疗方法 ………………………………………………………………… 133

第五篇　腕掌指关节置换术

第 13 章　腕掌指关节置换术的设计考量 …………………………………………………………… 140

一、流行病学 ……………………………………………………………………………………… 140

二、临床表现 ……………………………………………………………………………………… 140

三、Eaton-Glickel 分期 …………………………………………………………………………… 140

四、手术指征 ……………………………………………………………………………………… 140

五、腕掌关节置换术的历史 ……………………………………………………………………… 141

六、解剖学 ………………………………………………………………………………………… 142

七、生物力学 ……………………………………………………………………………………… 143

八、假体设计 ……………………………………………………………………………………… 145

九、假体材料和固定 ……………………………………………………………………………… 146

第 14 章　初次腕掌指关节置换术 …………………………………………………………………… 151

一、背景 …………………………………………………………………………………………… 151

二、患者选择 ……………………………………………………………………………………… 152

三、植入物类型 …………………………………………………………………………………… 154

四、作者的首选技术 ……………………………………………………………………………… 157

五、讨论 …………………………………………………………………………………………… 161

第 15 章　翻修 / 失败的腕掌指关节置换术 ………………………………………………………… 166

一、评估与诊断 …………………………………………………………………………………… 166

二、失败原因 ……………………………………………………………………………………… 168

三、治疗 …………………………………………………………………………………………… 171

四、结果 …………………………………………………………………………………………… 174

第六篇　掌指关节置换术

第 16 章　掌指关节置换术的设计考量 ……………………………………………………………… 178

一、临床需求 ……………………………………………………………………………………… 178

二、手术步骤和术后处理 ………………………………………………………………………… 178

三、文献回顾 179

　　四、掌指关节生物力学 187

　　五、全掌指关节置换术 192

　　六、高温石墨材料加工和属性 196

　　七、Integra 硅胶掌指关节假体 200

第 17 章 初次掌指关节置换术 203

　　一、硅胶掌指人工关节置换术 203

　　二、适应证 / 禁忌证 204

　　三、技术 204

　　四、模块化表面置换植入物（热解碳和金属塑料） 204

　　五、适应证 / 禁忌证 207

　　六、技巧 208

　　七、文献中的结果 208

　　八、讨论 211

第 18 章 翻修 / 失败的掌指关节置换术 214

　　一、关节置换术背景 214

　　二、流行病学 215

　　三、关节翻修术 215

　　四、预后 218

第七篇　近端指间关节置换术

第 19 章 近端指间关节置换术的设计考量 222

　　一、历史沿革 222

　　二、关节运动的稳定性与生理性 224

　　三、植入材料 225

　　四、假体柄固定和更新设计 226

　　五、新设计理念 227

　　六、关节组件 229

　　七、手术步骤 230

　　八、自锁指关节的发展与现状及案例分析 231

　　九、结果 232

　　十、病例展示 233

第 20 章　初次近端指间关节置换术 ··· 238

 一、背景 ··· 238
 二、手术技巧与康复 ··· 239
 三、术后管理 ··· 241
 四、评价 ··· 242
 五、结果 ··· 243
 六、并发症及其处理 ··· 248

第 21 章　翻修 / 失败的近端指间关节置换术 ··· 252

 一、背景 ··· 252
 二、并发症 ··· 253
 三、适应证 ··· 254
 四、翻修手术 ··· 256
 五、失败的解决方案 ··· 256

第一篇　全肘关节置换术
Total Elbow Arthroplasty

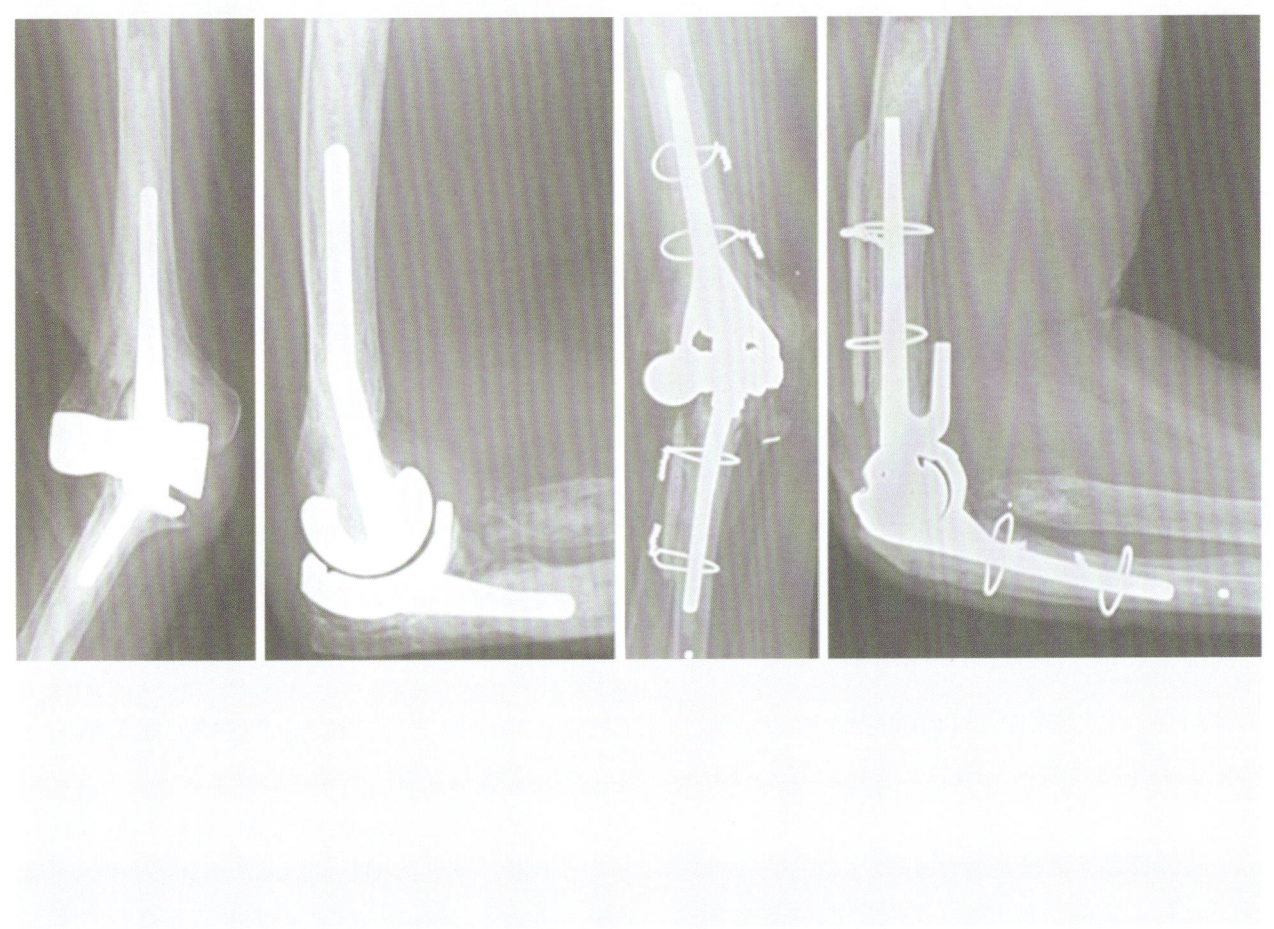

第 1 章 全肘关节置换术的设计考量
Total Elbow Arthroplasty: Design Considerations

Sebastian A. Müller　Graham J. W. King　James A. Johnson　著
徐永清　崔　轶　李松涛　译

肘部是一个复杂的三联关节，包括肱桡关节、肱尺关节和近端尺桡关节（proximal radioulnar joints，PRUJ）[1]，可以实现肘关节的伸展和弯曲、前臂旋转。与下肢的关节相比，下肢关节通常是承重关节，而在日常活动中，肘关节负重相对较少。然而，在一些运动中，可通过肘关节传递超过身体重量 3 倍的力量[2]，这些因素挑战全肘关节置换假体（total elbow arthroplasty，TEA）的寿命。假体的许多设计有必要考虑以下方面，如重建肘关节的屈伸活动、前臂的旋转功能，以及需考虑肘关节的高负荷。TEA 的总体目标是实现日常生活、职业和业余活动的无痛和稳定运动[3]。TEA 的主要适应证包括原发性或创伤后骨关节炎、类风湿关节炎、肿瘤、肱骨远端骨折和骨不连，以及肘关节功能障碍不稳定。虽然肘关节急性创伤和创伤后后遗症导致 TEA 手术患者数量持续上升，但随着更有效的医疗处置的出现，因类风湿关节炎行 TEA 手术的患者数量已下降[4-6]。TEA 可以是铰链连接，沿假体传递更大的力量，或者是非铰链连接，需要保留完整的韧带和充足的骨量。如果存在不稳定问题，TEA 可以从非链式关节更换为链式关节，而无须更换肱骨或尺骨假体组件[7-10]。它们还可以允许在不移除肱骨干的情况下从肱骨远端半关节置换转换为全肘关节置换。

肱骨远端半关节置换术是治疗急性肱骨远端骨折和骨不连的一种方法，并且可能需要比 TEA 更少的重量限制。然而，侧副韧带必须是可修复的，并且肱骨假体的大小和形状必须与原生尺骨相匹配，而肱桡关节的连接对于减少软骨磨损至关重要[11-13]。

一、基础生物力学

（一）肘部运动学

肘部的主要功能是定位双手活动的空间，主要运动包括屈曲、伸展、旋前和旋后。屈伸运动的活动范围为 0°～140°，而日常生活所需的常规活动范围是 30°～130°[3, 14, 15]。肘关节的屈伸轴通过肱骨滑车沟曲面的中心和肱骨小头球心进行[16-20]。该轴在整个屈伸周期略有变化，因此肱尺关节被称为"松散铰链"[16, 19]。该轴从内侧和外侧髁轴向内旋转 3°～5°，与肱骨长轴相对旋转 4°～8°[16, 17, 21]。对肘关节这种相对独特运动的理解，引发了"松散铰链"TEA 设计思路的产生。

与上述屈曲轴不同的肘部提携角，对假体设计也有影响[22]。提携角是在肘关节完全伸展和旋后的冠状面上，测量肱骨和尺骨长轴之间的夹角。提携角角度因人而异，女性（10°～15°）平均高于男性（7°～12°）[14]。很明显，这种力线关系的建立对于肱尺关节假体的设计也很重要。

前臂旋转主要由桡腕关节、近端和远端尺桡关节控制。正常范围是旋后 90° 至旋前 80°，尽管任一方向均为 50°，通常足以满足大多数日常活动[3, 15]。旋转轴方向是从桡骨头中心向尺骨远端中央凹靠近[23, 24]。假体植入后重建前臂自然运动的功能，主要受用于全肘关节置换肱骨头和桡骨头形状和位置的影响，全肘关节置换既要置换肱尺关节，也要置换肱桡关节。

（二）肘关节负荷

肌肉负荷对关节生物力学有深远的影响。在肘关节的关节处产生的压缩力已被证明可以显著增加关节稳定性[25-30]。基于尸体的生物力学研究清楚地表明，相对于被动控制（手臂由研究人员引导），通过模拟肘部屈肌和伸肌收缩实现的主动负荷会产生更一致和可重复的屈伸运动路径[29]。

了解发生在肘部的负荷对于整体假体设计和性能非常重要。迄今为止，尚未开发出使用仪器化假体和无线遥测对患者进行肘部直接测量的方法，因此无法准确测量关节负荷。然而，从各种研究中可以确定，这些研究还远远不够。这些负荷的定量研究目前依赖于计算机算法。简化的二维模型和更复杂的模型已经解释了众多承重结构的力学性能，这些结构包括肘关节、韧带、关节囊、肌肉和肌腱[2, 31, 32]。在桡骨头关节，估计可承受高达 3 倍体重的负荷[2]。在负重训练活动中，肱尺关节的合力也可以接近体重的 3 倍。俯卧撑可以产生大约 45% 体重的力量[33]。此外，肘关节反作用力的方向在整个屈伸周期有显著变化，这当然对肘关节轴向和弯曲负荷有很大影响，这些负荷需要假体和假体与骨之间的界面所承受。关于肘关节尺侧和桡侧之间的相对负荷分布，这在很大程度上取决于关节的活动和位置（包括屈曲和前臂旋转）。实验和分析研究报道了不同的结果，肱桡侧和肱尺侧的负荷比例约为 60∶40[31, 34, 35]。综上所述，我们可以合理地假设肘部假体在日常活动中承受的负荷范围广泛，并且在大小和方向上有显著差异。

二、当前的全肘关节置换术原则

1942 年开展了首例全肘关节置换[36]，但在 20 世纪 70 年代初以前，全肘关节置换并未常规使用。这些限制性 TEA 有一个固定铰链（图 1-1），据报道，在假体植入后 3 年内，骨水泥界面处的 1 个或 2 个柄的松动率为 26%~68%，这就是放弃该手术的原因[37-43]。半限制性链式和非链式假体于 20 世纪 70 年代引入，并在过去 50 年中不断发展[37, 44, 45]。

随着半限制性假体的发展，结合了一个松散的铰链，链式假体的耐用性得到了改善。这些假体允许 7°~10° 的内翻松弛和一些内部 - 外部旋转松弛，就像在原生肘部中存在的那样[7, 46-48]。有了这个概念，一些力被软组织吸收，减少了骨水泥界面的负荷导致的松动。一般来说，过度限制会导致更高的负荷通过骨假体界面传递[49]，这可能导致机械松动，而限制不足会导致肘部不稳定[50, 51]。

非链式假体通过假体传递的力较小，理论上应该可以减少机械松动。在内翻位置，与链式装置相比，具有完整韧带的非链式 TEA 将大约一半的负荷传递到肱骨干[52]。非链式 TEA 的生物

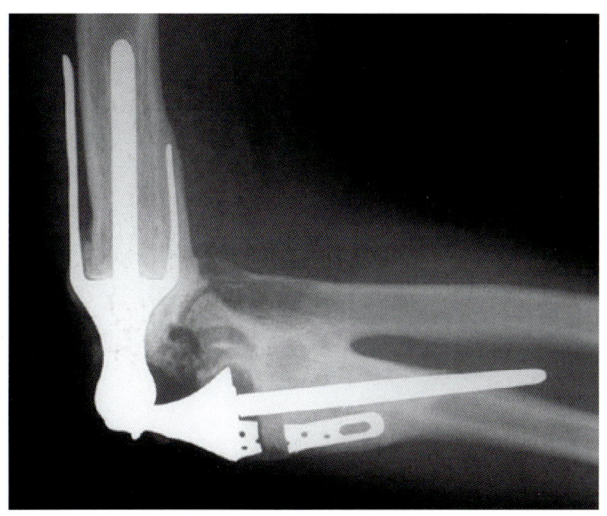

▲ 图 1-1 定制的链式全肘关节置换假体用于治疗创伤后关节炎，含有前、后肱骨侧凸缘，以及断裂的尺骨侧凸缘
尺骨组件的尖端已穿出髓腔。尺骨和桡骨近端出现骨性连接。鹰嘴缺失提示肱三头肌功能不良

力学优势尚未在临床研究中通过减少磨损和松动得到证实[10, 30, 48, 53-55]。非链式装置的稳定性依赖于牢固的韧带修复和良好的愈合，以及充足的骨量，没有或很少有骨畸形[37, 44, 45, 53, 55-57]（图1-2）。对于非链式TEA，完好无损或置换的桡骨头对于提高稳定性很重要[53, 58-60]（图1-3）。如果缺乏上述因素，则首选链式TEA[1, 46, 48, 52, 61-63]。然而，在体外韧带不足的情况下，链式和非链式TEA对假体的作用力都会增加，这强调了在可能的情况下进行韧带修复对2种假体设计概念的重要性[52]（图1-4）。

传统的TEA设计要么是链式，要么是非链式。如果从非链式TEA更换为链式TEA以解决不稳定性，通常必须移除固定良好的柄，这意味着需要进行大手术（图1-3）。当前可拆换的TEA设计可以更容易地通过一个快速的外科手术将TEA从非链式拆换为链式[8-10]。此外，在不移除肱骨柄的情况下，可以从半关节置换更换为全肘关节置换[8, 9]（图1-5）。

链式和非链式TEA的10年存活率为83%~90%，在有海量患者的医疗机构和需求较低的患者中效果更好[64, 65]。假体不稳定、松动和材料磨损仍然是TEA失效的最常见原因[64-66]。因此，假体设计需考虑包括非链式TEA中的关节稳定性、链式TEA中的磨损减少、假体固定稳定性情况。

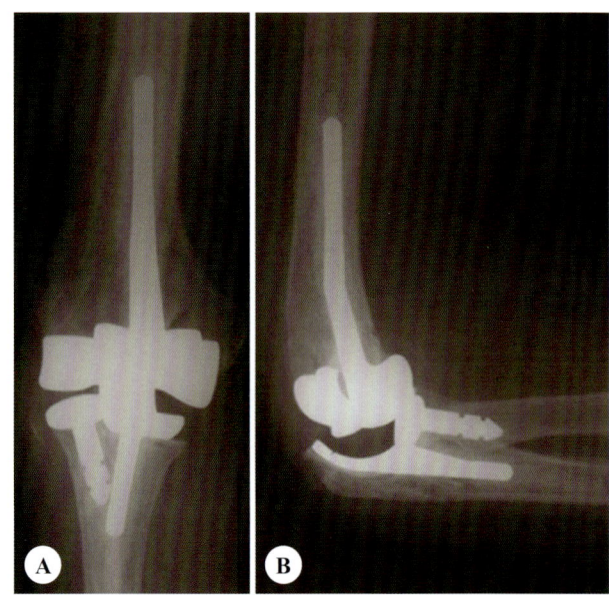

▲ 图1-2 包含桡骨头置换的全肘关节置换假体（Sorbie, Wright Medical），术后不稳，关节半脱位

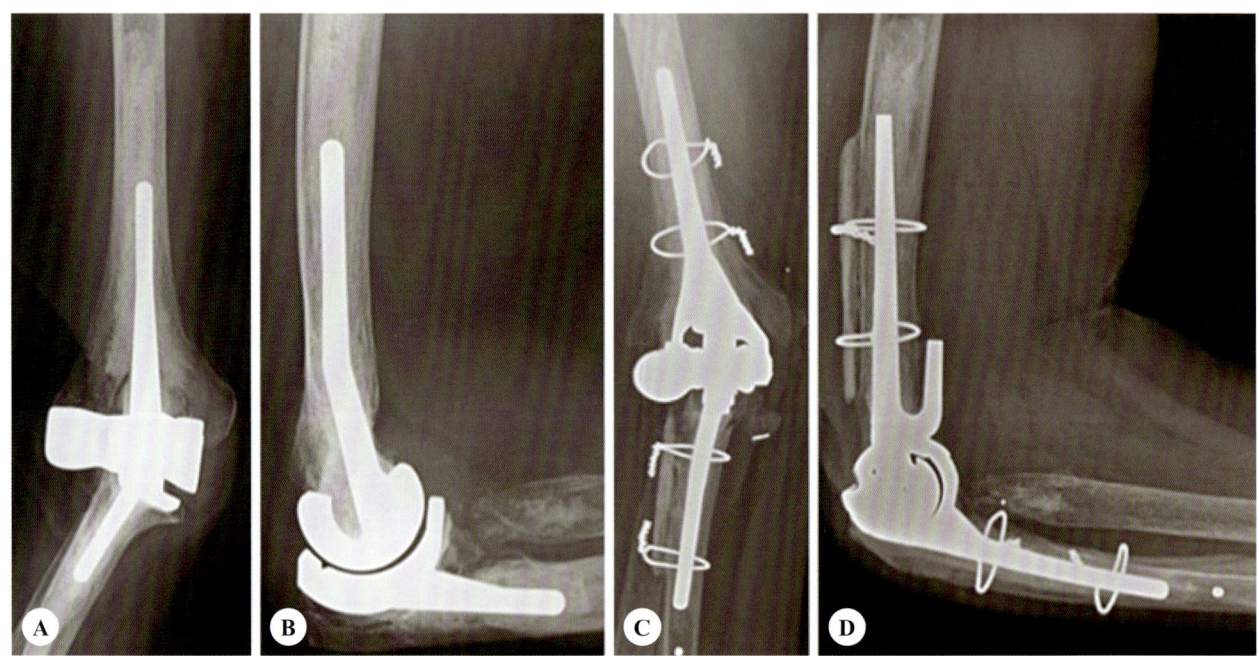

▲ 图1-3 A和B. 骨关节炎患者行非链式全肘关节置换假体治疗（Sorbie，Wright Medical）15年后，由于内侧副韧带削弱，出现外翻不稳；C和D. 使用链式假体（Latitude，Wright Medical）翻修，移除固定良好的柄，用同种异体骨块加强肱骨干和尺骨干

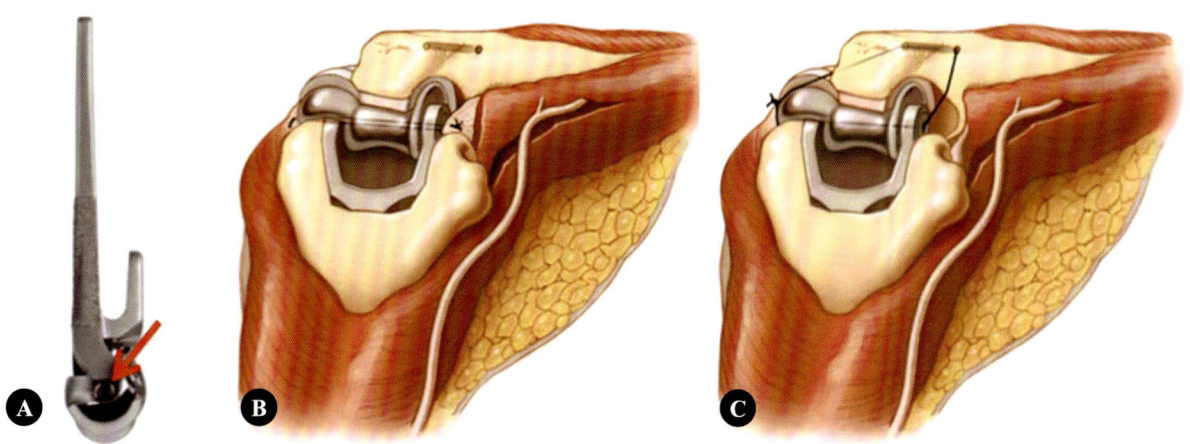

▲ 图 1-4 A 和 B. 可拆换假体（Latitude EV，Wright Medical）（A）的肱骨轴上有一个孔（红箭）（B），用于分别重新附着侧副韧带、屈肌、伸肌；C. 在尺骨隧道和假体孔中放置高强度缝合线，保护再附着的韧带在愈合前免受内翻、牵张和旋转力的伤害，可获得额外的稳定性（经许可转载，引自 Wright Medical Group，N.V.，Memphis，TN，USA.）

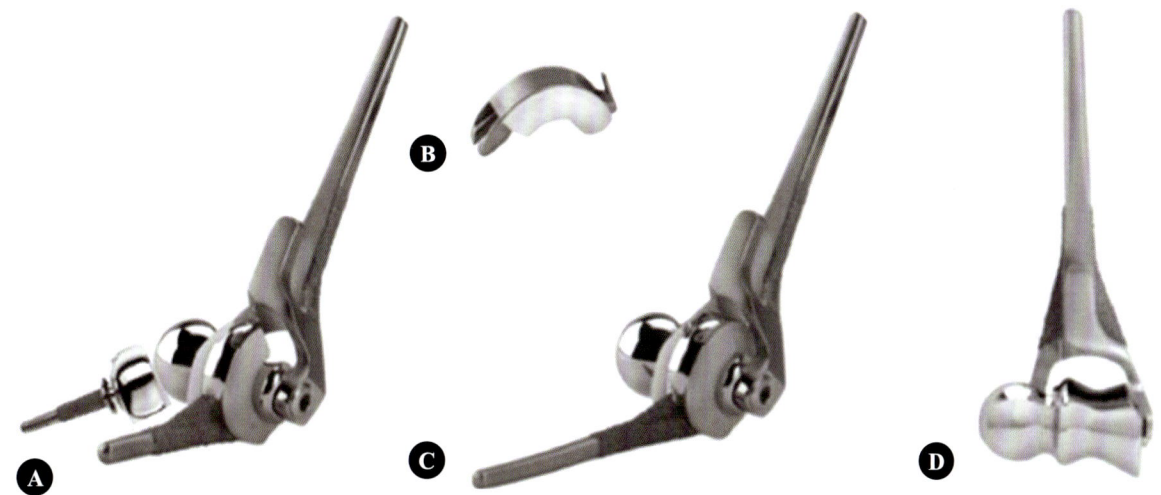

▲ 图 1-5 可拆换假体（Latitude EV System，Wright Medical）
A. 含桡骨头假体的非链式全肘关节置换假体（TEA）；B. 用于链式系统的尺骨帽；C. 无桡骨头假体的链式 TEA；D. 含肱骨轴体的肱骨远端半关节置换假体（经许可转载，引自 Wright Medical Group，N.V., Memphis，TN，USA.）

（一）假体固定

假体通常用丙烯酸骨水泥固定到肱骨远端、尺骨近端和桡骨近端（如果需要）。非骨水泥假体目前无法用于 TEA，但在肱骨假体固定方面取得了一些成功[45, 67-69]。需要将骨水泥界面与假体和骨骼牢固固定，以承受关节处可能产生的显著轴向、弯曲和扭转负荷。应将柄小心地插入髓腔内，以在假体周围获得最佳的骨水泥分布[70]。使用骨水泥枪和骨水泥限制器的现代骨水泥技术进一步改善了假体柄的固定强度[71]。

（二）髓内柄的设计

由于早期无柄或短柄 TEA 设计的失败（图1-6），髓内柄固定已成为 TEA 的标准[72, 73]。最佳髓内柄的长度仍未明确，需要进一步研究。

在肱骨组件上添加前凸缘，允许在肱骨前部插入骨移植物，这可在某些假体设计中的应力最大处增强骨性支撑。部分假体在肱骨前方存在最大应力，在肱骨组件上增加前凸缘可以在应力最大处植入骨片，因而有可能增强骨性支撑。这一设想的目的是减少可能导致松动的旋转和向后的

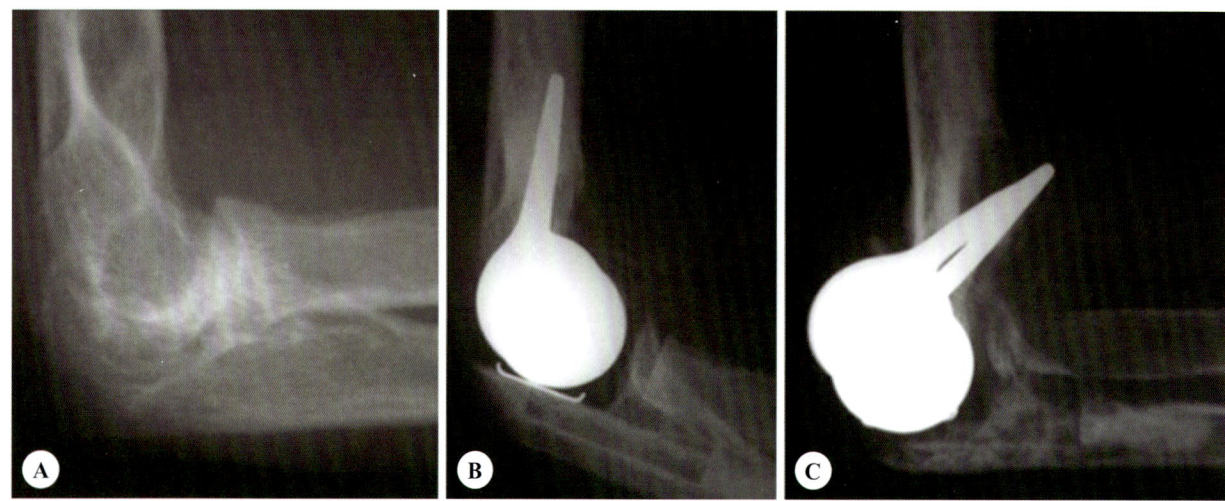

▲ 图 1-6　A. 类风湿关节炎患者的肘部侧位片；B. 短柄全肘关节置换假体（Souter-Strathclyde，Stryker）术后照片；C. 术后 5 年肱骨侧假体松动，假体失效

应力[2, 34, 72, 74, 75]。前凸缘在部分假体（GSB，Sulzer Medical[76]，Coonrad-Morrey，Zimmer[7]）上可以减少应力，但在其他假体上并非如此。体外研究发现，Latitude 人工肘关节（Wright Medical）的前凸缘没有改变轴向或屈曲运动的负荷分布[77]。该研究的作者提出了 2 个可能的原因以说明为什么该假体可能不需要前凸缘设计。首先，Latitude 肱骨组件在远端部分有内侧和外侧尾翼，增加了截面积和骨水泥的固定作用（图 1-5）。其次，Latitude 假体由钴铬制成，比钛制假体更硬，应力传递到肱骨远端的强度也可能不同。

有限元和体外研究显示[78, 79]，负荷分布不均时假体末端附近的应变大大增加，但肱骨和尺骨骨骺的应变相对减少。这可能会导致应力遮挡、骨吸收和疲劳性失效，特别是在无凸缘的尺骨柄中。理想的假体柄能改善肘关节置换后负荷分布，其形状、长度和材料仍需进一步研究。

与下肢的负重关节不同，拉拔应力产生的活塞效应可能导致尺骨柄松动，特别是在链式 TEA 上（图 1-7）。必须避免肱骨前方的凸缘组件与突起的冠突或多余骨水泥产生撞击。此外，尺骨柄不宜过度向远端植入[80]。在未来的 TEA 设计中，无论是否存在前凸缘，都应减少前屈撞击以获得更大的屈肘角度。

光滑假体柄容易发生假体 – 骨水泥界面剥离，应避免用于 TEA。体外研究表明，与光滑柄相比，表面粗糙化处理的柄具有最高的抗轴向负荷性能。钛质烧结珠表面的柄比钴铬烧结珠的柄具有更高的抗负荷性能，此外，等离子喷涂涂层的材料也有类似的结果[81]。在这些体外研究中，烧结珠的脱落及其在使用中柄体材质的疲软都是值得关注的问题（图 1-8）。钛质等离子喷涂表面处理可能是 TEA 的首选。

在实验室条件下，理想的柄体截面是矩形，与三角形、椭圆形或圆形截面相比，矩形具有最高的抗旋性能[82]（图 1-9）。锐利的矩形柄虽然

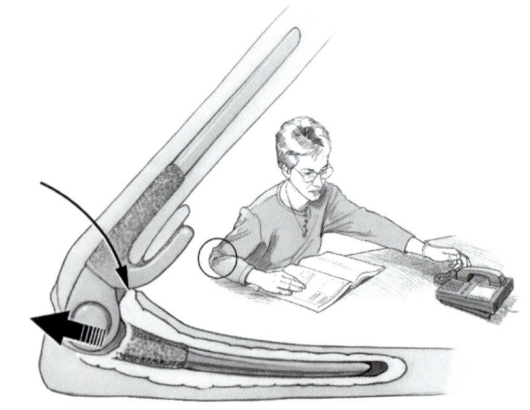

▲ 图 1-7　尺骨冠突与前凸缘的撞击导致尺骨组件受到拉拔应力
经许可转载，引自 Cheung and O'Driscoll.[80]

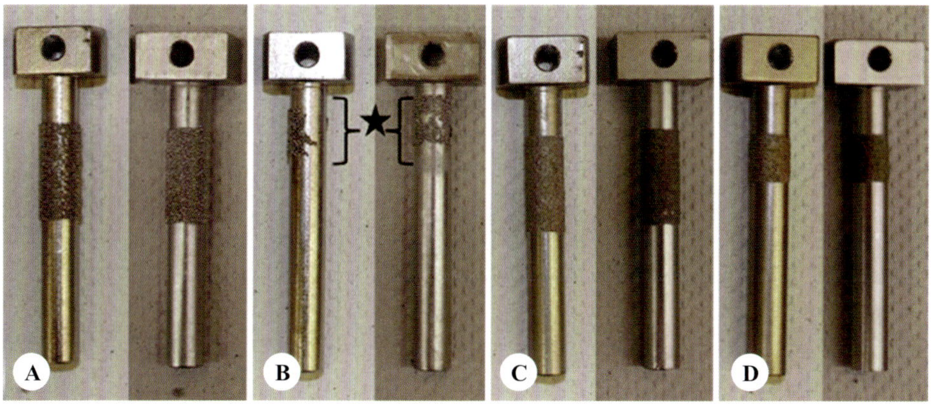

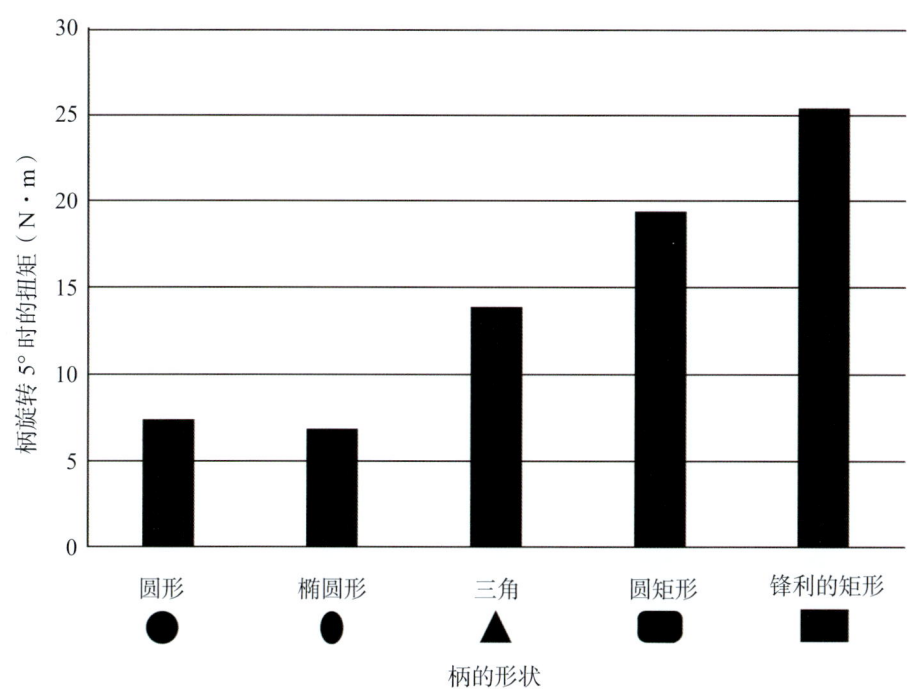

◀ 图 1-8 体外测试后的钛质（左）柄和钴铬（右）柄
A 和 B. 20mm（A）和 10mm（B）烧结珠柄；C 和 D. 20mm（C）和 10mm（D）等离子喷涂柄。注意 10mm 烧结珠柄的表面剥脱现象（星）（经许可转载，引自 Hosein et al.[81]）

◀ 图 1-9 体外研究发现，抗旋性能取决于柄体的截面形状
锐缘矩形截面的抗扭转性能最高[82]

有最大的抗扭转性能，但其在骨水泥环套中会形成应力集中，应尽可能避免使用。迄今为止，体外研究测试表面处理和截面都使用的是恒定截面的直柄，这些结果不能反映曲柄和锥形柄假体的解剖情况。不过，矩形截面的等离子喷涂柄在体内可能是最合适的。曲柄更符合解剖构型，但在感染的情况下，取出曲柄假体比直柄更困难。这两种设计理念的耐用性有待进一步研究。

三、假体植入

TEA 手术中，屈伸轴的恢复至关重要。假体位置不良会改变韧带和关节囊张力、肌肉力臂和运动轨迹。以上情况会增加关节面磨损，增加假体 - 骨质结构的应力，可能导致组件松动或机械性能失效。一项体外生物力学研究表明，如果肱骨组件位于解剖位置以外的任何位置，所产生的负荷会显著增加[83]（图 1-10）。

肱骨柄的正确植入取决于屈伸轴的准确解剖复位，其由通过肱骨小头和滑车中心的轴线确定。然而，使用目视方法来估计轴线，即使由经过专门培训的骨科医生操作，也会出现 2 个方向上高达 10° 的对线误差[84]（图 1-11）。改良的手术截骨导板或导航系统有助于提高准确性。

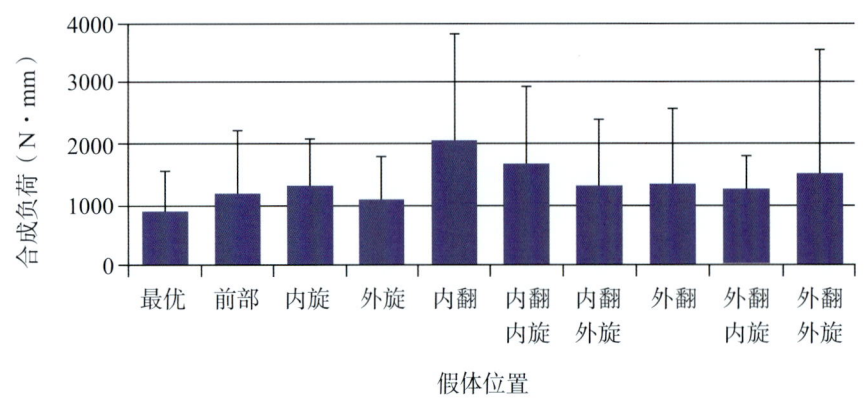

◀ 图 1-10 使用尸体生物力学模型和体外关节运动模拟器测量全肘关节置换假体肱骨柄的平均屈曲负荷

全屈曲范围的屈曲负荷以平均值 + 标准差形式展示。肱骨假体位置不良导致肱骨柄受力增加（经许可转载，引自 Brownhill et al.[83]）

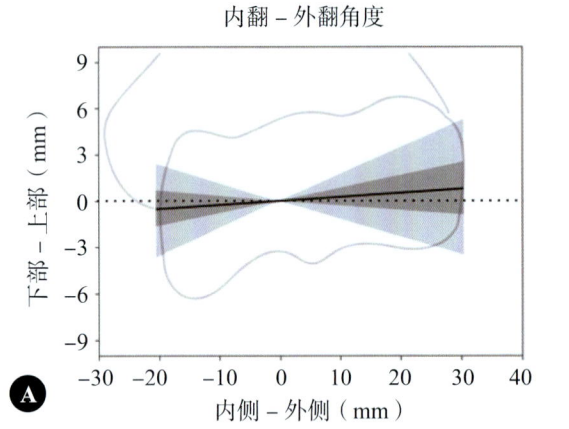
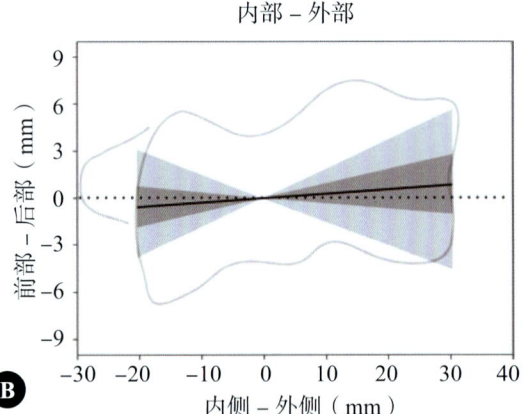

▲ 图 1-11 内翻 - 外翻和内旋 - 外旋中的肘关节屈伸轴测定误差

黑色实线表示平均屈伸轴。深灰色区域表示一个标准差范围，浅灰色区域表示剩余误差（经许可转载，改编自 Brownhill et al.[84]）

术中确定前臂近端屈伸轴共有 5 种方法，以乙状切迹嵴与桡骨头中心相结合的方法最为准确[85]。在现代 TEA 设计中，使用手术导板来确定关节轴，借助桡骨头能提高尺骨组件定位的准确性。

假体柄的设计应当更符合尺骨近端和肱骨远端的解剖形态，以改善髓腔内的对线[86, 87]。模块化系统或根据 CT 成像设计的定制假体可以作为个体化的选项，如果应用于骨折导致的髓腔变形，可能需要加长柄体[86]，或者更好地适配于不同个体肱骨和尺骨的不同自然形状[86, 87]。

计算机导航已经在脊柱外科、膝关节髋关节置换术中得到广泛应用，但目前还未用于肘关节置换。一些体外研究评估了使用激光扫描仪[88]的导航入路，并结合病变肘关节[89]或健侧肱骨远端的 CT 数据[90]来确定正确的假体位置。通过该技术，研究者发现当前的商用肱骨柄在某些情况下会撞击髓腔，导致旋转和平移时的力线误差。更符合解剖形态的短柄假体却不会产生撞击。由此可见，固定外翻角的肱骨柄难以正确植入，内外翻角度可变的肱骨柄可以提高假体定位的准确性[91]。在肱骨远端骨质缺损或畸形的情况下，导航辅助的假体位置优于外科医生使用标准器械操作后的位置。这些体外实验结果还需要进一步研究以改进 TEA 的设计和植入技术。

四、假体磨损

超高分子量聚乙烯（ultrahigh molecular weight polyethylene，UHMWPE）的磨损可诱发骨溶解，从而导致假体松动[92-95]。由于骨溶解和烧结珠状表面的基质弱化（图1-8），假体柄会在牢固固定部分和松动部分的交界处发生疲劳性断裂（图1-12）[96]。

早期TEA设计采用金属-金属轴承，现在的链式TEA都使用钴铬合金-超高分子聚乙烯关节面。一旦高分子材料表面完全磨损，就需要更换衬套，以避免金属之间的接触导致金属沉积病（图1-12）。部分TEA设计使用"圆柱状"连接结构与直型钴铬插销[97-99]。另一些TEA设计中采用"沙漏状"或"凹面圆柱状"连杆机构以增大接触面（图1-13）。一项有限元分析显示[51]，与传统圆柱状连杆设计相比，沙漏状和凹面圆柱状连杆结构的边缘负荷显著减小（图1-14）。沙漏状和凹面圆柱状连杆的边缘负荷相当，后者具有更好的内外翻稳定性，就减少磨损、骨溶解和假体失效而言，该设计可能最适合TEA[96]。

五、肱骨远端半关节置换设计的注意事项

（一）概述

第一例肱骨远端半关节置换术是在1925年报道的，假体由铝和青铜制成，并有一层橡胶保护层[100]。1947—1990年的个案报道或小量病例系列中报道过其他早期假体，由丙烯酸、尼龙或钴铬钼合金制成[101-105]。1974年有一项病例系列报道，包括创伤后遗症、类风湿关节炎或血友病性关节强直共10例，采用了无柄不锈钢或钛质假体完成半肘关节置换术。结果显示，创伤后遗症病例术后肘关节稳定、无痛、活动度满足日常功能，但炎症性关节炎或血友病性关节炎的术后结果却不可预测或很差[106]。

当前肱骨远端骨折的主要治疗原则仍然是，对可重建骨折的年轻患者采用切开复位内固定

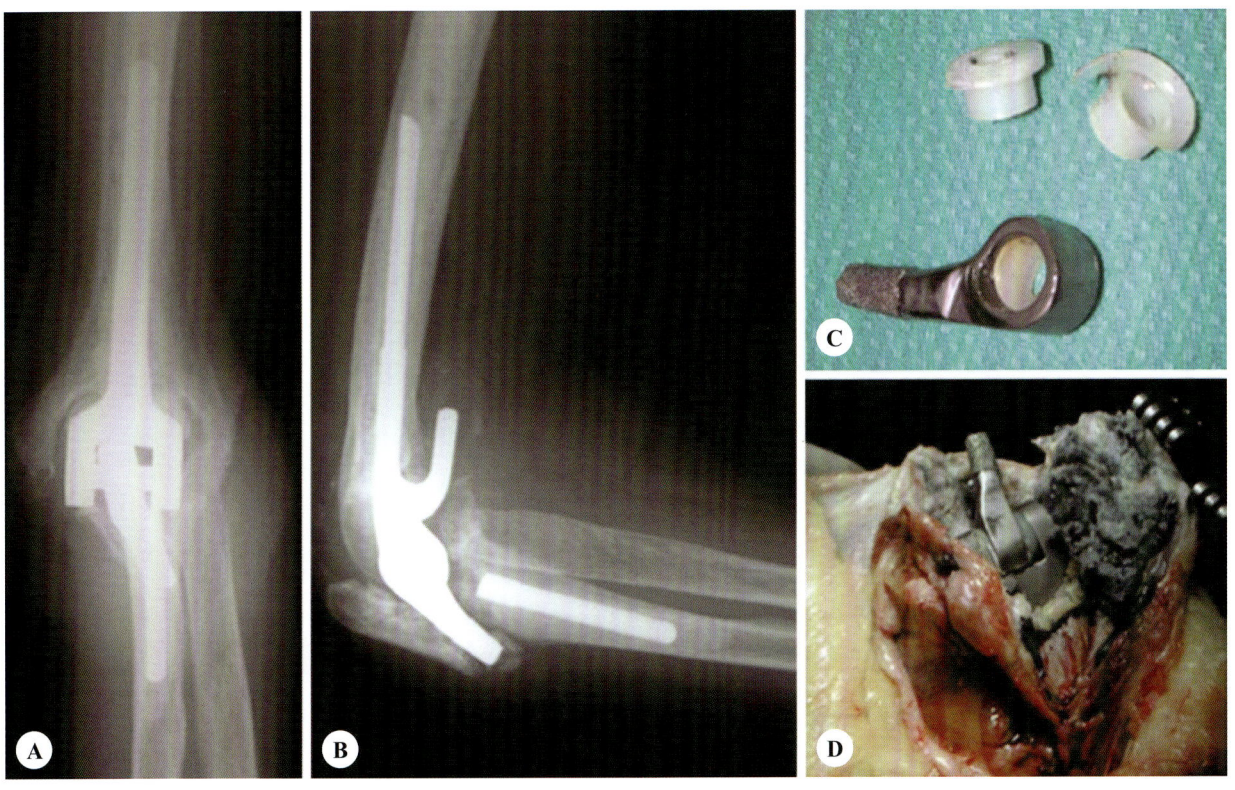

▲ 图1-12 A和B. 链式全肘关节置换假体（Coonrad-Morrey，Zimmer）中假体尺骨柄悬臂屈曲断裂伴尺骨近端假体周围骨折；C和D. 术中发现轴承磨损、骨溶解和大范围金属沉积病

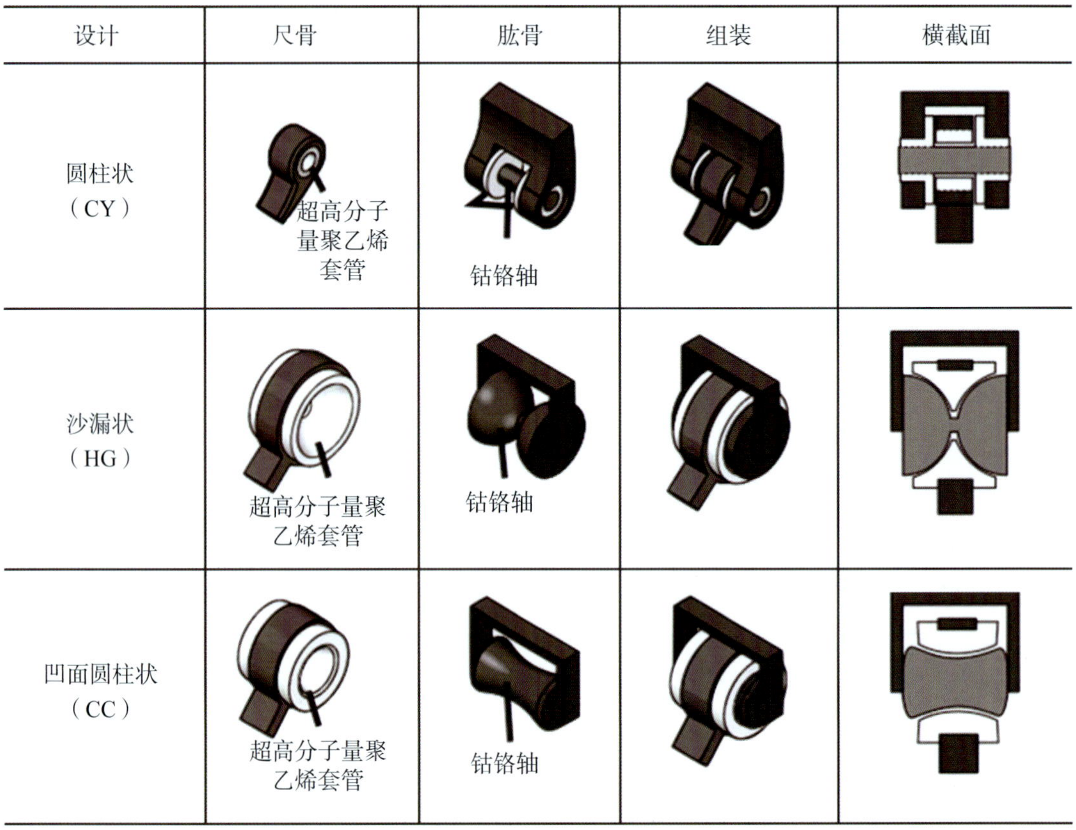

设计
尺骨
肱骨
组装
横截面
圆柱状
（CY）
超高分子量聚乙烯套管
钴铬轴
沙漏状
（HG）
超高分子量聚乙烯套管
钴铬轴
凹面圆柱状
（CC）
超高分子量聚乙烯套管
钴铬轴

▲ **图 1-13　3 种不同的连杆机构示意图**

经许可转载，引自 Willing et al.[51]

HG——3.69 MPa
CY——18.34 MPa
CC——3.22 MPa
0
Von Mises 应力（MPa）
21

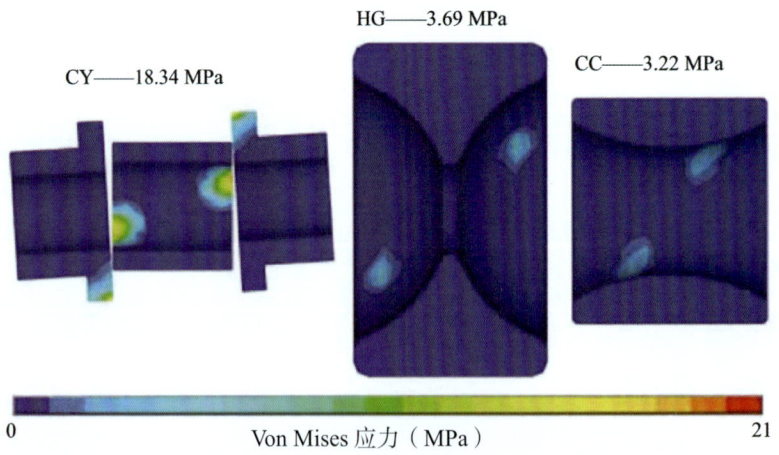

▲ **图 1-14** 与沙漏状（**HG**）和凹面圆柱状（**CC**）相比，圆柱状（**CY**）连杆设计的边缘负荷明显更高

经许可转载，引自 Willing et al.[51]

(open reduction internal fixation，ORIF），对骨质疏松和不可重建骨折的老年患者采用TEA。由于TEA要求终生限制活动，假体寿命有限，不适合粉碎性肱骨小头-滑车骨折、髁上骨折的年轻患者，近年来研究者开始关注肱骨远端半关节置换术。肱骨远端半关节置换术的适应证还包括ORIF失败、畸形愈合或骨不连、肱骨小头或滑车缺血性坏死[13, 107-110]。由于担心远期软骨磨损，一些作者并不建议在肱骨远端骨折的年轻患者实施肱骨远端半关节置换术。根据研究，非解剖型肱骨远端假体与原生关节接触的结果不如新近的解剖型设计[11, 12]。

相对于TEA，肱骨远端半关节置换术的优点是避免了聚乙烯轴承磨损和颗粒碎片引起的关节周围骨溶解。这一优点可能会降低组件松动的风险，进而对关节活动的限制少于TEA[111]。随着商品化的假体投入市场，如解剖型（Sorbie，Wright Medical；Latitude，Wright Medical）和非解剖型（Kudo，Biomet），近20年里出现了很多半关节置换术的研究结果[111]。上述大多数假体已经退市，可拆换的Latitude EV系统（图1-5）是目前唯一可用于半关节置换术的假体。通过添加尺骨柄、用不同形状的TEA轴体替换肱骨轴体，该系统即可转化为TEA假体。此类半关节置换假体还没有得到美国食品药品管理局的批准，但在许多其他国家已经可以使用。

肱骨远端半关节置换假体柄的设计可以参考TEA。类似于非链式TEA，稳定的软组织约束对于肱骨远端半关节置换同样重要。没有聚乙烯的磨损就意味着不太可能发生骨溶解导致的无菌性松动，但尺骨近端和桡骨头的软骨退变仍值得重视并需要进一步研究。

（二）关节稳定性

维持关节稳定必须要修复韧带、固定髁上和髁间骨折，这在粉碎性骨折中相当困难。早期临床病例中普遍采用鹰嘴截骨手术入路，但现在已较少应用[108-110, 112, 113]。该入路虽然能充分显露肱骨远端关节面并保留侧副韧带，但同时也存在骨不连、硬物突出及不便中转TEA手术等问题[111]。其他入路包括肱三头肌劈开[114]、肱三头肌旁入路（Bryan-Morrey）[115, 116]、内上髁或外上髁截骨入路[117, 118]、骨膜下外侧副韧带松解入路[107]。本文作者首选保留肱三头肌的鹰嘴旁入路治疗新鲜骨折。该入路能提供适当的显露，便于中转为TEA，并且不需要术后制动，肱三头肌能保留更大的伸展力量[119]。术中需要切除关节表面的粉碎部分，但髁间、髁上骨折块及其附着的侧副韧带必须保留并修复[111]。如果发生双侧髁骨折，正确定位肱骨假体可能非常困难，错误定位会导致关节力线偏差并改变关节的生物力学。此时建议使用鹰嘴窝的上侧面定位前凸缘，并通过肱三头肌上入路评估软组织张力，以判断正确的植入深度[111]。肱骨柄应相对于肱骨后侧骨皮质内旋14°[120]。

肱骨髁骨折块可以用缝合线、克氏针、小钢板固定，撕裂的韧带可以像TEA术中一样通过肱骨骨隧道缝合修复（图1-4）[111]。肱骨髁骨折和副韧带的修复和愈合对关节稳定性至关重要，因此术后8～12周内不能开始力量锻炼[111]。一旦通过X线确认骨折愈合，临床检查确认肘关节稳定，就不需要像TEA那样特别限制负重。不过患者仍然需要认识到保护半关节假体的必要性[111]。

（三）减少软骨磨损

非解剖型TEA假体（Kudo；Biomet）用于半关节置换术后导致大量的软骨磨损，已经退市[12]。另据报道，解剖形状的假体也会产生影像学上的退行性改变，Sorbie比Latitude更常见，不过临床结果良好[13, 110]。

一项体外研究发现，在Latitude半关节置换术中，如果肱骨轴体恰好贴合乙状切迹，关节的接触面积最高，适配性最好。超大号假体的关节适配性次之，过小号假体的适配性最差。此外，主动运动时关节适配性比被动运动时更好，这表明关节复位与肌肉负荷有关[121]。与正常肘关节相比，最佳尺寸的假体在肱尺关节上平均减少了44%接触面积，而肱桡关节仅减少了4%[122]。最佳尺寸和过小号的假体会改变肘关节内外翻角度，而超大号假体最好地复现了正常肘关节的动力学。基于这些体外数据，需要在两个假体尺寸上选择时，应该选择较大号的假体[111]。然而，无论何种大小的假体，不正常的关节接触、轨迹和异常负荷都会改变肘部生物力学，并随时间推移导致软骨退变[123]。

将来改进后的肱骨轴体设计可能会改善关节适配性和生物力学。金属假体比肱骨远端的原生软骨更坚硬，长期使用后很可能磨损尺骨和桡骨头的软骨。因此，未来应该考虑采用更具顺应性、更适合软骨的假体材料。目前还没有关于软骨磨损和肱骨远端半关节置换持久性的长期数据[111]。

结论

TEA可以采用链式或非链式设计。非链式TEA需要良好的骨量、修复好的韧带、完好或置换的桡骨头。如果非链式TEA不稳定，可拆换的设计会具有显著优势，通过一个简短的手术即可更换为链式假体，而不需要翻修已牢固固定的柄体。链式TEA更容易发生磨损和松动。假体设计的改进方向包括更符合解剖形态的矩形截面柄体、表面粗糙化等。现代设计的凹面圆柱状超高分子聚乙烯连杆能减少磨损，提高稳定性。精确的术中导航有助于假体正确定位和固定。

对于无法重建的肱骨远端骨折而言，半关节置换术是很好的选择，在一些特定患者中取得了良好的短期疗效或中期疗效。该术式不需要像TEA那样严格限制负重。修复肱骨髁上、髁间骨折和侧副韧带至关重要。关节稳定性、桡骨和尺骨关节面的磨损仍是重要问题。为改善长期疗效，应采用更具顺应性的关节面材料，制作更符合解剖形态的假体。

致谢

作者对Jakub Szmit先生在本章内容组织、发布上提供的帮助致以诚挚的感谢。

参考文献

[1] Pritchard RW. Total elbow joint arthroplasty in patients with rheumatoid arthritis. Semin Arthritis Rheum. 1991;21(1):24–9.

[2] Amis AA, Dowson D, Wright V, Miller JH. The derivation of elbow joint forces, and their relation to prosthesis design. J Med Eng Technol. 1979;3(5):229–34.

[3] Morrey BF, Askew LJ, Chao EY. A biomechanical study of normal functional elbow motion. J Bone Joint Surg Am. 1981;63(6):872–7.

[4] Gay DM, Lyman S, Do H, Hotchkiss RN, Marx RG, Daluiski A. Indications and reoperation rates for total elbow arthroplasty: an analysis of trends in New York State. J Bone Joint Surg Am. 2012;94(2):110–7.

[5] Triplet JJ, Kurowicki J, Momoh E, Law TY, Niedzielak T, Levy JC. Trends in total elbow arthroplasty in the Medicare population: a nationwide study of records from 2005 to 2012. J Shoulder Elb Surg. 2016;25(11):1848–53.

[6] Rajaee SS, Lin CA, Moon CN. Primary total elbow arthroplasty for distal humeral fractures in elderly patients: a nationwide analysis. J Shoulder Elb Surg. 2016;25(11):1854–60.

[7] Morrey BF. The elbow-master techniques in orthopaedic surgery. Wolters Kluwer. 2015.

[8] Gramstad GD, King GJ, O'Driscoll SW, Yamaguchi K. Elbow arthroplasty using a convertible implant. Tech Hand Up Extrem Surg. 2005;9(3):153–63.

[9] Leclerc A, King GJ. Unlinked and convertible total elbow arthroplasty. Hand Clin. 2011;27(2):215–27. vi

[10] Strelzow JA, Frank T, Chan K, Athwal GS, Faber KJ, King GJW. Management of rheumatoid arthritis of the elbow with a convertible total elbow arthroplasty. J Shoulder Elb Surg. 2019;28(11):2205–14.

[11] Adolfsson L, Hammer R. Elbow hemiarthroplasty for acute reconstruction of intraarticular distal humerus fractures: a preliminary report involving 4 patients. Acta Orthop. 2006;77(5):785–7.

[12] Adolfsson L, Nestorson J. The Kudo humeral component as primary hemiarthroplasty in distal humeral fractures. J Shoulder Elb Surg. 2012;21(4):451–5.

[13] Smith GC, Hughes JS. Unreconstructable acute distal humeral fractures and their sequelae treated with distal humeral hemiarthroplasty: a two-year to eleven-year follow-up. J Shoulder Elb Surg. 2013;22(12):1710–23.

[14] Morrey BF. The elbow and its disorders. Philadelphia: WB Saunders; 2000.

[15] Boone DC, Azen SP. Normal range of motion of joints in male subjects. J Bone Joint Surg Am. 1979;61(5):756–9.

[16] Duck TR, Dunning CE, King GJ, Johnson JA. Variability and repeatability of the flexion axis at the ulnohumeral joint. J Orthop Res. 2003;21(3):399–404.

[17] Bottlang M, Madey SM, Steyers CM, Marsh JL, Brown TD. Assessment of elbow joint kinematics in passive motion by electromagnetic motion tracking. J Orthop Res. 2000;18(2):195–202.

[18] Stokdijk M, Meskers CG, Veeger HE, de Boer YA, Rozing PM. Determination of the optimal elbow axis for evaluation of placement of prostheses. Clin Biomech (Bristol, Avon). 1999;14(3):177–84.

[19] Ericson A, Arndt A, Stark A, Wretenberg P, Lundberg A. Variation in the position and orientation of the elbow flexion axis. J Bone Joint Surg Br. 2003;85(4):538–44.

[20] Morrey BF, Chao EY. Passive motion of the elbow joint. J Bone Joint Surg Am. 1976;58(4):501–8.

[21] Duck TR, Dunning CE, Armstrong AD, Johnson JA, King GJ. Application of screw displacement axes to quantify elbow instability. Clin Biomech (Bristol, Avon). 2003;18(4):303–10.

[22] An KN, Morrey BF, Chao EY. Carrying angle of the human elbow joint. J Orthop Res. 1984;1(4):369–78.

[23] Carret JP, Fischer LP, Gonon GP, Dimnet J. Cinematic study of prosupination at the level of the radiocubital (radioulnar) articulations. Bull Assoc Anat (Nancy). 1976;60(169):279–95.

[24] Kapandji A. Biomechanics of pronation and supination of the forearm. Hand Clin. 2001;17(1):111–22, vii

[25] Armstrong AD, Dunning CE, Faber KJ, Duck TR, Johnson JA, King GJ. Rehabilitation of the medial collateral ligament-deficient elbow: an in vitro biomechanical study. J Hand Surg Am. 2000;25(6):1051–7.

[26] Dunning CE, Zarzour ZD, Patterson SD, Johnson JA, King GJ. Muscle forces and pronation stabilize the lateral ligament deficient elbow. Clin Orthop Relat Res. 2001;388:118–24.

[27] Dunning CE, Duck TR, King GJ, Johnson JA. Simulated active control produces repeatable motion pathways of the elbow in an in vitro testing system. J Biomech. 2001;34(8):1039–48.

[28] Buchanan TS, Delp SL, Solbeck JA. Muscular resistance to varus and valgus loads at the elbow. J Biomech Eng. 1998;120(5):634–9.

[29] Johnson JA, Rath DA, Dunning CE, Roth SE, King GJ. Simulation of elbow and forearm motion in vitro using a load controlled testing apparatus. J Biomech. 2000;33(5):635–9.

[30] King GJ, Itoi E, Niebur GL, Morrey BF, An KN. Motion and laxity of the capitellocondylar total elbow prosthesis. J Bone Joint Surg Am. 1994;76(7):1000–8.

[31] Amis AA, Dowson D, Wright V. Elbow joint force predictions for some strenuous isometric actions. J Biomech. 1980;13(9):765–75.

[32] Chadwick EK, Nicol AC. Elbow and wrist joint contact forces during occupational pick and place activities. J Biomech. 2000;33(5):591–600.

[33] An KN, Chao EY, Morrey BF, Donkers MJ. Intersegmental elbow joint load during pushup. Biomed Sci Instrum. 1992;28:69–74.

[34] Halls AA, Travill A. Transmission of pressures across the elbow joint. Anat Rec. 1964;150:243–7.

[35] Morrey BF, An KN, Stormont TJ. Force transmission through the radial head. J Bone Joint Surg Am. 1988;70(2):250–6.

[36] Boerema I, de Waard DJ. Osteoplastische verankerung von metallprothesen bei pseudarthrose und athroplastik. Acta Chir Scand. 1942;1942(86):511–24.

[37] Lyall HA, Cohen B, Clatworthy M, Constant CR. Results of the Souter-Strathclyde total elbow arthroplasty in patients with rheumatoid arthritis. A preliminary report. J Arthroplast. 1994;9(3):279–84.

[38] Dee R. Total replacement arthroplasty of the elbow for rheumatoid arthritis. J Bone Joint Surg Br. 1972;54(1):88–95.

[39] Dee R. Total replacement of the elbow joint. Orthop Clin North Am. 1973;4(2):415–33.

[40] Garrett JC, Ewald FC, Thomas WH, Sledge CB. Loosening associated with G.S.B. hinge total elbow replacement in patients with rheumatoid arthritis. Clin Orthop Relat Res. 1977;127:170–4.

[41] Inglis AE, Pellicci PM. Total elbow replacement. J Bone Joint Surg Am. 1980;62(8):1252–8.

[42] Soni RK, Cavendish ME. A review of the Liverpool elbow prosthesis from 1974 to 1982. J Bone Joint Surg Br. 1984;66(2):248–53.

[43] Souter WA. Arthroplasty of the elbow with particular reference to metallic hinge arthroplasty in rheumatoid patients. Orthop Clin North Am. 1973;4(2):395–413.

[44] Ewald FC, Jacobs MA. Total elbow arthroplasty. Clin Orthop Relat Res. 1984;182:137–42.

[45] Kudo H, Iwano K, Watanabe S. Total replacement of the rheumatoid elbow with a hingeless prosthesis. J Bone Joint Surg Am. 1980;62(2):277–85.

[46] Moro JK, King GJ. Total elbow arthroplasty in the treatment of posttraumatic conditions of the elbow. Clin Orthop Relat Res. 2000;370:102–14.

[47] O'Driscoll SW, An KN, Korinek S, Morrey BF. Kinematics of semi-constrained total elbow arthroplasty. J Bone Joint Surg Br. 1992;74(2):297–9.

[48] Ramsey ML, Adams RA, Morrey BF. Instability of the elbow treated with semiconstrained total elbow arthroplasty. J Bone Joint Surg Am. 1999;81(1):38–47.

[49] Schuind F, O'Driscoll S, Korinek S, An KN, Morrey BF. Loose-hinge total elbow arthroplasty. An experimental study of the effects of implant alignment on three-dimensional elbow kinematics. J Arthroplast. 1995;10(5):670–8.

[50] Szekeres M, King GJ. Total elbow arthroplasty. J Hand Ther. 2006;19(2):245–53.

[51] Willing R, King GJ, Johnson JA. The effect of implant design of linked total elbow arthroplasty on stability and stress: a finite element analysis. Comput Methods Biomech Biomed Engin. 2014;17(11):1165–72.

[52] Brownhill JR, Pollock JW, Ferreira LM, Johnson JA, King GJ. The effect of implant linking and ligament integrity on humeral loading of a convertible total elbow arthroplasty. Shoulder Elbow. 2019;11(1):45–52.

[53] Inagaki K, O'Driscoll SW, Neale PG, Uchiyama E, Morrey BF, An KN. Importance of a radial head component in Sorbie unlinked total elbow arthroplasty. Clin Orthop Relat Res. 2002;400:123–31.

[54] Kamineni S, O'Driscoll SW, Urban M, Garg A, Berglund LJ, Morrey BF, et al. Intrinsic constraint of unlinked total elbow replacements—the ulnotrochlear joint. J Bone Joint Surg Am. 2005;87(9):2019–27.

[55] Schneeberger AG, King GJ, Song SW, O'Driscoll SW, Morrey BF, An KN. Kinematics and laxity of the Souter-Strathclyde total elbow prosthesis. J Shoulder Elb Surg. 2000;9(2):127–34.

[56] Lowe LW, Miller AJ, Allum RL, Higginson DW. The development of an unconstrained elbow arthroplasty. A clinical review. J Bone Joint Surg Br. 1984;66(2):243–7.

[57] Morrey BF, An KN. Articular and ligamentous contributions to the stability of the elbow joint. Am J Sports Med. 1983;11(5):315–9.

[58] Trepman E, Vella IM, Ewald FC. Radial head replacement in capitellocondylar total elbow arthroplasty. 2–to 6-year follow-up evaluation in rheumatoid arthritis. J Arthroplast. 1991;6(1):67–77.

[59] Duranthon LD, Augereau B, Alnot JY, Hardy P, Dreano T. GUEPAR total elbow prosthesis in rheumatoid arthritis. A multicentric retrospective study of 38 cases with an average 4–year follow-up. Rev Chir Orthop Reparatrice Appar Mot. 2001;87(5):437–42.

[60] Ramsey M, Neale PG, Morrey BF, O'Driscoll SW, An KN. Kinematics and functional characteristics of the Pritchard ERS unlinked total elbow arthroplasty. J Shoulder Elb Surg. 2003;12(4):385–90.

[61] Weiland AJ, Weiss AP, Wills RP, Moore JR. Capitellocondylar total elbow replacement. A long-term follow-up study. J Bone Joint Surg Am. 1989;71(2):217–22.

[62] Morrey BF, Adams RA. Semiconstrained elbow replacement for distal humeral nonunion. J Bone Joint Surg Br. 1995;77(1):67–72.

[63] Papagelopoulos PJ, Morrey BF. Treatment of nonunion of olecranon fractures. J Bone Joint Surg Br. 1994;76(4):627–35.

[64] Jenkins PJ, Watts AC, Norwood T, Duckworth AD, Rymaszewski LA, McEachan JE. Total elbow replacement: outcome of 1,146 arthroplasties from the Scottish Arthroplasty Project. Acta Orthop. 2013;84(2):119–23.

[65] Skytta ET, Eskelinen A, Paavolainen P, Ikavalko M, Remes V. Total elbow arthroplasty in rheumatoid arthritis: a population-based study from the Finnish Arthroplasty Register. Acta Orthop. 2009;80(4):472–7.

[66] Welsink CL, Lambers KTA, van Deurzen DFP, Eygendaal D, van den Bekerom MPJ. Total elbow arthroplasty: a systematic review. JBJS Rev. 2017;5(7):e4.

[67] van der Heide HJ, de Vos MJ, Brinkman JM, Eygendaal D, van den Hoogen FH, de Waal Malefijt MC. Survivorship of the KUDO total elbow prosthesis--comparative study of cemented and uncemented ulnar components: 89 cases followed for an average of 6 years. Acta Orthop. 2007;78(2):258–62.

[68] Brinkman JM, de Vos MJ, Eygendaal D. Failure mechanisms in uncemented Kudo type 5 elbow prosthesis in patients with rheumatoid arthritis: 7 of 49 ulnar components revised because of loosening after 2–10 years. Acta Orthop. 2007;78(2):263–70.

[69] Kleinlugtenbelt IV, Bakx PA, Huij J. Instrumented bone preserving elbow prosthesis in rheumatoid arthritis: 2–8 year follow-up. J Shoulder Elb Surg. 2010;19(6):923–8.

[70] Chan KW, Ahmed AM, A. JJ. Joint replacement materials: Polymethylmethacrylate. Reconstructive Surgery of the Joints New York: Churchill Livingstone; 1996:p. 29–43.

[71] Faber KJ, Cordy ME, Milne AD, Chess DG, King GJ, Johnson JA. Advanced cement technique improves fixation in elbow arthroplasty. Clin Orthop Relat Res. 1997;334:150–6.

[72] Gschwend N. Present state-of-the-art in elbow arthroplasty. Acta Orthop Belg. 2002;68(2):100–17.

[73] Morrey BF, Bryan RS. Complications of total elbow arthroplasty. Clin Orthop Relat Res. 1982;170:204–12.

[74] Morrey BF. Total joint replacement. In: Morrey BF, editor. The elbow and its disorders WB. Philadelphia: Saunders; 1985. p. 546–69.

[75] An KN, Hui FC, Morrey BF, Linscheid RL, Chao EY. Muscles across the elbow joint: a biomechanical analysis. J Biomech. 1981;14(10):659–69.

[76] Herren DB, Ploeg H, Hertig D, Klabunde R. Modeling and finite element analysis of a new revision implant for the elbow. Clin Orthop Relat Res. 2004;420:292–7.

[77] Quenneville CE, Austman RL, King GJ, Johnson JA, Dunning CE. Role of an anterior flange on cortical strains through the distal humerus after total elbow arthroplasty with a latitude implant. J Hand Surg Am. 2008;33(6):927–31.

[78] Craik JD, Laffer CH, Richards SW, Walsh SP, Evans SL. Distal humerus cortical strains following total elbow arthroplasty. Proc Inst Mech Eng H. 2013;227(2):120–8.

[79] Completo A, Pereira J, Fonseca F, Ramos A, Relvas C, Simoes J. Biomechanical analysis of total elbow replacement with unlinked iBP prosthesis: an in vitro and finite element analysis. Clin Biomech (Bristol, Avon). 2011;26(10):990–7.

[80] Cheung EV, O'Driscoll SW. Total elbow prosthesis loosening caused by ulnar component pistoning. J Bone Joint Surg Am. 2007;89(6):1269–74.

[81] Hosein YK, King GJ, Dunning CE. The effect of stem surface treatment and material on pistoning of ulnar components in linked cemented elbow prostheses. J Shoulder Elb Surg. 2013;22(9):1248–55.

[82] Kedgley AE, Takaki SE, Lang P, Dunning CE. The effect of cross-sectional stem shape on the torsional stability of cemented implant components. J Biomech Eng. 2007;129(3):310–4.

[83] Brownhill JR, Pollock JW, Ferreira LM, Johnson JA, King GJ. The effect of implant malalignment on joint loading in total elbow arthroplasty: an in vitro study. J Shoulder Elb Surg. 2012;21(8):1032–8.

[84] Brownhill JR, Furukawa K, Faber KJ, Johnson JA, King GJ. Surgeon accuracy in the selection of the flexion-extension axis of the elbow: an in vitro study. J Shoulder Elb Surg. 2006;15(4):451–6.

[85] Brownhill JR, Ferreira LM, Pichora JE, Johnson JA, King GJ. Defining the flexion-extension axis of the ulna: implications for intra-operative elbow alignment. J Biomech Eng. 2009;131(2):021005.

[86] Brownhill JR, Mozzon JB, Ferreira LM, Johnson JA, King GJ. Morphologic analysis of the proximal ulna with special interest in elbow implant sizing and alignment. J Shoulder Elb Surg. 2009;18(1):27–32.

[87] Brownhill JR, King GJ, Johnson JA. Morphologic analysis of the distal humerus with special interest in elbow implant sizing and alignment. J Shoulder Elb Surg. 2007;16(3 Suppl):S126–32.

[88] McDonald CP, Brownhill JR, King GJ, Johnson JA, Peters TM. A comparison of registration techniques for computer-and image-assisted elbow surgery. Comput Aided Surg. 2007;12(4):208–14.

[89] McDonald CP, Beaton BJ, King GJ, Peters TM, Johnson JA. The effect of anatomic landmark selection of the distal humerus on registration accuracy in computer-assisted elbow surgery. J Shoulder Elb Surg. 2008;17(5):833–43.

[90] McDonald CP, Peters TM, King GJ, Johnson JA. Computer assisted surgery of the distal humerus can employ contralateral images for pre-operative planning, registration, and surgical intervention. J Shoulder Elb Surg. 2009;18(3):469–77.

[91] McDonald CP, Peters TM, Johnson JA, King GJ. Stem abutment affects alignment of the humeral component in computer-assisted elbow arthroplasty. J Shoulder Elb Surg. 2011;20(6):891–8.

[92] Cadambi A, Engh GA, Dwyer KA, Vinh TN. Osteolysis of the distal femur after total knee arthroplasty. J Arthroplast. 1994;9(6):579–94.

[93] Peters PC Jr, Engh GA, Dwyer KA, Vinh TN. Osteolysis after total knee arthroplasty without cement. J Bone Joint Surg Am. 1992;74(6):864–76.

[94] Revell PA, Weightman B, Freeman MA, Roberts BV. The production and biology of polyethylene wear debris. Arch Orthop Trauma Surg. 1978;91(3):167–81.

[95] Schmalzried TP, Campbell P, Schmitt AK, Brown IC, Amstutz HC. Shapes and dimensional characteristics of polyethylene wear particles generated in vivo by total knee replacements compared to total hip replacements. J Biomed Mater Res. 1997;38(3):203–10.

[96] Lee H, Vaichinger AM, O'Driscoll SW. Component fracture after total elbow arthroplasty. J Shoulder Elb Surg. 2019;28(8):1449–56.

[97] Aldridge JM 3rd, Lightdale NR, Mallon WJ, Coonrad RW. Total elbow arthroplasty with the Coonrad/Coonrad-Morrey prosthesis. A 10–to 31–year survival analysis. J Bone Joint Surg Br. 2006;88(4):509–14.

[98] Seitz WH Jr, Bismar H, Evans PJ. Failure of the hinge mechanism in total elbow arthroplasty. J Shoulder Elb Surg. 2010;19(3):368–75.

[99] Wright TW, Hastings H. Total elbow arthroplasty failure due to overuse, C-ring failure, and/or bushing wear. J Shoulder Elb Surg. 2005;14(1):65–72.

[100] Robnineau R. Contribution à l'étude de prothèses osseuses. Bull Mem Soc Nat Chir. 1927;53:886–96.

[101] Mellen RH, Phalen GS. Arthroplasty of the elbow by replacement of the distal portion of the humerus with an acrylic prosthesis. J Bone Joint Surg Am. 1947;29(2):348–53.

[102] Venable CS. An elbow and an elbow prosthesis; case of complete loss of the lower third of the humerus. Am J Surg. 1952;83(3):271–5.

[103] Macausland WR. Replacement of the lower end of the humerus with a prosthesis; a report of four cases. West J Surg Obstet Gynecol. 1954;62(11):557–66.

[104] Barr JS, Eaton RG. Elbow reconstruction with a new prosthesis to replace the distal end of the humerus. A case report. J Bone Joint Surg Am. 1965;47(7):1408–13.

[105] Shifrin PG, Johnson DP. Elbow hemiarthroplasty with 20-year follow-up study. A case report and literature review. Clin Orthop Relat Res. 1990;254:128–33.

[106] Street DM, Stevens PS. A humeral replacement prosthesis for the elbow: results in ten elbows. J Bone Joint Surg Am. 1974;56(6):1147–58.

[107] Heijink A, Wagener ML, de Vos MJ, Eygendaal D. Distal humerus prosthetic hemiarthroplasty: midterm results. Strategies Trauma Limb Reconstr. 2015;10(2):101–8.

[108] Lechasseur B, Laflamme M, Leclerc A, Bedard AM. Incipient malunion of an isolated humeral trochlea fracture treated with an elbow hemiarthroplasty: case report. J Hand Surg Am. 2015;40(2):271–5.

[109] Schultzel M, Scheidt K, Klein CC, Narvy SJ, Lee BK, Itamura JM. Hemiarthroplasty for the treatment of distal humeral fractures: midterm clinical results. J Shoulder Elb Surg. 2017;26(3):389–93.

[110] Smith GC, Bayne G, Page R, Hughes JS. The clinical outcome and activity levels of patients under 55 years treated with distal humeral hemiarthroplasty for distal humeral fractures: minimum 2-year follow-up. Shoulder Elbow. 2016;8(4):264–70.

[111] Chang N, King GJW. Elbow hemiarthroplasty for the treatment of distal humerus fractures. Orthop Clin North Am. 2020;51(2):265–77.

[112] Parsons M, O'Brien RJ, Hughes JS. Elbow hemiarthroplasty for acute and salvage reconstruction of intra-articular distal humerus fractures. Tech Shoulder Elbow Surg. 2005;6(2):82–97.

[113] Argintar E, Berry M, Narvy SJ, Kramer J, Omid R, Itamura JM. Hemiarthroplasty for the treatment of distal humerus fractures: short-term clinical results. Orthopedics. 2012;35(12):1042–5.

[114] Al-Hamdani A, Rasmussen JV, Sorensen AKB, Ovesen J, Holtz K, Brorson S, et al. Good outcome after elbow hemiarthroplasty in active patients with an acute intra-articular distal humeral fracture. J Shoulder Elb Surg. 2019;28(5):925–30.

[115] Bryan RS, Morrey BF. Extensive posterior exposure of the elbow. A triceps-sparing approach. Clin Orthop Relat Res. 1982;166:188–92.

[116] Burkhart KJ, Nijs S, Mattyasovszky SG, Wouters R, Gruszka D, Nowak TE, et al. Distal humerus hemiarthroplasty of the elbow for comminuted distal humeral fractures in the elderly patient. J Trauma. 2011;71(3):635–42.

[117] Campbell WC. Incision for exposure of the elbow joint. Am J Surg. 1932;15(1):65–7.

[118] de Vos MJ, Wagener ML, Verdonschot N, Eygendaal D. An extensive posterior approach of the elbow with osteotomy of the medial epicondyle. J Shoulder Elb Surg. 2014;23(3):313–7.

[119] Studer A, Athwal GS, MacDermid JC, Faber KJ, King GJ. The lateral Para-olecranon approach for total elbow arthroplasty. J Hand Surg Am. 2013;38(11):2219–26. e3

[120] Sabo MT, Athwal GS, King GJ. Landmarks for rotational alignment of the humeral component during elbow arthroplasty. J Bone Joint Surg Am. 2012;94(19):1794–800.

[121] Desai SJ, Lalone E, Athwal GS, Ferreira LM, Johnson JA, King GJ. Hemiarthroplasty of the elbow: the effect of implant size on joint congruency. J Shoulder Elb Surg. 2016;25(2):297–303.

[122] Lapner M, Willing R, Johnson JA, King GJ. The effect of distal humeral hemiarthroplasty on articular contact of the elbow. Clin Biomech (Bristol, Avon). 2014;29(5):537–44.

[123] Desai SJ, Athwal GS, Ferreira LM, Lalone EA, Johnson JA, King GJ. Hemiarthroplasty of the elbow: the effect of implant size on kinematics and stability. J Shoulder Elb Surg. 2014;23(7):946–54.

第 2 章 初次肘关节置换术
Primary Elbow Arthroplasty

William R. Aibinder　Kenneth J. Faber　著
黎景源　邵能琪　王玉垒　译

全肘关节置换术用于治疗各种涉及肘关节的退行性、炎症和创伤性病变[1-6]。手术目标包括在保持或改善术前活动范围的同时，创造一个无痛且稳定的关节。早期设计产生了次优的临床和功能结果[7-9]。患者选择的改进、手术方法和技术的最新进展、植入物设计的创新改善了预后和植入物的存活率[1-3, 10, 11]。尽管如此，全肘关节置换假体（TEA）的耐久性仍然不如髋部、膝部和肩部。尽管感染、肱三头肌功能不全和尺神经病变也很常见，但 TEA 更受到机械故障和松动率高的限制[9, 12]。因此，彻底了解 TEA 和适当的患者选择对于优化结果至关重要。TEA 应尽量用于对预后要求低的患者、老年患者及因肘部疼痛和（或）不稳定而严重虚弱的患者，这些患者用其他非手术和外科治疗方案无效。

一、历史回顾

在 20 世纪早期，使用了几种定制的植入物；然而，这些植入物的成功是有限的[13]。Dee 报道了 12 名类风湿关节炎患者使用链式假体进行治疗，早期疗效良好[8]。作者建议，除类风湿关节炎外，肘关节置换术还应考虑其他适应证。因此，在 20 世纪 70 年代，人们对 TEA 的设计和使用越来越感兴趣；然而，据报道早期并发症发生率很高，在一个系列中高达 57%[14-16]。主要的失效机制是植入物松动，这归因于高度受限的关节将过大的力传递到植入物 – 骨界面。这导致了"松散"铰链的发展，通常被描述为半限制假体[17, 18]。

为了减少松动，几位发明家开发了依赖于囊膜配子体结构稳定的非链式假体[19-23]。非链式假体可用于更年轻、更活跃的患者。最近，可拆换设计允许外科医生在术中决定使用链式还是非链式，并报道了良好的早期结果[10, 11, 24-26]。

尽管进行了这些设计修改，但全世界 TEA 的利用率并没有显著提高。此外，TEA 的适应证随着时间的推移而演变。根据纽约州卫生部数据库的一项研究，1997—2006 年，治疗类风湿关节炎的 TEA 从 48% 下降到 19%[6]。在同一时间段内，针对骨折的 TEA 从 43% 增加到 69%。澳大利亚注册中心最近的一项研究显示了类似的趋势，即针对创伤的 TEA 大幅增加，针对类风湿关节炎的 TEA 使用率相对较低[1]。这可能与用于治疗早期炎症性关节病的有效缓解疾病的抗风湿药物（disease-modifying antirheumatic drug，DMARD）和生物制剂的开发有关。此外，随着 20 世纪 80 年代和 90 年代 TEA 适应证的扩大，后续研究（特别是关于具有创伤后病因的年轻活跃患者的研究）已经证明了 TEA 持续的高并发症和再手术率[27-29]。随着我们对肘关节置换术的理解不断发展和进步，TEA 在治疗炎症性关节病、肱骨远端骨折和其他治疗方案失败的创伤后疾病方面继续得到发展。

二、条件

如上所述，初 TEA 的主要适应证包括炎症性关节病、老年人的急性粉碎性无法愈合的肱骨远端骨折、创伤后肘关节炎、肿瘤和原发性骨关节炎的部分病例[1-6, 10, 30-34]。

（一）类风湿关节炎

类风湿关节炎通常影响肘关节。Larsen 等描述了类风湿关节炎患者放射学表现的分类[35]。这些发现有助于确定患者是否需要 TEA。早期阶段可以通过药物和滑膜切除术联合治疗。更严重的阶段，如 3 级（关节软骨丧失伴骨吸收）和 4 级（严重骨质破坏和严重不稳定）类风湿关节炎是 TEA 的适应证，且具有良好的临床效果（图 2-1）。

对类风湿关节炎或其他炎症性关节病患者进行 TEA 治疗时，应考虑几个关键因素。首先，鉴

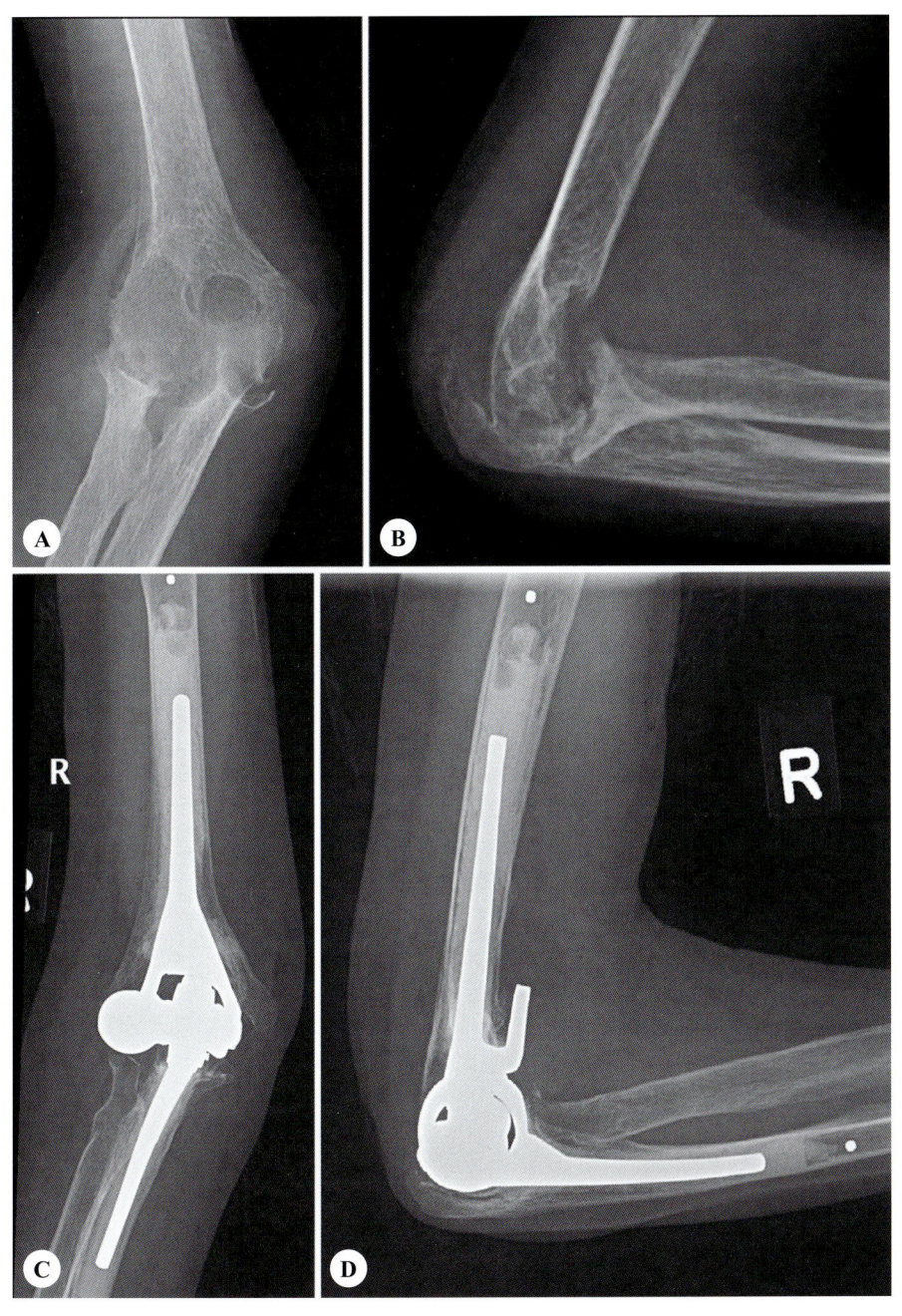

◀ 图 2-1 60 岁女性 4 级类风湿关节炎 4 年患者行链式全肘关节置换术的术前（A 和 B）和术后（C 和 D）X 线片

于病情的系统性，应考虑对其他相关关节进行评估。在进行下肢关节置换术和（或）肩部关节置换术的同时进行优化康复和使用步态辅助工具的能力至关重要。此外，有必要对患者的颈椎进行评估，以满足相关要求。

其次，有必要全面了解患者目前的用药史。鉴于DMARD、生物制剂及类固醇的使用增加，有必要咨询患者的风湿病学家。应与患者讨论与这些药物相关的感染风险和伤口并发症的增加。一些药物可以在整个手术期和围术期持续使用，而其他药物则需要暂停一段时间[36,37]。术中应激剂量类固醇很少需要，可能取决于患者每天的剂量。

（二）肱骨远端骨折

扩大肘关节置换术治疗老年肱骨远端骨折的适应证是由于切开复位内固定治疗效果差、并发症发生率高。老年患者不能固定的肱骨远端骨折可用TEA有效治疗[38-43]（图2-2和图2-3）。几项研究表明，与这些骨折的非手术治疗相比，TEA能更快地恢复运动功能，减少疼痛和关节僵硬[44-46]。与切开复位内固定相比，患有肱骨远端骨折的老

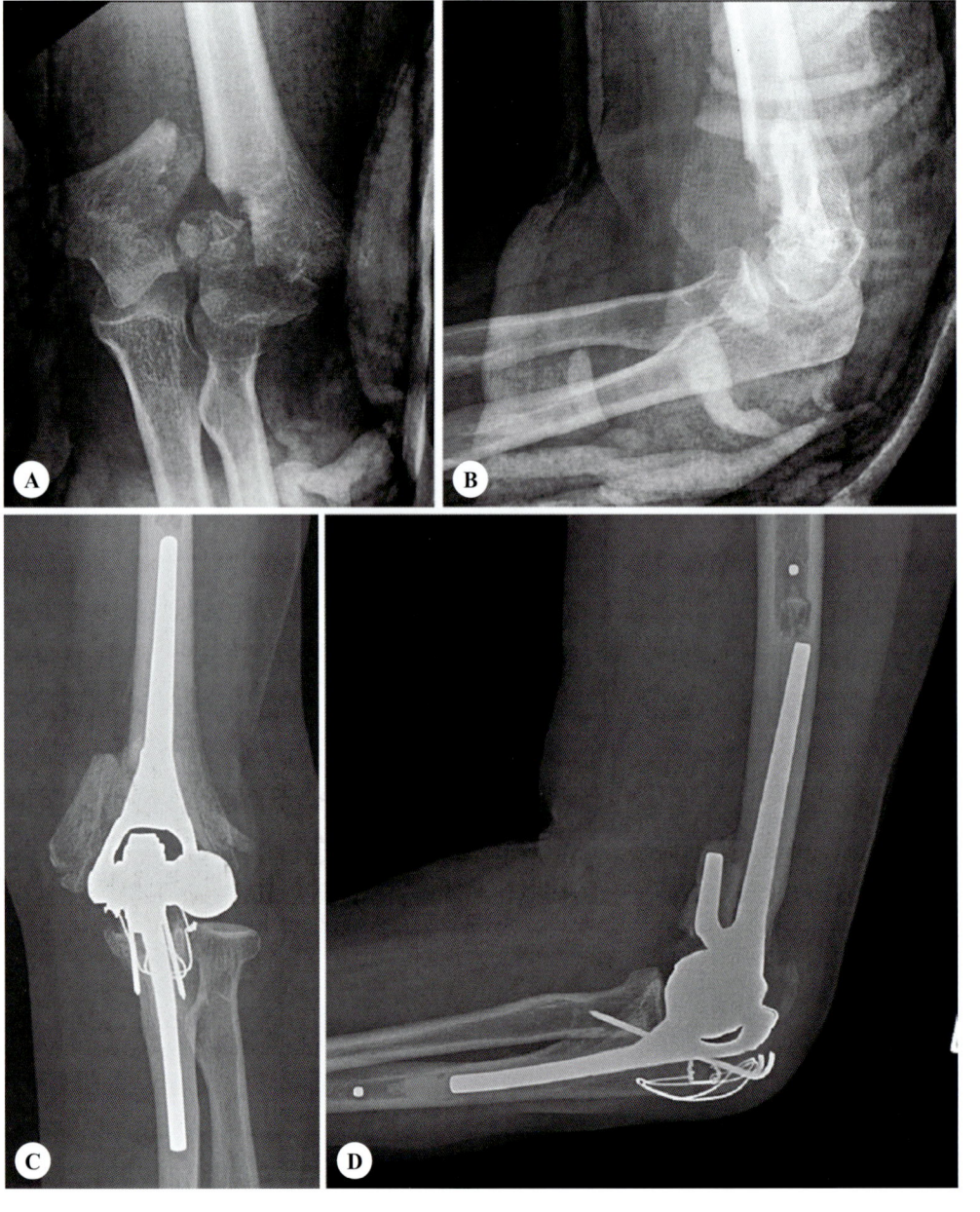

◀ 图2-2 74岁女性患者的术前（A和B）和术后（C和D）X线片，她尝试切开复位并内固定肱骨远端骨折失败

在尝试固定期间，使用鹰嘴截骨术进行显露。在尺骨鹰嘴截骨张力带修复的同时，进行了术中转换为链式全肘关节置换术

年女性也倾向于有更好的功能结果，TEA 的再次手术率更低[41, 47]。尽管如此，当使用 TEA 治疗肱骨远端骨折时，必须仔细评估骨折的近端范围，以确保肱骨能够支撑传统的植入物。

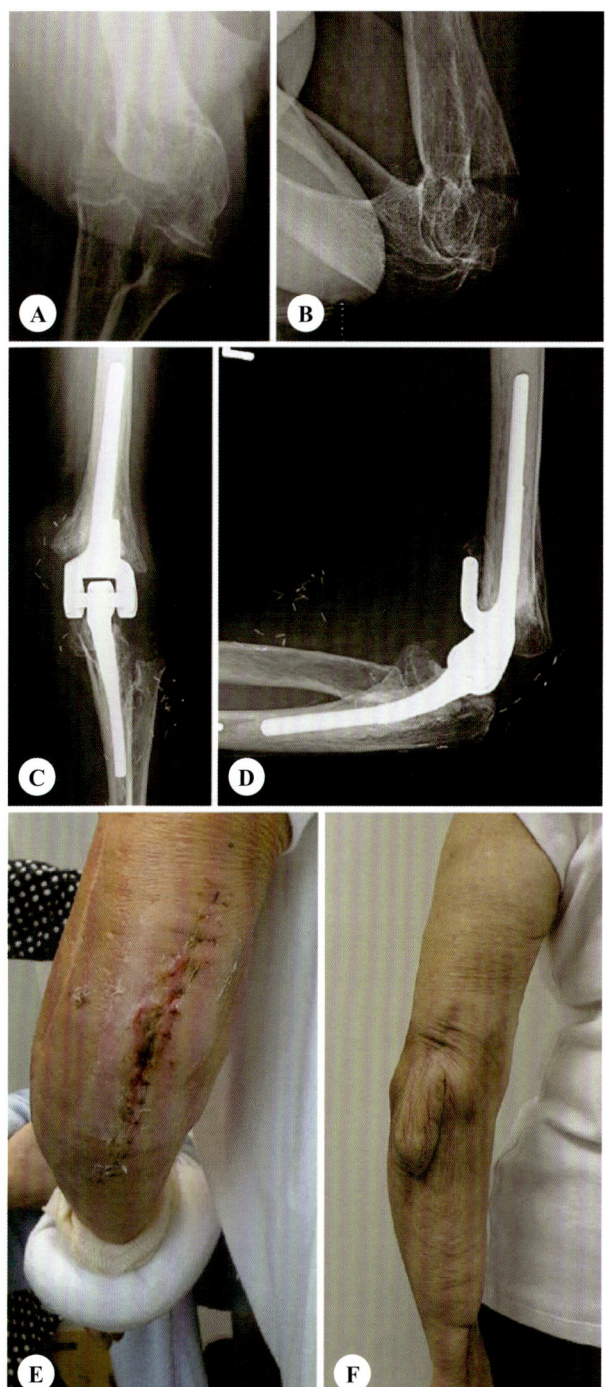

▲ 图 2-3 84 岁女性肱骨远端骨折患者行全肘关节置换术的术前（A 和 B）和术后（C 和 D）5 年 X 线片；术后并发伤口破裂（E），采用逆行前臂桡侧皮瓣进行治疗（F）

肘关节半关节置换术也是一种治疗肱骨远端非结构性骨折的方法（图 2-4）。对这一手术的兴趣来自对接受全肘关节置换术的年轻患者尺骨组件过早松动的担忧。该手术包括用解剖型假体置换肱骨远端，该假体与原生尺骨和桡骨头连接。这项手术需要完整的副韧带，或者能够以确保关节稳定性的方式修复的副韧带。如果无法获得稳定的髁突和维持稳定的有效韧带，则需要连接植入物。半关节置换术通常仅适用于较年轻的低位经髁骨折患者，这种骨折很难通过稳定的固定进行恢复，尤其是不希望终身使用全肘假体的患者。远端肱骨半关节置换术对老年人不太有利，因为它需要愈合副韧带，从而延长康复时间，尺骨软骨磨损引起的疼痛发生率更高，再手术率也更高[48]。

（三）创伤后关节炎

肘关节骨折、脱位或其他损伤后，通常会出现创伤后退行性改变或残余不稳定。与炎症性关节病和肱骨远端骨折不同，鉴于相对较差的临床和功能结果，不应将肘关节创伤后关节炎的 TEA 作为初始治疗选择[30]（图 2-5）。尽管已经描述了这些进展，但 TEA 在年轻活动患者中的存活能力和耐久性仍不确定。外科医生和患者应用尽所有可用的非手术和手术治疗方案，包括镇痛药、皮质类固醇注射、开放式和关节镜下的骨包膜关节置换术、间置关节置换术。当所有这些选择都失败时，以及当患者在手术后被告知其活动广泛受限时，应选择 TEA。

尽管如此，TEA 是治疗创伤后关节炎的合理选择，具有合理的疗效，尤其是文献[29, 40, 49]中报道的疼痛缓解。在创伤后关节炎患者中使用 TEA 时需要考虑具体因素。第一，这些患者往往有需要考虑的皮肤切口。第二，先前的器械可能使植入具有挑战性，仔细的术前计划是必要的。第三，由于大多数患者年龄较小，外科医生可能希望使用非链式假体来限制机械故障；然而，术前和术

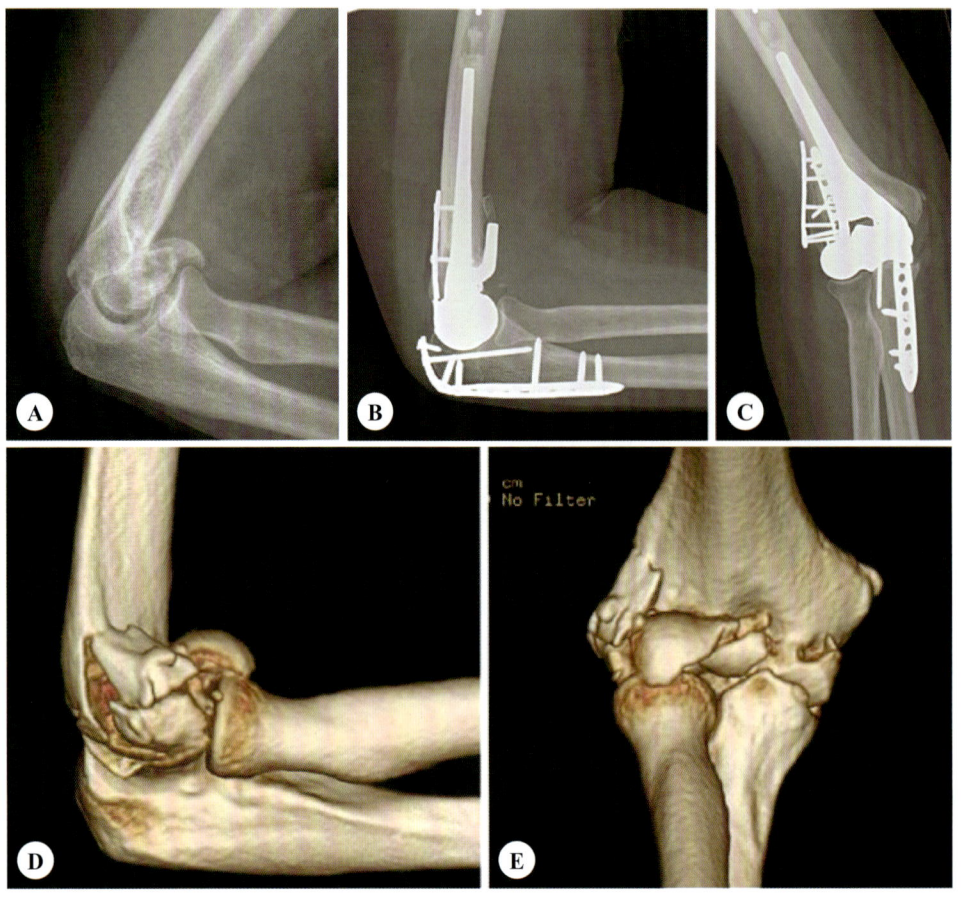

▲ 图 2-4 51 岁女性经髁肱骨远端低位骨折患者的 X 线片（A 至 C）和三维计算机断层扫描（D 和 E）

采用肘关节半关节置换术、切开复位和外柱内固定治疗，显露是通过鹰嘴截骨术获得的

中必须仔细检查韧带的完整性。第四，术前需要仔细评估尺神经的状态并仔细处理，特别是与内侧骨赘形成改变了肘管形态和神经周围的关节周围瘢痕有关的情况[50, 51]。

（四）肿瘤

在某些情况下，累及肘关节的关节周围肿瘤已采用全肘关节置换术进行治疗。在 Rizzoli 研究所治疗的 47 名患者中，只有 4% 的患者发生感染[32]。Athwal 等也证实了类似的发现。尽管队列中放射和（或）化疗的发生率很高，但他们的 20 名患者没有感染[34]。这两项研究都显示了相对较高的神经损伤率（25%）。总的来说，使用全肘关节置换术治疗原发性和转移性肿瘤是一种合理的方式。

（五）原发性骨关节炎

初次全肘关节置换术很少用于原发性肘关节骨关节炎[52]（图 2-6）。

这种情况常见于 40 多岁和 50 多岁的男性体力劳动者[53]。在这些患者中，尺肱软骨通常未受损伤，主要症状是运动末期疼痛、僵硬和机械症状。这些症状通常通过肘关节清创术（开放式或关节镜下）得到有效解决。然而，一些患者软骨丧失，在运动弧中部范围出现疼痛，可能是 TEA 的候选者。与炎症性关节病患者不同，这些患者往往具有较高的基线功能水平。彻底的术前讨论是必要的，以确保患者愿意遵守初次全肘关节置换术的活动限制，以换取潜在的疼痛缓解。术者必须与患者讨论机械故障的风险，以及在翻修中解决这些并发症的挑战。

三、术后康复

术后康复计划应尽量减少早期并发症的风险，并恢复肘关节功能。最初的术后敷料包括保

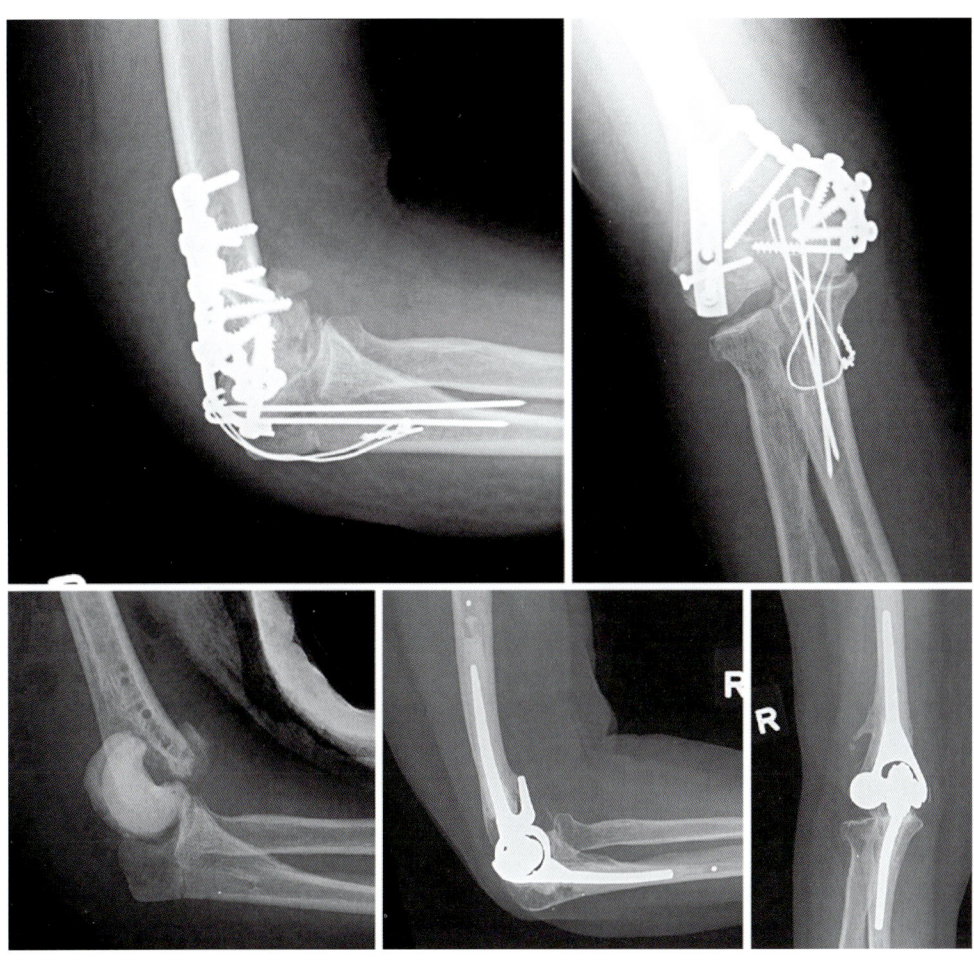

▲ 图 2-5 68 岁女性肱骨远端骨折患者经切开复位内固定治疗的 X 线片

手术后 1 个月，关节培养呈表皮葡萄球菌阳性，并进行了从关节间隔物到链式全肘关节置换术的阶段性翻修

护垫和前夹板，以避免对手术部位施压，并防止肘部运动[54]。一旦伤口愈合良好，就开始运动训练。运动极限由术中获得的运动决定。对于难以恢复功能性运动弧的患者，偶尔需要静态渐进式屈伸夹板固定。肱三头肌"打开"方法治疗的患者一旦恢复了令人满意的运动，则允许进行抵抗性运动；而使用肱三头肌"关闭"方法时，抵抗性运动会停止 3 个月。肱三头肌"关闭"入路包括 Bryan-Morrey 肱三头肌反射入路（图 2-7）[55]，Gschwend 等[56] 所述的纵向肱三头肌分离入路（图 2-8），以及肱三头肌翻转入路[57, 58]。肱三头肌"打开"入路包括 Alonso Llames 所述的肱三头肌旁入路，该入路受到尺神经管的限制[59]。尺骨鹰嘴旁外侧入路（图 2-9）允许保持伸肌机制的连续性，以加速康复，同时改善可视化和进入尺神经管的准备[60]。这是作者对 TEA 的首选方法。

大多数作者建议终身举重限制为 2.5kg。

四、结果

初次全肘关节置换术后的结果因适应证的不同而有很大差异，这已通过各种已发表的研究证明。最近，这一差异通过几项系统评价得到了强调，这些系统评价表明，与创伤后和退行性疾病相比，炎症性关节病和创伤的原发性 TEA 治疗结果改善，翻修率降低[1, 30, 31]。结果的差异可能直接与病因有关，也可能间接与某些患者较低的活动需求有关。外科医生的数量和经验也可能影响结果。苏格兰联合注册中心的一份报道发现，有经验的外科医生每年进行 10 例以上的手术，假体的寿命更长[3]。尽管如此，谨慎的做法是根据适应证评估初次全肘关节置换术的结果。

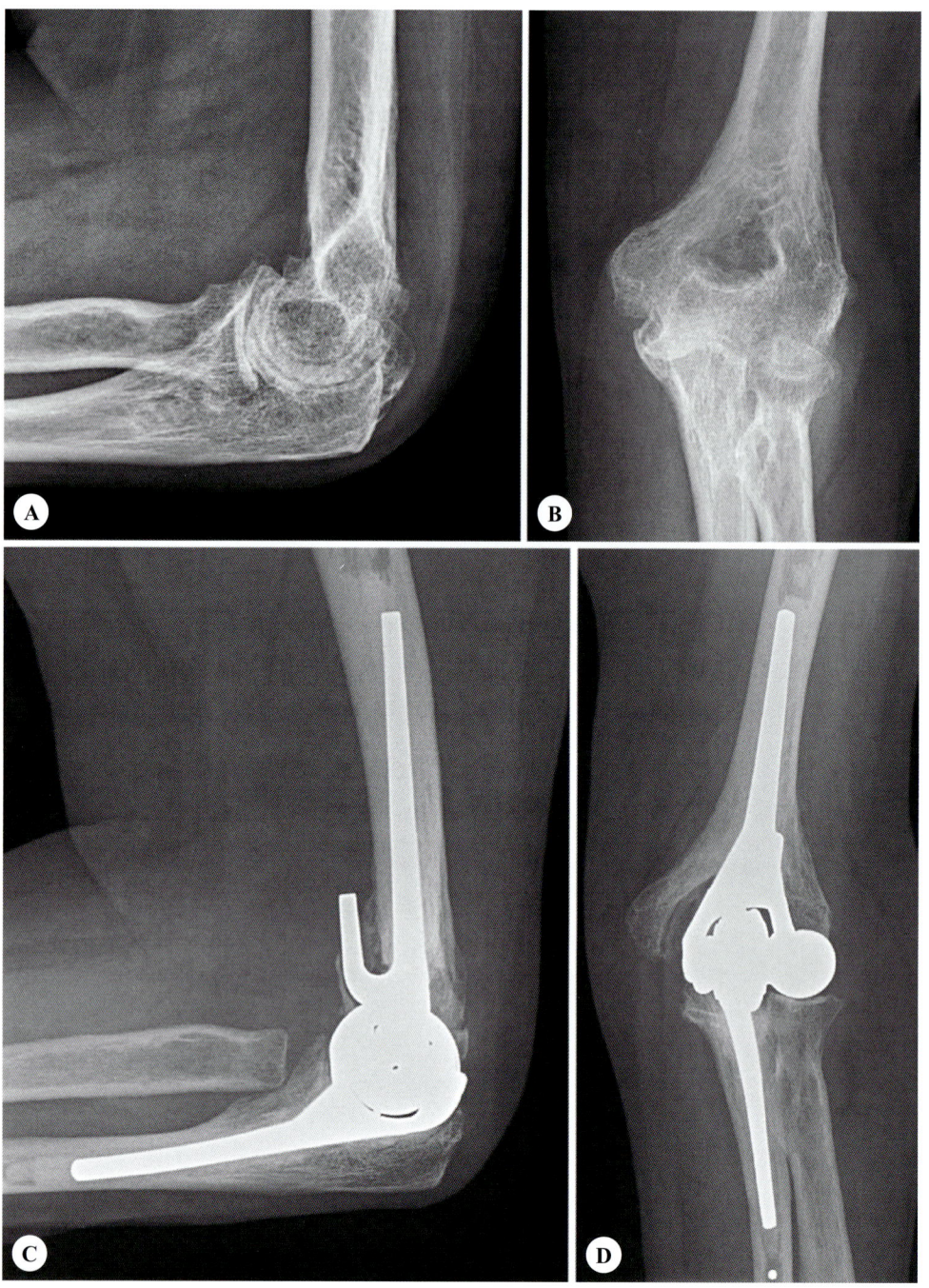

图 2-6 60 岁女性原发性骨关节炎患者采用链式全肘关节置换术治疗的术前（A 和 B）和术后 2 年（C 和 D）X 线片（图片由 Dr.G King 提供）

（一）类风湿关节炎

对于炎症性关节病患者，初次全肘关节置换术后 10 年假体的存活率约为 90%[1-5, 61-64]。Viveen 等证明，原发性骨关节炎患者的初次 TEA 翻修率是类风湿关节炎患者的 2 倍[1]。

在芬兰注册中心的一项研究中，作者回顾了 1457 例治疗类风湿关节炎的初次 TEA，发现 10 年存活率为 83%。翻修的病因包括最常见的无菌性松动，其次是脱位、假体周围骨折、感染和假体骨折[5]。梅奥医学中心的一项研究对 Coonrad Morrey 松散链式假体进行了至少 10 年的随访，对 78 个肘关节进行了评估，结果表明，2 例（2.6%）患者术后出现中度或重度疼痛，平均活动范围为 28°～131°[61]。梅奥肘关节平均功能评分（Mayo

第 2 章 初次肘关节置换术
Primary Elbow Arthroplasty

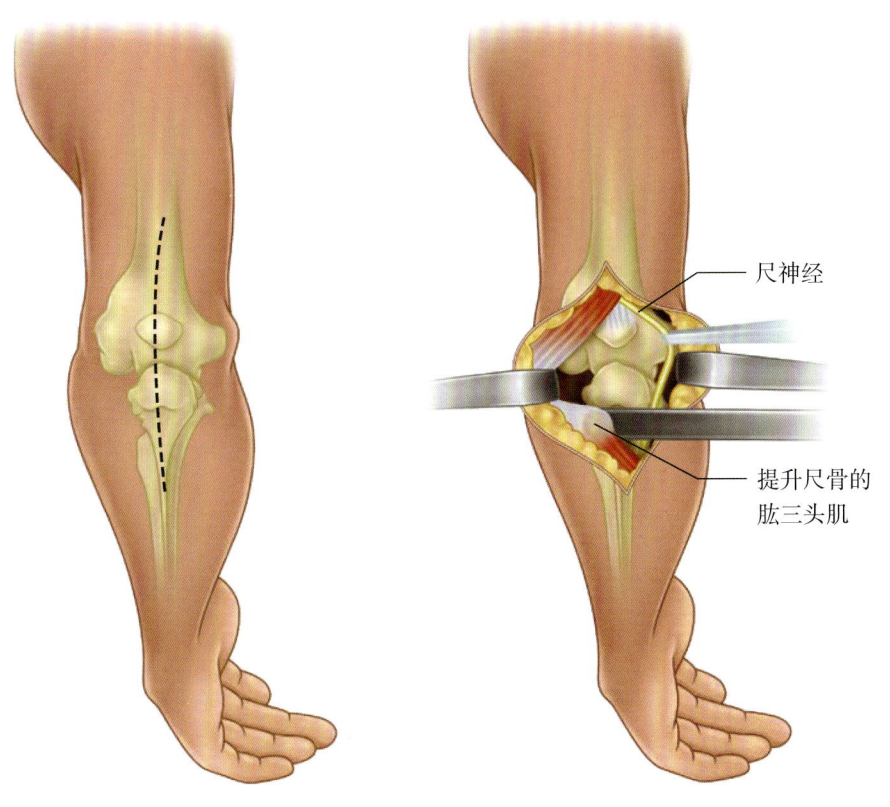

◀ 图 2-7 Bryan-Morrey 肱三头肌反射入路
后侧皮肤切口用于显露肱三头肌。尺神经被移动，肱三头肌从尺骨近端由内侧向外侧提升。外侧肱三头肌与肘肌保持连续

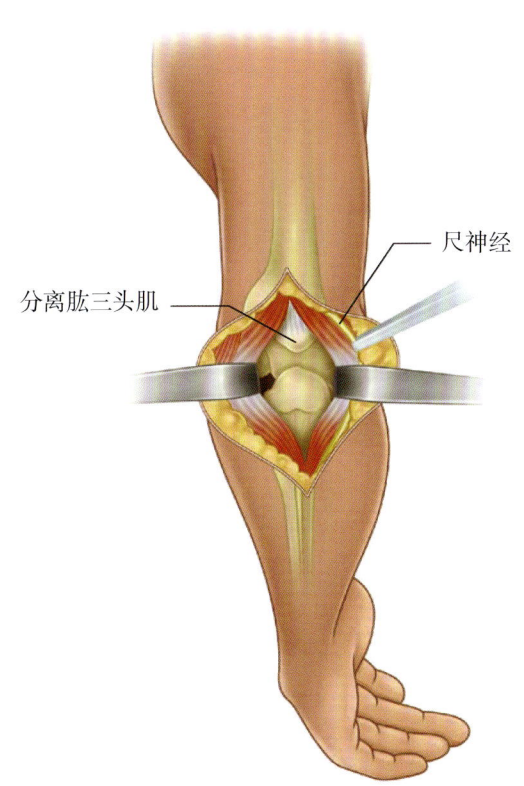

▲ 图 2-8 Gschwend 肱三头肌分离入路
移动尺神经，纵向分开肱三头肌，从尺骨内侧和侧面显露，露出肘关节

Elbow Performance Score，MEPS）从术前 42 分提高到最后随访时的 87 分。

有几项研究评估了非链式 TEA 治疗类风湿关节炎的疗效，10 年假体存活率在 70%～93%[65-68]。大多数研究的主要并发症是无菌性松动，而不是不稳定。

最近，文献[10, 26]中报道了关于使用可拆换 TEA 的结果。在一项平均随访 6 年的研究中，纳入 55 例链式 TEA 和 27 例非链式 TEA[10]。假体类型的确定基于术前和术中发现的副韧带完整性。两组在并发症、生存率、翻修率和再次手术率方面没有差异。总的并发症发生率为 32%。所有不稳定并发症均发生在非链式队列中，而无菌性尺骨组件松动发生在链式队列中。可拆换植入物允许治疗外科医生在术中做出方案决定，以优化患者的结果，同时降低术后并发症的风险。尽管如此，多项中长期研究表明，初次全肘关节置换术治疗类风湿关节炎取得了成功的结果。

023

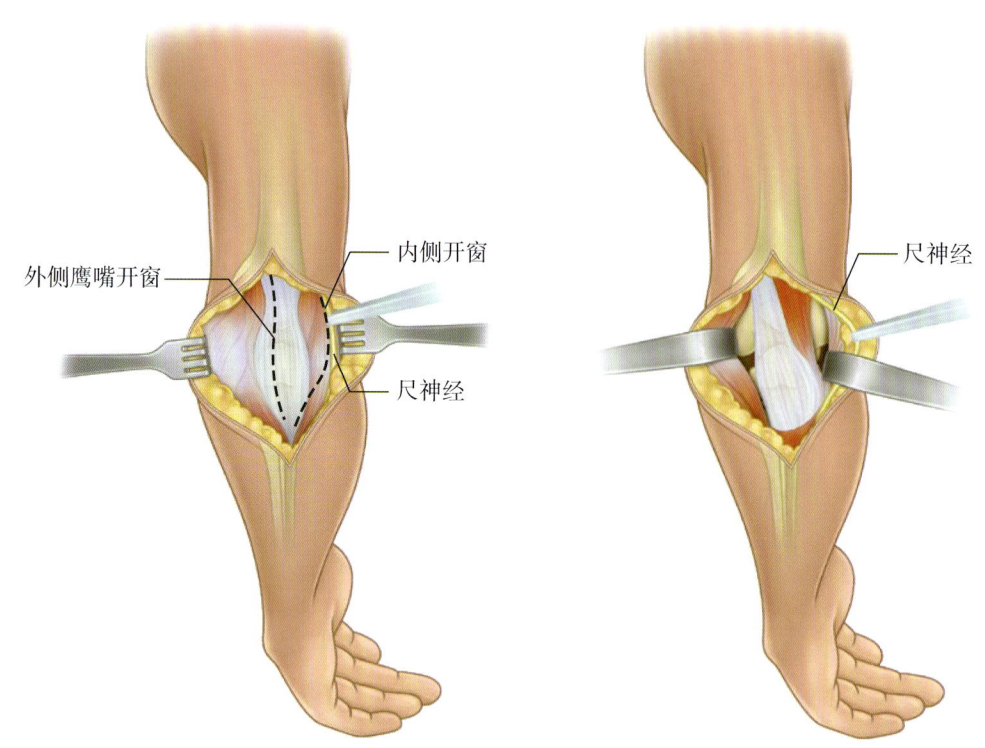

▲ 图 2-9　尺骨鹰嘴旁外侧入路

移动尺神经，2 次纵向关节切开用于进入关节。内侧关节切开术建立在肘管底部，沿肱三头肌内侧边缘向近端延伸。外侧关节切开术包括从内侧 2/3 分离外侧 1/3 的肱三头肌。外侧肱三头肌与肘肌保持连续性。肱三头肌肌腱插入的大部分在鹰嘴上未受干扰

（二）肱骨远端骨折

在长期研究中，术后 10 年，TEA 治疗肱骨远端骨折的存活率在 76%～90%[38, 39]。有趣的是，在梅奥诊所的系列研究中，如果排除类风湿关节炎患者，存活率增加到 92%[38]。平均活动范围为 24°～123°，平均 MEPS 评分为 90.5 分。仍有 11% 的肘关节因感染进行了翻修，18% 的肘关节因假体并发症进行了翻修。另外 5 个肘关节假体周围骨折。

在一项前瞻性随机试验中，全肘关节置换术和切开复位内固定在 2 年的随访中产生了类似的结果[47]。TEA 组再手术率为 12%，ORIF 组为 26%；然而，结果并没有达到统计学意义。此外，最近的一项研究表明，TEA 治疗急性肱骨远端骨折或作为内固定失败的补救措施在结果上没有差异[40]。补救组的 TEA 适应证为骨不连、创伤后关节炎、硬件故障、固有僵硬、纤维化、不稳定和畸形愈合。值得注意的是，抢救组的平均年龄为 60 岁，而急性 TEA 组为 74 岁。

因此，在为患有肱骨远端粉碎性骨折的老年患者确定合适的治疗方案时，外科医生必须能够应用所有可用的数据和个性化护理，并考虑骨质量、骨折延伸、患者活动水平、预期寿命、预期并发症和翻修需要。尽管如此，对于精心挑选的低需求患者，治疗无法治愈的肱骨远端骨折的初次全肘关节置换术可产生合理的功能结果。外科医生需要认识到，TEA 治疗肱骨远端骨折时，假体翻修、感染和假体周围骨折的发生率并非微不足道[38, 39, 69]。在某些情况下，需求量低、身体不适的肱骨远端骨折患者也可以通过非手术治疗获得满意的结果[45]。

对于患有无法治愈的肱骨远端骨折的年轻患者，另一种选择是肱骨远端半关节置换术[70-74]。

一些研究已经证明半关节置换术具有合理的功能结果。在 Smith 等一项对 26 个肘部的研究中，MEPS 平均得分为 90 分，但对于尺骨近端磨损的患者，其功能结果更差[71]。这是一个常见的发现，在所研究的肘部中，高达 50% 的肘部出现了这种情况[71, 73, 74]。Nestorson 等在平均 34 个月的 42 名患者中显示出良好的结果[72]。5 名患者有鹰嘴磨损，平均 MEPS 为 90 分，DASH 为 20 分。没有研究表明不稳定率很高，尺骨磨损是最常见的并发症；然而，大多数患者没有症状。

（三）创伤后关节炎

在一项研究中，15 岁时的植入物存活率为 70%，使用关节置换术的年轻患者的失败率呈指数增加[28]。只有 74% 的患者主观满意。衬套磨损被认为是中期失效的主要原因。早期的一项研究表明，尽管功能结果良好，疼痛缓解，但并发症发生率仍为 27%[49]。这些研究表明，对于预期大量使用肘关节的患者，需要注意 TEA 治疗创伤后关节炎的预期结果。

最近的一项研究回顾了 14 例患者，平均随访 46 个月，显示其临床和功能结果良好，仅有 3 例患者出现并发症[75]。其中 2 例尺神经病变恶化，第 3 例合并伤口感染和肱骨干假体周围骨折。虽然是一个小而短的后续系列，但结果更有希望。

尽管如此，在进行初次全肘关节置换术之前，患者仍需要全面被告知并发症的高发生率和活动受限。

此外，一些作者建议，对于创伤后关节炎患者，远端肱骨半关节置换术是全肘关节置换术的替代方法[70]。Wertel 等报道了 16 例患者，平均年龄 45 岁，平均随访 51 个月[70]。MEPS 平均得分为 72 分，1 例疗效差，5 例疗效一般。50% 的患者出现并发症，31% 的患者需要翻修，其中 2 例改为 TEA。需要进一步的研究来证明这种替代方案的有效性和安全性。

（四）原发性骨关节炎

原发性骨关节炎很少使用或需要初次全肘关节置换术治疗，有一些小的系列报道[52, 76, 77]。在一个系列中，20 个肘部在 27 年的时间内接受了原发性骨关节炎治疗，关节平均随访 9 年[52]。作者指出，结果合理，并发症发生率接近 50%。然而，只有 3 个肘部关节需要返回手术室，3 个肘部出现机械故障。Espag 等报道了一种非链式 TEA 治疗原发性骨关节炎的结果，尽管有 5 例组件存在放射学上的松动，但仅进行了一次翻修[77]。值得注意的是，这些研究中的大多数患者年龄在 65 岁以上，因此 TEA 是为老年患者保留的。

结论

随着我们进入 21 世纪，初次全肘关节置换术的适应证正在从类风湿关节炎过渡到急性创伤和创伤后疾病的治疗。炎症性关节病和急性创伤的预后总体上是有利的，尤其是在需求较低的老年患者中。TEA 的适应证（特别是在创伤后环境中）正在继续增加，预计在年轻患者中使用 TEA 将导致更高的并发症发生率和再次手术的需要。随着文献证据的不断增加，特别是在功能失调性不稳定和关节周围肿瘤等具有挑战性的情况下，技术的进步、新颖的可拆换假体设计、改进的假体柄固定可能为年轻患者提供更好的结果。

参考文献

[1] Viveen J, van den Bekerom MPJ, Doornberg JN, Hatton A, Page R, Koenraadt KLM, et al. Use and outcome of 1,220 primary total elbow arthroplasties from the Australian Orthopaedic Association National Joint Arthroplasty Replacement Registry 2008–2018. Acta Orthop. 2019;90(6):511–6.

[2] Krukhaug Y, Hallan G, Dybvik E, Lie SA, Furnes ON. A survivorship study of 838 total elbow replacements: a report from the Norwegian Arthroplasty Register 1994–2016. J Shoulder Elb Surg. 2018;27(2):260–9.

[3] Jenkins PJ, Watts AC, Norwood T, Duckworth AD, Rymaszewski LA, McEachan JE. Total elbow replacement: outcome of 1,146 arthroplasties from the Scottish Arthroplasty Project. Acta Orthop. 2013;84(2):119–23.

[4] Fevang BT, Lie SA, Havelin LI, Skredderstuen A, Furnes O. Results after 562 total elbow replacements: a report from the Norwegian Arthroplasty Register. J Shoulder Elb Surg. 2009;18(3):449–56.

[5] Skytta ET, Eskelinen A, Paavolainen P, Ikavalko M, Remes V. Total elbow arthroplasty in rheumatoid arthritis: a population-based study from the Finnish Arthroplasty Register. Acta Orthop. 2009;80(4):472–7.

[6] Gay DM, Lyman S, Do H, Hotchkiss RN, Marx RG, Daluiski A. Indications and reoperation rates for total elbow arthroplasty: an analysis of trends in New York State. J Bone Joint Surg Am. 2012;94(2):110–7.

[7] Venable CS. An elbow and an elbow prosthesis; case of complete loss of the lower third of the humerus. Am J Surg. 1952;83(3):271–5.

[8] Dee R. Total replacement arthroplasty of the elbow for rheumatoid arthritis. J Bone Joint Surg Br. 1972;54(1):88–95.

[9] Voloshin I, Schippert DW, Kakar S, Kaye EK, Morrey BF. Complications of total elbow replacement: a systematic review. J Shoulder Elb Surg. 2011;20(1):158–68.

[10] Strelzow JA, Frank T, Chan K, Athwal GS, Faber KJ, King GJW. Management of rheumatoid arthritis of the elbow with a convertible total elbow arthroplasty. J Shoulder Elb Surg. 2019;28(11):2205–14.

[11] Wagener ML, de Vos MJ, Hannink G, van der Pluijm M, Verdonschot N, Eygendaal D. Mid-term clinical results of a modern convertible total elbow arthroplasty. Bone Joint J. 2015;97–B(5):681–8.

[12] Kim JM, Mudgal CS, Konopka JF, Jupiter JB. Complications of total elbow arthroplasty. J Am Acad Orthop Surg. 2011;19(6):328–39.

[13] Prkic A, van Bergen CJ, The B, Eygendaal D. Total elbow arthroplasty is moving forward: review on past, present and future. World J Orthop. 2016;7(1):44–9.

[14] Morrey BF, Bryan RS, Dobyns JH, Linscheid RL. Total elbow arthroplasty. A five-year experience at the Mayo Clinic. J Bone Joint Surg Am. 1981;63(7):1050–63.

[15] Garrett JC, Ewald FC, Thomas WH, Sledge CB. Loosening associated with G.S.B. hinge total elbow replacement in patients with rheumatoid arthritis. Clin Orthop Relat Res. 1977;127:170–4.

[16] Soni RK, Cavendish ME. A review of the Liverpool elbow prosthesis from 1974 to 1982. J Bone Joint Surg Br. 1984;66(2):248–53.

[17] Schuind F, O'Driscoll S, Korinek S, An KN, Morrey BF. Loose-hinge total elbow arthroplasty. An experimental study of the effects of implant alignment on three-dimensional elbow kinematics. J Arthroplast. 1995;10(5):670–8.

[18] O'Driscoll SW, An KN, Korinek S, Morrey BF. Kinematics of semi-constrained total elbow arthroplasty. J Bone Joint Surg Br. 1992;74(2):297–9.

[19] Kudo H. Non-constrained elbow arthroplasty for mutilans deformity in rheumatoid arthritis: a report of six cases. J Bone Joint Surg Br. 1998;80(2):234–9.

[20] Schneeberger AG, King GJ, Song SW, O'Driscoll SW, Morrey BF, An KN. Kinematics and laxity of the Souter-Strathclyde total elbow prosthesis. J Shoulder Elb Surg. 2000;9(2):127–34.

[21] King GJ, Itoi E, Niebur GL, Morrey BF, An KN. Motion and laxity of the capitellocondylar total elbow prosthesis. J Bone Joint Surg Am. 1994;76(7):1000–8.

[22] Kamineni S, O'Driscoll SW, Urban M, Garg A, Berglund LJ, Morrey BF, et al. Intrinsic constraint of unlinked total elbow replacements—the ulnotrochlear joint. J Bone Joint Surg Am. 2005;87(9):2019–27.

[23] Ramsey M, Neale PG, Morrey BF, O'Driscoll SW, An KN. Kinematics and functional characteristics of the Pritchard ERS unlinked total elbow arthroplasty. J Shoulder Elb Surg. 2003;12(4):385–90.

[24] Brownhill JR, Pollock JW, Ferreira LM, Johnson JA, King GJ. The effect of implant linking and ligament integrity on humeral loading of a convertible total elbow arthroplasty. Shoulder Elbow. 2019;11(1):45–52.

[25] Gramstad GD, King GJ, O'Driscoll SW, Yamaguchi K. Elbow arthroplasty using a convertible implant. Tech Hand Up Extrem Surg. 2005;9(3):153–63.

[26] Cinats D, Bois AJ, Hildebrand KA. Clinical outcomes and complications following primary total elbow arthroplasty using the Latitude prosthesis. Shoulder Elbow. 2019;11(5):359–71.

[27] Schoch B, Wong J, Abboud J, Lazarus M, Getz C, Ramsey M. Results of total elbow arthroplasty in patients less than 50 years old. J Hand Surg Am. 2017;42(10):797–802.

[28] Throckmorton T, Zarkadas P, Sanchez-Sotelo J, Morrey B. Failure patterns after linked semiconstrained total elbow arthroplasty for posttraumatic arthritis. J Bone Joint Surg Am. 2010;92(6):1432–41.

[29] Siala M, Laumonerie P, Hedjoudje A, Delclaux S, Bonnevialle N, Mansat P. Outcomes of semiconstrained total elbow arthroplasty performed for arthritis in patients under 55 years old. J Shoulder Elb Surg. 2020;29(4):859–66.

[30] Wang JH, Ma HH, Chou TA, Tsai SW, Chen CF, Wu PK, et al. Outcomes following total elbow arthroplasty for rheumatoid arthritis versus post-traumatic conditions: a systematic review and meta-analysis. Bone Joint J. 2019;101–B(12):1489–97.

[31] Samdanis V, Manoharan G, Jordan RW, Watts AC, Jenkins P, Kulkarni R, et al. Indications and outcome in total elbow arthroplasty: a systematic review. Shoulder & Elbow, 2020–10, Vol.12 (5), p.353–61.

[32] Casadei R, De Paolis M, Drago G, Romagnoli C, Donati D. Total elbow arthroplasty for primary and metastatic tumor. Orthop Traumatol Surg Res. 2016;102(4):459–65.

[33] Henrichs MP, Liem D, Gosheger G, Streitbuerger A, Nottrott M, Andreou D, et al. Megaprosthetic replacement of the distal humerus: still a challenge in limb salvage. J Shoulder Elb Surg. 2019;28(5):908–14.

[34] Athwal GS, Chin PY, Adams RA, Morrey BF. Coonrad-Morrey total elbow arthroplasty for tumours of the distal humerus and elbow. J Bone Joint Surg Br. 2005;87(10):1369–74.

[35] Larsen A, Dale K, Eek M. Radiographic evaluation of rheumatoid arthritis and related conditions by standard reference films. Acta Radiol Diagn (Stockh). 1977;18(4):481–91.

[36] Goodman SM, Figgie M. Lower extremity arthroplasty in patients with inflammatory arthritis: preoperative and perioperative management. J Am Acad Orthop Surg. 2013;21(6):355–63.

[37] Yeganeh MH, Kheir MM, Shahi A, Parvizi J. Rheumatoid arthritis, disease modifying agents, and periprosthetic joint infection: what does a joint surgeon need to know? J Arthroplast. 2018;33(4):1258–64.

[38] Barco R, Streubel PN, Morrey BF, Sanchez-Sotelo J. Total elbow arthroplasty for distal humeral fractures: a ten-year-minimum follow-up study. J Bone Joint Surg Am. 2017;99(18):1524–31.

[39] Prasad N, Ali A, Stanley D. Total elbow arthroplasty for non-rheumatoid patients with a fracture of the distal humerus: a minimum ten-year follow-up. Bone Joint J. 2016;98–B(3):381–6.

[40] Logli AL, Shannon SF, Boe CC, Morrey ME, O'Driscoll SW, Sanchez-Sotelo J. Total elbow Arthroplasty for distal humerus fractures provided similar outcomes when performed as a primary procedure or after failed internal fixation. J Orthop Trauma. 2020;34(2):95–101.

[41] Frankle MA, Herscovici D Jr, DiPasquale TG, Vasey MB, Sanders RW. A comparison of open reduction and internal fixation and primary total elbow arthroplasty in the treatment of intraarticular distal humerus fractures in women older than age 65. J Orthop Trauma. 2003;17(7):473–80.

[42] Gambirasio R, Riand N, Stern R, Hoffmeyer P. Total elbow replacement for complex fractures of the distal humerus. An option for the elderly patient. J Bone Joint Surg Br. 2001;83(7):974–8.

[43] Cobb TK, Morrey BF. Total elbow arthroplasty as primary treatment for distal humeral fractures in elderly patients. J Bone Joint Surg Am. 1997;79(6):826–32.

[44] Aitken SA, Jenkins PJ, Rymaszewski L. Revisiting the 'bag of bones': functional outcome after the conservative management of a fracture of

[45] Desloges W, Faber KJ, King GJ, Athwal GS. Functional outcomes of distal humeral fractures managed nonoperatively in medically unwell and lower-demand elderly patients. J Shoulder Elb Surg. 2015;24(8):1187–96.

[46] Zagorski JB, Jennings JJ, Burkhalter WE, Uribe JW. Comminuted intraarticular fractures of the distal humeral condyles. Surgical vs nonsurgical treatment. Clin Orthop Relat Res. 1986;202:197–204.

[47] McKee MD, Veillette CJ, Hall JA, Schemitsch EH, Wild LM, McCormack R, et al. A multicenter, prospective, randomized, controlled trial of open reduction—internal fixation versus total elbow arthroplasty for displaced intra-articular distal humeral fractures in elderly patients. J Shoulder Elb Surg. 2009;18(1):3–12.

[48] Rangarajan R, Papandrea RF, Cil A. Distal humeral hemiarthroplasty versus total elbow arthroplasty for acute distal humeral fractures. Orthopedics. 2017;40(1):13–23.

[49] Schneeberger AG, Adams R, Morrey BF. Semiconstrained total elbow replacement for the treatment of post-traumatic osteoarthrosis. J Bone Joint Surg Am. 1997;79(8):1211–22.

[50] Kawanishi Y, Miyake J, Omori S, Murase T, Shimada K. The association between cubital tunnel morphology and ulnar neuropathy in patients with elbow osteoarthritis. J Shoulder Elb Surg. 2014;23(7):938–45.

[51] Moro JK, King GJ. Total elbow arthroplasty in the treatment of posttraumatic conditions of the elbow. Clin Orthop Relat Res. 2000;370:102–14.

[52] Schoch BS, Werthel JD, Sanchez-Sotelo J, Morrey BF, Morrey M. Total elbow arthroplasty for primary osteoarthritis. J Shoulder Elb Surg. 2017;26(8):1355–9.

[53] Stanley D. Prevalence and etiology of symptomatic elbow osteoarthritis. J Shoulder Elb Surg. 1994;3(6):386–9.

[54] Marsh JP, King GJW. Total elbow arthroplasty. Oper Tech Orthop. 2013;23(4):253–64.

[55] Bryan RS, Morrey BF. Extensive posterior exposure of the elbow. A triceps-sparing approach. Clin Orthop Relat Res. 1982;166:188–92.

[56] Gschwend N. Our operative approach to the elbow joint. Arch Orthop Trauma Surg. 1981;98(2):143–6.

[57] Campbell WC. Arthroplasty of the elbow. Ann Surg. 1922;76(5):615–23.

[58] Marinello PG, Peers S, Styron J, Pervaiz K, Evans PJ. Triceps fascial tongue exposure for total elbow arthroplasty: surgical technique and case series. Tech Hand Up Extrem Surg. 2015;19(2):60–3.

[59] Alonso-Llames M. Bilaterotricipital approach to the elbow. Its application in the osteosynthesis of supracondylar fractures of the humerus in children. Acta Orthop Scand. 1972;43(6):479–90.

[60] Studer A, Athwal GS, MacDermid JC, Faber KJ, King GJ. The lateral para-olecranon approach for total elbow arthroplasty. J Hand Surg Am. 2013;38(11):2219–26. e3

[61] Gill DR, Morrey BF. The Coonrad-Morrey total elbow arthroplasty in patients who have rheumatoid arthritis. A ten to fifteen-year follow-up study. J Bone Joint Surg Am. 1998;80(9):1327–35.

[62] Little CP, Graham AJ, Karatzas G, Woods DA, Carr AJ. Outcomes of total elbow arthroplasty for rheumatoid arthritis: comparative study of three implants. J Bone Joint Surg Am. 2005;87(11):2439–48.

[63] Plaschke HC, Thillemann TM, Brorson S, Olsen BS. Implant survival after total elbow arthroplasty: a retrospective study of 324 procedures performed from 1980 to 2008. J Shoulder Elb Surg. 2014;23(6):829–36.

[64] Pham TT, Delclaux S, Huguet S, Wargny M, Bonnevialle N, Mansat P. Coonrad-Morrey total elbow arthroplasty for patients with rheumatoid arthritis: 54 prostheses reviewed at 7 years' average follow-up (maximum, 16 years). J Shoulder Elb Surg. 2018;27(3):398–403.

[65] Tanaka N, Kudo H, Iwano K, Sakahashi H, Sato E, Ishii S. Kudo total elbow arthroplasty in patients with rheumatoid arthritis: a long-term follow-up study. J Bone Joint Surg Am. 2001;83(10):1506–13.

[66] van der Lugt JC, Geskus RB, Rozing PM. Primary Souter-Strathclyde total elbow prosthesis in rheumatoid arthritis. J Bone Joint Surg Am. 2004;86(3):465–73.

[67] Landor I, Vavrik P, Jahoda D, Guttler K, Sosna A. Total elbow replacement with the Souter-Strathclyde prosthesis in rheumatoid arthritis. Long-term follow-up. J Bone Joint Surg Br. 2006;88(11):1460–3.

[68] Kodama A, Mizuseki T, Adachi N. Kudo type-5 total elbow arthroplasty for patients with rheumatoid arthritis: a minimum ten-year follow-up study. Bone Joint J. 2017;99–B(6):818–23.

[69] Kamineni S, Morrey BF. Distal humeral fractures treated with noncustom total elbow replacement. J Bone Joint Surg Am. 2004;86(5):940–7.

[70] Werthel JD, Schoch B, Adams J, Steinmann S. Outcomes after hemiarthroplasty of the elbow for the management of posttraumatic arthritis: minimum 2-year follow-up. J Am Acad Orthop Surg. 2019;27(19):727–35.

[71] Smith GC, Bayne G, Page R, Hughes JS. The clinical outcome and activity levels of patients under 55 years treated with distal humeral hemiarthroplasty for distal humeral fractures: minimum 2-year follow-up. Shoulder Elbow. 2016;8(4):264–70.

[72] Nestorson J, Ekholm C, Etzner M, Adolfsson L. Hemiarthroplasty for irreparable distal humeral fractures: medium-term follow-up of 42 patients. Bone Joint J. 2015;97–B(10):1377–84.

[73] Heijink A, Wagener ML, de Vos MJ, Eygendaal D. Distal humerus prosthetic hemiarthroplasty: midterm results. Strategies Trauma Limb Reconstr. 2015;10(2):101–8.

[74] Burkhart KJ, Nijs S, Mattyasovszky SG, Wouters R, Gruszka D, Nowak TE, et al. Distal humerus hemiarthroplasty of the elbow for comminuted distal humeral fractures in the elderly patient. J Trauma. 2011;71(3):635–42.

[75] Giannicola G, Scacchi M, Polimanti D, Cinotti G. Discovery elbow system: 2-to 5-year results in distal humerus fractures and posttraumatic conditions: a prospective study on 24 patients. J Hand Surg Am. 2014;39(9):1746–56.

[76] Naqui SZ, Rajpura A, Nuttall D, Prasad P, Trail IA. Early results of the Acclaim total elbow replacement in patients with primary osteoarthritis. J Bone Joint Surg Br. 2010;92(5):668–71.

[77] Espag MP, Back DL, Clark DI, Lunn PG. Early results of the Souter-Strathclyde unlinked total elbow arthroplasty in patients with osteoarthritis. J Bone Joint Surg Br. 2003;85(3):351–3.

第3章 非感染性全肘关节置换翻修术
Non-septic Revision Total Elbow Arthroplasty

Mark E. Morrey　Bernard F. Morrey　著

齐保闯　译

一、背景、范围和目标

有效处理失效的肘关节置换术的需求不断日益增加。各种假体设计有其独特的翻修功能。延长假体使用寿命往往导致更广泛的骨溶解。适应证范围的扩大和年轻患者应用假体置换导致失败的发生率增高。多种因素导致肘关节更易发生感染。在本章中，我们将尝试识别并描述这些最可能遇到的情况，以及通过适当的经验和执行力有效地对其进行管理（表3-1）。我们知道，可选择的处理方案不断演变，处置许多无菌松动问题的方法不止一种。对感染性肘关节置换术的治疗超出了本章讨论的范围[15]。

表 3-1　各种翻修情况及解决方案

全肘关节置换术失败的翻修程序

A. 非置换性挽救手术
- 肱三头肌的修复、重建
- 更换套管
- 切除桡骨头
- 假体周围骨折 —— 同种异体骨皮质移植

B. 假体柄的修复需要充足的残余骨支撑
- 假体柄断裂
- 短小的柄植入失败 —— 再粘固

C. 假体柄的修复对骨质的要求增加
- 骨质量问题，骨质溶解 —— 打压植入 / Ⅰ型 APC
- 长度不足——骨的缺失 —— Ⅱ～Ⅲ型 APC

*. 本章将涵盖画线的5个条件
APC. 同种异体复合假体

二、假体周围骨折

根据位置和内固定是否损害[11]对肘关节置换术后骨折进行分类（图3-1）。多年来我们了解到的是，Ⅰ型干骺端骨折通常是由疾病引起的骨溶解、关节磨损或干骨骺端松动造成的。一般说，肱骨干骺端骨折最好不进行特殊处理。如果仍有症状，则切除是最简单有效的。鹰嘴骨折则另当别论，因为这种骨折会影响肘关节伸展强度。如果移位超过1cm，应进行固定。然而，如果没有明显移位，可以进行保守治疗；采取保守治疗后骨折纤维愈合，其功能恢复情况类似于骨性愈合[9]的情况（依据 EMPS）（图 3-2）。在本章中，我们更关注尺骨或肱骨的Ⅱ型骨折。在所有的这类病例中，我们都发现使用支撑植骨有很大的价值。另一个相关因素是支撑植骨的可靠结合，支撑植骨作为开发同种异体移植假体选择的平台，后文将进一步讨论。

理论上，对于具有良好固定干的Ⅱ型或Ⅲ型骨折来说，最必要的处理是固定骨折，较少采用非手术治疗。然而，根据我们的经验，Ⅱ型骨折多见于假体柄松动，这种情况在固定良好的情况下很少发生[1]，骨溶解与这些骨折有关。梅奥试验证明支撑植骨的有效性约为90%[5,13]。在现实中，支撑植骨是作为其他翻修的补充，包括增强骨性支撑。很显然，这也可以与其他固定装置或策略一起使用。

三、支撑植骨技术

评估所需的植骨长度，考虑第二支撑物，通常是为了更好地稳定骨折，同时避免切断与环扎钢丝固定相关的薄骨。

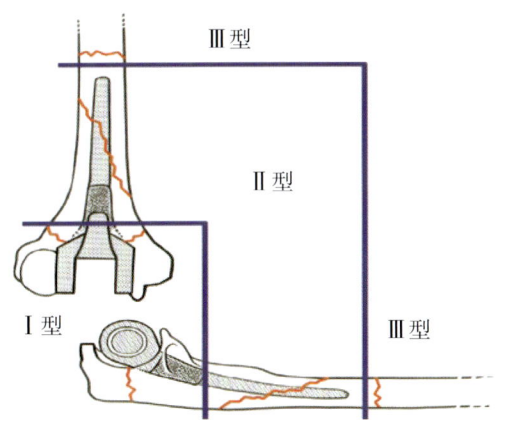

▲ 图 3-1 假体周围骨折按解剖位置分为干骺端（Ⅰ型）、累及干骺端（Ⅱ型）和干骺端以上（Ⅲ型）骨折
治疗取决于解剖特征和固定的稳定性

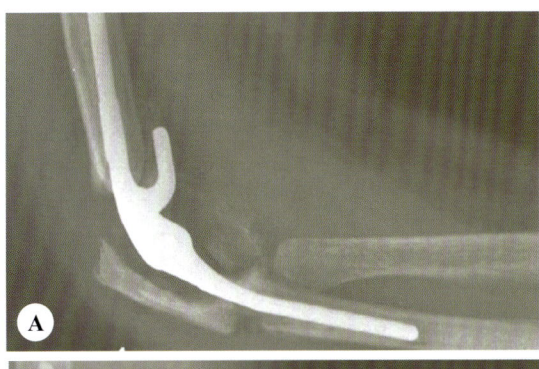

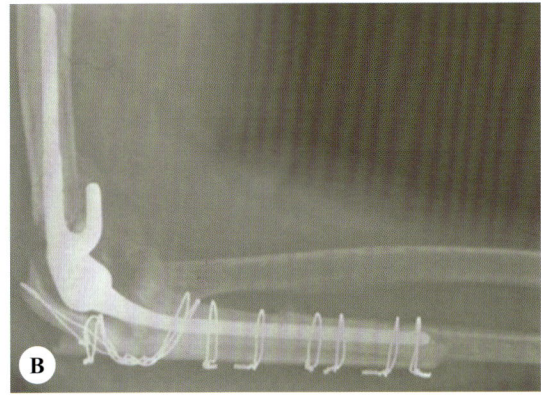

▲ 图 3-2 鹰嘴假体周围骨折
A. 移位时应予以稳定，以避免伸展无力；B. 笔者倾向于避免使用钢板，在此情况下采用补充的同种异体支撑移植

四、支撑

对于肱骨，我们更倾向于从同种异体移植骨中获得稍弯曲的移植骨，这样我们就可以利用移植骨的弯曲来进一步加强肱骨远端结构。平面移植物更适合尺骨，因为尺骨横断面呈三角形，为平面移植物的合并提供了一个平整的表面。

五、应用（图 3-3）

- 如果有必要，前部支撑用于增加宿主骨的长度，为假体长翼提供了一个额外的机会，以解决多达 3cm 远端肱骨骨丢失。
- 支撑骨不应在同一水平终止，应跨过骨折线至少 2 倍于宿主骨和假体尖端的直径。
- 一般情况不建议选择线缆，因为线缆昂贵，末端容易刺激软组织。我们倾向于在肱骨上使用环形 Luque 钢丝、尺骨上使用 14～16 号不锈钢钢丝。
- 必要时，我们会用骨挫逐渐打磨移植物的末端，避免激惹软组织。

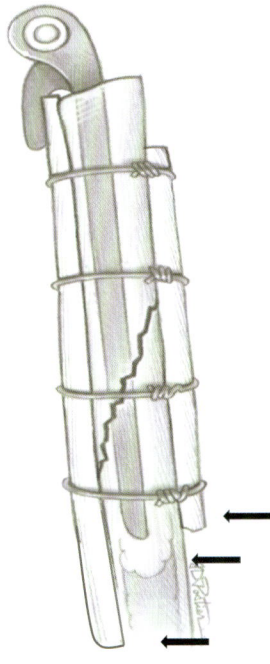

▲ 图 3-3 异体移植物作为支撑移植物在末端的不同位置（箭）应用，以避免在同一点产生应力集中效应
笔者更喜欢使用单丝线，以避免使用线缆增加医疗成本和线缆末端对组织的刺激

六、带有足够残余骨的翻修

现今大多数松动的假体都伴有相当大的骨损伤，通常伴有假体周围骨折[1]。短柄初次置换装置失败的翻修一般不需要进行骨增强即可重新植入肱骨或尺骨假体[2]。假体柄骨折也提供了进入固定良好的骨水泥套的机会。

在前一种情况下，评估的重点是确定骨损伤是否可以解决和是否需要通过植骨来完成。最常用的是加长柄翻修假体，这种翻修柄应有一个能连接前骨皮质的凸缘。另外，由于远端柄部固定良好，也可能发生柄部断裂。在大多数情况下，尺骨骨折最常见，如果发生在肱骨干部，将需要截骨来移除固定良好的假体柄。

（一）技术：一般原则

像常规操作一样，首先保护并游离尺神经、如果术前有神经症状，则进行减压和移位。在可能的情况下，不要将肱三头肌与尺骨分离，显露必须足够，以有效地取出假体，并正确地放置翻修后的假体。最后，在所有翻修的实例中，必须实现桡骨柄的准确对位，特别是旋转对位。柱状参照缺失时，肌间隔可用作参造物，但是在合适的位置进行尺骨复位试验是非常重要的。肘关节屈曲 90° 时，拇指指向肩部，此时肱骨轴向旋转是准确的，对于尺骨缺失患者，应试行复位肘关节来确定尺骨假体与肱骨远端关节假体不出现撞击。

（二）嵌入宿主骨

1. 显露正常的骨髓腔，最重要和最困难的技术要求是绕过受累骨，进入正常的骨髓腔。通过钻过骨水泥塞来识别髓腔。当插入柄未居中时，必须非常小心地在骨水泥中形成先导压痕，以使钻头朝向正确的方向（图 3-4）。在翻修肱骨假体时，应显露桡神经，以避免髓腔壁破裂造成神经损伤。如果有骨水泥塞，外科医生应在钻头沿髓腔向下时触摸肱骨。在许多情况下，这一步在透

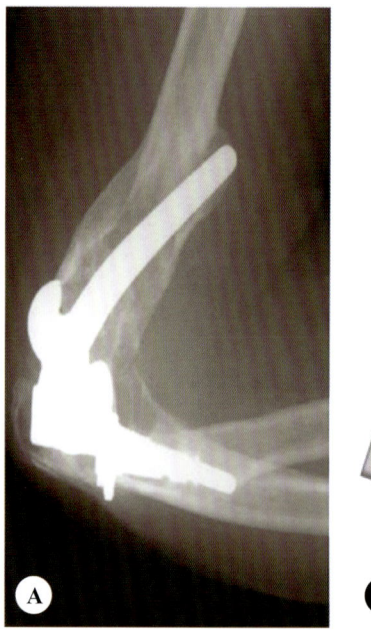
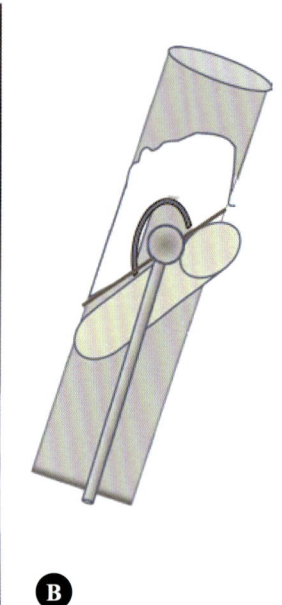

▲ 图 3-4 A. 当松动的假体不在髓腔中心时，翻修时需要非常小心，避免沿骨水泥壁向外延伸至骨皮质；B. 如果有可能，应在骨水泥壁上做一个缺口，以调整钻头，使其能钻进髓腔

视下是最安全的，或者应用关节镜直接显示整个过程。

2. 髓腔的准备。导向器进入正常髓腔，按顺序去除固定良好的骨水泥，使翻修柄通过。如果导向针没有穿过残留的骨水泥，需要更大的铰刀提高局部压力以去除骨水泥层。

3. 骨皮质渗透。如果骨皮质被破坏，根据骨质量，考虑在骨皮质穿透处放置异体移植骨支撑。

4. 骨水泥结合。一旦充分扩髓之后，就要仔细地去除附着在髓腔内的任何残留物。当骨水泥枪的注射喷嘴过大而无法通过髓腔时，应尽量注入足够的骨水泥，以便在改良的假体近端进行一定的固定。重要的是，肱骨假体的位置允许假体边缘直接连接前骨皮质或插入骨移植物。

七、结果

关于没有骨增强的翻修效果的文献很少[6]。Malone 等在 2012 年报道了包含 53 例病例的梅奥经验[8]。按照客观的骨质量评级：如果骨质量良好，或骨缺损已被修复（被绕过骨干），78% 的尺

骨和 93% 的肱骨组件不会发生松动（图 3-5）。在 3 个肱骨和 2 个尺骨假体组件中因骨量不足没有得到处理，这 5 例均出现了松动。

八、翻修断柄

1. 尺骨：关键是充分显露远端足够的碎片。

(1) 肱三头肌与鹰嘴相连。从 X 线片确定骨折的位置进行截骨术，包括肱三头肌、鹰嘴和尺骨近端（图 3-6）。我们试图采用这样一种方法进行截骨，既能牢固地抓住断柄，又能保留完整的尺骨皮质直径 2 倍的骨质，以确保翻修后尺骨假体的安全固定。如果有疑问，可在此步骤中使用 X 线透视检查。

(2) 用一个尖嘴老虎钳来咬住断端，再辅助冲击锤予以去除断裂假体。

(3) 将骨水泥套充分扩大，以便在必要时引入相同大小或更小的植入物。请注意，如果髓腔中充满了骨水泥，我们尝试再增加管腔 1cm 长度。可以使用金属切割刀片处理髓腔长度以适应植入物的长度。

(4) 带着骨水泥的假体插入后骨水泥仍然是软的，需处理骨皮质窗，以避免骨水泥在截骨界面，并使用环扎钢丝固定，通常不需要支撑植骨。

小技巧：如前所述，识别假体尖端在髓腔内的位置是至关重要的。只要假体柄达到 2 倍骨皮质直径固定，就没有必要增加植入物的长度（图 3-7）。

2. 肱骨：同样的考虑适用于肱骨干骨折，有两个额外的特点。

(1) 必须小心地将融合良好的假体缘与肱骨远端分开，可以考虑使用小摆锯处理。

(2) 肱骨远端截骨以梯形形式从后骨皮质切除。同样，长度由断裂的假体尖端的位置决定（图 3-8）。用仍然柔软的骨水泥插入后，再移除梯形骨，以避免骨水泥进入截骨界面，并使用环扎钢丝固定，通常不使用支撑植骨。

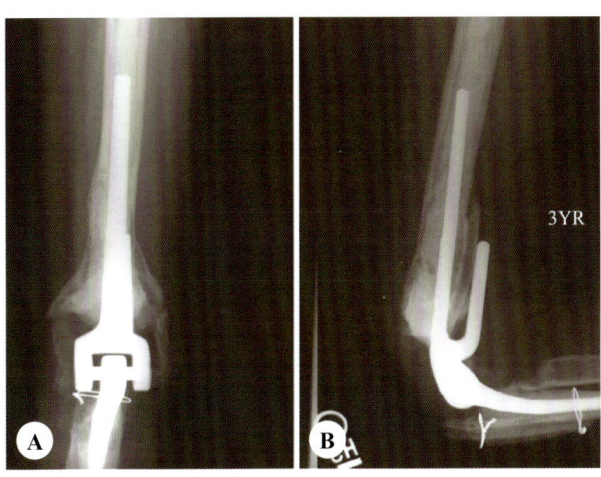

▲ 图 3-5　使用弹性钻孔器绕过水泥进行连续扩张，在这种情况下，可以应用复位杆
A. 前后位片；B. 侧位片，假体跨过损伤的骨皮质位于髓腔中心

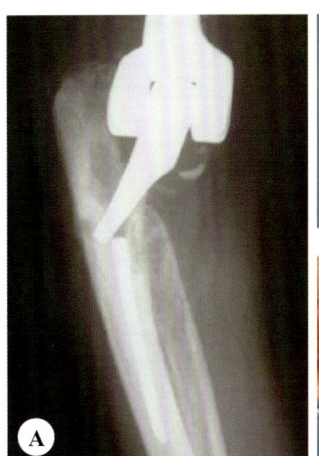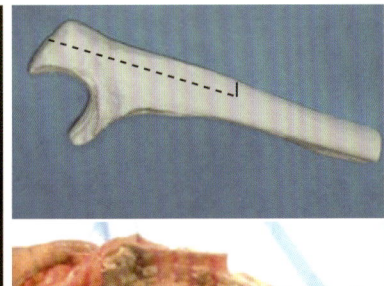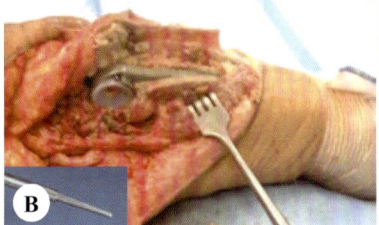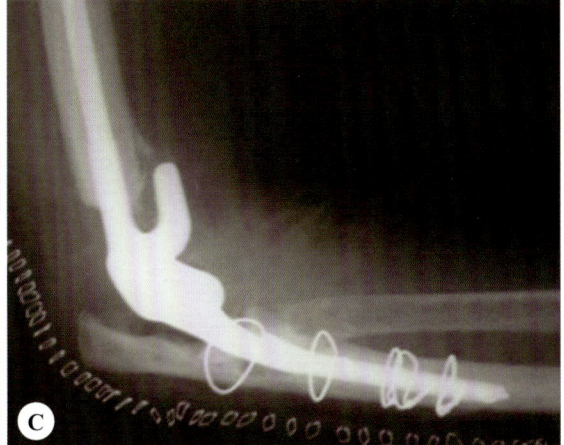

▲ 图 3-6　A. 固定良好的尺骨干骨折；B. 模型（上）和手术显露（下）近端尺骨截骨；C. 重建尺骨假体的术后侧位图像

九、扩大溶骨皮质

嵌塞移植文献资料显示，加压嵌塞移植对重建髋臼和股骨近端溶骨缺损的有效性促使这一概念适用于肘关节存在的类似问题[3, 4]。

适应证：当骨皮质的溶骨性扩张涉及疏松成分的长度时，使用此技术。理想情况下，扩张应该是完整的，没有骨折，翻修柄应该有足够的长度，以达到良好的宿主骨骨皮质直径长度的 2 倍。

禁忌证：溶解骨 / 正常骨界面骨折是相对禁忌证。如果支撑物可以有效地用于治疗假体周围骨折，并且翻修柄进入正常宿主骨，嵌塞移植仍然可行（图 3-9）。请注意，如果长柄植入物已经松动，甚至长柄植入物也不能到达正常的宿主髓腔，则可以用双支撑加固界面，并使用较短的假体。

技术：这种失效模式允许用骨水泥去移除柄，只留下质量较差的溶骨性外壳，纤维膜被小心地完全去除，这通常是一个漫长但必要的过程。进入宿主骨髓腔未侵犯部分并准备翻修柄，通过骨磨放置同种异体骨松质，用一根较粗的塑料管插入宿主骨髓腔的开口，第二根更细的管子可以滑过较粗的管子，用来输送 PMMA，插入的距离大

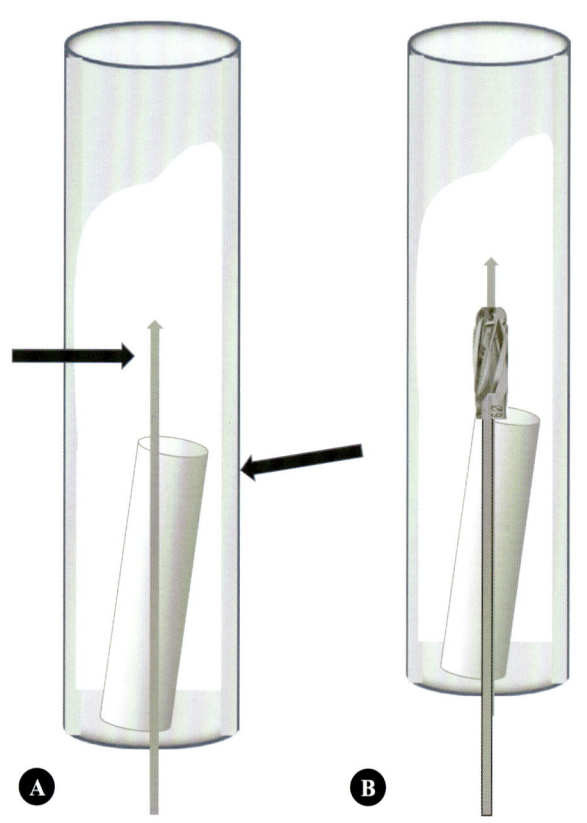

▲ 图 3-7 当固定良好的过量末端骨水泥不能立即清除时，在某些情况下，髓腔管可能会"延长"
A. 钻头沿骨水泥塞中心向下，注意避免穿透骨皮质（下箭）（图 3-4B），将钻头小心地移至骨水泥的中心位置（上箭）；B. 采用连续扩孔扩管的办法

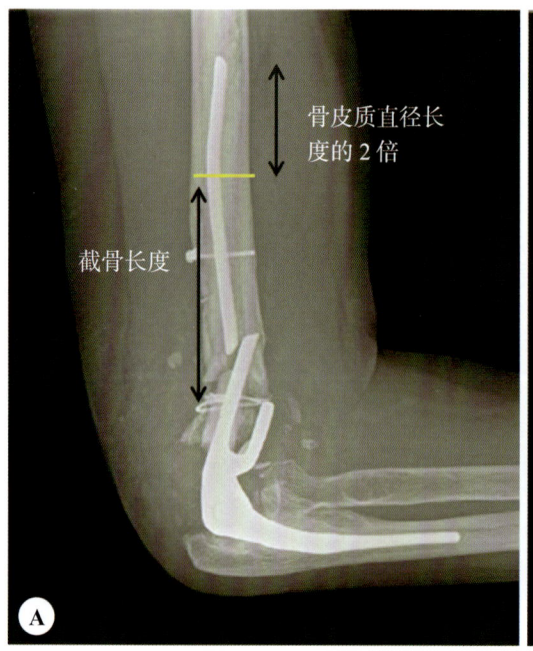 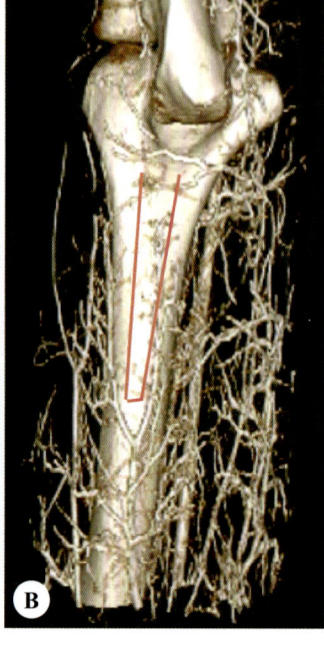 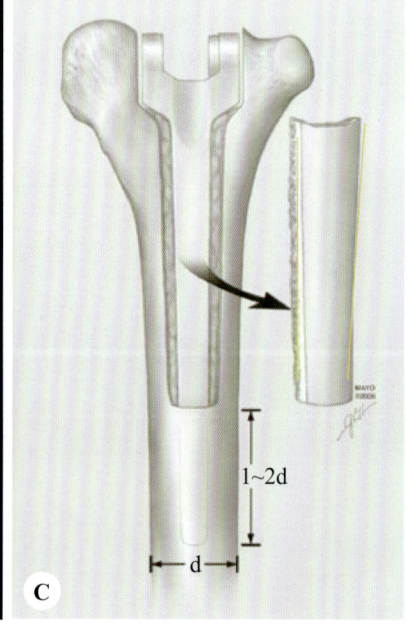

▲ 图 3-8　A. 固定良好的肱骨干骨折，截骨的长度应允许对翻修柄 2 倍直径（d）周向固定；B. 避免广泛的软组织剥离，以尽可能维持血供；C. 通过设计梯形、锥形窗，在更换窗时用环扎钢丝固定窗时，可达到恰当的匹配

约为进入正常髓腔的 2 倍骨皮质直径（图 3-10）。在较粗的外管周围嵌塞 2~5mm 的骨松质切屑。需要注意的是，植骨要非常仔细和坚实，以便使骨水泥与假体牢固地固定在骨中。

骨水泥黏合：抗生素骨水泥通过注射系统输送，内喷嘴管被切割，以便延伸超过较粗的外管 2 倍骨皮质直径。测量两管之间的长度差"D′"，当较细的内管抽出预定的长度"D′"时注入骨水泥（图 3-11）。在这一阶段，2 根管一起抽出，让骨水泥填充由较粗管周围的异体骨形成的新管，迅速而小心地将合适的假体插入构建物中，特别注意不要破坏骨松质柱。请注意，通常膨胀允许直接接触假体边缘，只有这样插入骨移植物才能确保假体和宿主骨之间建立接触。

护理：嵌塞移植的合并过程缓慢。如果是替换的假体，要非常小心地避免肱骨发生扭转，至少需要 3 个月才能使骨移植融合。

（一）结果

2004 年，Loebenberg 等报道了梅奥手术的经验，14 例中有 12 例在手术后平均 4 年使用了该翻修技术（图 3-9）。2013 年，Rhee 等报道了 16 例

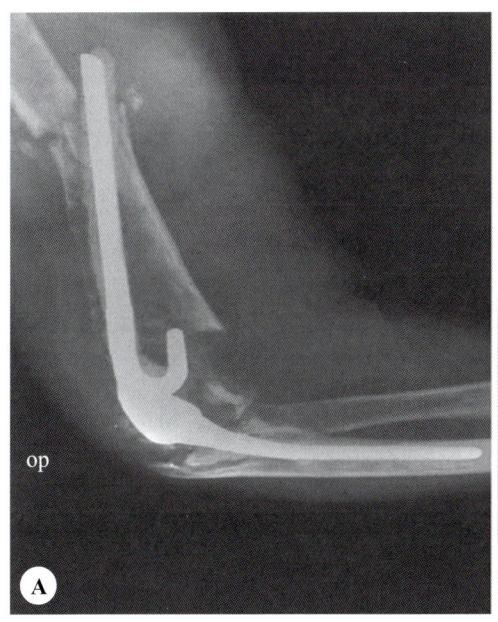
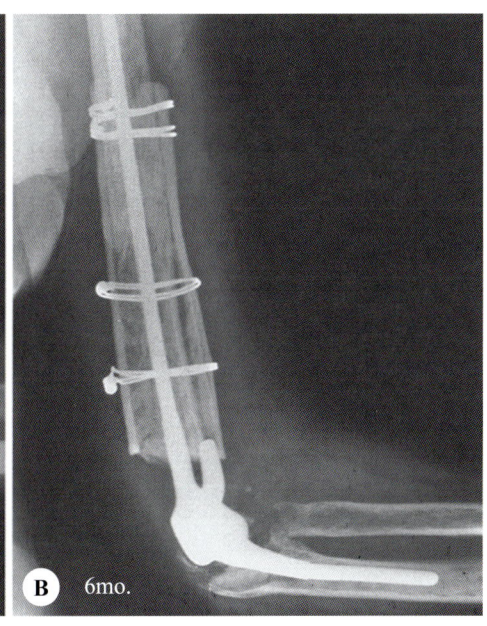

◀ 图 3-9 A. 肱骨远端骨溶解伴前角骨折；B. 骨折解剖复位并用同种异体支撑骨固定。应用这种骨松质移植技术处理上述情况特别有效

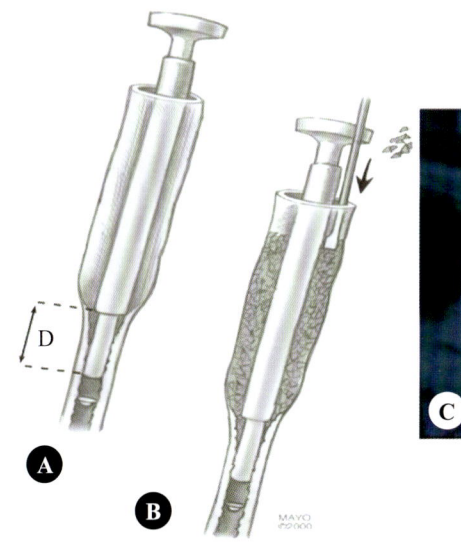
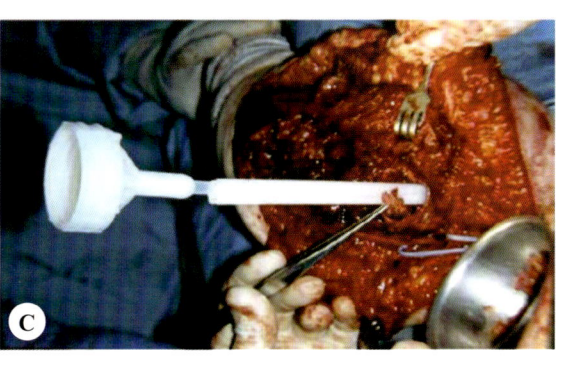

◀ 图 3-10 A. 第一步是将较粗的管放置到扩张髓腔水平，用于骨水泥注射的管比较粗的管要长 2 倍直径（D），并被移除以方便骨移植；B 和 C. 骨松质碎屑在管周围被小心地紧压嵌塞

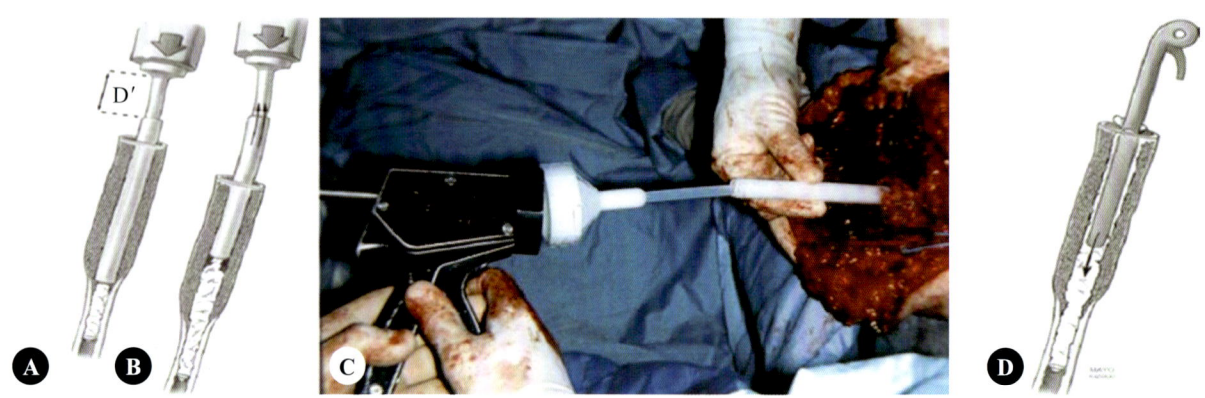

▲ 图 3-11　A. 将内管插入正常骨，并将骨水泥注入之前确定的深度（D'）；B 和 C. 此时取出外管和较细的管，将其注入移植物形成的管中；D. 将假体小心地插入新造的管中

手术中 15 例成功，术后平均随访 7 年[12]。

（二）同种异体复合假体

不幸的是，因为肱骨和尺骨的广泛骨质破坏而出现的许多失败可能被认为是灾难性的。为了解决这个问题，我们开发了一套同种异体复合假体（allograft prosthetic composite，APC）翻修系统。可以这样解决三种类型的缺陷：① Ⅰ 型，扩张，溶解，纵向骨损失最小（图 3-12A）；② Ⅱ 型，周向骨丢失，但假体柄可到达原生骨（图 3-12B）；③ Ⅲ 型，只能通过定制柄长度或 Ⅲ 型 APC（图 3-12C）解决大量骨丢失。

1. Ⅰ 型 APC

(1) 适应证：骨皮质扩张和变薄，但骨长度损失最小。

(2) 禁忌证：膨胀骨骨折，尤其是发生在与正常宿主骨骨接触处，这采用环向移植，是一种替代嵌塞移植的方法。

(3) 术前计划：仔细记录膨胀骨的直径，并确保同种异体骨的大小合适。一个过大的同种异体移植物可以修剪到合适的大小，但是非常耗时；体积过小的移植物有不愈合的风险。宿主骨有时被纵向截骨，以允许膨胀的溶解性骨在同种异体移植物周围嵌入。复合体用单丝环扎线稳定。

(4) 技术。

① 显露：仍然要遵循上述原则。识别出尺神经和桡神经，必要时显露和游离 / 保护[14]。

② 宿主骨的准备，仔细地去除纤维膜，以增加移植物结合的可能性。使用上述技术显露正常髓腔，在理想的情况下，假体柄跨过溶骨性骨的全长，进入并被固定到更正常的宿主骨中。

③ 安装和校准：这是最耗时和最关键的技术步骤。首要任务是在移植物和宿主表面之间获得紧密的机械匹配，这将确定在宿主骨和移植骨上标记的移植物位置。用扩孔器扩张同种异体移植

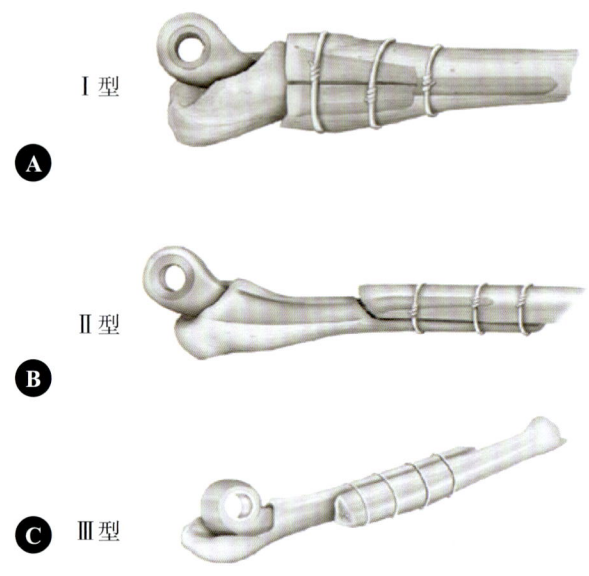

▲ 图 3-12　使用了 3 种类型的同种异体复合假体
A. Ⅰ 型，固定在植入物上的环形假体插入周向溶骨性缺损；B. Ⅱ 型，用环形同种异体移植物修复长度缺损，用扩展的骨皮质同种异体支撑物连接到宿主骨；C. 如果植入物不能到达宿主骨，则用含有人工植入物的同种异体假体替代物，即全骨替代物

骨的髓腔，使柄部充分旋转，以实现最佳旋转对齐。这是很容易做到的，因为移植骨皮质的厚度相对来说并不重要。

④ 试压：这一步骤对于确定植入顺序至关重要：移植物-宿主，移植物-移植物/宿主复合物，或移植物-移植物，然后APC-宿主。决定因素是植入物的对齐和适当的插入深度（图3-13）。

2. Ⅱ型 APC

该复合材料包括一个环形移植物，用于固定植入物并解决纵向骨性缺损。移植物作为支撑物延伸以提供可靠的结合，在这种复合材料中，植入物的长度足以跨过缺损进入宿主骨（图3-12B）。

适应证：肱骨或尺骨的骨皮质固定长度损失约2cm或更多（图3-14）。具体技术考虑以下方面。

(1) 桥接选择：尺骨同种异体移植物的近半部分或肱骨近端或远端同种异体移植物。同种异体尺骨移植物还应包括肱三头肌肌腱，并区分右侧或左侧。

(2) 构成支撑并延伸超过纵向骨缺损的移植物应尽可能坚固。

- 同种异体移植物的直径应大于宿主骨的直径，以使中央髓腔能够对齐（图3-15）。注意，在

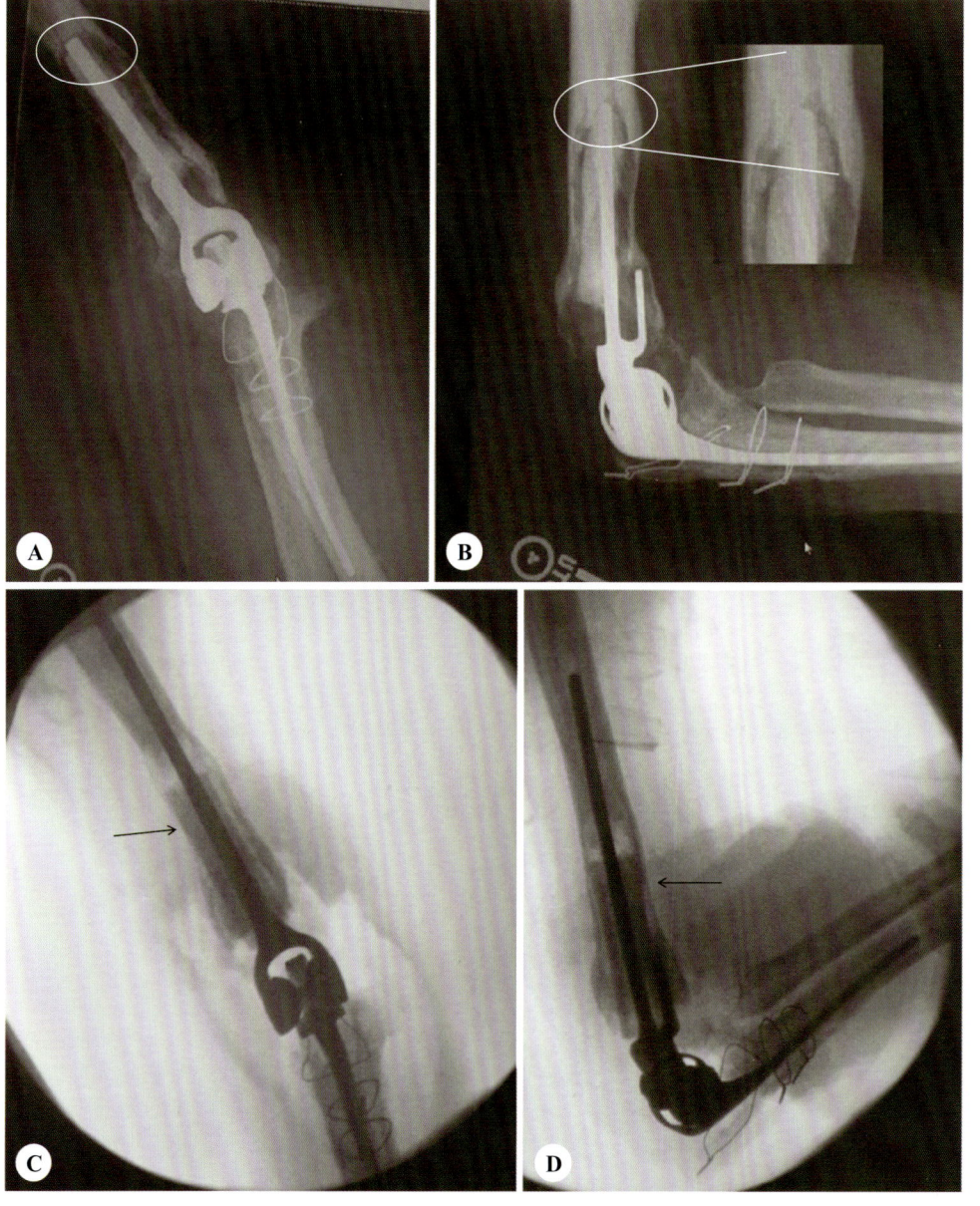

◀ 图3-13 A. 涉及肱骨干长度的典型溶骨性松动的图像，注意骨皮质变薄和即将发生的骨折；B. 侧位片证实骨折风险（椭圆形区域）；C. Ⅰ型同种异体复合假体结构后的后前位图像显示柄跨过肱骨薄弱区；D. 移植物在手术台上非常稳定，正位和侧位图像（箭）证实移植物/宿主骨并置良好，移植物和宿主骨之间的空隙用水泥填充

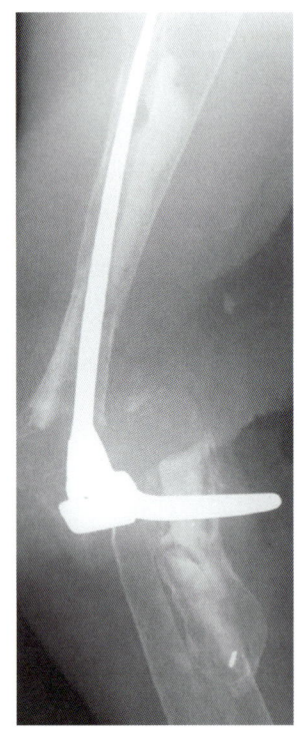

▲ 图 3-14　假体严重松动，肱骨和尺骨均受损

某些情况下，植入物的柄部必须稍微弯曲，以通过两个管。

- 支撑应尽可能接近圆周的 50%。
- 支撑和周围移植物之间的界面应为"弧形"，以避免应力升高（图 3-16）。
- 与线缆固定相比用单丝环扎线将其固定到宿主骨上，这种固定线非常合适，价格更低，刺激性更小。

(3) 应去除支撑骨皮质的内边缘，以改善宿主 – 移植物的整体接触，并避免平面 – 曲面效应（图 3-17）。

(4) 假体对齐仍然至关重要，Ⅰ型 APC 技术中提到的类似考虑也适用于该复合材料。

3. Ⅲ型 APC

这种重建有效地使用了完整的同种异体骨，并简单地替换了缺失的骨。植入物不需要额外的长度，因为宿主骨距离太远，即使对于长柄装置也是如此。这种缺损被完整的同种异体移植物所取代（图 3-12C）。

尺骨：尺骨中 1/3 处的横截面为三角形，提供两个平面以增强融合（图 3-18）。

依据定义，尺骨近端的 1/3 或更多部分缺失。因此，在Ⅲ型尺骨中，肱三头肌肌腱保留在同种异体移植物上，期望可以重建肱三头肌。

(1) 显露：由于缺少骨质，显露很容易完成。局部皮肤软组织需经过仔细评估，以确保它可以容纳增加的 APC 体积。术前计划时应向整形外科医生咨询相关问题。如前所述，解剖最重要的部分是桡神经和尺神经的识别和保护。

(2) 假体的校准：与Ⅰ型 APC 一样，是否匹配取决于移植物和宿主骨的最佳结合。首先确定了这种关系，并用铰刀扩张同种异体移植骨髓腔，以允许以适当的轴向旋转灵活地放置植入物。

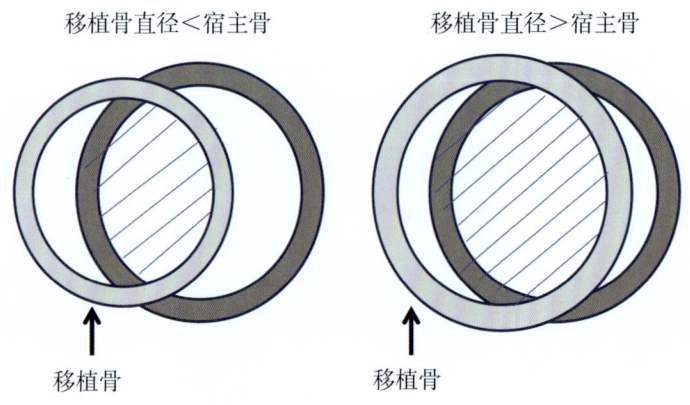

◀ 图 3-15　Ⅱ型策略要求供体骨比宿主骨大，因为支撑的偏移明显降低了假体柄通过宿主/移植骨界面的能力

第 3 章　非感染性全肘关节置换翻修术
Non-septic Revision Total Elbow Arthroplasty

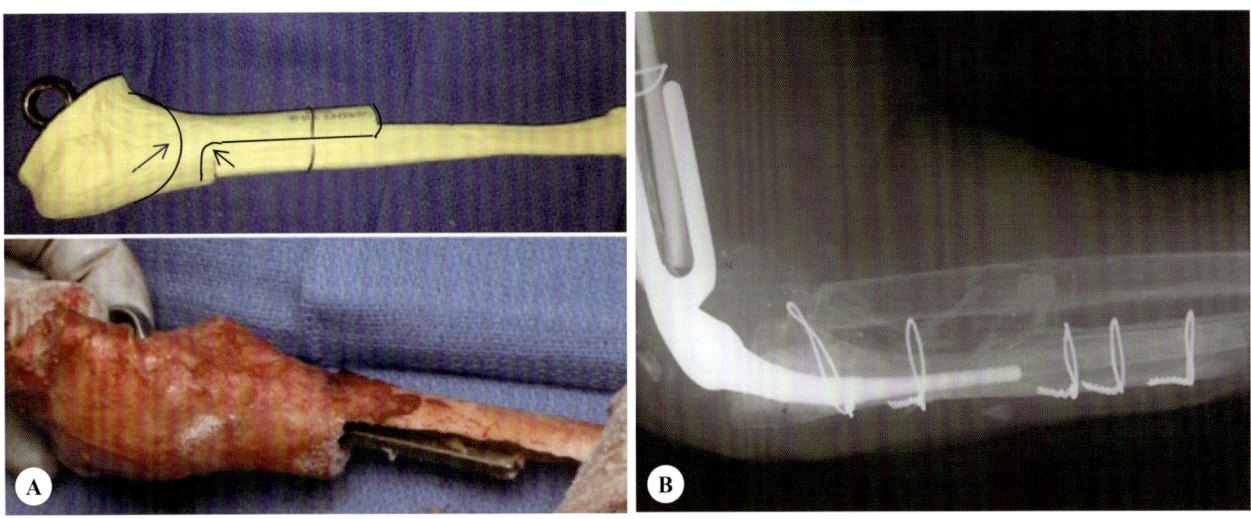

◀ 图 3-16　A. 长度不足通过植入物的周围固定和支撑延伸来解决，以确保可靠的结合。移植物与支撑连接处呈"弧形"，以避免应力增加和潜在断裂（上）。B. Ⅱ型同种异体复合假体的侧位图像

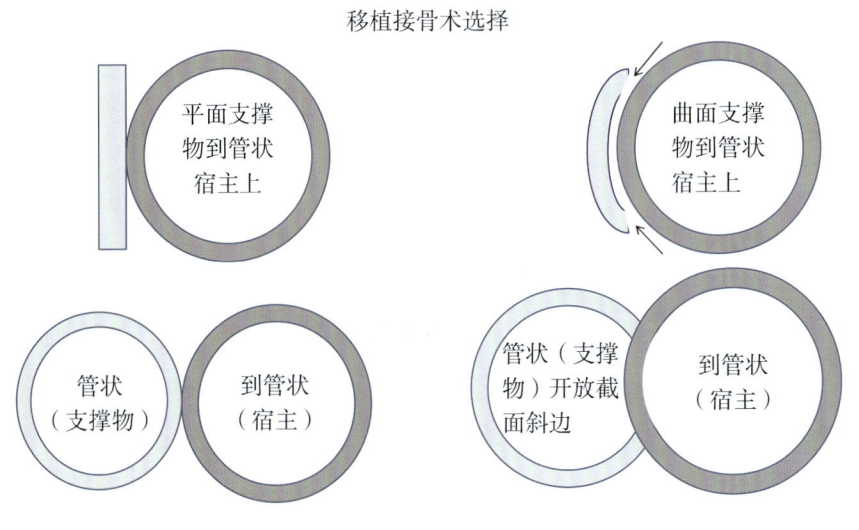

◀ 图 3-17　对于支撑移植，曲面到曲面的效果要比平面到曲面的效果好得多。对于全骨界面，开放截面接合比管－管界面更稳定，更容易结合

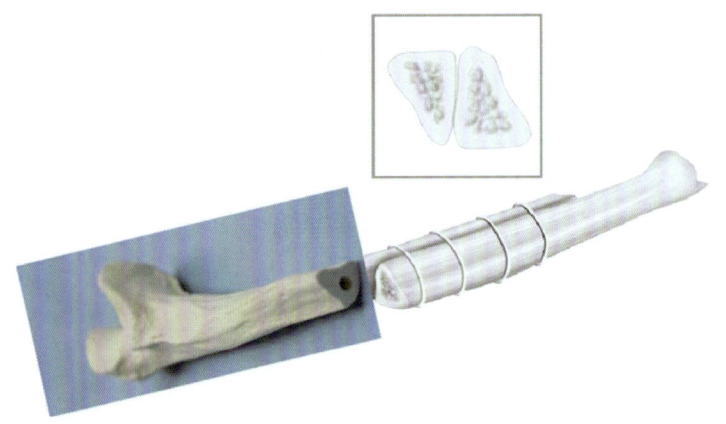

◀ 图 3-18　在尺骨处，三角形骨干形成自然的平面－平面界面。如果使用腓骨，则允许相同的表面接合

037

(3) 桥接制备：在肱骨，最可靠的侧对侧界面是通过在同种异体移植物中创建一个开放的部分来实现的，该开放部分的长度足以确保很高的愈合概率，同时仍留有足够的环状骨用于稳定的植入物固定。同种异体骨的开口部分的边缘被斜切或去除，以增加与宿主骨的表面接触量（图 3-19）。

(4) 移植物定位：轴向关系和平衡在这次重建中非常重要。我们依靠软组织拉伸试验来确定肱骨移植物的轴向位置（图 3-20）。对于尺骨，我们通过观察尺骨组件在屈曲时滑出尺骨的趋势，并根据需要向远端调整以避免这种趋势，从而避免放置过远（图 3-21）。根据定义，Ⅲ型 APC 重建术是一种"置换骨骼"的治疗方法。我们采用了与上述 Ⅰ 型 APC 相同的标志。然而，在某些方面，由于骨丢失的广泛性质，旋转不那么重要，APC 在某种程度上为肘部定义了一个新的运动轴。

十、术后护理

指导术后活动的原则是 APC 的成功骨愈合需要 12 个月或更长时间。Ⅰ型策略最容易受到尺骨松动的影响，特别建议患者避免在肘关节屈曲 90° 左右时内外旋转肱骨。在最初的 3 个月里，或者直到有证据表明移植物融合为止，每个月都要拍一张 X 线片。

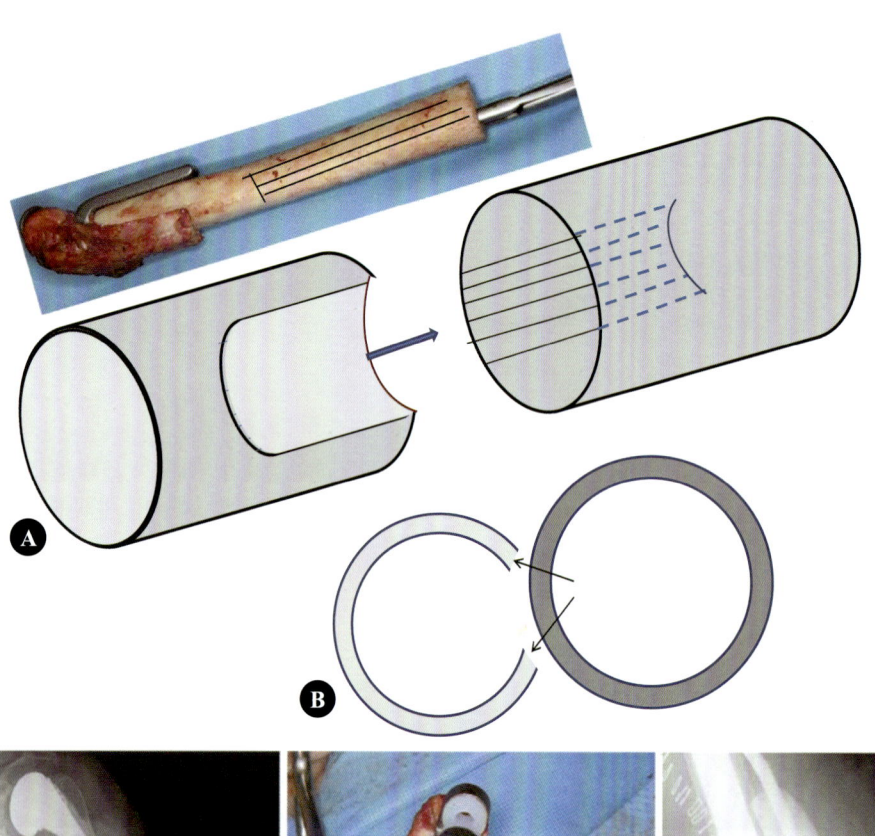
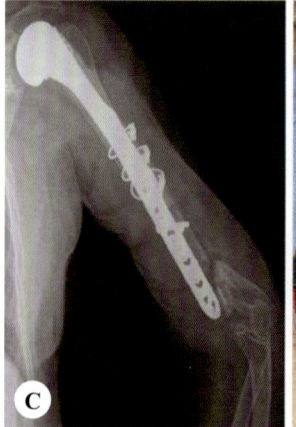
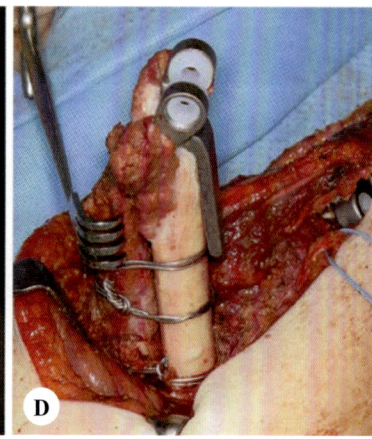
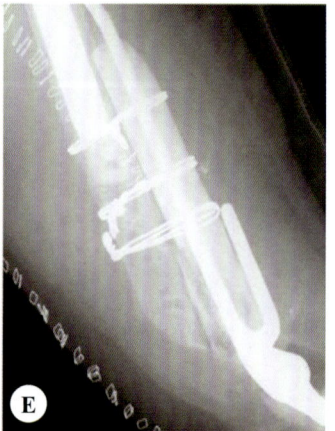

◀ 图 3-19 A. 在肱骨，稳定和愈合的最佳界面形成了一个开放的部分，去除了移植物周围 25% 或更少的骨皮质条带；B. 通过斜切移植物的切割边缘以符合宿主骨的表面（箭），可获得更好的接触；C. 肱骨远端骨折的 X 线片，其近端假体阻止进入肱骨髓腔；D. Ⅲ型同种异体复合假体的外科照片（A 和 B）；E. 术后 X 线片

第 3 章 非感染性全肘关节置换翻修术
Non-septic Revision Total Elbow Arthroplasty

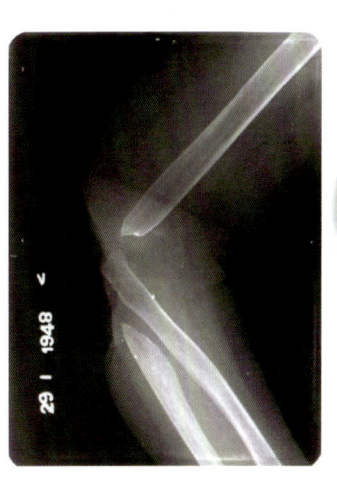
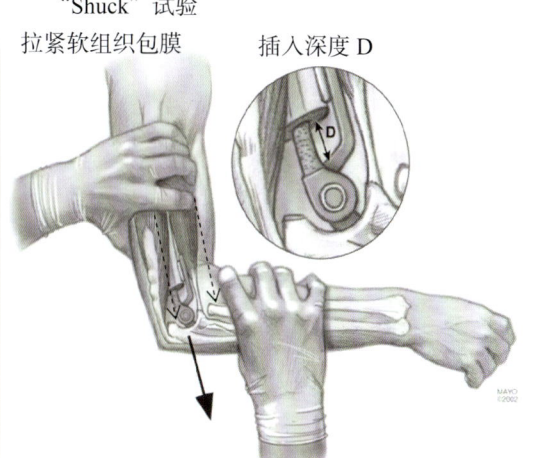

◀ 图 3-20 当广泛的骨丢失导致尺骨缩短时，合适的插入深度由"Shuck"试验确定，即受到尺骨向下的力行关节试验。移位量"D"表示要观察的肱骨植入物的插入深度

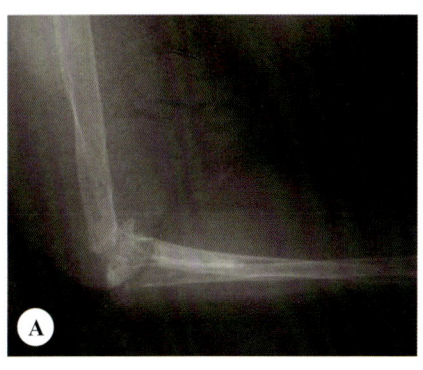
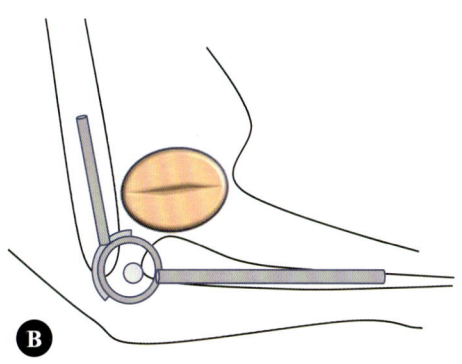
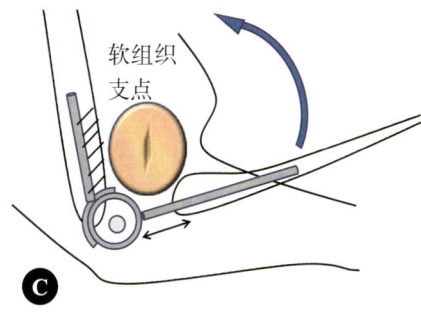

◀ 图 3-21 A. 显示肘关节缺失，尺骨近端移位。注意有较大的软组织包膜的软组织阴影。B. 植入假体的模拟，根据切除程度的不同，肱骨附着点位于近端。C. 屈曲时，固定良好的肱骨是稳定的，但由于肱骨假体放置过于靠近近端，前软组织支点产生剪切力，尺骨假体剪切出现失败

十一、结果

梅奥经验最为丰富。Mansat 等[7] 报道了 2003—2008 年实施的前 25 例手术，结果显示，平均随访时间为 8 年。移植物融合率为 92%，MEPS 从 30 分提高到 84 分。再次手术最常见的原因是感染（25 例中有 7 例感染翻修），3 例骨折，1 例松动（图 3-22）。这一经验目前已超过 45 名患者，并正在接受审查[10]。

TEA 同种异体复合假体修复

- 25 个病例：2003—2008 年
- MEPS：术前——21 分
  　　　术后——78 分
- 满意度
  - 未感染 16/18（89%）　20/25（80%）
  - 感染 4/7（57%）
- 正在审查，队列：2003—2019 年，n=45
  Morrey, Mark et al, *JBJS*, 2013

▲ 图 3-22 初期 5 年梅奥经验
目前监测超过 1 年的队列目前正在接受伦理审查委员会（IRB）批准的研究。TEA. 全肘关节置换假体；MEPS. 梅奥肘关节平均功能评分

参考文献

[1] Foruria AM, Sanchez-Sotelo J, Oh LS, Adams RA, Morrey BF. The surgical treatment of periprosthetic elbow fractures around the ulnar stem following semiconstrained total elbow arthroplasty. J Bone Joint Surg Am. 2011;93(15):1399–407. PMID:21915545. https://doi.org/10.2106/JBJS.J.00102.

[2] Ikävalko M, Belt EA, Kautiainen H, Lehto MU. Revisions for aseptic loosening in Souter-Strathclyde elbow arthroplasty: incidence of revisions of different components used in 522 consecutive cases. Acta Orthop Scand. 2002;73:257–63.

[3] Lee DH. Impaction allograft bone-grafting for revision total elbow arthroplasty: a case report. J Bone Joint Surg Am. 1999;81–A:1008–12.

[4] Loebenberg MI, Adams R, O'Driscoll SW, Morrey BF. Impaction grafting in revision total elbow arthroplasty. J Bone Joint Surg Am. 2005;87–A:99–106.

[5] Kamineni S, Morrey BF. Proximal ulnar reconstruction with strut allograft in revision total elbow arthroplasty. J Bone Joint Surg Am. 2004;86–A(6):1223–9. PMID:15173296.

[6] King GJ, Adams RA, Morrey BF. Total elbow arthroplasty: revision with use of a non-custom semiconstrained prosthesis. J Bone Joint Surg Am. 1997;79(3):394–400. PMID:9070529.

[7] Mansat P, Adams RA, Morrey BF. Allograft-prosthesis composite for revision of catastrophic failure of total elbow arthroplasty. J Bone Joint Surg Am. 2004;86–A(4):724–35. PMID:15069136.

[8] Malone AA, Sanchez JS, Adams R, Morrey B. Revision of total elbow replacement by exchange cementing. J Bone Joint Surg Br. 2012;94(1):80–5. PMID:22219252. https://doi.org/10.1302/0301-620X.94B1.26004.

[9] Marra G, Morrey BF, Gallay SH, McKee MD, O'Driscoll S. Fracture and nonunion of the olecranon in total elbow arthroplasty. J Shoulder Elbow Surg. 2006;15(4):486–94. https://doi.org/10.1016/j.jse.2005.10.016. PMID: 16831655.

[10] Morrey ME, Sanchez-Sotelo J, Abdel MP, Morrey BF. Allograft-prosthetic composite reconstruction for massive bone loss including catastrophic failure in total elbow arthroplasty. J Bone Joint Surg Am. 2013;95(12):1117–24. PMID:23783209. https://doi.org/10.2106/JBJS.L.00747.

[11] Odriscoll S, Morrey BF. Periprosthetic fractures about the elbow. Orth Cl N Am. 1999;30:319.

[12] Rhee YG, Cho NS, Parke CS. Impaction grafting in revision total elbow arthroplasty due to aseptic loosening and bone loss. JBJS Essent Surg Tech. 2013;3(3):e74.

[13] Sanchez-Sotelo J, O'Driscoll S, Morrey BF. Periprosthetic humeral fractures after total elbow arthroplasty: treatment with implant revision and strut allograft augmentation. J Bone Joint Surg Am. 2002;84–A(9):1642–50. PMID:12208923.

[14] Throckmorton TW, Zarkadas PC, Sanchez-Sotelo J, Morrey BF. Radial nerve palsy after humeral revision in total elbow arthroplasty. J Shoulder Elbow Surg. 2011;20(2):199–205. PMID:21106403. https://doi.org/10.1016/j.jse.2010.08.012.

[15] Wee AT, Morrey BF, Sanchez-Sotelo J. The fate of elbows with unexpected positive intraoperative cultures during revision elbow arthroplasty. J Bone Joint Surg Am. 2013;95(2):109–16. PMID:23235940. https://doi.org/10.2106/JBJS.K.00121.

第二篇　桡骨头置换术
Radial Head Arthroplasty

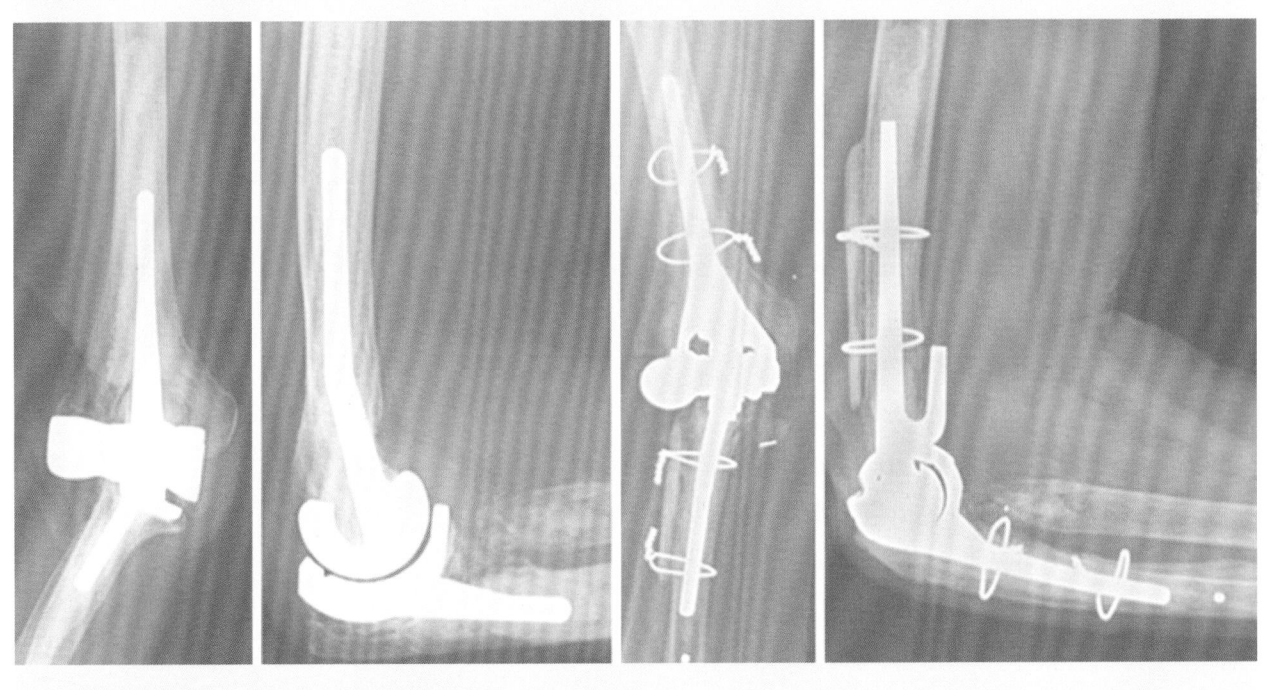

第 4 章 桡骨头置换术的设计考量
Design Considerations in Radial Head Arthroplasty

Shawn W. O'Driscoll 著
黎景源 杜 棣 徐文漭 译

本章我们将研究影响桡骨头置换术设计的三方面问题。

1. 桡骨头的功能解剖学和生物力学。
2. 假体。
3. 器械和技术。

一、桡骨头的功能解剖学和生物力学

桡骨头在肘关节的轴向承重中起着重要作用，也是外翻不稳定性的重要约束[1-5]。桡骨头承受整个肘部约 60% 的轴向负荷；然而，前臂旋转的结果一直存在争议，不同的方法呈现了不同的结果[1, 4]。

桡骨头切除缩短了肘关节和肘关节抗外翻的力矩臂，因此，应力源集中在外侧尺肱关节，并增加内侧副韧带的应力（图 4-1）。如图 4-2 所示，这最终导致外侧尺肱关节的骨质侵蚀。多项研究表明，桡骨头切除可显著改变肘关节运动学、承载力和关节接触压力源[6-13]。桡骨头切除后的长期研究记录了关节炎的影像学变化、外侧尺肱关节的骨丢失、骨丢失引起的外翻漂移（假性松弛）[8]。桡骨头置换术是否可以预防这些长期变化尚不清楚，但桡骨头置换术的生物力学研究表明，人工桡骨头置换术可以纠正或预防肘关节运动学、松弛和承重方面的紊乱[7, 14, 15]。这些生物力学和临床因素为桡骨头置换术提供了一个令人信服的论据，前提是这种类型的关节置换术的长期安全性和有效性可以得到证实。

桡骨头的三维形状和方向具有许多独有的特征。桡骨头是椭圆形的，而不是圆形的，并且偏离前臂的旋转轴线，使得桡骨头旋转时存在凸轮效应。桡骨头也相对于桡骨的颈部倾斜（成角度）。这是为了适应前臂旋转期间发生的桡骨长轴对齐变化。当旋前时，桡骨远端在腕部越过尺骨时，桡骨相对于肱骨的外翻对齐减少。换句话说，桡骨不绕其自身长轴旋转，而是绕另一条长轴旋转，长轴近端穿过桡骨头，远端穿过尺骨。由此产生的交叉类型的运动类似于一个挡风玻璃雨刮器运动的桡骨头与前臂旋转。

当我们考虑桡骨头的各种解剖、生物力学和

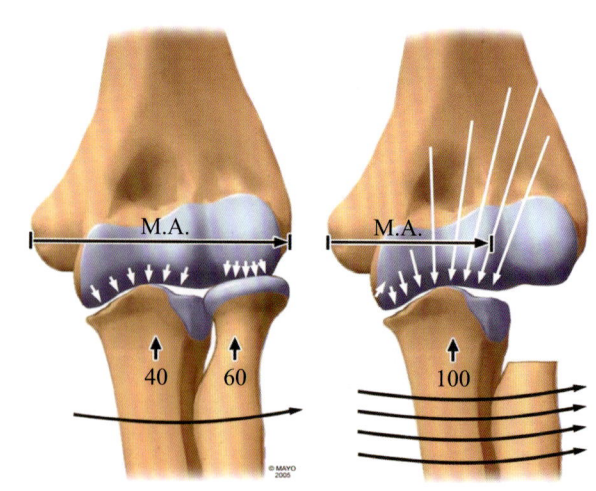

▲ 图 4-1 桡骨头切除增加了肘关节的外翻力矩，因为缩短了力矩臂（M.A.）

这增加了外侧尺肱关节的关节面接触压力和内侧副韧带的应力［经 Mayo Foundation for Medical Education and Research（https://www.mayoclinic.org/copyright）许可转载，版权所有］

功能方面时，设计规范必须考虑到桡骨头对承受负荷的需要[1]、纠正[2]不正确的对位[3]。理论上，前两个设计规范的实现需要外科医生对假体桡骨头进行解剖设计和正确定位。如果这被认为是不可能或不可行的，那么第三个规范可以通过多种不同的方式实现。例如，可以通过使用双极关节来减少假体本身的约束。松散的光滑柄可以减少假体-骨界面的约束。最后，通过改变桡骨头本身的形状（几何形状）可以减少假体-关节表面界面的限制。

二、假体的设计考量

与假体本身相关的设计考量可以分为三方面，即头部、柄、头柄连接。

（一）头部

头部是假体最明显的关键部分，因为它与肱骨小头和尺骨相连。头部的三个特征是重要的或潜在的重要设计考量因素。

- 形状。
- 三维空间中的位置和方向。
- 材料。

1. 桡骨头的形状

由于假体桡骨头将与肱骨小头、肱骨外侧滑车嵴和尺骨桡切迹连接，假体桡骨头的理想形状要么复制原生解剖结构，要么被设计成补偿形状差异造成的任何潜在有害影响。我们将集中讨论原生桡骨头，它已经在尸体肘部、磁共振图像和计算机断层扫描中进行了研究[16-19]。

在大多数原生肘部中，桡骨头的外表面形状不对称，呈椭圆形多于圆形（图4-3）。King等测量了尸体桡骨头，发现最大和最小外径（即长轴与短轴）之间的差异为2mm，范围为0~3mm[16]。换句话说，桡骨头通常不是圆形的，但对于部分人来说可能是圆形的。

桡骨头与肱骨小头铰接的部分被称为"关节盘"（图4-3）。关节盘通常是圆形和对称的，但是当前臂处于中性旋转时，沿着桡骨头的长轴向前侧偏移。这导致凸轮效应，使得关节盘在前臂旋转期间在肱骨小头上横向和内侧移动[14]。关节盘的平均深度为2.3~2.4mm，这取决于桡骨头的直径[16, 17]。假体桡骨头的深度是一个非常重要的参数，因为它影响桡骨头-肱骨小头接触面积和峰值应力[20]。假体关节盘的深度可能应该在原生桡骨头的0.5mm以内。

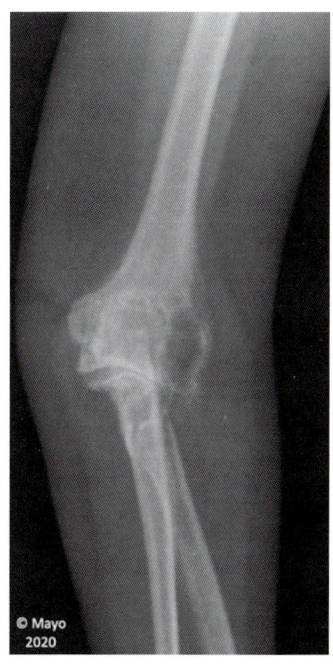

▲ 图 4-2 外翻应力增加最终导致外侧尺肱关节的骨质侵蚀
经 Mayo Foundation for Medical Education and Research (https://www.mayoclinic.org/copyright) 许可转载，版权所有

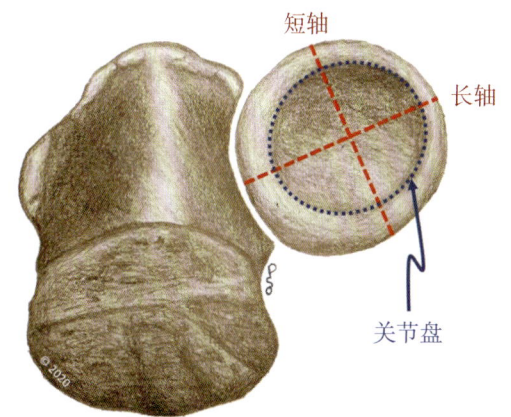

▲ 图 4-3 原生桡骨头为椭圆形，最大和最小外径（即长轴与短轴）相差约 2mm

经 Pierre S.O'Driscoll 许可转载，版权所有

桡骨头也相对于桡骨颈部倾斜（成角度）。这是为了适应前臂旋转过程中桡骨长轴对齐的变化。在旋前过程中，远端桡骨在手腕处穿过尺骨，桡骨相对于肱骨的外翻对齐度降低。换句话说，桡骨不是围绕其自身长轴旋转，而是围绕另一个长轴旋转，该长轴在近端穿过桡骨头，在远端穿过尺骨。由此产生的交叉类型的运动产生了桡骨头在肱骨小头上的挡风玻璃雨刷运动。

在这一点上，我们专注于描述桡骨头整体形状的几何参数（图4-4），还有几个方面与表面轮廓特别相关，尤其是与假体设计相关的方面。我们已经描述了关节盘沿着桡骨头的长轴向前偏移的情况。仔细观察桡骨头的表面会发现边缘的两个事实，边缘形成了从关节盘到桡骨头侧面的过渡。第一个特征是，它的后内侧宽，前外侧窄。后内侧宽的新月形边缘有一个可变的曲率半径，与肱骨外侧滑车嵴相连，是一个重要的承重结构。事实上，这个区域的承重功能很像"桁架"效应，就像屋顶桁架承受屋顶的负荷一样（图4-5）。桡骨头假体在模仿关节这一方面的程度上差异很大（图4-6）[14]。

桡骨头的边缘需要注意的第二个特征是它通常不在一个平面上，而是上下起伏的（图4-7）。这些起伏不对称。在肘关节镜检查中，当观察旋内/旋后过程中相对于肱骨小头的边缘计算时，这是非常明显的。尽管这一特征的功能重要性尚未澄清，但它可能赋予桡骨头-肱骨小头接触或桡骨头-肱骨小头稳定性的某种程度的优化，或者两者的结合。

2. 三维空间中桡骨头的位置和方向

桡骨头偏离桡骨头的髓腔轴线及前臂的旋转轴线，从而在桡骨头旋转期间产生凸轮效应。桡骨头也相对于桡骨颈部倾斜（成角度）。用假体桡骨头复制原生桡骨头的位置和方向需要精确定义颈部的髓内轴（或长柄人工假体的近端轴），以及桡骨头相对于该轴的方向和位置。如图4-8所示，这可以通过机械方式完成，其中髓腔被扩孔以确定其中心轴。髓内棒和安装在桡骨头边缘上的刚

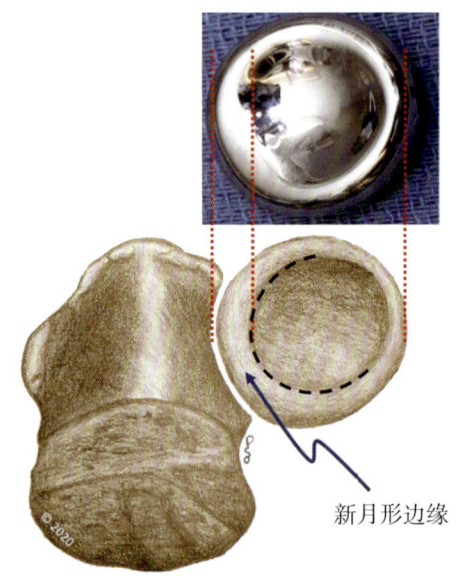

▲ 图4-4 关节盘沿桡骨头长轴向前外侧偏移
后内侧宽新月形边缘具有可变曲率半径，与肱骨外侧滑车嵴相连，是一个重要的承重结构（经 Pierre S.O'Driscoll 许可转载，版权所有）

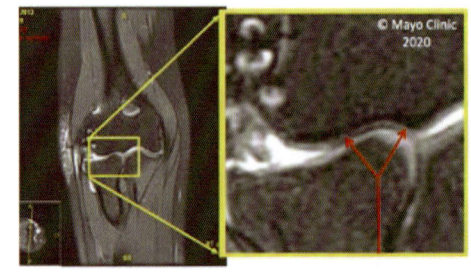
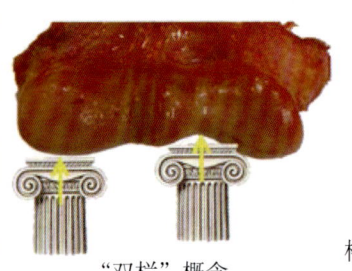
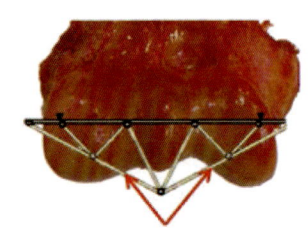

▲ 图4-5 与外侧滑车嵴相连的桡骨头后内侧宽新月形边缘的承重在其承重方式上具有"桁架"效应，就像屋架承受屋顶负载一样
经 Mayo Foundation for Medical Education and Research（https://www.mayoclinic.org/copyright）许可转载，版权所有

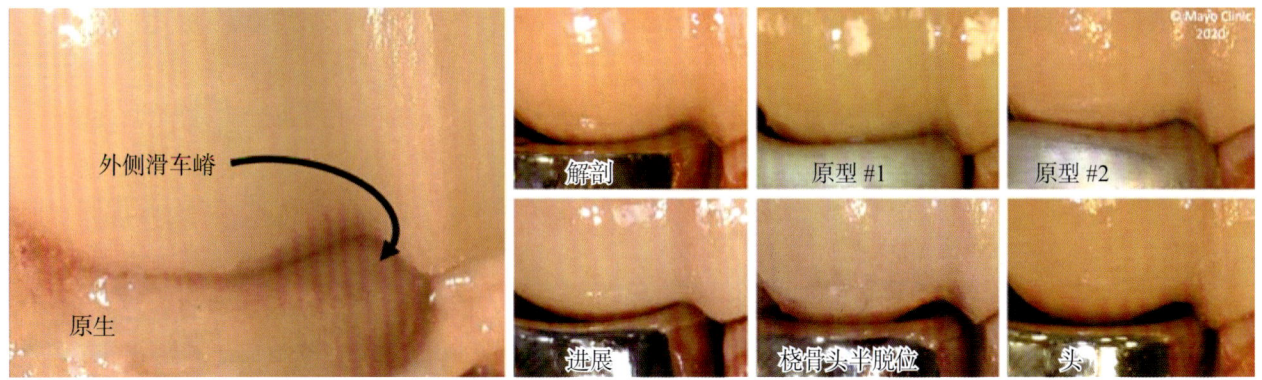

▲ 图 4-6　桡骨头假体在模仿与外侧滑车嵴关节相连的新月形边缘的程度上差异很大

经 Mayo Foundation for Medical Education and Research（https://www.mayoclinic.org/copyright）许可转载，版权所有

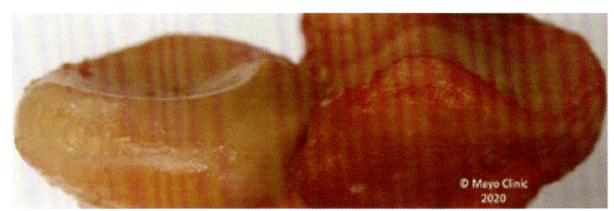

▲ 图 4-7　桡骨头的边缘上下起状，不在一个平面上

经 Mayo Foundation for Medical Education and Research（https://www.mayoclinic.org/copyright）许可转载，版权所有

性有机玻璃片之间的角度可用于确定桡骨头/桡骨颈角度。长柄假体进入桡骨干的设计更为复杂。为了确定桡骨头和桡骨干髓内轴线之间的空间关系，自由体图的工程概念是一个有价值的工具。

获得桡骨头在三维空间中的正确位置和方向非常重要，因为不正确的放置将导致边缘负荷，从而增加桡骨头关节软骨和软骨下骨的应力。此外，假体越过肱骨小头的增加或异常的平移运动将加剧此类磨损。

3. 材料

假体材料的讨论包含在与桡骨头设计相关的部分，尽管它也与柄相关。商业上可获得的假体桡骨头使用的各种材料可以根据它们是非金属的还是金属的进行分组。非金属材料包括硅胶（硅酮）、聚甲基丙烯酸甲酯和焦炭。金属制品由钛、不锈钢、钴铬或钛和钴铬的组合制成。

硅胶已经不受欢迎，因为软硅材料分解并在

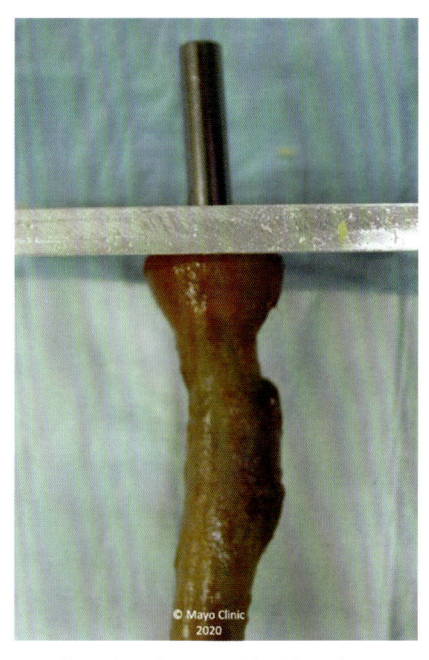

▲ 图 4-8　桡骨头和桡骨颈连接处在 2 个平面形成角度

经 Mayo Foundation for Medical Education and Research（https://www.mayoclinic.org/copyright）许可转载，版权所有

滑膜中引起炎症反应，可能在 2~30 年内发生侵蚀性破坏性硅滑膜炎。聚甲基丙烯酸甲酯在美国的使用未经 FDA 批准，在欧洲的使用有限。与金属相比，热解碳具有较低的硬度和刚度，这可能在理论上有利于减少肱骨远端软骨的磨损。也就是说，热解碳的硬度仍然比原生关节软骨高几个数量级；由于桡骨头的形状或方向/位置，热解碳相对于金属的任何潜在优势小于桡骨头接触不良的有害影响。与桡骨头的解剖形状或方向/位置存在一定偏差时，接触应力显著增加，这可能会对

关节软骨造成伤害，并可能侵蚀软骨下骨。

目前使用的金属桡骨头通常是钴铬组件。过去曾使用过固体钛，但人们普遍认识到，由于可能产生钛颗粒碎片、相关的骨溶解和软组织反应，钛不是一个良好的承载表面。

（二）柄

与柄相关的三个主要特征如下。
- 固定与松散（如果固定，则为骨水泥与非骨水泥）。
- 长度。
- 形状。

1. 固定和松散相比

柄可以是固定的，也可以是松散的。固定的柄可以是黏合的，也可以是压合的，用于骨生长。骨生长的固定柄由钛制成，有一个多孔的表面，可以等离子喷涂或喷砂，尽管将来可能会有其他选择，如用钛珠、羟基磷灰石或多孔金属（钽涂覆）。为黏合用途设计的柄不是多孔涂层，尽管一些外科医生更喜欢黏合非黏合的柄设计，希望减少松动的问题。

松散的柄通常尺寸过小，希望在髓腔内留下一点柄的活动性，以补偿桡骨头与肱骨小头的任何不正确连接[21]。松散的柄光滑、抛光，由钴铬或不锈钢制成，以减少可能导致金属化和骨溶解的金属颗粒脱落。它们不应由钛制成，因为钛颗粒比钴铬或不锈钢引起更多的生物反应。

这些设计概念各有优缺点。多孔涂层柄实现骨长入可能会保持稳定几十年。然而，骨长入失败并伴有松动和骨溶解的报道比作者所经历的要普遍得多，这是一个非常现实的临床问题。原因尚不完全清楚。一个因素是骨长入需要非常紧密的初始压配合，微动小于 200μm，这意味着必须仔细准备桡神经管，并将假体敲入骨中[22]。外科医生担心桡骨骨折，尤其是如果桡骨颈粉碎，因此可能会犹豫是否插入足够大的柄。幸运的是，单个非扩展环向应力断裂不会影响多孔钛柄的压

配合稳定性[23]。然而，由于担心桡骨颈骨折，一些外科医生选择了一个次优的柄径，这可能导致钛碎片松动、疼痛和骨溶解。桡侧前臂近端疼痛是桡侧假体松脱的症状（图 4-9）。

为了防止松动，有些人选择用骨水泥固定柄。如果发生向内生长，通常会发生应力遮挡。应力屏蔽导致的骨丢失可与松动导致的骨丢失区分开来，因为应力遮挡导致骨膜骨丢失，而松动导致骨内膜骨丢失（图 4-10）[24]。减少应力遮挡的一个潜在选择是将多孔结构限制在柄的近端部分。使用喷砂处理的柄进行此操作似乎不会影响柄的初始微动[25]。未来减少应力遮挡的努力可能集中在降低假体柄的刚度上。

向内生长的钛柄有等离子喷涂和喷砂配置。直观看来，等离子喷涂柄比喷砂柄具有更大的初始压合稳定性，但一项生物力学研究表明，两种柄设计在微动方面没有差异[26]。成功的骨长入是否存在临床差异尚不清楚。然而，移除固定良好的等离子喷涂柄极为困难，有时甚至不可能（图 4-11），而向内生长的喷砂柄似乎能够以较低的难度敲出骨中。

据报道，胶结长柄几乎没有松动的趋势，但胶结短柄的数据仍然有限[27]。骨水泥假体的主要缺点是在感染或错位的情况下可能需要去除骨水

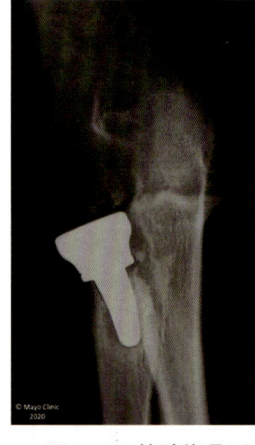
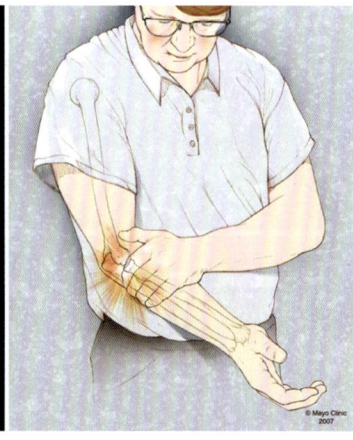

▲ 图 4-9 前臂桡骨近端的疼痛由松动的桡侧假体柄造成

经 Mayo Foundation for Medical Education and Research（https://www.mayoclinic.org/copyright）许可转载，版权所有

泥。这在桡骨近端是非常困难的。另一个问题是，如果柄松动，可能会发生骨溶解。

松散的柄的优点是插入简单，理论上能够适应桡骨头相对于肱骨小头的对齐（或形状）上的小缺陷。后者尚未得到证实。然而，它们的缺点是柄保持松散，可能无法像固定良好的柄那样向肱骨小头提供相同的负荷传递。松散的柄设计起源于临时的间隔物植入肘部不稳定的骨折脱位，目的是软组织（和任何其他骨）愈合后将其移除[28, 29]。由于间隔物的移除需要肘部半脱位，一些外科医生停止移除它们，如果留在原位，它们似乎可以很好地耐受[28]。松散的柄与轻度（有时中度）近侧桡骨前臂疼痛的频繁发生有关，发生率为10%~50%，尽管并不经常需要移除。事实上，移除压配多孔柄比移除光滑松散的柄更常见，因为松散的钛向内生长柄似乎更有可能导致疼痛和骨溶解。放射学随访通常显示骨髓内透亮和柄的倾斜（图 4-12）[30-32]。

目前还不清楚是否有一种柄与骨的界面会优于其他柄。其他关节假体的假体柄固定已朝着非骨水泥多孔内生假体柄的方向发展。髋关节、肩关节和膝关节的松散的柄从临床应用中基本消失。

2. 柄长

柄可以分为短柄和长柄，这取决于柄尖是否从肱二头肌结节向远侧延伸到桡骨干中（图 4-13）。这种区别之所以如此重要，是因为桡骨颈髓腔的轴线与柄的轴线不成一线。一些假肢设计有中等长度的柄。中等长度的柄的问题在于，柄的长轴可能无法与桡骨颈或桡骨干的内腔一致，这取决于近端桡骨的长度。多孔涂层无骨水泥钛柄的初

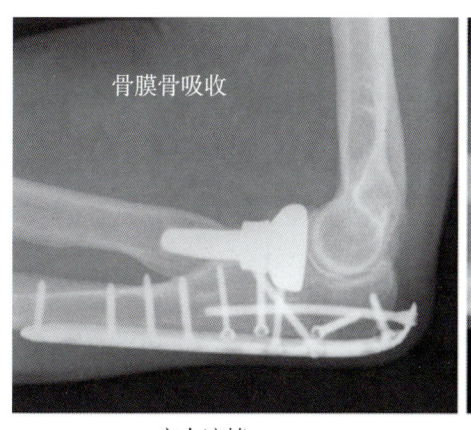
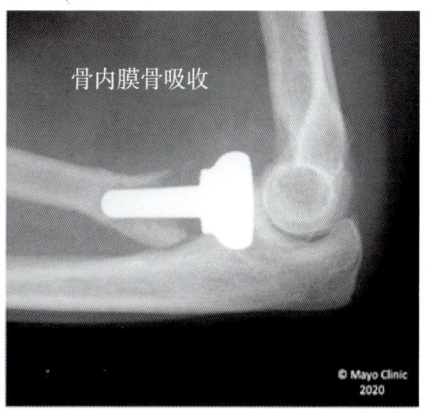
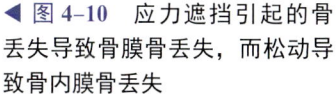

应力遮挡　　　　　　vs.　　　　　　松动

◀ 图 4-10　应力遮挡引起的骨丢失导致骨膜骨丢失，而松动导致骨内膜骨丢失

经 Mayo Foundation for Medical Education and Research（https://www.mayoclinic.org/copyright）许可转载，版权所有

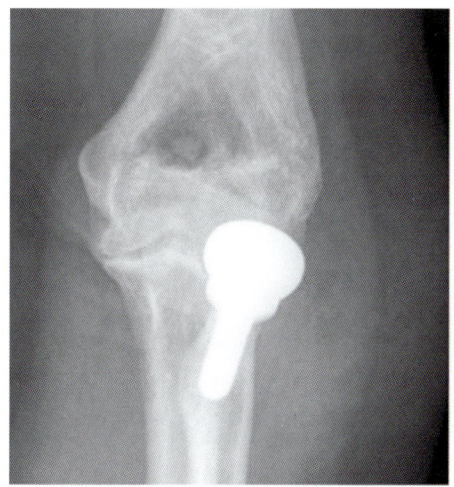
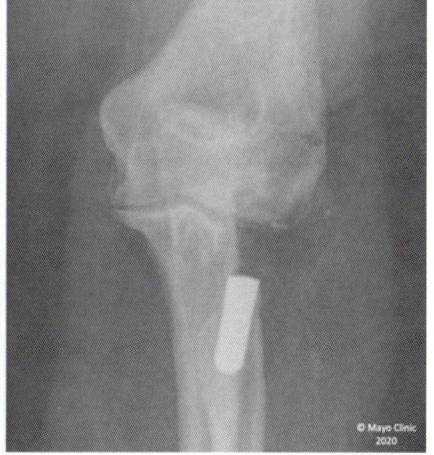

无法移除的填充过多的移植物

◀ 图 4-11　移除向内生长的等离子喷涂柄是困难的，有时是不可能的

在这种情况下，柄可能需要用碳化物毛刺切割［经 Mayo Foundation for Medical Education and Research（https://www.mayoclinic.org/copyright）许可转载，版权所有］

始稳定性与柄在骨内的长度和切口水平（桡骨颈切除量）有关[33]。悬臂系数（定义为桡骨头颈总长度与植入物总长度之比）必须为 0.4 或更大，以确保牢固固定（图 4-14）[34]。

一般来说，如果桡骨头颈的总长度为 15mm 或更短，则适合采用短柄设计。如果桡骨头颈总长度为 18mm 或以上，则应使用长柄设计。

3. 柄形状

正如在其他关节中的假体柄中发现的那样，直柄比弯曲柄更可取。弯曲柄的问题之一是髓腔的预备必须与最终组件的形状和位置完美匹配，否则会松动。在假体桡骨头退出市场之前，松动率很高，该假体具有相对较短的弯曲柄（高悬臂系数）。尚无数据可以推荐柄应该是圆柱形的还是锥形的。一个例外是长柄部件向下进入骨干，因为近端桡骨的髓腔明确成锥形。一些柄在尖端附近有一个斜面，这有 2 个理论上的好处（图 4-15）。

一是如果柄向下穿过肱二头肌结节，斜面可能会防止在结节远端的骨皮质触底和近端桡骨骨折。然而，这似乎不是任何柄设计所报告的临床问题。第二个理论上的优势与易于插入有关，但这并不是真正的优势，因为一旦柄的非斜切部分与桡骨颈的髓腔接合，就必须将柄与髓腔的长轴对齐。难于正确插入的不是柄的前半部分，而是柄的后半部分，因为在那个阶段，桡骨头必须离开肱骨小头（假设头部在插入之前已经连接到柄上）。到那时，将柄在髓腔中形成角度不再是一种选择。一些设计试图通过将头部耦合到柄上的原位机制来解决这个问题，但每个设计都有其自身的潜在问题。最后，斜面的存在实际上可能会损害柄的稳定性，从而影响骨的向内生长。这是因为用于准备髓腔的拉刀和铰刀没有斜面，因此它们在柄的一部分和骨之间留下空隙。

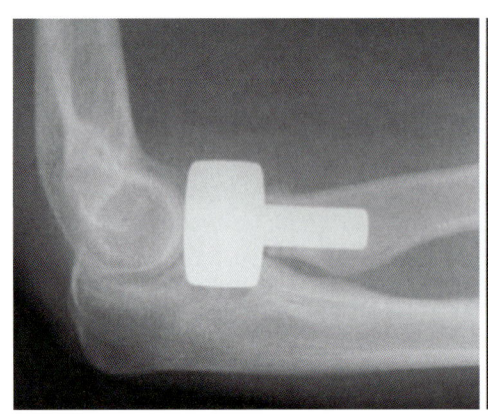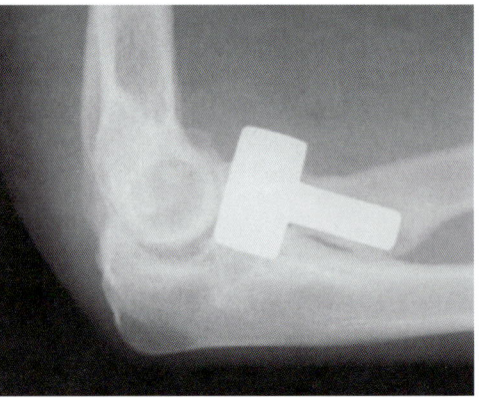

◀ 图 4-12 放射线透光性对于松散的柄很常见，有时会在管中倾斜

经 Elsevier 许可转载，引自 O'Driscoll and Herald.[45]

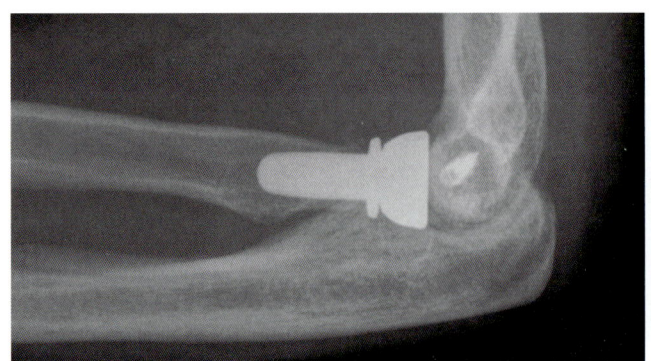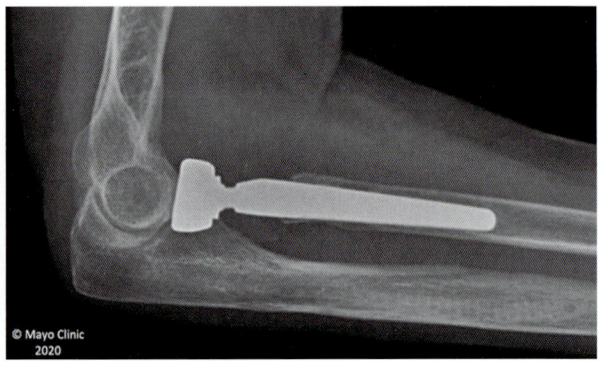

▲ 图 4-13 柄可以是短的（顶部）或长的（中），这取决于柄尖是否从肱二头肌结节向远侧延伸到桡骨干中

经 Mayo Foundation for Medical Education and Research（https://www.mayoclinic.org/copyright）许可转载，版权所有

（三）头柄连接

值得考虑的头柄连接的三个方面如下所示。

- 单极与双极。
- 耦合机制。
- 角度和偏移。

1. 单极与双极连接

双极连接具有补偿关节头与肱骨小头[35]对齐不准确的理论优势，但是也有一些缺点。双极设计的主要缺点是在轴向负荷下桡骨头相对于肱骨小头的任何平移都会导致双极组件倾斜。因此，当双极桡骨头倾斜时，共腔压缩对桡骨头稳定性的贡献就消失了（图4-16）[36]。这也导致桡骨头相对于肱骨小头向后平移并因此半脱位（图4-17）。这实际上会导致外侧副韧带复合体的慢性衰减，以及迟发的后外侧旋转不稳定（posterolateral rotatory instability，PLRI）。

头部和柄之间存在耳部表面，因此有可能导致聚乙烯颗粒碎片，从而导致骨溶解。由于桡骨头假体通常植入用于创伤和创伤后疾病，而不是退行性或炎症性关节炎，患者通常相对年轻且需求量大。因此，桡骨头假体理想情况下应具有数十年的使用寿命。这是聚乙烯轴承表面的一个问题。

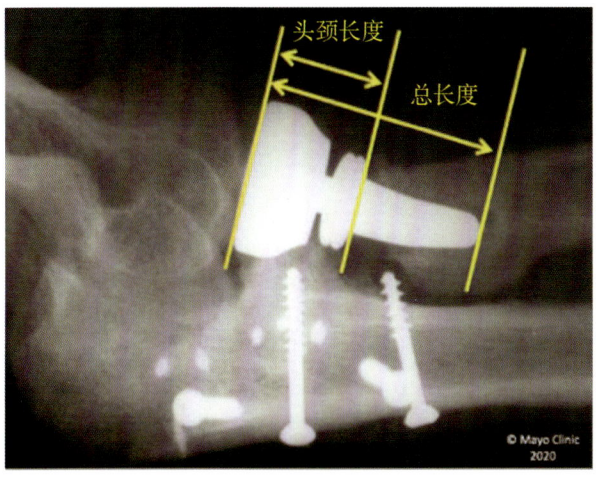

▲ 图 4-14 非骨水泥柄的稳定性及骨向内生长的可能性与悬臂商成反比，悬臂系数定义为头颈长度（H&N）与植入物总长度的比率

经 Mayo Foundation for Medical Education and Research（https://www.mayoclinic.org/copyright）许可转载，版权所有

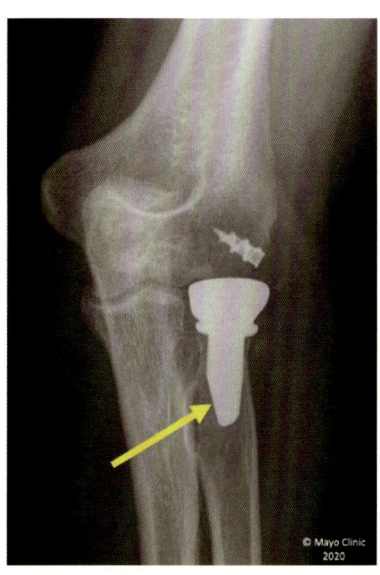

▲ 图 4-15 带有斜面尖端（箭）的柄示例，具有 2 个理论上的优势

经 Mayo Foundation for Medical Education and Research（https://www.mayoclinic.org/copyright）许可转载，版权所有

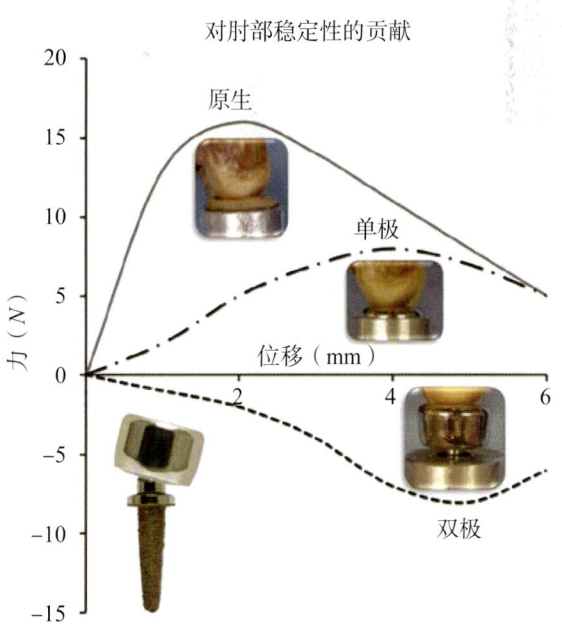

▲ 图 4-16 双极桡骨头半脱位时会倾斜，这会减少抵抗半脱位的力。如果这个双极桡骨头通过用垫圈将其锁定到位，使其不再倾斜，从而使其表现得像一个单极（Mono）假体，那么它就能够以类似原生桡骨头的方式抵抗半脱位

经 Mayo Foundation for Medical Education and Research（https://www.mayoclinic.org/copyright）许可转载，版权所有

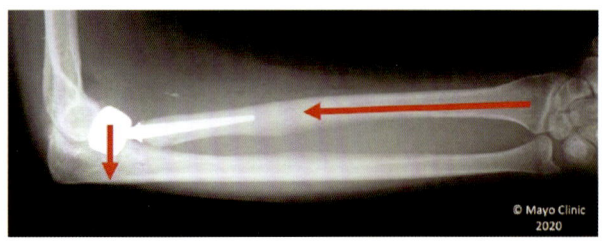

▲ 图 4-17 双极桡骨头具有桡骨头相对于肱骨小头向后平移的趋势，因此导致半脱位

这实际上会导致外侧副韧带复合体的慢性衰减，以及迟发的后外侧旋转不稳定［经 Mayo Foundation for Medical Education and Research（https://www.mayoclinic.org/copyright）许可转载，版权所有］

此外，双极桡骨头可部分或完全脱离。这种拆卸的机制是由于双极桡骨头一侧的边缘加载压缩力和由于双极桡骨头周围的瘢痕组织引起的另一侧的牵引力产生的力偶。完全解离需要再次手术。聚乙烯的变形或磨损可能会导致部分脱离。当这种情况发生时，重复的部分耦合/解耦合往往会导致进一步的聚乙烯磨损和反应性滑膜炎（图 4-18）。

2. 头柄耦合机械装置

传统的莫氏锥度在桡骨头置换术中发挥了良

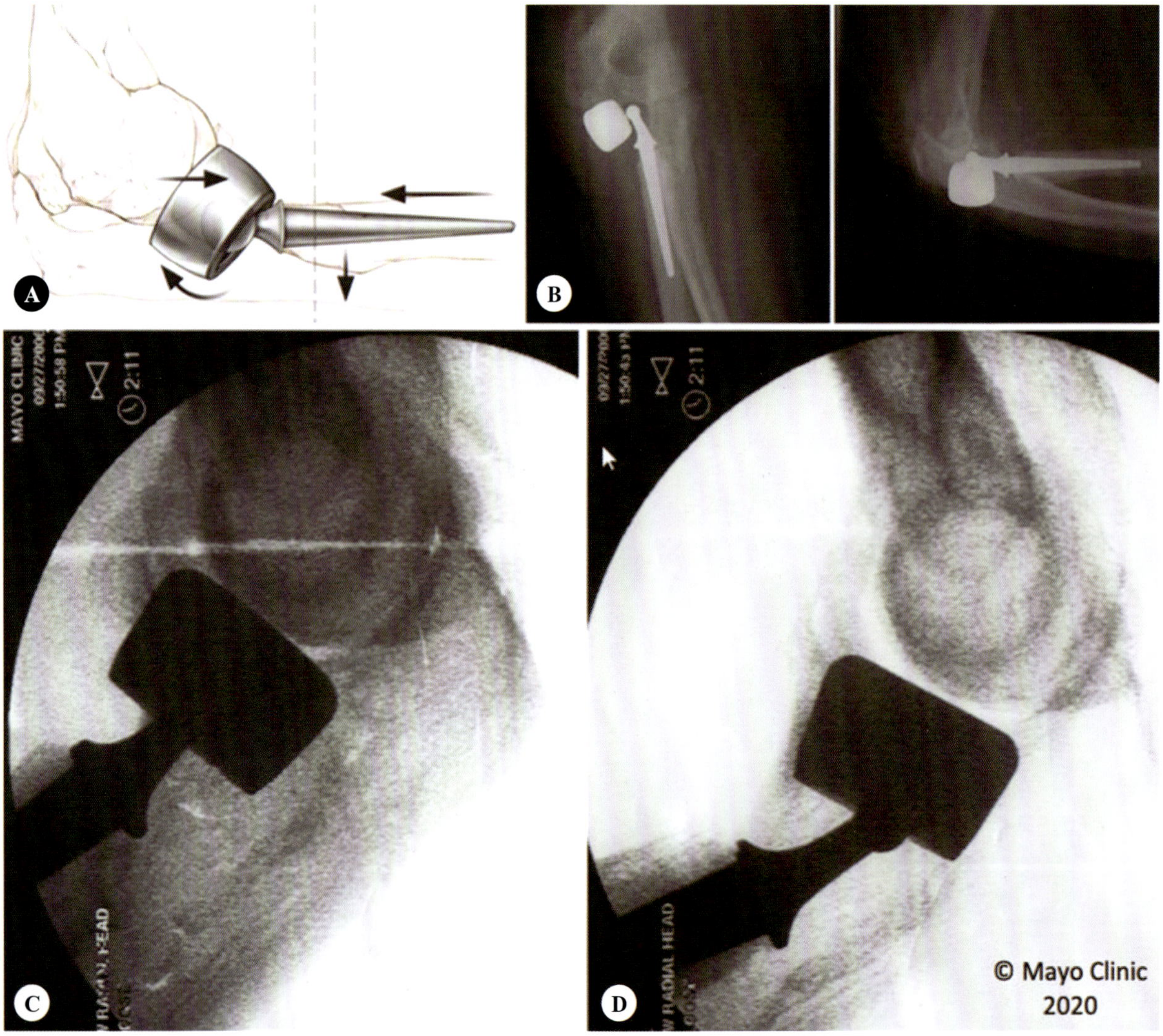

▲ 图 4-18 双极桡骨头可部分或完全脱离

A. 这种拆卸的机制是由于双极桡骨头一侧的边缘加载压缩力和由于双极桡骨头周围的瘢痕组织引起的另一侧的牵引力产生力偶。B. 完全解离需要再次手术。C 和 D. 由于聚乙烯的变形或磨损，可能会发生部分脱离。当这种情况发生时，重复的部分耦合/解耦合往往会导致进一步的聚乙烯磨损和反应性滑膜炎［经 Mayo Foundation for Medical Education and Research（https://www.mayoclinic.org/copyright）许可转载，版权所有］

好的作用，尽管它通常需要在插入之前将头部和颈部连接起来。对于极度不稳定的肘部，这不是问题，肘部可半脱位以直接穿过髓腔，并轻松地将假体输送到肱骨小头上。然而，如果肘部不稳定，或者如果在创伤后情况下使用桡骨头假体进行重建，则可能需要松开外侧副韧带以使肘部半脱位并插入假体。已开发出原位耦合器来固定莫氏锥度，但事实证明，这些耦合器体积庞大且难以使用。

出于这个原因，许多设计已经尝试允许假体的原位耦合，通常具有滑动机械装置。这个概念是有效的，但可能会出现2个潜在问题（图4-19至图4-21）。第一，耦合机械装置可能会分离，需要修改。第二，锁定机械装置可以松开并允许亚临床微动而不会出现明显的分离。无论头部是使用锁定螺栓还是使用旋转扭矩锁定到位，都会发生这种情况。头柄界面处的微动会导致磨损和金属颗粒的释放，从而导致金属沉着症、滑膜炎和骨溶解。目前尚不清楚这些耦合机制是否会出现髋部"耳轴症"所见的问题类型。

3. 角度和偏移

原生桡骨头相对于桡骨颈髓腔在2个平面内成角度。在肱二头肌结节处，髓腔发生另一个方向变化，使得桡骨颈的髓腔轴与近端桡骨干的髓腔轴之间形成角度。这种复杂的解剖结构允许肱二头肌腱及其在肱二头肌结节上的插入在旋前和旋后期间离开尺骨（图4-22）。除了正常的桡骨弓外，这种头/颈和颈/骨干角的复杂排列使得在旋前时桡骨有可能穿过尺骨。标准长柄桡骨头假体需要考虑头和颈之间的角度。长柄假体还需要考虑桡骨颈和近端桡骨干之间的角度。

三、器械和技术

与任何假体更换一样，可靠精确的器械和可重复的技术是必不可少的。该技术的某些方面比其他方面更重要，但桡骨头置换术的4个关键要素值得讨论。

- 高度（长度）。
- 柄直径。
- 头部直径。
- 头部旋转（用于解剖设计）和倾斜。

（一）高度（头颈总长）

正确的高度是2个最重要的技术变量之一[37-41]。过度填充这个术语通常用于表示通过插入超过切除的骨骼和软骨的头颈长度来延长桡骨。将半径延长超过2mm会导致桡骨头接触压力增加，从而导致软骨坏死和软骨下骨侵蚀（图4-23）。

测量桡骨头和桡骨颈正确高度的仪器和方法是必不可少的（图4-24）。这最好使用一组测隙规和一个可调节高度规来完成。测量高度的一个至关重要的步骤是确保在执行测量时减小尺肱关节。这可以通过将肘部置于90°并在与肱骨长轴成一直线的鹰嘴上施加稳定的压力来实现。

（二）柄直径

获得正确的柄直径对于防止多孔向内生长柄松动至关重要。一些系统的拉刀是锤入的，而另一些系统的铰刀是扭曲的。使用拉刀时，经验法则是，如果您在手术中可以用拇指将其推入，则在修正时您可以用手指和拇指将其拉出。换句话说，它没有足够的初始压配合稳定性来允许骨向内生长。拉刀和最后的柄必须锤入髓腔以确保可靠的向内生长[23]。

（三）头部直径

原生桡骨头是不对称的椭圆形，长轴通常比短轴长约2mm。大多数系统依靠在一系列孔中对切除的桡骨头进行模板化来确定桡骨直径。切除的桡骨必须紧紧地填满孔。如果孔大于桡骨头，则假体头部将大于切除的原生桡骨头。如果发生这种情况，应选择下一个较小的尺寸。对于某些桡骨头系统，将假体缩小2mm可进一步改善桡骨头的接触[42-44]。圆形桡骨头应根据短轴尺寸，而解剖桡骨头应根据长轴尺寸。

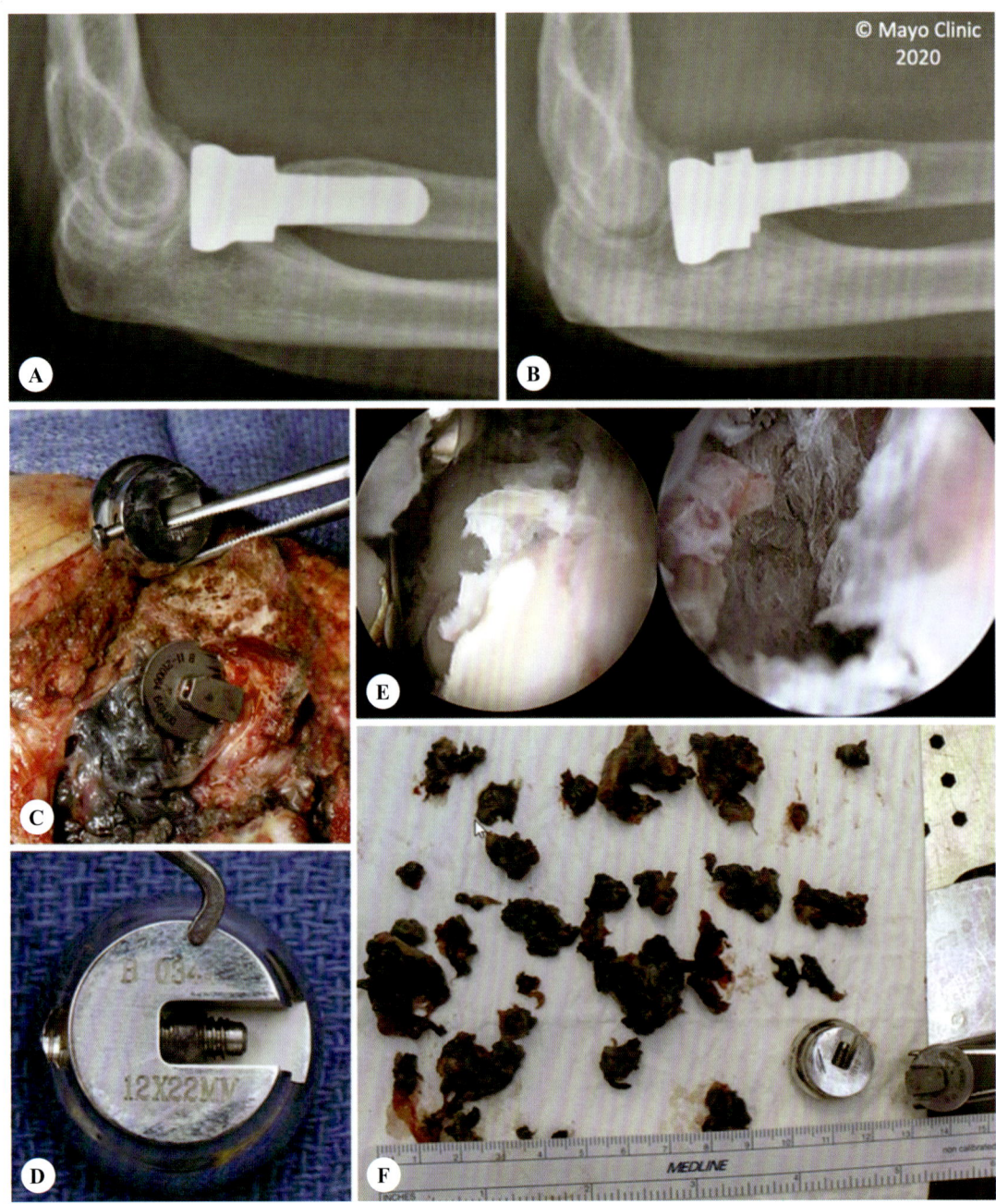

▲ 图 4-19　A. 带有螺栓锁定机械装置的侧载头，头部与颈部对齐；B. 螺栓松动（看不见），头部从颈部部分脱离，不再与颈部对齐；C 和 D. 由柄头磨损引起的金属化，如磨损的激光标记所证明的那样；E. 关节镜下显示钛滑膜炎；F. 由金属颗粒释放引起的金属化

经 Mayo Foundation for Medical Education and Research（https://www.mayoclinic.org/copyright）许可转载，版权所有

（四）头部旋转（用于解剖设计）和倾斜

目前市场上只有一种解剖桡骨头植入物设计。头部旋转是通过将头部的激光标记与位于桡骨颈部外侧的烧灼标记对齐来确定的，标记位于颈部中点，前臂处于中性旋转。这也与手腕处的 Lister 结节对齐。不需要特殊仪器。

目前市场上除一种假体外，其他所有假体都预先确定了倾斜度。这种特殊的假体设计需要外科医生在术中确定的选定倾斜角度将头部锁定在柄上，但没有提供特定的工具来实现这一点。

第 4 章 桡骨头置换术的设计考量
Design Considerations in Radial Head Arthroplasty

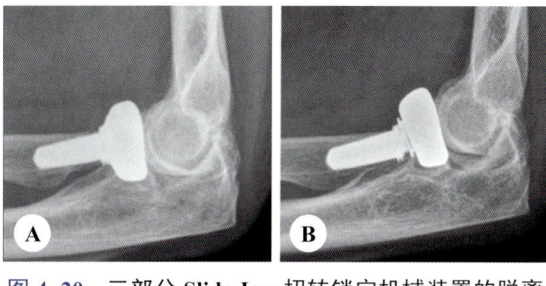
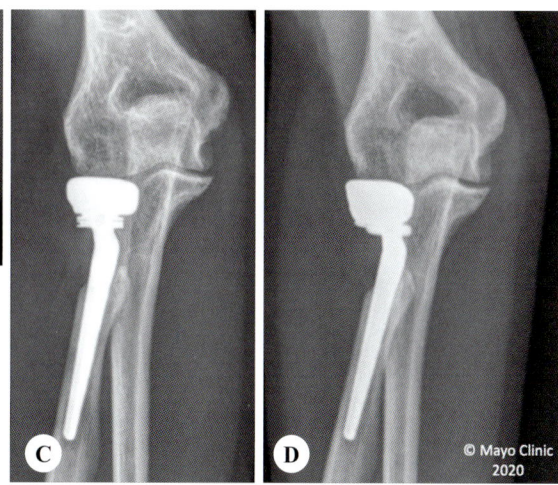

▲ 图 4-20 三部分 Slide-Loc 扭转锁定机械装置的脱离示例
A 和 C. 原位组装的短柄和长柄；B 和 D. 相同的假体脱离，如柄头 / 颈部倾斜（B）或平移（D）所证明［经 Mayo Foundation for Medical Education and Research（https://www.mayoclinic.org/copyright）许可转载，版权所有］

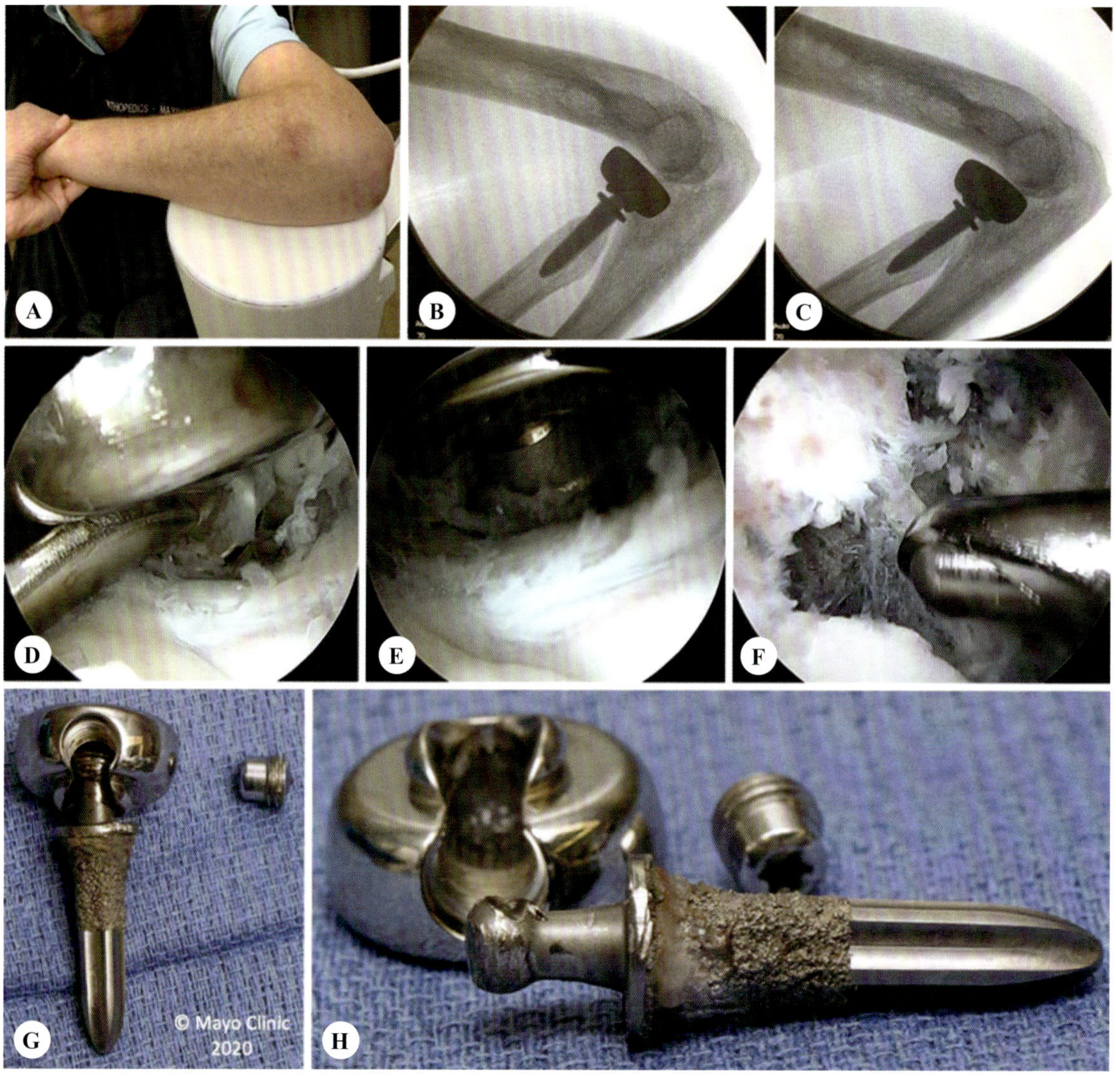

▲ 图 4-21 使用螺栓松开可调角度锁定机械装置的示例
A. 定位肘部以比较屈曲和过度屈曲时的侧位 X 线片；B. 屈曲侧位 X 线片；C. 过度屈曲导致头部在颈部倾斜，表明锁定机械装置不再起作用，而是导致金属对金属的磨损；D 和 E. 头颈交界处的关节镜检查显示它可以倾斜；F. 关节镜显示滑膜炎；G 和 H. 由锁定机械装置失效导致的头颈交界处的剥落，解释了周围的钛滑膜炎［经 Mayo Foundation for Medical Education and Research（https://www.mayoclinic.org/copyright）许可转载，版权所有］

053

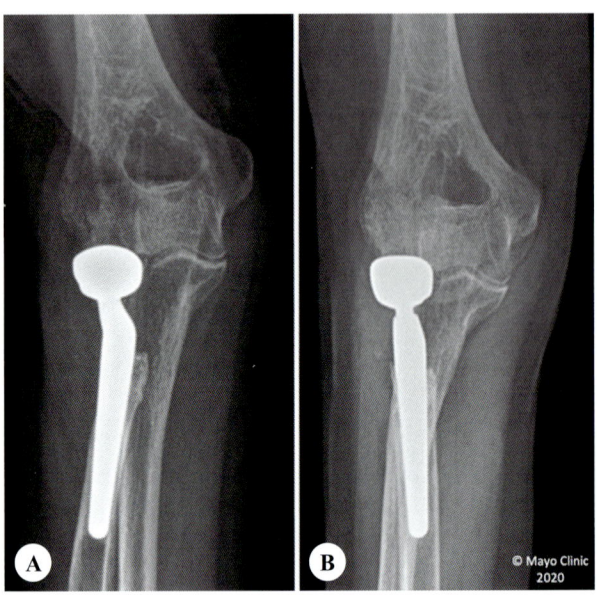

▲ 图 4-22　A. 长柄假体需要考虑颈部和近端桡骨干之间的角度；B. 通过模仿复杂的双平面、桡骨头和近端桡骨的成角解剖结构，设计合理的长柄假体可以允许肱二头肌肌腱及其在肱二头肌结节上的插入于旋前和旋后期间离开尺骨

经 Mayo Foundation for Medical Education and Research（https://www.mayoclinic.org/copyright）许可转载，版权所有

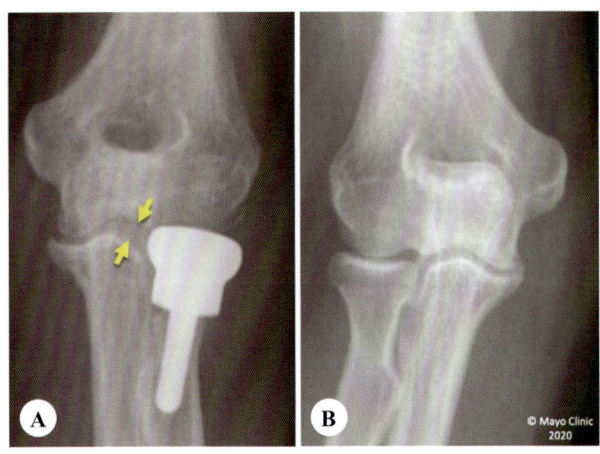

▲ 图 4-23　将半径延长超过 2mm（过度填充）会导致桡骨头接触压力增加，从而导致软骨坏死和软骨下骨侵蚀。由于桡骨过长 / 过度填充（B），与对侧肘部相比，X 线片显示肱骨尺骨间隙增加（A，箭）

经 Mayo Foundation for Medical Education and Research（https://www.mayoclinic.org/copyright）许可转载，版权所有

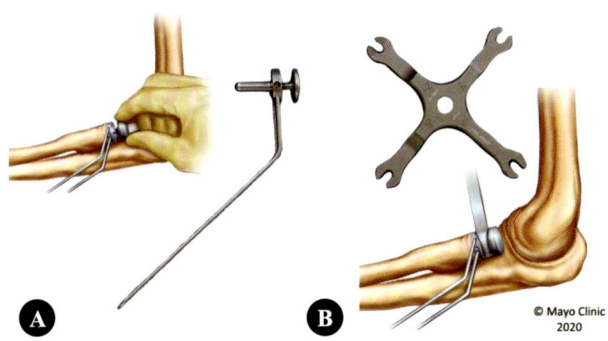

▲ 图 4-24　测量桡骨头和桡骨颈的正确高度的仪器

A. 测隙规；B. 可调节高度规［经 Mayo Foundation for Medical Education and Research（https://www.mayoclinic.org/copyright）许可转载，版权所有］

四、结果和未来的考虑

桡骨头的功能和结构比人们普遍认为的要复杂得多。假体置换设计仍处于早期阶段，需要更多的科学研究。与更换其他关节一样，随着临床经验和科学研究揭示哪些设计特征最重要和最成功，设计的多样性可能会随着时间的推移而减少。某些特征极有可能比其他特征对错误的容忍度更低。例如，桡骨头高度的 3mm（延长）误差肯定比不对称解剖桡骨头旋转定位的 3mm 误差更糟糕。前者会对桡骨头 – 肱骨小头接触压力产生有害影响并导致软骨损失，而后者代表 15° 旋转不良，我们实验室的研究表明这种情况也可以耐受。目前需要注意的关键优先事项包括内生柄周围的症状性松动和骨质溶解，由压配合柄上的非解剖学桡骨头形状导致的软骨和骨侵蚀、头柄耦合机制的失败、松动的问题。从长远来看，髓腔内的松散的柄是否真正起到了假体置换的作用，并提供了优于桡骨头切除术的功能。

致谢

Pierre O'Driscoll 提供了解剖图。

参考文献

[1] Stormont TJ, An K-N, Morrey BF, Chao EY-S. Elbow joint contact study. Comparison of techniques. J Biomech. 1985;18:329–36.

[2] Morrey BF, An K-N, Tanaka S. Valgus stability of the elbow. A definition of primary and secondary constraints. Clin Orthop. 1991;265:187–95.

[3] Pomianowski S, Morrey BF, Neale PG, Park MJ, O'Driscoll SW, An KN. Contribution of monoblock and bipolar radial head prostheses to valgus stability of the elbow. J Bone Joint Surg Am. 2001;83–A(12):1829–34.

[4] Hwang JT, Kim Y, Bachman DR, Shields MN, Berglund LJ, Fitzsimmons AT, et al. Axial load transmission through the elbow during forearm rotation. J Shoulder Elb Surg. 2018 Dec 28;27(3):530–7.

[5] Hwang JT, Kim Y, Shields MN, Bachman DR, Berglund LJ, Fitzsimmons AT, et al. Effects of axial forearm instability on force transmission across the elbow. J Shoulder Elb Surg. 2019 Jan;28(1):170–7.

[6] Jensen SL, Olsen BS, Sojbjerg JO. Elbow joint kinematics after excision of the radial head. J Shoulder Elb Surg. 1999;8(3):238–41.

[7] Beingessner DM, Dunning CE, Gordon KD, Johnson JA, King GJ. The effect of radial head excision and arthroplasty on elbow kinematics and stability. J Bone Joint Surg Am. 2004 Aug;86–A(8):1730–9.

[8] Antuna SA, Sanchez-Marquez JM, Barco R. Long-term results of radial head resection following isolated radial head fractures in patients younger than forty years old. J Bone Joint Surg Am. 2010 Mar;92(3):558–66.

[9] Hall JA, McKee MD. Posterolateral rotatory instability of the elbow following radial head resection. J Bone Joint Surg Am. 2005 Jul;87(7):1571–9.

[10] Schiffern A, Bettwieser SP, Porucznik CA, Crim JR, Tashjian RZ. Proximal radial drift following radial head resection. J Shoulder Elb Surg. 2011 Apr;20(3):426–33.

[11] Morrey BF, Chao EY-S, Hui FC. Biomechanical study of the elbow following excision of the radial head. J Bone Joint Surg. 1979;61–A:63–8.

[12] Ikeda M, Oka Y. Function after early radial head resection for fracture: a retrospective evaluation of 15 patients followed for 3–18 years. Acta Orthop Scand. 2000 Apr;71(2):191–4.

[13] Herbertsson P, Josefsson PO, Hasserius R, Besjakov J, Nyqvist F, Karlsson MK. Fractures of the radial head and neck treated with radial head excision. J Bone Joint Surg Am. 2004 Sep;86–A(9):1925–30.

[14] Bachman DR, Thaveepunsan S, Park S, Fitzsimmons JS, An KN, O'Driscoll SW. The effect of prosthetic radial head geometry on the distribution and magnitude of radiocapitellar joint contact pressures. J Hand Surg Am. 2015 Feb;40(2):281–8.

[15] Johnson JA, Beingessner DM, Gordon KD, Dunning CE, Stacpoole RA, King GJ. Kinematics and stability of the fractured and implant-reconstructed radial head. J Shoulder Elbow Surg. 2005;14(1 Suppl S):195S–201S.

[16] King GJ, Zarzour ZD, Patterson SD, Johnson JA. An anthropometric study of the radial head: implications in the design of a prosthesis. J Arthroplast. 2001;16(1):112–6.

[17] van Riet RP, Van Glabbeek F, Neale PG, Bortier H, An KN, O'Driscoll SW. The noncircular shape of the radial head. J Hand Surg [Am]. 2003 Nov;28(6):972–8.

[18] Swieszkowski W, Skalski K, Pomianowski S, Kedzior K. The anatomic features of the radial head and their implication for prosthesis design. Clin Biomech (Bristol, Avon). 2001;16(10):880–7.

[19] Itamura J, Roidis N, Mirzayan R, Vaishnav S, Learch T, Shean C. Radial head fractures: MRI evaluation of associated injuries. J Shoulder Elb Surg. 2005 Jul-Aug;14(4):421–4.

[20] Irish SE, Langohr GD, Willing R, King GJ, Johnson JA. Implications of radial head hemiarthroplasty dish depth on radiocapitellar contact mechanics. J Hand Surg Am. 2015 Apr;40(4):723–9.

[21] Szmit J, King GJW, Johnson JA, Langohr GDG. The effect of stem fit on the radiocapitellar contact mechanics of a metallic axisymmetric radial head hemiarthroplasty: is loose fit better than rigidly fixed? J Shoulder Elb Surg. 2019 Dec;28(12):2394–9.

[22] Moon JG, Berglund LJ, Domire Z, An KN, O'Driscoll SW. Stem diameter and micromotion of press fit radial head prosthesis: a biomechanical study. J Shoulder Elb Surg. 2009 Sep-Oct;18(5):785–90.

[23] Chanlalit C, Shukla DR, Fitzsimmons JS, An KN, O'Driscoll SW. Effect of hoop-stress fracture on micromotion of textured ingrowth stems for radial head replacement. J Shoulder Elb Surg. 2011 Aug 9;21(7):949–54.

[24] Chanlalit C, Shukla DR, Fitzsimmons JS, An KN, O'Driscoll SW. Stress shielding around radial head prostheses. J Hand Surg Am. 2012 Oct;37(10):2118–25.

[25] Chanlalit C, Fitzsimmons JS, Moon JG, Berglund LJ, An KN, O'Driscoll SW. Radial head prosthesis micromotion characteristics: partial versus fully grit-blasted stems. J Shoulder Elb Surg. 2011 Oct 6;20(1):27–32.

[26] Chanlalit C, Fitzsimmons JS, Shukla DR, An KN, O'Driscoll SW. Micromotion of plasma spray versus grit-blasted radial head prosthetic stem surfaces. J Shoulder Elb Surg. 2010 Feb 14;20(5):717–22.

[27] Songy CE, Kennon JC, Barlow JD, Sanchez-Sotelo J, O'Driscoll SW, Morrey ME. Radial head replacement for acute radial head fractures: outcome and survival of three implant designs with and without cement fixation. J Orthop Trauma. 2020;In Press.

[28] Harrington IJ, Tountas AA. Replacement of the radial head in the treatment of unstable elbow fractures. Injury. 1981;12:405–12.

[29] Knight DJ, Rymaszewski LA, Amis AA, Miller JH. Primary replacement of the fractured radial head with a metal prosthesis. J Bone Joint Surg. 1993;75–B:572–6.

[30] Fehringer EV, Burns EM, Knierim A, Sun J, Apker KA, Berg RE. Radiolucencies surrounding a smooth-stemmed radial head component may not correlate with forearm pain or poor elbow function. J Shoulder Elb Surg. 2009 Mar-Apr;18(2):275–8.

[31] Doornberg JN, Parisien R, van Duijn PJ, Ring D. Radial head arthroplasty with a modular metal spacer to treat acute traumatic elbow instability. J Bone Joint Surg Am. 2007 May;89(5):1075–80.

[32] Shore BJ, Mozzon JB, MacDermid JC, Faber KJ, King GJ. Chronic posttraumatic elbow disorders treated with metallic radial head arthroplasty. J Bone Joint Surg Am. 2008 Feb;90(2):271–80.

[33] Moon JG, Shukla DR, Fitzsimmons JS, An KN, O'Driscoll SW. Stem Length and Neck Resection on Fixation Strength of Press-Fit Radial Head Prosthesis: An In Vitro Model. J Hand Surg Am. 2019 Dec;44(12):1098 e1–8.

[34] Shukla DR, Fitzsimmons JS, An KN, O'Driscoll SW. Effect of stem length on prosthetic radial head micromotion. J Shoulder Elb Surg. 2012;21(11):1559–64.

[35] Judet T. Garreau de Loubresse C, Piriou P, Charnley G. a floating prosthesis for radial-head fractures. J Bone Joint Surg Br. 1996 Mar;78(2):244–9.

[36] Moon JG, Berglund LJ, Zachary D, An KN, O'Driscoll SW. Radiocapitellar joint stability with bipolar versus monopolar radial head prostheses. J Shoulder Elb Surg. 2009 Sep-Oct;18(5):779–84.

[37] Athwal GS, Rouleau DM, MacDermid JC, King GJ. Contralateral elbow radiographs can reliably diagnose radial head implant overlengthening. J Bone Joint Surg Am. 2011 Jul 20;93(14):1339–46.

[38] Moon JG, Southgate RD, Fitzsimmons JS, O'Driscoll SW. Simple overlay device for determining radial head and neck height. Skelet Radiol. 2010 Mar 1;39(9):915–20.

[39] Shukla DR, Vanhees MKD, Fitzsimmons JS, An KN, O'Driscoll SW. Validation of a Simple Overlay Device to Assess Radial Head Implant Length. J Hand Surg Am. 2018 Dec;43(12):1135 e1–8.

[40] Ramazanian T, Müller-Lebschi JA, Yao Chuang M, Vaichinger AM, Fitzsimmons JS, O'Driscoll SW. Effect of incremental increase in radial neck height on coronoid and capitellar contact pressures. Shoulder & Elbow. 2019; In Press.

[41] Berkmortel CJ, Gladwell MS, Ng J, Ferreira LM, Athwal GS, Johnson JA, et al. Effect of radial neck length on joint loading. J Shoulder Elb Arthroplasty. 2019;3

[42] Bachman DR, Park SE, Thaveepunsan S, Fitzsimmons JS, An KN, O'Driscoll SW. Joint contact changes with under-sized prosthetic radial heads. J Orthop Trauma. 2018 Jul 30;32(11):e440–e4.

[43] Lanting BA, Ferreira LM, Johnson JA, King GJ, Athwal GS. Radial head implant diameter: A biomechanical assessment of the forgotten dimension. Clin Biomech (Bristol, Avon). 2015;30(5):444–7.

[44] Liew VS, Cooper IC, Ferreira LM, Johnson JA, King GJ. The effect of metallic radial head arthroplasty on radiocapitellar joint contact area. Clin Biomech (Bristol, Avon). 2003;18(2):115–8.

[45] O'Driscoll SW, Herald JA. Forearm pain associated with loose radial head prostheses. J Shoulder Elbow Surg. 2011;21:92–7.

第 5 章 初次桡骨头置换术
Primary Radial Head Arthroplasty

Douglas W. Bartels　Julie Adams　Scott P. Steinmann　著
王成勇　译

桡骨头置换术已成为治疗急性桡骨头骨折的可靠方法，在桡骨头畸形愈合及不愈合、肘关节不稳定、关节炎方面也有着广泛的应用。桡骨头骨折相对常见，在一项以人口为基础的研究中显示，桡骨头骨折发生率为每 10 万人 55 例[1]，33% 的肘关节骨折会合并桡骨头骨折[2]。双峰年龄分布、损伤类型机制和性别分布显示出年轻患者常常是典型的高能量损伤，老年患者常常是典型的低能量损伤，并且常由于站立摔倒。对于简单跌倒所致的桡骨头骨折，是因为手臂处于旋前和部分屈曲位，桡骨头将跌倒的力传递到肱骨小头，导致桡骨头骨折[3]。

最常用的桡骨头骨折分类系统最初是由 Mason[4] 描述的，随后由 Johnston[5] 对其进行了修改。最近，Hotchkiss[6] 根据桡骨头骨折移位程度为分型增加了一个可量化的值。Mason Ⅰ 型损伤是桡骨头或桡骨颈无移位（<2mm）损伤，运动无机械阻挡；Ⅱ 型损伤是移位大于 2mm 且无粉碎性骨折；Ⅲ 型损伤是粉碎性和移位性损伤；Ⅳ 型损伤是伴有肱尺关节脱位的桡骨头骨折（图 5-1）[3, 7]。Van Riet 和 Morrey[8] 对 Mason 分类系统进行了进一步的修改，以量化肘关节相关损伤，如内侧韧带损伤、外侧韧带损伤、肱骨和尺骨相关骨折。

基于骨折分类及相关骨和软组织损伤，存在许多治疗选择。简单的无移位损伤通常可以非手术治疗，通常是使用前臂吊带短时间固定以减轻不适，然后逐渐增加肘关节活动范围。检查者应确保肘关节运动不受阻挡，并鼓励患者进行早期自主活动，因为这种损伤的最大风险是关节僵硬。更复杂骨折的治疗是高度可变的，可以选择非手术治疗、碎骨切除或桡骨头切除、切开复位内固定和桡骨头置换术。桡骨头置换术已成为治疗不可重建的骨折、骨不连、畸形愈合及在一些原发性肱桡关节关节炎的可靠选择。最近因为我们对这些损伤类型理解增加、相关技术进步和相关损伤治疗方面改进，以及在某些病例中假体植入的改进，桡骨头置换取得了进展，使其成为一种可靠和常用的方法。

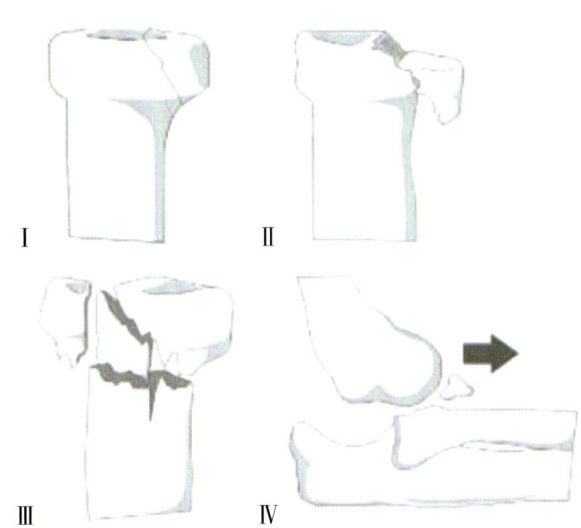

▲ 图 5-1　Mason-Johnston 桡骨头骨折分型

Ⅰ 型，无移位或轻微移位；Ⅱ 型，移位和成角；Ⅲ 型，粉碎和移位；Ⅳ 型，粉碎伴肱尺关节脱位。最初由 Pires 等发表[7]（这是一篇根据 Creative Commons CC 的许可条款发布的开放获取的文章，只要正确引用原文，允许在任何媒介中不受限制地使用、转载和复制）

一、解剖和生物力学

桡骨头是一个偏心的凹形结构，与凸出的肱骨小头匹配。桡骨头的偏心侧与较小的尺骨桡切迹匹配，这部分可通过厚厚的关节软骨来识别。桡骨头呈椭圆形，而不呈真正的圆形。在功能上，椭圆的桡骨头会产生凸轮效应，在旋前期间使桡骨干进行径向平移[9]。桡骨头与桡骨干的角度平均为16.8°，但这是可变的，范围为6°～28°[10]。

从生物力学上讲，桡骨头在负荷传导、肘部的稳定性和前臂的轴向稳定性中都起着重要作用。

研究表明，高达60%的前臂负荷通过肱桡关节[11]传导到肱骨。桡骨头的椭圆性质也在桡骨近端负荷传导中发挥重要作用。根据肘部在屈曲和伸展中的位置、旋前和旋后的位置，以及肘关节承受的是内翻应力还是外翻应力，负荷传导变化较大。研究表明，在内翻应力[12, 13]下，通过肱桡关节的负荷传导减少了10%。通过肱桡关节的负荷传递随着内翻应力而降低，而肘内翻的牵张力是常见的[14]。在术后考虑中这一点是很重要的。

许多因素在维持适当的肘关节稳定性方面发挥着重要作用，包括肱桡关节和肱尺关节、周围韧带结构、冠突和骨间膜（图5-2）[15]。内侧副韧带前束作为肘关节外翻应力的主要稳定结构[16, 17]，桡骨头作为次要稳定结构。韧带和桡骨近端结构完整性（无论是采用自身桡骨头或桡骨头假体）是必要的，以使肘关节在零时间对抗外翻应力。这已经在许多研究中得到证实，表明桡骨头置换术可以消除韧带完整的肘关节的外翻不稳定；然而，当内侧副韧带受损时，桡骨头置换术并不能完全消除外翻不稳[18-21]。冠突骨折考虑到内侧副韧带的前束附着在冠突基底部结节上，也在外翻稳定性中发挥作用。

肘关节后外侧的稳定性是复杂的，并依赖于韧带和骨性结构的完整性，以确保适当的稳定性。防止肘关节后外侧不稳定的主要稳定器已被证明是尺侧副韧带（lateral ulnar collateral ligament,

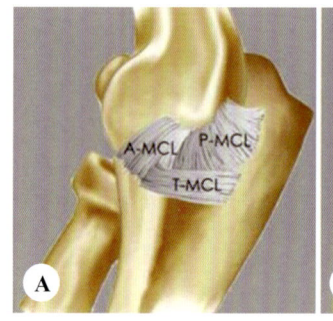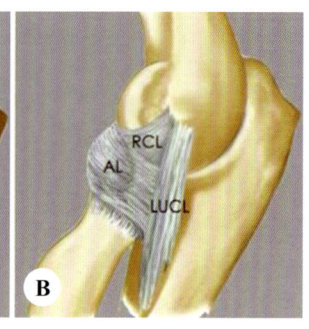

▲ 图5-2 肘关节内侧（A）和外侧（B）韧带复合体
图片展示了内侧副韧带前束（A-MCL）、内侧副韧带后束（P-MCL）、内侧副韧带横束（T-MCL）、环状韧带（AL）、桡侧副韧带（RCL）、尺侧副韧带（LUCL）（最初由Acosta Batlle等发表[15]，这是一篇根据Creative Commons CC的许可条款发布的开放获取的文章，只要正确引用原文，允许在任何媒介中不受限制地使用、转载和复制）

LUCL）[22, 23]。与肘关节的外翻的稳定性一样，桡骨头作为对抗肘关节后外侧不稳定的二级稳定器起着重要的作用。肘关节脱位、桡骨头骨折、冠突骨折组成所谓的"恐怖三联征"，对肘关节后外侧旋转稳定性具有显著影响。肘关节脱位不仅经常导致LUCL损伤，而且冠突骨折导致进一步不稳定。桡骨头置换术和冠突骨折的固定（至少50%的冠突骨折）对于完全恢复肘关节稳定性是必要的，这一事实很好地证明了这一点[24]。

最后，在讨论桡骨头和桡骨头置换术时，前臂轴向稳定性是很重要的因素。桡骨头对于保持桡骨轴向稳定性至关重要。桡骨头骨折，特别是严重粉碎性骨折，已被证明会显著影响桡骨轴向稳定性[25]。一些研究表明，前臂和腕部的额外结构在维持桡骨轴向稳定性方面的重要性，特别是前臂骨间膜和三角纤维软骨复合体（triangular fibrocartilage complex，TFCC）[26-28]。骨间膜是一种从桡骨倾斜到尺骨的纤维组织复合体，在桡骨和尺骨之间传递力，有助于前臂[29]的轴向稳定性。腕关节尺侧的TFCC不仅在维持正常的腕部生物力学方面起重要作用，而且在维持前臂和肘部生物力学[30]方面起着重要作用。

鉴于肘关节中骨结构和韧带结构在赋予稳定性方面的复杂相互作用，在桡骨头置换术时考虑这些结构的状态是很重要的。

二、术前检查及相关损伤

如前所述，桡骨头置换术最常见于粉碎性不可重建的桡骨头骨折。虽然确实会发生单独的桡骨头骨折，但要警惕伴随的骨折和（或）韧带损伤的存在。研究表明，无移位或轻微移位的桡骨头骨折，相关损伤率相对较低；然而，在移位或粉碎性桡骨头骨折[31, 32]中，伴随的骨或软组织损伤的发生率显著增加。

肘部周围的骨与软骨损伤在桡骨头骨折中很常见。软骨或骨软骨损伤可发生在肱骨小头，可能没有被充分重视。一项研究指出，大约50%的肱骨小头损伤被发现合并桡骨头损伤，但只有2%的桡骨头骨折被发现合并肱骨小头损伤[33]。孟氏骨折的一种变异已被发现，其中尺骨近端骨折与桡骨头骨折有关，而不仅仅是单独与桡骨头脱位有关。与传统的孟氏骨折单纯桡骨头脱位[34]损伤相比，这种损伤已被证明会导致更差的临床结果。

15%的桡骨头骨折患者伴随冠突骨折。较小的冠突碎片很少导致肘关节不稳定，但在X线上很容易漏掉。较大的骨折碎片在基础影像上更容易识别，临床上常导致肘部严重不稳定，特别是合并桡骨头骨折时[35]。据报道，合并桡骨头骨折的肱尺关节脱位的发生率在10%～15%[32]。桡骨头骨折、肘关节脱位和冠突骨折被称为"恐怖三联征"。

桡骨头骨折时肘关节周围的韧带损伤相对常见，仅通过单纯临床检查可能无法识别。Davidson等[31]对桡骨头骨折患者进行外翻应力X线检查。他们报道，无移位或轻微移位损伤的患者没有相关的内侧副韧带损伤。在移位性骨折患者中，71%发现相关内侧副韧带损伤，而在粉碎性骨折患者中，91%发现内侧副韧带损伤。Johansson等[36]采用关节造影，I型、II型和III型骨折分别有4%、21%、85%合并内侧副韧带或关节囊损伤。最后，Itamura等[37]对24例Mason II型或III型骨折患者进行了MRI检查。他们报道了54%的患者内侧副韧带断裂，80%的患者外侧尺副韧带断裂，50%的患者双韧带断裂，29%的患者肱骨小头骨软骨缺损，96%的患者肱骨小头骨擦伤，92%的患者合并游离体。

存在桡骨头骨折时应及时评估同侧上肢损伤。约6%的桡骨头骨折患者合并同侧手或腕部骨折[32, 38]。Essex-Lopresti损伤是一种桡骨头骨折，伴有前臂骨间膜的损伤，导致下尺桡关节的纵向不稳定（图5-3）。这种损伤在急诊中经常被漏诊，更常表现为慢性损伤[39-41]。无论如何，错过这种诊断会导致疼痛、僵硬和无力；因此，早期识别至关重要。在慢性损伤患者中，除了肘部、前臂和手腕的标准X线片，获得双侧腕关节旋前位握力位前后位片也是非常有用的，尺骨正向变异，这表明骨间膜可能破裂[42]。在Essex-Lopresti损伤诊断[43]中，通过进一步的MRI和超声检查，骨间膜破裂的敏感性超过80%。术中，轴向稳定性可以通过对桡骨施加轴向应力，进行"牵开"试验，通过尺骨的相对运动[44]或桡骨牵拉试验[45]来评估。

桡骨头骨折的评估包括受伤肘部的X线片，"上关节和下关节"的检查包括临床触诊和影像学病史，以及前臂、腕关节和肘关节内外侧的触诊。

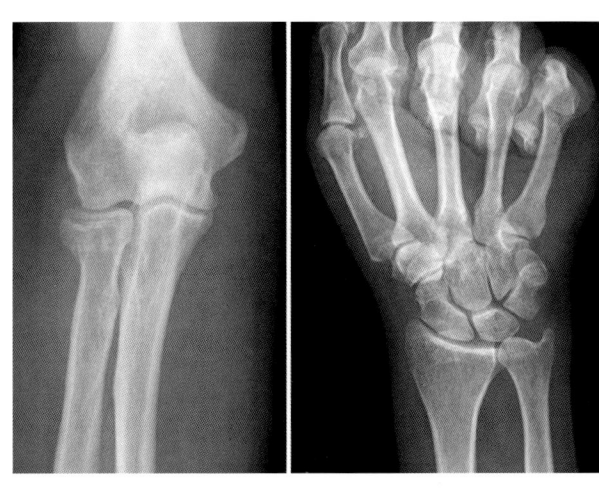

▲ 图5-3 肘关节前后位片和腕部X线片显示桡骨头骨折（左）和纵向不稳定，在Essex-Lopresti损伤中呈尺侧阳性变异

在 X 线难以明确时, 计算机断层扫描可能非常有助于确定骨碎片的来源, 合并损伤的存在, 以及粉碎程度和骨折碎片的数量。三维重建可能对诊断桡骨头骨折特别有帮助。

三、桡骨头置换术的适应证

（一）急性桡骨头骨折

许多桡骨头骨折（MasonⅠ型骨折和许多MasonⅡ型骨折）可行非手术治疗。然而, 在部分MasonⅡ型骨折中, 特别是那些运动障碍的损伤, 切开复位内固定通常是可重建的桡骨头骨折的首选治疗方法。大多数MasonⅢ型骨折最好的治疗方法是桡骨头切除或置换。Ring等[46]发现, 15例非粉碎性MasonⅡ型骨折患者的ORIF结果皆令人满意。相比之下, 14例MasonⅢ型骨折中, 关节碎片超过3块, 有13例在ORIF后结果不佳。

此外, 许多MasonⅢ型骨折伴随着使肘关节不稳定的损伤。因此, 对于被认为是不可重建的骨折（即超过3个碎片或明显的粉碎性）的首选治疗方法通常是（但不总是）桡骨头置换术[47-50]。患者同外科医生一样将会影响到术式的选择。年轻活跃的患者可能有更好的骨质量和更好的愈合能力, 考虑到桡骨头置换术对预期寿命长的年轻患者的影响, 如果桡骨头可以修复, 这通常是有利的。对于桡骨头严重粉碎性骨折, 置换术在技术上比复位固定更容易, 因此外科医生的修复技巧和能力也是一个影响因素。

（二）不稳定的桡骨头骨折

当发现桡骨头骨折合并内侧或外侧副韧带损伤时, 即使肘关节脱位成功闭合复位, 肘关节也可能保持不稳定。Ashwood等[51]发现肘关节不稳定伴韧带损伤合并不可重建的骨折患者, 桡骨头置换预后良好。

内侧副韧带功能不全和下尺桡关节损伤已成为桡骨头修复或关节置换术[44]的公认适应证。"恐怖三联征"已被证明是桡骨头置换术（当桡骨头不能重建时）的明确适应证, 行外侧尺副韧带修复, 行或不行冠突骨折的固定[44, 49]。

（三）桡骨头畸形愈合、骨不连或既往切除

有症状的桡骨头畸形愈合和骨不连是骨折固定失败或保守治疗失败的潜在并发症。残余关节面2mm不平整或30°成角可导致肱桡关节[52]丧失80%的稳定性。虽然已发布的结果有些有限, 但早期数据表明, 只要肱骨小头不受损, 桡骨头置换术可以作为桡骨头畸形愈合或不愈合的挽救手术[53]。最后, 桡骨头置换术是既往接受桡骨头切除, 随后桡骨向近端移位, 伴有下尺桡关节疼痛、桡骨颈对肱骨小头的撞击引起的疼痛或外翻不稳定的患者的一个选择。在考虑桡骨头置换术治疗桡骨头畸形愈合时, 重要的是考虑桡骨颈和桡骨干的形态是否适合植入假体。

桡骨颈明显成角和残留骨储备不足是需要考虑的因素, 因为它们使桡骨头置换术在技术上更具挑战性。此外, 还必须考虑肱骨小头软骨的情况。在某些情况下, 肱骨小头软骨可能变薄或损伤, 可能不能容忍受损软骨与金属桡骨头的界面, 导致疼痛。

（四）Essex-Lopresti 损伤

桡骨头置换术通常是在前臂轴向不稳定, 或Essex-Lopresti损伤中考虑。Essex-Lopresti损伤诊断和治疗仍是一个挑战。在急性损伤中, 这些损伤常合并肘关节外侧损伤、典型的桡骨头骨折、前臂骨间膜损伤和TFCC损伤。

如果切除桡骨头, 前臂不稳定尚未被认识到, 患者可能出现尺骨撞击、前臂不稳定和疼痛, 以及肱骨小头-桡骨颈交界处的撞击。在急性和慢性损伤中的处理存在争议。在急性损伤时, 经典的桡骨头置换是治疗的一部分; 对于慢性损伤的患者, 桡骨头置换可能是或不是一个合适的选择, 因为磨损的肱骨小头软骨与金属植入物可能无法恢复前臂的稳定性, 并可能成为疼痛[54]的来源。目前认为在Essex-Lopresti损伤的治疗中, 伴

随的 TFCC 和（或）骨间膜损伤应通过修复或重建进行治疗，以恢复桡骨和尺骨[55]之间的负荷传导。

四、桡骨头置换术的禁忌证

桡骨头置换术的绝对禁忌证是罕见的，如肘部存在活动性感染。当桡骨头骨折易于切开复位内固定时，应首选这种治疗方式。肱骨小头关节炎是桡骨头置换术的相对禁忌证。如前所述，桡骨头骨折常合并肱骨小头软骨损伤[37]。尽管有一定程度的肱骨小头骨关节炎，但仍有一部分患者可能有令人满意的结果。最后，桡骨头置换术应考虑桡骨近端对假体的支撑能力，无论是严重的力线不正，还是外科后缺失，或骨折波及桡骨颈、桡骨干或骨吸收。

五、手术入路

患者仰卧位。在手术肢体的肩胛骨下可以使用一个小的垫子，以便更容易地将手臂置于胸前。手术台可以稍微倾斜，斜向对侧，以进一步扩大视野和方便手臂的放置。上臂采用无菌或非无菌止血带。患肢远端常规准备和铺单。

虽然在过去，后切口被认为是一种"实用"的入路，但作者倾向于直接外侧切口，以便易于显露桡骨头，其优点是切口小，不易形成血肿。如果需要解决内侧损伤，则行一个单独的内侧切口[56, 57]。外侧切口通常从肱骨外上髁近端延伸到旋后肌附着的尺骨嵴。皮肤切开后，显露全层皮瓣（图 5-4）。

可以通过尺侧腕伸肌（extensor carpi ulnaris，ECU）和肘关节间隙之间的 Kocher 入路，或通过劈开指总伸肌（extensor digitorum communis，EDC）腱来显露桡骨头。对于 LCL 损伤而不稳定的患者，Kocher 入路是首选，因为这有助于术中韧带修复。在急性桡骨头骨折的情况下，LCL 和伸肌起点经常从外上髁撕脱，从而为外科医生提供了一个窗口显露桡骨头。在这种情况下，外科医生可以轻触诊肘关节的外侧，以确定中断的间隙，并利用其显露，从而"使用患者给你的入路"。当没有不稳定时，如果使用 Kocher 入路，外科医生必须小心，以避免发生医源性 LUCL 损伤。ECU 和肘肌之间的间隙通常可以通过识别筋膜下这两块肌肉之间的脂肪来辨认。筋膜从外上髁的远端切开，把 ECU 和肘肌分别向前后牵开。中间劈开 LCL 以保护 LUCL 复合物的后部（图 5-5），关节囊沿韧带走向距旋后肌前缘约 1cm 处切开。伸肌的起点被小心地从 LUCL 中游离出来，并将桡侧副韧带向前牵开（图 5-6），注意不要损伤 LUCL，因为这将引起医源性后外侧旋转不稳定。还应注意通过保持前臂旋前来保护后骨间背神经，特别是牵开前侧结构时。在桡骨颈前侧应谨慎使用牵开器，以避免压迫或损伤骨间背神经。

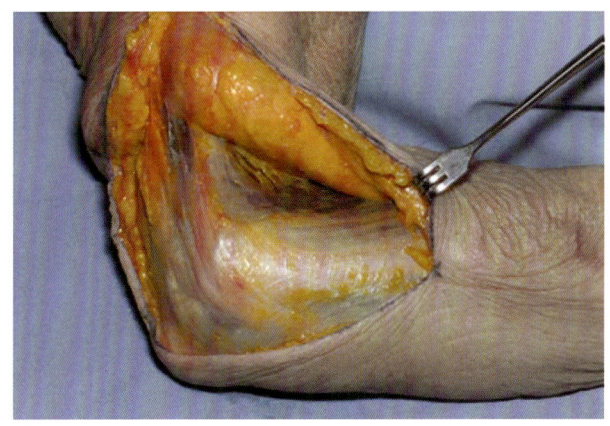

▲ 图 5-4 利用后方皮肤切口把前臂筋膜拉至肘关节外侧
经 Wolters Kluwer 许可转载

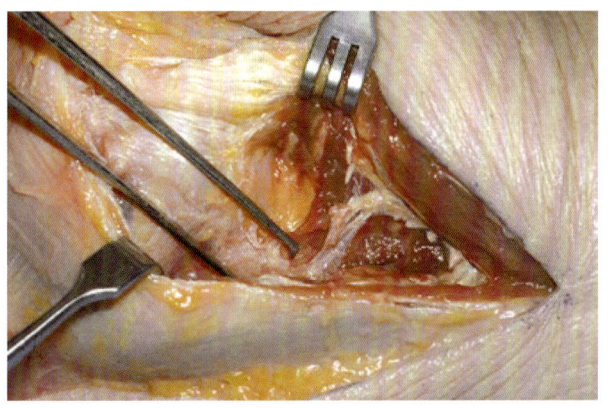

▲ 图 5-5 在 Kocher 入路内识别尺侧副韧带
外侧副韧带（LCL）、伸肌总腱被拉开，以证明这种解剖结构

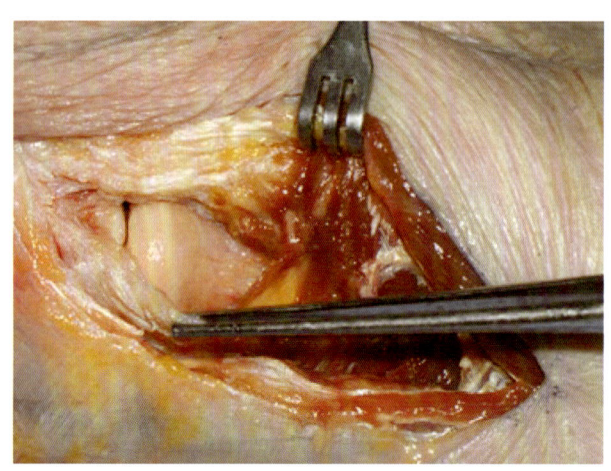

▲ 图 5-6 尺侧副韧带前方关节囊被切开，显示桡骨头
经 Wolters Kluwer 许可转载

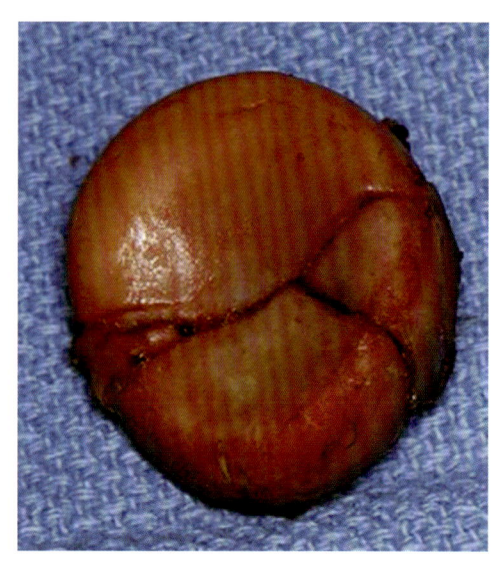

▲ 图 5-7 被切除的桡骨头重建为假体的模板

对于 LCL 完好的患者，我们非常赞同劈开 EDC 肌腱起点的方法。通过这种方法，EDC 肌腱和下面的桡侧副韧带和环状韧带在桡骨头的中部或上方纵向劈开。应注意避免太靠后劈开，因为这可能会潜在地损伤 LUCL。显露时应使前臂保持旋前状态，以避免损伤骨间背神经。解剖学研究表明，通常在桡骨颈距桡骨头近端边缘约 4cm 处可找到骨间背神经；前臂旋前[58]可以增加安全范围。最近的一系列关于"Henry 三指法"的尸体研究表明，在外科医生提供的关于肘关节的"安全"位置的远端或近端担心遇到 PIN 或桡神经[59]。从肱桡关节沿桡骨轴线两指距离，前臂旋前未见 PIN，是他们建议的安全区域。

六、手术技术和提示

在适当显露桡骨头后，检查桡骨头，以确定合适的治疗方法（切除骨碎片、ORIF 或桡骨头置换）。如果选择桡骨头置换术，去除游离骨碎片，保存在后台，作为模板以确定尺寸，并确保所有桡骨头被完全切除（图 5-7）。如果桡骨头以前已经被切除或愈合不良，假体大小的模板可以使用对侧肘部的 X 线来完成。

使用微型摆锯切除少量的桡骨颈骨质后获得一个平整的面，以便最终放置桡骨头假体。在切除桡骨头残端时，应评估前臂旋转，以确保切除垂直于桡骨颈和切除面平整。

桡骨头切除后，应进行牵拉试验以评估前臂[45, 60]的纵向稳定性。为了进行这个试验，使用复位钳夹紧残余的桡骨近端。然后，施加约 20 磅（9kg）的纵向拉力。接着进行透视量化桡骨近端移位程度。牵拉试验移位大于 3mm 表明骨间膜破裂[45]。

假体的纵向高度应根据重建的桡骨头来判断。基于 CT 的解剖学研究已被证明有助于确定适当的桡骨头高度。Doornberg 等证实[61]，自身桡骨头位于桡切迹近侧边缘平均 0.9mm 处。因此，如冠突在桡切迹侧面的标志可以用来确定合适的假体高度。应注意不要使用太长的假体，因为这已被证实会导致肱骨小头的破坏和疼痛[62, 63]。不幸的是，关节的假体过长是一个常见的错误，特别是在肘部 LCL 功能不全时。接受桡骨头置换术的患者 LCL 经常松弛，所以肱桡间隙并不是桡骨高度的可靠测量方法。直视肱尺间隙是肱桡关节过紧的可靠指标；然而，透视不能可靠地发现肱桡关节过紧[64]。

同样，桡骨头的直径应根据之前从伤口中取出的重建的桡骨头来确定。与自身桡骨头[50]的实际直径相比，植入体的直径应略小。通常自身桡骨头的内"盘"直径，而不是自身桡骨头的外"盘"

直径，代表了人们应该选择的假体大小。直径过大的假体将在桡切迹的外面，而直径太小的假体会点接触桡切迹[18]的中心部分。

切除桡骨颈骨松质，到骨皮质为止。使用基于杠杆的牵引器可以更方便地显露桡骨颈以进行扩孔和植入（图5-8），同样要注意避免过度缩进，以避免损伤骨间后神经（PIN）。牵引器可以放在桡骨颈周围，小心地保护骨间后神经，使其从侧面远离切口。有多种假体固定方法可供选择，包括压合、胶合或故意松动假体。基于长期有利的结果研究，我们倾向于故意松动假体，使假体放置平稳[65]。对于这些植入物，选择比最终铰刀小一个尺寸的试刀柄，并将大小适中的试刀头连接到试刀柄上。使用比最终扩孔器更小的柄可以使柄在髓腔中移动。这一点至关重要，因为植入物在功能上起到了间隔物的作用，桡骨头的运动是由环状韧带、植入物关节小头和S形切迹驱动的。如果发现植入物在活动范围内不稳定，则可能需要缩小假体的大小，因为这将导致假体在髓腔中旋转。已有研究表明，髓腔中柄的移动可以耐受，放射学报告显示与患者的症状无关[53, 66-68]。术中透视也可用于确定合适的植入物厚度，以确保正位摄影时内侧尺肱关节间隙平行。此外，可以考虑对手腕进行成像，以确保双侧尺骨的变异相等。

一旦发现匹配令人满意，就放置真正的桡骨头植入物（图5-9），并评估肘部的活动范围和稳定性。应对肘部施加外翻应力，如果发现内侧关节间隙被打开，则应怀疑内侧副韧带损伤。如果存在外侧不稳定（LCL），则应进行韧带修复。这通常可以通过创建骨隧道或缝合锚来修复LCL到上髁端，肘关节大约屈曲30°，手臂旋前[18]。

在切口闭合之前，应正式评估肘关节的活动范围。尸体解剖研究表明，与肘关节伸展时相比，肘关节屈曲时的桡骨间隙缩小[69]。因此，过大的桡骨头假体有可能减少术后屈曲，因为在实现完全屈曲之前，大的植入物可能会撞击肱骨远端的桡骨窝。

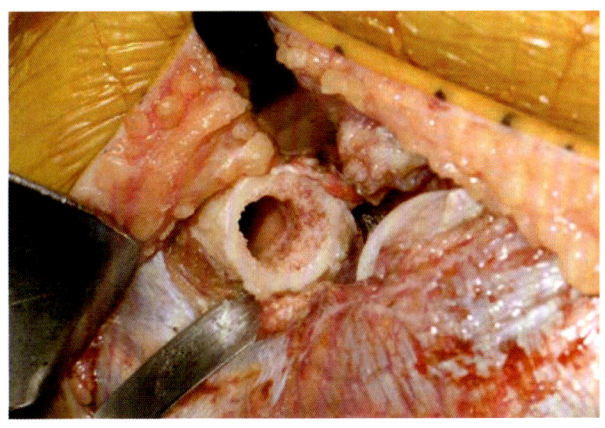

▲ 图5-8 桡管侧向输送，便于扩孔和植入
放置前牵开器时应小心，以免损伤骨间后神经（PIN）

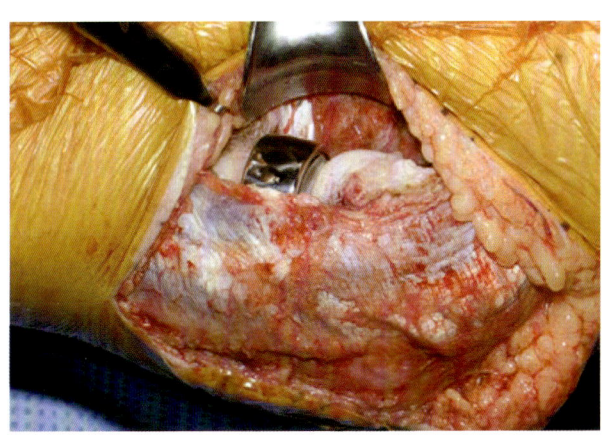

▲ 图5-9 一种植入性桡骨头置换术，经指总伸肌分离入路，适当关节复位

七、术后处理

手术后的处理在很大程度上取决于韧带或骨损伤的程度。

一般情况下，手术后的四肢应该保持约90°并用夹板固定，抬高，休息几天，以减少肿胀和减少伤口裂开的风险。活动范围最早可以在手术后的第1天或第2天开始。侧方不稳定的患者通常固定在旋前和屈曲的位置；只有肘部完全屈曲时，才允许前臂旋转。肘部的伸展时间取决于手术时获得的稳定性和对修复的信心。从手术后约6周开始，应该使用夜间延长夹板来恢复伸展[50, 70]。除了恢复早期应适当的活动外，具体的术后康复计划在很大程度上取决于伴随的损伤、骨及韧带修复的稳定性。值得注意的是，几项研究已经证明了早期运动在疑似肘关节不稳定患者中的有效性[71-73]。这个康复方案的设计是为了将重力从分散的力量转变为稳定的力量，以保持肘部运动的一致性。

预防异位骨化是桡骨头置换术后常用的方法。研究发现，在肘部骨折脱位的患者中，发生异位骨化的比例高达43%[74]；然而，关于桡骨头置换术后异位骨化率的数据几乎没有。吲哚美辛已被认为是预防异位骨化和控制术后疼痛的首选药物[50]。然而，关于吲哚美辛预防肘部异位骨化有效性的数据仍然很少，而且对于这种药物的持续时间、剂量和用药时间也没有统一的共识。一些患者对吲哚美辛耐受性良好，而另一些患者会出现胃肠道不适等症状；因此，应考虑常规使用质子泵抑制药。此外，虽然放射治疗经常被用来预防身体其他部位的异位骨化[75]，但很少有人支持将其用于预防肘部的异位骨化[76]。

术后需进行肘部正位和侧位片检查，以确保植入位置合适，并与以后的X线片比较（图5-10）。

八、并发症

桡骨头置换术后的并发症并不少见，但大多数是轻微的，几乎没有严重的后果。肘关节和前臂僵硬是桡骨头置换术后常见的并发症；然而，经过适当的康复治疗，大多数患者都能达到一定的功能活动范围。Morrey等[77]评估了47例连续接受桡骨头置换术并需要后期翻修的肘关节手术。翻修手术后有18例患者肘部僵硬。如前所述，桡骨头置换术有可能造成神经损伤。范围可能从皮神经损伤到主要的周围神经损伤[56]。术中保持前臂旋前并确保安全放置牵引器是降低骨间神经损伤风险的重要方法。最后，桡骨头置换术后可能会出现感染、虚弱和复杂区域疼痛综合征等全身并发症。

九、预后因素及预后

植入物的设计一直是许多桡骨头置换术疗效数据的焦点。此外，鉴于大量数据以及植入物的特征，疗效是相对不同的，很难确定某些患者特有的因素是否会影响疗效数据。然而，数据似乎表明，对存在某些特有因素的患者可以预测桡骨头置换术后的结果。

（一）急性期与延迟性介绍

影响桡骨头置换术后最重要的预后因素之一是损伤的延迟治疗。Fowler等最近的一篇系统综述[78]确定了19项观察桡骨头置换术后结果的研究，并计算了每个纳入研究的MEPS综合平均值。数据显示，与延迟治疗的患者相比，急性期接受桡骨头置换术的患者的MEPS（90）更高[81]。Morrey[44]收集的数据进一步支持了这一点，他引用了在急性骨折情况下接受桡骨头置换术时的患者满意度为92%，而推迟桡骨头置换术作为重建技术的患者满意度为48%。

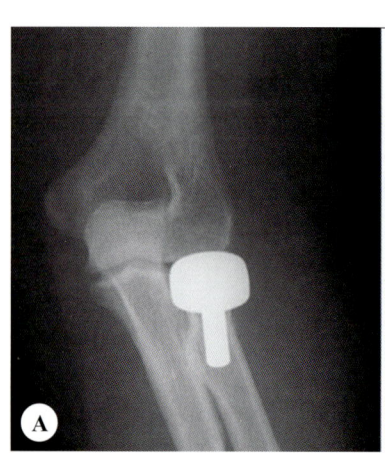
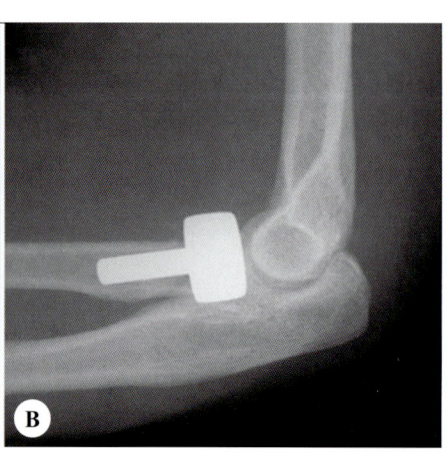

◀ 图5-10 术后肘关节正位（A）和侧位（B）X线片
图像显示一个平行的尺肱骨内侧关节和一个与肱骨小头对齐的植入物

（二）损伤类型

Fowler 等的研究成果[78]表明，在单纯桡骨头损伤（89 例）和复杂损伤（87 例）的情况下进行桡骨头置换术，只要术中适当处理伴随的症状，在 MEPS 评分中没有显著差异。这说明了确保恰当的术前检查和进行全面的术中肘部稳定性评估的重要性（图 5-11）。

（三）恢复到之前的活动

桡骨头置换术已被证明是许多手术适应证，是一种可靠治疗选择，并已被发现随着时间的推移可以完全恢复功能活动范围和握力[79]。Dunn 等[80]寻求在更多的患者中评估手术后的结果，他们对所有在桡骨头骨折后接受桡骨头置换术的现役军人进行了回顾性研究。他们发现，77% 的患者能够重返现役军事服务或运动；然而，在这些患者中，只有 50% 的人报告说他们能恢复到受伤前的功能水平。Jung 等[81]对 57 名在桡骨头骨折情况下接受桡骨头置换术的休闲运动员进行了评估，报道的恢复运动率相对较低，仅为 53%，说明普通患者在桡骨头置换术后可能难以恢复高活动水平。

结论

桡骨头置换术已显示出良好的疗效，是治疗急性桡骨头骨折、肘关节不稳定和骨折重建失败的合适选择。桡骨头置换术成功的关键是适当的术前检查、手术解剖学知识、植入技术和康复。需要进一步的研究来改进植入物的设计，以最大限度地优化患者的预后。

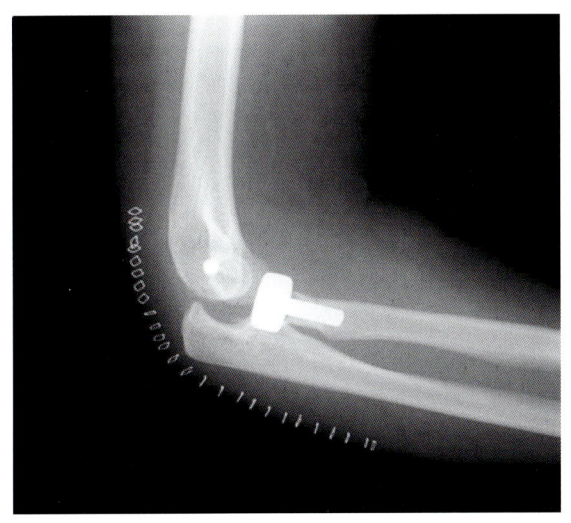

▲ 图 5-11 尽管做了桡骨头置换术，但 X 线片上仍有持续性关节不稳定

参考文献

[1] Duckworth AD, Clement ND, Jenkins PJ, Aitken SA, Court-Brown CM, McQueen MM. The Epidemiology of Radial Head and Neck Fractures. J Hand Surg. 2012;37(1):112–9.

[2] Harrington IJ, Tountas AA. Replacement of the radial head in the treatment of unstable elbow fractures. Injury. 1981;12(5):405–12. Epub 1981/03/01.

[3] Antuña S, Tabeayo Alvarez ED, Barco R, Morrey BF. 37 – Radial Head Fracture: General Considerations, Conservative Treatment, and Radial Head Resection. In: Morrey BF, Sanchez-Sotelo J, Morrey ME, editors. Morrey's the elbow and its disorders. 5th ed. Philadelphia: Elsevier; 2018. p. 375–87.

[4] Mason ML. Some observations on fractures of the head of the radius with a review of one hundred cases. Br J Surg. 1954;42(172):123–32. Epub 1954/09/01.

[5] Johnston GW. A follow-up of one hundred cases of fracture of the head of the radius with a review of the literature. Ulster Med J. 1962;31:51–6. Epub 1962/06/01.

[6] Hotchkiss RN. Displaced fractures of the radial head: internal fixation or excision? J Am Acad Orthop Surg. 1997;5(1):1–10. Epub 1997/01/01.

[7] Pires RES, Rezende FL, Mendes EC, Carvahlo AER, Filho IAA, Reis FB, et al. Radial head fractures: Mason Johnston's classification reproducibility. Malays Orthop J. 2011;5(2):6–10.

[8] van Riet RP, Morrey BF. Documentation of associated injuries occurring with radial head fracture. Clin Orthop Relat Res. 2008;466(1):130–4. Epub 2008/01/16.

[9] Forthman C, Henket M, Ring DC. Elbow dislocation with intra-articular fracture: the results of operative treatment without repair of the medial collateral ligament. J Hand Surg Am. 2007;32(8):1200–9. Epub 2007/10/10.

[10] Van Riet RP, Van Glabbeek F, Neale PG, Bimmel R, Bortier H, Morrey BF, et al. Anatomical considerations of the radius. Clinical anatomy. 2004;17(7):564–9. Epub 2004/09/18.

[11] Halls AA, Travill A. Transmission of Pressures across the elbow joint. Anat Rec. 1964;150:243–7. Epub 1964/11/01.

[12] van Riet RP, Van Glabbeek F, Baumfeld JA, Neale PG, Morrey BF, O'Driscoll SW, et al. The effect of the orientation of the radial head on the kinematics of the ulnohumeral joint and force transmission through the radiocapitellar joint. Clin Biomech. 2006;21(6):554–9. Epub 2006/03/15.

[13] Markolf KL, Lamey D, Yang S, Meals R, Hotchkiss R. Radioulnar

[13] load-sharing in the forearm. A study in cadavera. J Bone Joint Surg Am. 1998;80(6):879–88. Epub 1998/07/09.
[14] Berkmortel CJ, Gladwell MS, Ng J, Ferreira LM, Athwal GS, Johnson JA, et al. Effect of radial neck length on joint loading. J Shoulder Elbow Arthroplasty. 2019;3:2471549219829964.
[15] Acosta Batlle J, Cerezal L, López Parra MD, Alba B, Resano S, Blázquez SJ. The elbow: review of anatomy and common collateral ligament complex pathology using MRI. Insights Imaging. 2019;10(1):43.
[16] Hotchkiss RN, Weiland AJ. Valgus stability of the elbow. J Orthop Res. 1987;5(3):372–7. Epub 1987/01/01.
[17] Morrey BF, Tanaka S, An KN. Valgus stability of the elbow. A definition of primary and secondary constraints. Clin Orthop Relat Res. 1991;265:187–95. Epub 1991/04/01.
[18] King GJ, Zarzour ZD, Rath DA, Dunning CE, Patterson SD, Johnson JA. Metallic radial head arthroplasty improves valgus stability of the elbow. Clin Orthop Relat Res. 1999;368:114–25. Epub 1999/12/29.
[19] Beingessner DM, Dunning CE, Gordon KD, Johnson JA, King GJ. The effect of radial head excision and arthroplasty on elbow kinematics and stability. J Bone Joint Surg Am. 2004;86(8):1730–9. Epub 2004/08/05.
[20] Sabo MT, Shannon H, De Luce S, Lalone E, Ferreira LM, Johnson JA, et al. Elbow kinematics after radiocapitellar arthroplasty. J Hand Surg Am. 2012;37(5):1024–32. Epub 2012/04/07.
[21] An K, Morrey B. Biomechanics of the elbow. In: Morrey B, editor. The elbow and its disorders. 2nd ed. Philadelphia: W.B Saunders; 1993. p. 61–72.
[22] O'Driscoll SW, Bell DF, Morrey BF. Posterolateral rotatory instability of the elbow. J Bone Joint Surg Am. 1991;73(3):440–6. Epub 1991/03/01.
[23] Fedorka CJ, Oh LS. Posterolateral rotatory instability of the elbow. Curr Rev Musculoskelet Med. 2016;9(2):240–6. Epub 2016/05/20.
[24] Schneeberger AG, Sadowski MM, Jacob HA. Coronoid process and radial head as posterolateral rotatory stabilizers of the elbow. J Bone Joint Surg Am. 2004;86(5):975–82. Epub 2004/05/01.
[25] Lapner M, King GJ. Radial head fractures. Instr Course Lect. 2014;63:3–13. Epub 2014/04/12.
[26] Werner FW, LeVasseur MR, Harley BJ, Anderson A. Role of the Interosseous membrane in preventing distal radioulnar gapping. J Wrist Surg. 2017;6(2):97–101. Epub 2017/04/22.
[27] Adams JE, Osterman MN, Osterman AL. Interosseous membrane reconstruction for forearm longitudinal instability. Tech Hand Up Extrem Surg. 2010;14(4):222–5. Epub 2010/11/26.
[28] Huang YX, Teng YJ, Yi XH, Pan J. A biomechanical study on the interosseous membrane and radial head in cadaveric forearms. Acta Orthop Traumatol Turc. 2013;47(2):122–6. Epub 2013/04/27.
[29] McGinley JC, Kozin SH. Interosseous membrane anatomy and functional mechanics. Clin Orthop Relat Res. 2001;383:108–22. Epub 2001/02/24.
[30] Skalski MR, White EA, Patel DB, Schein AJ, RiveraMelo H, Matcuk GR Jr. The traumatized TFCC: an illustrated review of the anatomy and injury patterns of the triangular fibrocartilage complex. Curr Probl Diagn Radiol. 2016;45(1):39–50. Epub 2015/06/29.
[31] Davidson PA, Moseley JB Jr, Tullos HS. Radial head fracture. A potentially complex injury. Clin Orthop Relat Res. 1993;297:224–30. Epub 1993/12/01.
[32] van Riet RP, Morrey BF, O'Driscoll SW, Van Glabbeek F. Associated injuries complicating radial head fractures: a demographic study. Clin Orthop Relat Res. 2005;441:351–5. Epub 2005/12/07.
[33] Ward WG, Nunley JA. Concomitant fractures of the capitellum and radial head. J Orthop Trauma. 1988;2(2):110–6. Epub 1988/01/01.
[34] Givon U, Pritsch M, Levy O, Yosepovich A, Amit Y, Horoszowski H. Monteggia and equivalent lesions. A study of 41 cases. Clin Orthop Relat Res. 1997;337:208–15. Epub 1997/04/01.
[35] Regan W, Morrey B. Fractures of the coronoid process of the ulna. J Bone Joint Surg Am. 1989;71(9):1348–54. Epub 1989/10/01.
[36] Johansson O. Capsular and ligament injuries of the elbow joint. A clinical and arthrographic study. Acta chir Scand Suppl. 1962;Suppl 287:1–159. Epub 1962/01/01.
[37] Itamura J, Roidis N, Mirzayan R, Vaishnav S, Learch T, Shean C. Radial head fractures: MRI evaluation of associated injuries. J Shoulder Elb Surg. 2005;14(4):421–4. Epub 2005/07/15.
[38] Wildin CJ, Bhowal B, Dias JJ. The incidence of simultaneous fractures of the scaphoid and radial head. J Hand Surg. 2001;26(1):25–7. Epub 2001/02/13.
[39] Adams JE, Culp RW, Osterman AL. Interosseous membrane reconstruction for the Essex-Lopresti injury. J Hand Surg Am. 2010;35(1):129–36. Epub 2010/02/02.
[40] Trousdale RT, Amadio PC, Cooney WP, Morrey BF. Radio-ulnar dissociation. A review of twenty cases. J Bone Joint Surg Am. 1992;74(10):1486–97. Epub 1992/12/01.
[41] Artiaco S, Fusini F, Colzani G, Massè A, Battiston B. Chronic Essex-Lopresti injury: a systematic review of current treatment options. Int Orthop. 2019;43(6):1413–20.
[42] Tomaino MM. The importance of the pronated grip x-ray view in evaluating ulnar variance. J Hand Surg Am. 2000;25(2):352–7. Epub 2000/03/21.
[43] Loeffler BJ, Green JB, Zelouf DS. Forearm instability. J Hand Surg Am. 2014;39(1):156–67. Epub 2013/12/10.
[44] Morrey BF. 39–Prosthetic Radial Head Replacement. In: Morrey BF, Sanchez-Sotelo J, Morrey ME, editors. Morrey's the Elbow and its Disorders. 5th ed. Philadelphia: Elsevier; 2018. p. 395–402.
[45] Smith AM, Urbanosky LR, Castle JA, Rushing JT, Ruch DS. Radius pull test: predictor of longitudinal forearm instability. J Bone Joint Surg Am. 2002;84(11):1970–6. Epub 2002/11/14.
[46] Ring D, Quintero J, Jupiter JB. Open reduction and internal fixation of fractures of the radial head. J Bone Joint Surg Am. 2002;84(10):1811–5. Epub 2002/10/16.
[47] Fowler JR, Goitz RJ. Radial head fractures: indications and outcomes for radial head arthroplasty. Orthop Clin North Am. 2013;44(3):425–31, x. Epub 2013/07/06.
[48] Madsen JE, Flugsrud G. Radial head fractures: indications and technique for primary arthroplasty. Eur J Trauma Emerg Surg. 2008;34(2):105–12. Epub 2008/04/01.
[49] Acevedo DC, Paxton ES, Kukelyansky I, Abboud J, Ramsey M. Radial head arthroplasty: state of the art. J Am Acad Orthop Surg. 2014;22(10):633–42. Epub 2014/10/05.
[50] King GJW. Fractures of the Head of the Radius. In: Wolfe SW, Pederson WC, Cozin SH, Cohen MS, editors. Green's operative hand surgery. 7th ed. Philadelphia: Elsevier; 2017.
[51] Ashwood N, Bain GI, Unni R. Management of Mason type-III radial head fractures with a titanium prosthesis, ligament repair, and early mobilization. J Bone Joint Surg Am. 2004;86(2):274–80. Epub 2004/02/13.
[52] Shukla DR, Fitzsimmons JS, An KN, O'Driscoll SW. Effect of radial head malunion on radiocapitellar stability. J Shoulder Elb Surg. 2012;21(6):789–94. Epub 2012/04/24.
[53] Shore BJ, Mozzon JB, MacDermid JC, Faber KJ, King GJ. Chronic posttraumatic elbow disorders treated with metallic radial head arthroplasty. J Bone Joint Surg Am. 2008;90(2):271–80. Epub 2008/02/05.
[54] Edwards GS Jr, Jupiter JB. Radial head fractures with acute distal radioulnar dislocation. Essex-Lopresti revisited. Clin Orthop Relat Res. 1988;234:61–9. Epub 1988/09/01.
[55] Hutchinson S, Faber KJ, Gan BS. The Essex-Lopresti injury: more than just a pain in the wrist. Can J Plast Surg. 2006;14(4):215–8.
[56] Dowdy PA, Bain GI, King GJ, Patterson SD. The midline posterior elbow incision. An anatomical appraisal. J Bone Joint Surg.

1995;77(5):696–9. Epub 1995/09/01.
[57] Patterson SD, Bain GI, Mehta JA. Surgical approaches to the elbow. Clin Orthop Relat Res. 2000;370:19–33. Epub 2000/02/08.
[58] Tornetta P 3rd, Hochwald N, Bono C, Grossman M. Anatomy of the posterior interosseous nerve in relation to fixation of the radial head. Clin Orthop Relat Res. 1997;345:215–8. Epub 1998/01/07.
[59] Simone JP, Streubel PN, Sanchez-Sotelo J, Steinmann SP, Adams JE. Fingerbreadths rule in determining the safe zone of the radial nerve and posterior interosseous nerve for a lateral elbow approach: an anatomic study. J Am Acad Orthop Surg Glob Res Rev. 2019;3(2):e005. Epub 2019/07/25.
[60] Kachooei AR, Rivlin M, Shojaie B, van Dijk CN, Mudgal C. Intraoperative Technique for Evaluation of the Interosseous Ligament of the Forearm. J Hand Surg. 2015;40(12):2372–6.e1. Epub 2015/11/09.
[61] Doornberg JN, Linzel DS, Zurakowski D, Ring D. Reference points for radial head prosthesis size. J Hand Surg Am. 2006;31(1):53–7. Epub 2006/01/31.
[62] Van Glabbeek F, Van Riet RP, Baumfeld JA, Neale PG, O'Driscoll SW, Morrey BF, et al. Detrimental effects of overstuffing or understuffing with a radial head replacement in the medial collateral-ligament deficient elbow. J Bone Joint Surg Am. 2004;86(12):2629–35. Epub 2004/12/14.
[63] Van Riet RP, Van Glabbeek F, Verborgt O, Gielen J. Capitellar erosion caused by a metal radial head prosthesis. A case report. J Bone Joint Surg Am. 2004;86(5):1061–4. Epub 2004/05/01.
[64] Athwal GS, Frank SG, Grewal R, Faber KJ, Johnson J, King GJ. Determination of correct implant size in radial head arthroplasty to avoid overlengthening: surgical technique. J Bone Joint Surg Am. 2010;92(Suppl 1 Pt 2):250–7. Epub 2010/09/25.
[65] Marsh JP, Grewal R, Faber KJ, Drosdowech DS, Athwal GS, King GJ. Radial head fractures treated with modular metallic radial head replacement: outcomes at a mean follow-up of eight years. J Bone Joint Surg Am. 2016;98(7):527–35. Epub 2016/04/08.
[66] Doornberg JN, Parisien R, van Duijn PJ, Ring D. Radial head arthroplasty with a modular metal spacer to treat acute traumatic elbow instability. J Bone Joint Surg Am. 2007;89(5):1075–80. Epub 2007/05/03.
[67] Grewal R, MacDermid JC, Faber KJ, Drosdowech DS, King GJ. Comminuted radial head fractures treated with a modular metallic radial head arthroplasty. Study of outcomes. J Bone Joint Surg Am. 2006;88(10):2192–200. Epub 2006/10/04.
[68] Moro JK, Werier J, MacDermid JC, Patterson SD, King GJ. Arthroplasty with a metal radial head for unreconstructible fractures of the radial head. J Bone Joint Surg Am. 2001;83(8):1201–11. Epub 2001/08/17.
[69] Birkedal JP, Deal DN, Ruch DS. Loss of flexion after radial head replacement. J Shoulder Elb Surg. 2004;13(2):208–13. Epub 2004/03/05.
[70] Calfee R, Madom I, Weiss AP. Radial head arthroplasty. J Hand Surg Am. 2006;31(2):314–21. Epub 2006/02/14.
[71] Wolff AL, Hotchkiss RN. Lateral elbow instability: nonoperative, operative, and postoperative management. J Hand Ther. 2006;19(2):238–44.
[72] Lee AT, Schrumpf MA, Choi D, Meyers KN, Patel R, Wright TM, et al. The influence of gravity on the unstable elbow. J Shoulder Elbow Surg. 2013;22(1):81–7.
[73] Schreiber JJ, Paul S, Hotchkiss RN, Daluiski A. Conservative management of elbow dislocations with an overhead motion protocol. J Hand Surg. 2015;40(3):515–9.
[74] Shukla DR, Pillai G, McAnany S, Hausman M, Parsons BO. Heterotopic ossification formation after fracture-dislocations of the elbow. J Shoulder Elb Surg. 2015;24(3):333–8. Epub 2015/01/21.
[75] Popovic M, Agarwal A, Zhang L, Yip C, Kreder HJ, Nousiainen MT, et al. Radiotherapy for the prophylaxis of heterotopic ossification: a systematic review and meta-analysis of published data. Radiother Oncol. 2014;113(1):10–7. Epub 2014/09/16.
[76] Ploumis A, Belbasis L, Ntzani E, Tsekeris P, Xenakis T. Radiotherapy for prevention of heterotopic ossification of the elbow: a systematic review of the literature. J Shoulder Elb Surg. 2013;22(11):1580–8. Epub 2013/10/22.
[77] van Riet RP, Sanchez-Sotelo J, Morrey BF. Failure of metal radial head replacement. J Bone Joint Surg. 2010;92(5):661–7. Epub 2010/05/04.
[78] Fowler JR, Henry SE, Xu P, Goitz RJ. Outcomes following radial head Arthroplasty. Orthopedics. 2016;39(3):153–60. Epub 2016/04/06.
[79] Kaur MN, MacDermid JC, Grewal RR, Stratford PW, Woodhouse LJ. Functional outcomes post-radial head arthroplasty: a systematic review of literature. Shoulder Elbow. 2014;6(2):108–18. Epub 2014/04/01.
[80] Dunn JC, Kusnezov NA, Koehler LR, Eisenstein ED, Kilcoyne KG, Orr JD, et al. Radial head arthroplasty in the active duty military service member with minimum 2-year follow-up. J Hand Surg. 2017;42(8):660. e1–7. Epub 2017/05/28.
[81] Jung M, Groetzner-Schmidt C, Porschke F, Grutzner PA, Guehring T, Schnetzke M. Low return-to-sports rate after elbow injury and treatment with radial head arthroplasty. J Shoulder Elb Surg. 2019;28(8):1441–8. Epub 2019/06/23.

第6章 翻修/失败的桡骨头置换手术
Revision/Failed Radial Head Arthroplasty

Emilie J. Amaro　Eric S. Dilbone　James P. Hovis　Donald H. Lee　著
张建平　译

一、背景

桡骨头不仅是维持肘关节稳定的重要结构，同时也使肘关节能够实现多轴向运动。桡骨头骨折是常见的骨折类型，占全身骨折的1.5%~4%，大约1/3的肘关节骨折合并桡骨头骨折[1,2]。桡骨头是拮抗肘关节外翻应力、轴向应力和后外侧应力的关键稳定结构，因此，桡骨头骨折后恰当的临床治疗对恢复肘关节功能至关重要。桡骨头骨折的治疗选择取决于骨折形态、粉碎程度、移位程度、关节面受累程度、韧带稳定性及肘关节其他相关损伤的情况[3]。

目前，以下的骨折分类系统可为桡骨头骨折的临床处理提供帮助和指导。Mason在1954年首次对桡骨头骨折进行了分类，之后又根据骨折粉碎和移位程度进行了改良。MasonⅠ型骨折为非移位或微小移位骨折，MasonⅡ型骨折为移位骨折，MasonⅢ型骨折为桡骨头粉碎性移位骨折[1]。1962年，Johnston报道了第4种桡骨头骨折类型，即桡骨头骨折合并肱尺关节脱位[4]。之后，Broberg、Morrey和Hotchkiss又对这一分类系统进行了改良[5,6]。

目前一致认为，对肘关节活动没有机械阻挡的MasonⅠ型和MasonⅡ型桡骨头骨折，可以采用短期制动、早期肘关节活动的治疗方法。数个临床研究表明，桡骨头无移位或微小移位骨折保守治疗的长期效果优良[7,8]。但是，影响关节活动的MasonⅡ型移位骨折则需要切开复位，并使用埋头螺钉、无头加压螺钉或钢板内固定治疗。目前，严重的MasonⅢ型粉碎性桡骨头骨折的处理仍是一项极具挑战性的工作，标准治疗方案的争论仍在持续。现有的手术方法包括ORIF、桡骨头切除和桡骨头置换[6]。Ring等对56例桡骨头骨折患者的回顾性研究发现，对于关节面骨折块不超过3个的MasonⅡ型和MasonⅢ型骨折，ORIF手术治疗的效果良好[9]。然而，当关节面骨折块超过3个时，内固定治疗的临床效果差，可能出现内固定早期失效或骨不连、关节活动度下降、腕关节功能评分（Broberg和Morrey评价系统）一般或较差。因此，ORIF手术对关节面骨折块较少的桡骨头骨折治疗效果良好，而对于关节面粉碎的骨折，最好采用桡骨头切除或假体置换手术。

对于肘关节稳定、前臂韧带完整的患者，桡骨头切除是治疗桡骨头粉碎性骨折的合理选择。Herbertsson等回顾了采用桡骨头切除术治疗的61例MasonⅡ型和MasonⅢ型骨折患者，术后随访18年，发现患者肘关节活动度轻微受限，功能一般或良好[10]。然而，桡骨头切除会造成肘关节和腕关节的运动力学改变，引起多种结构性并发症。桡骨头的功能是通过维持前臂的解剖长度，对抗轴向应力负荷，同时其也是肘关节外翻应力的重要次级稳定结构，这一结构尤其在伴有内侧副韧带损伤导致的肘关节韧带功能不全的患者中发挥重要作用[11]。桡骨头粉碎性骨折和移位可能单独发生，但这类骨折通常伴有肘关节韧带和其他骨质的损伤。Beingessner通过解剖研究证明，桡骨头切除会导致伴有韧带功能不全的肘关节的旋转运动力学功能受损、内外翻应力下松弛[12]。因此，伴有肘关节不稳的骨折是桡骨头切除术的禁忌证，尤其是伴有内侧副韧带功能缺失时。此外，桡骨头切除后，残留桡骨将向近端移位，继发性出现远端尺骨正变异和慢性腕关节疼痛[13]。Essex-Lopresti骨折也是桡骨头切除的禁忌证，这种骨折被定义为桡骨头或桡骨颈骨折合并下尺桡关节及骨间韧带损伤。对于这种骨折类型，切除桡骨头将引起前臂不稳定。

桡骨头假体的问世和后续的发展极大影响了复杂肘关节骨折的治疗。对于伴有肘关节韧带或其他骨损伤的复杂、粉碎性桡骨头骨折患者，桡骨头置换成为可能的治疗方案[14, 15]。桡骨头置换能恢复肘关节稳定性和活动度。2001年，Moro等研究了25例因桡骨头无法保留而采用桡骨头置换的骨折患者，术后根据梅奥肘关节功能评分，17例结果良好/优秀，只有3例结果差[15]。所有患者对手术的主观评分和满意度均较高。此外，对比研究发现，接受桡骨头置换的MasonⅢ型骨折患者，术后效果好于ORIF手术患者。Ruan等使用Broberg和Morrey肘关节功能评价系统，研究发现接受桡骨头置换的患者中，92%的结果良好或优秀，而接受ORIF手术治疗的患者中，只有12.5%的结果良好或优秀[16]。Chen等也发现，在桡骨头粉碎性骨折患者中，桡骨头置换比ORIF手术的相关并发症更少[17]。

桡骨头置换术也被用于治疗影响肱桡关节功能的慢性疾病，包括关节畸形愈合、骨折不愈合和创伤性关节炎。但是应该清楚，桡骨头置换术并非没有并发症。有文献报道，高达45%的病例出现需要进行再次手术的并发症[18]。已知的桡骨头置换术的并发症包括假体松动、技术原因失效、关节僵硬、肱桡关节炎和感染等。

二、现阶段重建理念

Speed在1941年使用的金属桡骨头假体是首次报道的桡骨头置换术[19, 20]。之后，经过前期试验，Alfred Swanson设计生产的硅胶桡骨头假体成为20世纪60年代在美国广受欢迎的产品[21]。最初的研究报道了良好的临床结果，被认为置换假体再次恢复了桡骨长度和肱桡关节对合[21]。然而，20世纪80年代初公布的长期研究数据表明，磨损产生的硅胶颗粒会导致反应性滑膜炎[22]。此外，硅胶材料的高可变形性导致假体断裂和肘关节不稳定的发生率增高[23]。由于硅胶假体的生物力学特性较差，目前临床中已很少使用。20世纪80年代初，随着硅胶假体在美国失宠，桡骨头假体在设计制造上的创新开始出现，最近的大多数产品则使用钴铬、钛或热解碳[19, 24]。

目前，单极头和双极头假体是使用最广泛的两种桡骨头假体[25]。单极头结构的假体为非骨水泥设计，假体柄和桡骨髓腔可以松动接触，也可以与髓腔近端紧密压配固定。与髓腔松动接触的假体柄采用光滑设计，从而在前臂活动时，使肱桡关节相匹配[26]。由于假体柄松动接触的设计，因此在X线上可以看到，假体柄周围有预期出现的透亮区，但这一透亮区长期的临床意义尚不清楚[27]。压配设计的假体柄表面有涂层，以使假体柄有更好的骨长入。安装这类压配型假体很容易发生桡骨微骨折，因此要特别小心[28]。双极头的假体柄在头颈交界处设计有一个限制性关节，以模拟原生关节的功能[27]。双极头假体通常采用骨水泥固定或压配固定来限制假体柄的活动度。双极头假体的设计被认为在提高肱桡关节匹配度的同时减少了应力，但这一观点尚未得到证实。单极头假体和双极头假体都采用典型的模块化设计，即假体柄和假体头均为独立组件，允许根据合适的大小进行组装。

三、结果

桡骨头置换术治疗复杂肘关节创伤患者的

疗效令人满意[17, 29]。Bonneville等的综述分析认为，60%~80%的病例对临床结果满意[30]。然而，大多数研究仅进行了短期临床结果的评估，目前，对长期的临床结果在很大程度还不清楚[31]。Laumonerie在进行了大量的文献回顾后发现，桡骨头置换术后再次手术发生率在0%~45%[18]。而Duckworth等回顾性研究了105例肘关节创伤后接受桡骨头置换术的病例，发现28%的患者在6.7年内需要再次手术[32]。Cristofaro等的研究进一步证实了这一数据，他们的患者中，有25%在8年的随访期内进行了再次手术[33]。患者年轻和硅胶假体是再次手术独立且重要的风险因素[32]。

然而，Harrington等提供了相反的临床研究结果，他们发现手术患者平均随访12年后，金属桡骨头假体维持了肘关节稳定性，并且并发症很少见[14]。Reinhardt等进行了一项ORIF和桡骨头置换术之间再手术率和治疗费用的对比研究。结果表明，与桡骨头置换术相比，患者在ORIF术后更有可能进行再次手术，医疗总成本也更高[34]。在合并或不合并肘关节脱位亚组分析中，同样得出这一结论[34]。因此，作者认为桡骨头置换术仍然是一种既经济又有效的治疗桡骨头骨折的手术方法。然而，桡骨头置换术并非没有并发症。报道中常见的并发症包括无菌性松动、关节僵硬、技术失误和假体因素导致的手术失败、肱桡关节炎和感染[35]。

四、无菌性松动

最近的一项回顾性研究认为，有临床症状的无菌性松动是桡骨头置换术后最常见的并发症（图6-1）[35]。根据术后归因分析，30%的假体失效是由无菌性松动导致的，平均失效时间为34个月[35]。无菌性松动在所有的假体固定方式中均能见到，包括压配固定假体、骨水泥固定假体、松动接触假体和可膨胀柄假体。如前所述，单极头假体设计为假体柄与髓腔松动接触，以允许前臂活动时肱桡关节更好的匹配。这一设计预期在影像片上可看到假体周围的透亮区。然而，透亮区的扩大可能与临床疼痛和假体松动相关。

一项研究发现，双极头假体的无菌性松动率低于单极头假体，可能原因是双极头假体传递在骨-假体界面上的应力较小[31]。实验研究表明，双极头假体的微动确实更少，骨-假体界面应力降低[36]。此外研究报道还认为，骨水泥固定的双极头假体和松动接触的光滑单极头假体的松动发

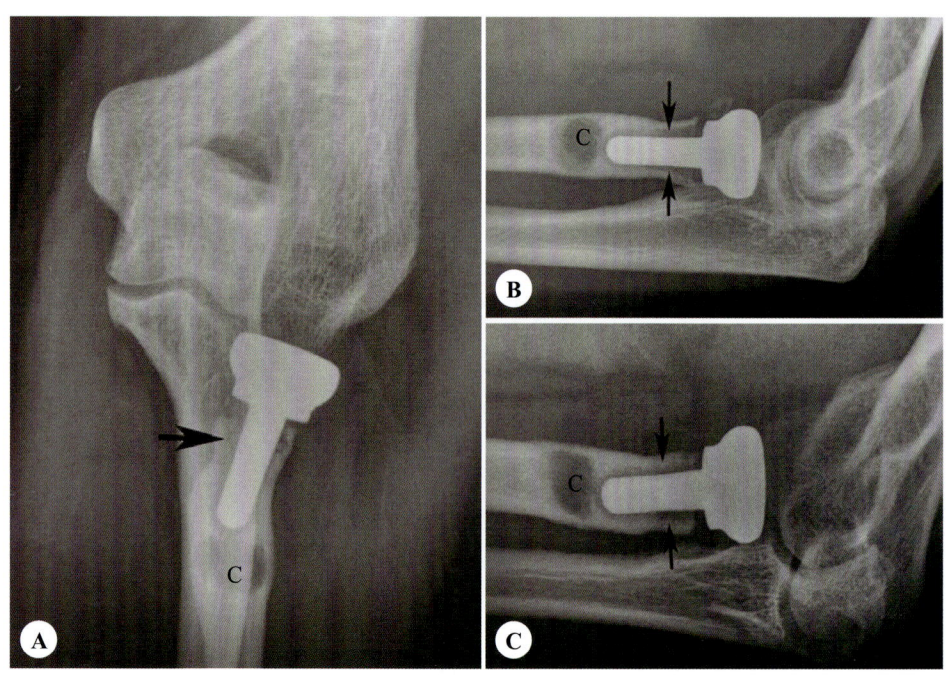

◀ 图6-1 肘关节正位（A）、侧位（B）和斜位（C）X线片显示压配型桡骨头假体松动
注意假体柄周围出现透亮区（箭），并在假体柄远端形成囊性变（C）

生率均低于压配固定假体[37-39]。这一研究结果说明，压配固定假体柄的骨长入不良，引起微动增加，最终导致假体松动。因此，压配型假体柄的设计需要进一步改进。此外，手术医师对假体的偏爱和熟悉程度也应成为假体选择的考虑因素。由于无菌性松动仍是桡骨头置换最常见的失败原因，因此应对患者进行长期、密切的影像随访。

桡骨头假体无菌性松动的治疗方法包括假体翻修（骨水泥柄或非骨水泥柄）、加长柄固定或假体取出旷置[40]。术前需要进行血清学检查和术中病原菌培养。假体（单极头或双极头）和固定方式（骨水泥或非骨水泥）的选择应根据假体设计和术中情况确定，如翻修手术中桡骨近端的解剖结构。其他可能的治疗方案还包括全肘关节置换术（肱尺关节炎的患者）和肱桡关节表面置换术（目前不可用）（流程图 6-1）[35]。

五、关节僵硬

关节僵硬是肘关节创伤或关节重建术后常见的并发症，发生病因较多，包括软组织挛缩、异位骨化（heterotopic ossification，HO）、关节内/关节外畸形愈合、骨不连、关节软骨丢失[41, 42]。具体到桡骨头置换术，导致关节僵硬的可能原因有桡骨头假体过大、假体松动移位、异位骨化、软组织挛缩。桡骨头置换术后关节僵硬是常见并发症，文献报道的发生率为20%[35]。在一项关于桡骨头置换术后因关节僵硬进行翻修手术的Meta分析研究中发现，松动接触假体的翻修率是压配固定假体的7倍（53个松动接触假体中20个翻修 vs. 47个压配固定假体中3个翻修；$P<0.01$）[35]。在20个因关节僵硬进行翻修的松动接触假体的患者中，单极头假体的翻修率高于双极头假体。

异位骨化即骨质异常增生，好发于肘关节，是引起关节外挛缩和肘关节僵硬的重要原因（图 6-2）[43]。据报道，肘关节创伤后HO的发生率高达89%[44]。HO也是桡骨头置换术后常见的并发症。Moro等发现30%的桡骨头置换病例并发HO，而Ha等报道，38%的桡骨头置换病例出现HO的迹象[15, 27]。这些病例中，有53%因异位骨化需要取出假体或接受翻修手术[27]。由于HO影响肘关节的临床功能，已有许多研究对HO的发生机制进行了探索，以防止术后异位骨化的形成。目前，非甾体抗炎药和放射治疗是防止HO的两种治疗方法。但是，这两种治疗方法的有效性还不能确定，而且这两种治疗方法也有一定的风险。NSAID已被证明在分子水平影响骨的形成，而放射治疗可能导致皮肤破溃和伤口愈合不佳。因此，根据现有文献，是否对创伤后桡骨头置换的患者给予预防性抗异位骨化治疗与主治医生的个性考虑相关，具有很大的差异性[45]。

桡骨头置换术后肘关节挛缩的手术适应证和手术方式取决于肘关节僵硬的程度、关节功能受损的程度和僵硬的病因（软组织、异位骨化、关节炎、假体问题）。不伴有骨关节炎的软组织挛缩、异位骨化和假体问题（松动、尺寸不当）所引起的关节僵硬，可通过关节囊松解术治疗。伴有轻到中度骨关节炎或异位骨化的肘关节僵硬患者，可采用软组织松解联合有限骨赘清理手术治疗。然而，重度骨关节炎患者则需要某种程度的关节置换术（筋膜组织间置术或全肘关节置换术）。在假体问题相关（假体松动、尺寸不当、假体相关关节炎）的肘关节僵硬患者中，治疗方法包括骨水泥或非骨水泥假体翻修、加长柄植入及假体取出（流程图 6-2）。

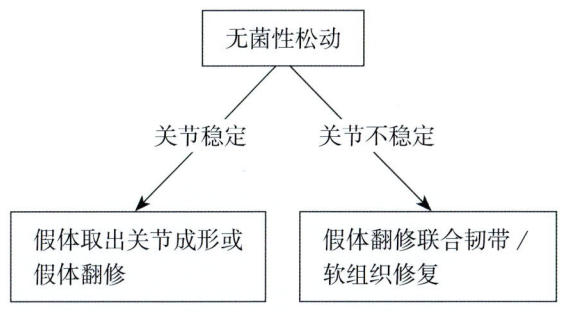

▲ 流程图 6-1 桡骨头置换术后出现无菌性松动的处置流程

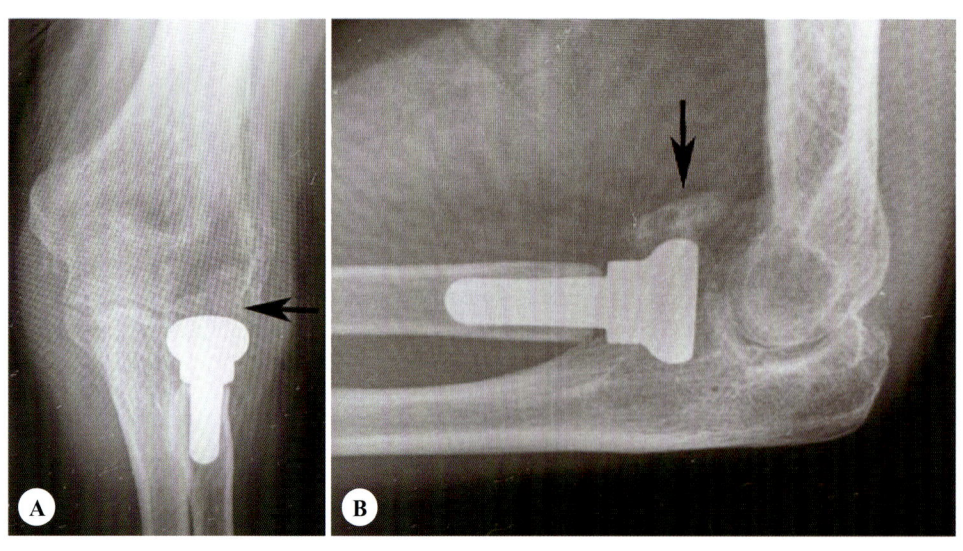

图 6-2 桡骨头置换术后异位骨化，形成非连接性骨桥（箭）
A. 正位片；B. 侧位片

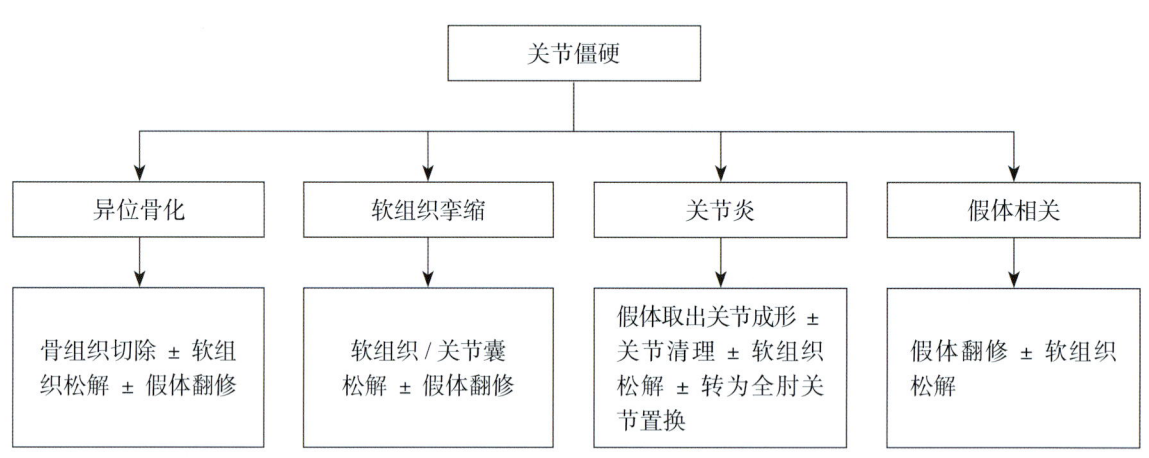

▲ 流程图 6-2 桡骨头置换术后出现肘关节僵硬的处置流程

六、技术失误和假体相关的失效

尽管桡骨头置换术已是系统、可复制的手术方法，但仍有几项技术要点需要关注。尤其要注意，恢复桡骨的解剖长度对肘关节的运动力学和负荷传导有重要影响，肘关节负荷向肱尺关节转移会引起直接的临床反应。Glabbeek 等在尸体标本上通过切除桡骨头来短缩或延长桡骨，研究了肘关节的运动力学和负荷传导[46]。研究结果表明，桡骨仅延长或短缩 2.5mm，就会影响肱桡、肱尺关节的接触压力和肘关节内外翻的稳定性。桡骨短缩还引起尺骨在内旋位时肘关节外翻松弛（图 6-3）。桡骨过度延长或肱桡关节过度填充则会引起肘内翻畸形，这一畸形在肘关节屈曲 30° 时最明显。桡骨延长超过 5mm 会引起严重的肱桡关节过度接触，从而导致关节感受器的不可逆性损伤，影响肘关节位置信息的传导。Cohn 等通过尸体解剖研究发现，超过 2mm 的桡骨延长就会导致不可耐受的肱桡关节负荷过载[47]。所有这些研究都清楚地表明，桡骨解剖长度微小的差异就会引起肘关节稳定性和应力传导的明显改变。

桡骨过度延长是桡骨头置换术中相对常见的并发症（图 6-4）。Burkhart 等随访了 19 例接受双极头桡骨头置换的患者，发现 2 例脱位和 1 例骨溶解患者均可归因于桡骨过长[29]。肘关节过度填

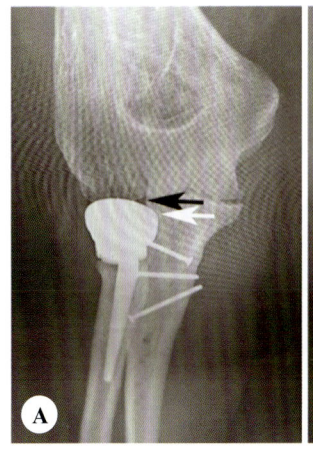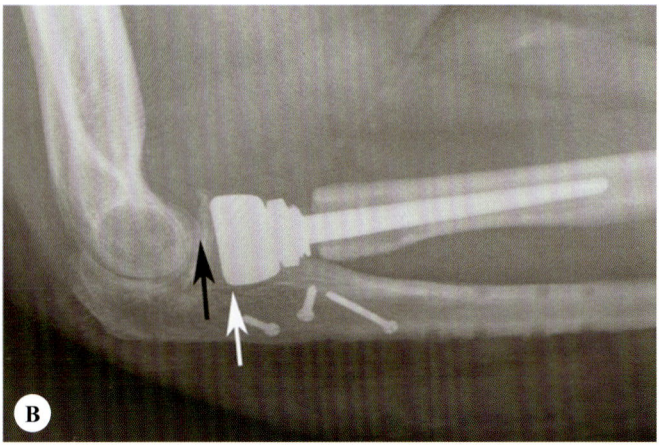

◀ 图 6-3 正位片（A）和侧位片（B）显示桡骨头假体偏小（白箭），导致其放置位置低于外侧冠突的近侧缘（黑箭）

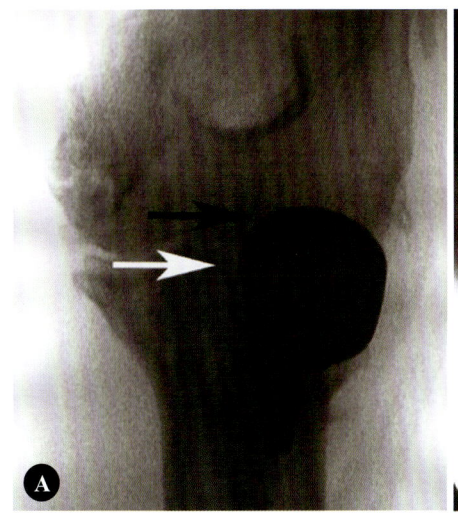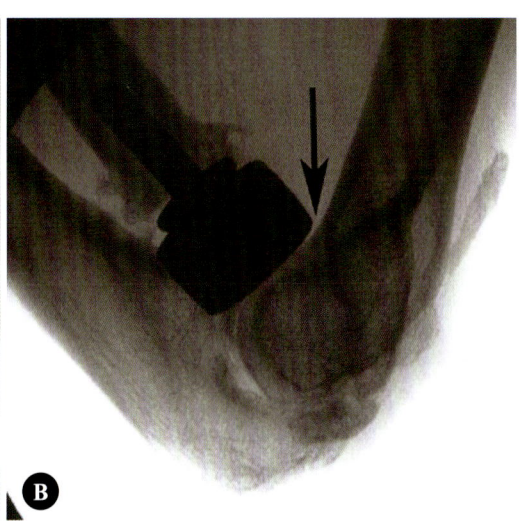

◀ 图 6-4 正位片（A）和侧位片（B）显示桡骨头假体偏大导致肱桡关节过度填充

A. 可以看到桡骨头假体的近侧缘（黑箭）已超过外侧冠突的近侧缘（白箭）；B. 桡骨头假体还会阻挡肘关节屈曲（黑箭）

充可能会引起疼痛、早期肱桡关节骨关节炎和关节僵硬。尸体标本研究表明，桡骨长度微小变化会引起明显的生物力学改变，但是很难确定直接因关节过度填充导致失败病例的确切百分比。但是，可以肯定，合适的桡骨头直径和桡骨长度对桡骨头置换术后临床结果的满意度至关重要。

假体桡骨头的大小通常以切除桡骨头或骨折块的大小为模板来确定。通过影像学确认关节过度填充时，对关节对称性依赖较大。桡骨头的近侧缘应与尺骨小乙状切迹的近端延伸部或冠突的外侧缘平齐（图 6-5）。手术中，由于该部位软骨较厚，透视下可见桡骨头假体在小乙状切迹最近侧缘近端 2mm 处[48]。此外，侧位片上，与对侧肘关节相比，肱尺关节间隙不能增宽，肱尺关节内侧间隙应平行[49]。

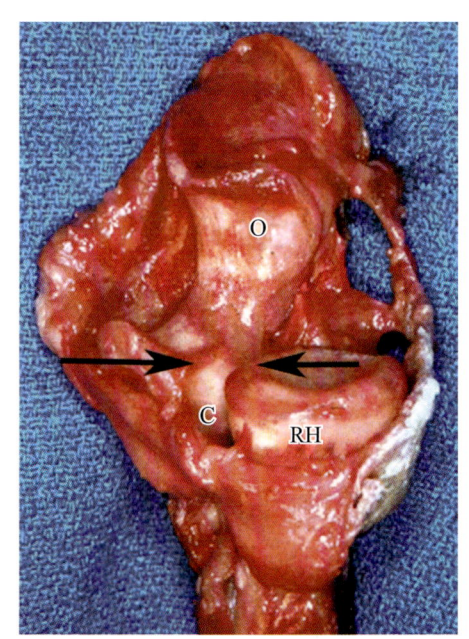

▲ 图 6-5 尸体标本显示外侧冠突（C）与桡骨头（RH）关节线平齐（箭）。O 为尺骨鹰嘴

其他的技术问题还包括，在韧带功能不全的肘关节患者中，进行桡骨头置换的同时未能修复损伤的韧带。正如之前的讨论，桡骨头是肘关节轴向应力和侧后方应力的次级稳定结构。因此，当并发韧带损伤时，进行桡骨头置换而不修复韧带可引起肘关节后外侧不稳定（图 6-6）[50]。Allavena 在一项双极头假体的研究中发现，在 22 名患者中，6 名患者在 X 线上表现为持续的后外侧半脱位，3 名患者需要翻修手术修复韧带或关节囊[51]。复发性肘关节不稳定是桡骨头置换失败常见的临床表现。Laumonerie 进行的文献回顾发现，在 80 例桡骨头置换患者中，有 9 例因严重的肘关节不稳定需要翻修[18]。因此，手术医生必须严格评估肘关节的韧带情况，并在桡骨头置换同时，做好韧带重建的准备。

单极头和双极头假体均有独立的假体柄和假体头组件，允许不同规格的头和柄进行组合安装。而头-柄分离是模块化组合假体比较少见的需要翻修的并发症（图 6-7）。可能的原因是假体组件的规格不适合、肘关节残留不稳定导致关节活动度过大、机械连接问题导致的机械性失败。

技术失误或假体所致手术失败的病例，其手术指征和手术方案取决于失败的类型。因关节过度填充或假体过长导致的失败病例，如果没有出现肱桡关节骨关节炎或关节不稳，可选择使用适当规格的假体翻修或假体取出。而对于出现肱桡关节骨关节炎的病例，可使用更小号假体或假体取出关节旷置。对于桡骨头置换术后肘关节后外侧不稳定的病例，则需修复或重建外侧副韧带。因假体脱位或断裂导致的失败病例，通常需要翻修或假体取出关节旷置。在翻修病例中，所用假体的类型（标准柄 vs. 长柄）和固定方式（骨水泥 vs. 非骨水泥）取决于翻修手术中桡骨近端的情况（流程图 6-3）。

七、肱桡关节骨关节炎

肱桡关节承受了约 60% 的肘关节传导应力，这表明其对骨关节炎具有易感性[52]。正如 Glabbeek 和 Cohn 所描述，桡骨头置换术中，对任何桡骨长度的变化都会显著改变肱桡关节和肱尺关节的压力，从而引起关节早期磨损和关节炎

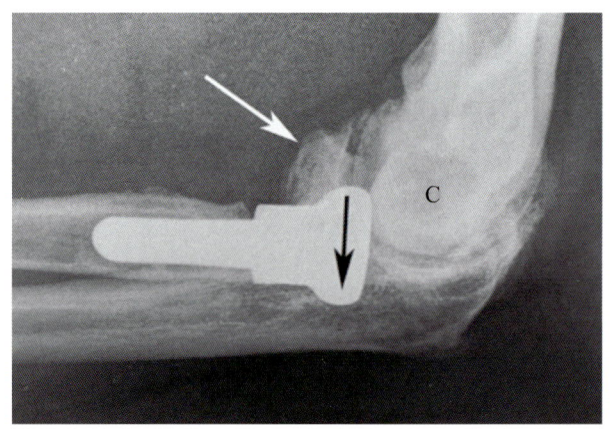

▲ 图 6-6　侧位片显示残留桡骨头后方半脱位（黑箭），可以看到肘关节周围有明显关节炎表现（白箭）。C 为肱骨小头

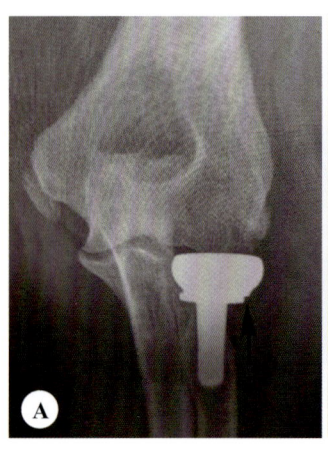
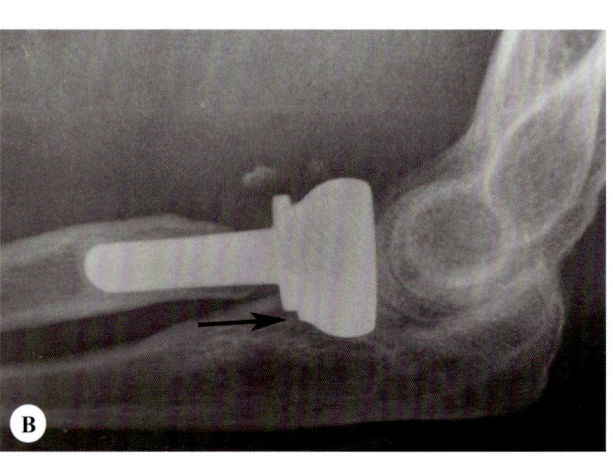

◀ 图 6-7　正位片（A）和侧位片（B）显示假体头相对于假体柄出现松动

假体头相对于假体柄向外侧（A）和后方（B）轻微移位（箭）

病变[46, 47]。肱桡关节骨关节炎是桡骨头置换术后常见的继发性改变，在一些患者中会出现严重的术后疼痛。据报道，70% 桡骨头置换的患者会出现肱桡关节骨关节炎[15]。在一项由 Ha 等进行的研究中发现，244 名桡骨头置换的患者中，28% 出现肱桡关节骨关节炎，并且单极头假体比双极头假体更常见[25]。双极头假体的设计目的是提高肱桡关节的匹配度，因此可能会减轻对肱骨小头的磨损。然而，Popovic 等报道，在双极头假体患者中，仍然有 58% 的患者出现肱骨小头磨损，这说明双极头假体对肱骨小头磨损的发生率没有影响[37]。

肱桡关节骨关节炎可以获得预期的治疗。如果患者症状进展并开始显著影响生活质量，可选择的治疗方案包括减小假体头、肱桡关节表面置换（目前尚不可用）、肘肌或异体跟腱间置关节置换术，或转为全肘关节置换术（严重肱尺关节炎病例）（流程图 6-4）[53, 54]。

（一）感染

深部感染是桡骨头置换术后罕见但灾难性的并发症。Laumonerie 等报道，在 80 例桡骨头置换病例中，出现 3 例深部感染患者，这 3 例患者最后都接受了假体取出翻修手术[18]。Neuhaus 等对 14 例翻修病例的研究发现，有 2 例是由慢性深部感染引起的[55]。然而，在 Cristofaro 的研究中，119 例桡骨头置换患者中，仅有 1 例因深部感染需要进行翻修手术[33]。

与其他关节置换术类似，桡骨头置换术后假体周围感染也分为早期感染和晚期感染。早期感染通常发生在术后 3 周内，与手术技术、无菌技术、手术时间、伤口缝合、伤口愈合、开放性骨折、围术期抗生素使用等因素相关[56]。如果术后出现急性深部感染，在保留假体的情况下，需要彻底清创、冲洗。清创手术后通常需要为期 6 周的病原微生物敏感性抗生素辅助治疗。事实上，更为常见的是浅层感染，这类感染通常可以通过

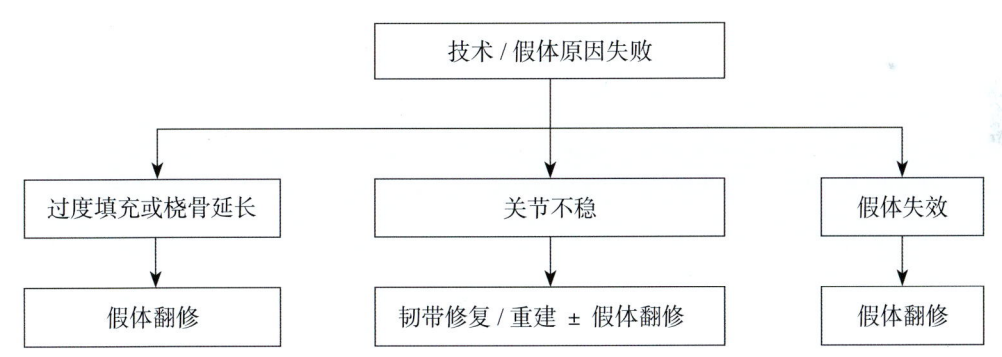

▲ 流程图 6-3　技术失误或假体原因导致的置换手术失败的处置流程

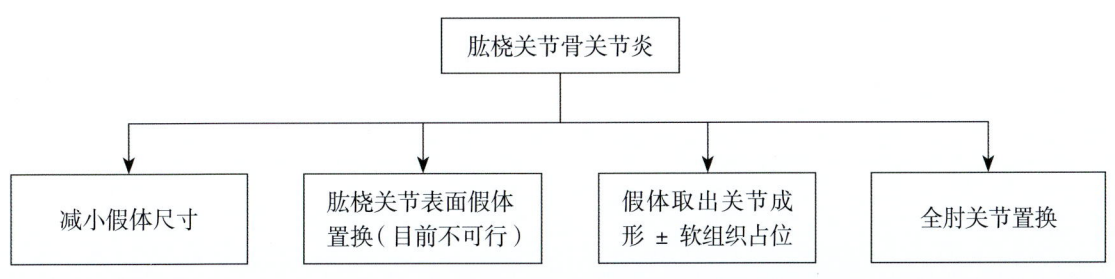

▲ 流程图 6-4　置换术后肱桡关节骨关节炎的处置流程

短疗程口服抗生素治疗。亚急性感染最好的治疗方法可能是在取出或保留假体的情况下，植入抗生素间质体；如果残留关节不稳，可二期进行假体更换。

晚期假体周围感染是更为严重的临床治疗挑战。目前还没有单独桡骨头翻修的文献报道，但在全肘关节置换术后翻修的文献中，金黄色葡萄球菌是肘关节假体周围感染最常见的病原菌[57]。晚期感染通常继发于菌血症或病原菌通过皮肤伤口或肢体创伤直接种植。由于骨科内植物表面会形成细菌膜，慢性感染通常需要更换桡骨头假体，可以选择植入或不植入抗生素-骨水泥间质体，术后进行静脉抗生素治疗一个疗程后，再根据情况进行二期假体翻修手术（流程图6-5）。

（二）桡骨头置换手术失败

桡骨头假体失效后的翻修需要考虑诸多的具体情况，使翻修手术面临很多挑战。需要考虑的情况包括但不限于年龄、活动水平、症状/疼痛表现、桡骨近端骨储备、肱骨头表面软骨的质量、是否合并肱尺关节骨关节炎、骨水泥型或压配型假体、手术医生的偏好及对翻修手术的熟练程度等。有多种翻修手术方案可供选择，包括假体取出关节旷置、桡骨头假体更换、转为全肘关节置换、转为部分肘关节置换或肱桡关节表面置换。根据有关翻修的文献报道，69%的翻修手术为取出假体关节旷置，25%为更换桡骨头假体，3%改为全肘关节置换，3%改为肱桡关节或部分肘关节置换[35]。

在确定最佳翻修治疗方案时，需要考虑肘关节的稳定性。更换桡骨头假体来稳定肘关节后，可以促进侧副韧带的愈合[9, 58]。如果韧带已愈合，取出假体是安全的，因为这时很难再出现肘关节半脱位或脱位。由于先前的研究表明，桡骨头切除术后患者的肘关节功能满意，因此在肘关节和前臂稳定的前提下，取出假体进行关节旷置治疗是合理的[59]。

如果存在持续韧带不稳，则需要转为更换桡骨头假体或转为全肘关节置换。目前在桡骨头置换失败病例的处理方案上，还没有明确的共识；此外，翻修手术需要考虑更多的患者个性化因素[60]。

桡骨头置换术是一项不断发展的技术，这一技术为桡骨头和桡骨颈损伤提供了治疗选择。尽管有多种不同的假体类型和固定方式可供选择，但目前仍然无法确定最佳的治疗方案。桡骨头置换术的短、中期疗效肯定，但该手术仍然是一个复杂的过程，需要注意手术细节。熟悉患者的特征、受伤模式、影像参数和假体参数，可以提高临床疗效，减少并发症的发生。

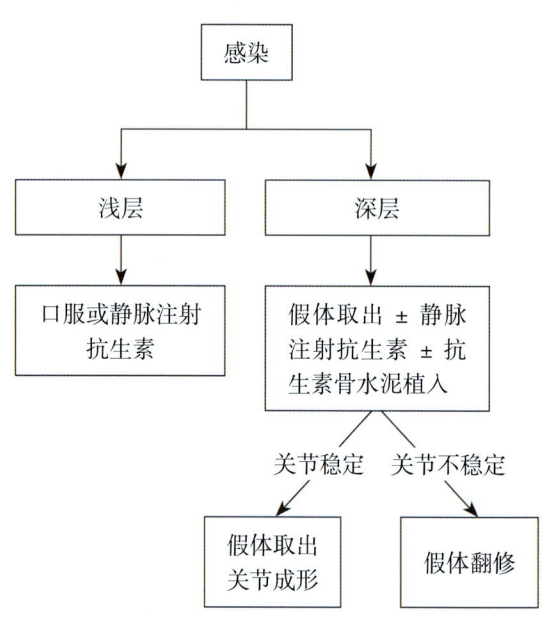

▲ 流程图 6-5 置换术后关节感染的处置流程

参考文献

[1] Mason M. Fractures of the head of the radius. Br J Surg. 1954;42:123–32.
[2] Tejwani NC, Mehta H. Fractures of the radial head and neck: current concepts in management. J Am Acad Orthop Surg. 2007;15:380–7.
[3] Swensen SJ, et al. Maximizing outcomes in the treatment of radial head fractures. J Orthop Traumatol. 2019;20:15.
[4] Johnston GW. A follow-up of one hundred cases of fracture of the head of the radius with a review of the literature. Ulster Med J. 1962;31:51–6.
[5] Broberg MA, Morrey B. Results of treatment of fracture-dislocations of the elbow. Clin Orthop Relat Res. 1987;216:109–19.
[6] Hotchkiss R, Displaced N. Fractures of the radial head: internal fixation or excision? J Am Acad Orthop Surg. 1997;5:1–10.
[7] Struijs PAA, Smit G, Steller EP. Radial head fractures: effectiveness of conservative treatment versus surgical intervention. Arch Orthop Trauma Surg. 2007;127:125–30.
[8] Guzzini M, et al. Nonsurgical treatment of Mason type II radial head fractures in athletes. A retrospective study. G di Chir. 2016;37:200–5.
[9] Ring D, Quintero J, Jupier J. Open reduction and internal fixation of fractures of the radial head. J Bone Jt Surg. 2002;84A:1811–5.
[10] Herbertsson P, et al. Fractures of the radial head and neck treated with radial head excision. J Bone Jt Surg. 2004;86:1925–30.
[11] Morrey B, Tanaka S, An K. Valgus stability of the elbow. Clin Orthop Relat Res. 1991;265:187–95.
[12] Beingessner DM, Dunning CE, Gordon KD, Johnson JA, King GJW. The effect of radial head excision and arthroplasty on elbow kinematics and stability. J Bone Jt Surg. 2004;86:1730–9.
[13] Ikeda M, Oka Y. Function after early radial head resection for fracture: a retrospective evaluation of 15 patients followed for 3–18 years. Acta Orthop Scand. 2000;71:191–4.
[14] Harrington IJ, Sekyi-Otu A, Barrington TW, Evans DC, Tuli V. The functional outcome with metallic radial head implants in the treatment of unstable elbow fractures: a long-term review. J Trauma Inj Infect Crit Care. 2001;50:46–52.
[15] Moro JK, Werier J, MacDermid JC, Patterson SD, King GJW. Arthroplasty with a metal radial head for unreconstructible fractures of the radial head. JBJS. 2001;83:1201–11.
[16] Ruan HJ, Fan CY, Liu JJ, Zeng BF. A comparative study of internal fixation and prosthesis replacement for radial head fractures of Mason type III. Int Orthop. 2009;33:249–53.
[17] Chen X, et al. Comparison between radial head replacement and open reduction and internal fixation in clinical treatment of unstable, multi-fragmented radial head fractures. Int Orthop. 2011;35:1071–6.
[18] Laumonerie P, et al. The minimum follow-up required for radial head arthroplasty: a meta-analysis. Bone Jt J. 2017;99B:1561–70.
[19] Laumonerie P, et al. Radial head arthroplasty: a historical perspective. Int Orthop. 2019;43:1643–51.
[20] Speed K. Ferrule caps for the head of the radius. Surg Gynecol Obs. 1941;73:845–50.
[21] Swanson AB, Jaeger SH, La Rochelle D. Comminuted fractures of the radial head. The role of silicone implant replacement arthroplasty. J Bone Jt Surg. 1981;63A:1039–49.
[22] Worsing R, Engbera W, Lange T. Reactive synovitis from particular Silastic. J Bone Jt Surg. 1982;64A:581–5.
[23] Mayhall WST, Tiley FT, Paluska DJ. Fracture of silastic radial-head prosthesis. Case report. J Bone Jt Surg Ser A. 1981;63:459–60.
[24] Gauci MO, Winter M, Dumontier C, Bronsard N, Allieu Y. Clinical and radiologic outcomes of pyrocarbon radial head prosthesis: midterm results. J Shoulder Elb Surg. 2016;25:98–104.
[25] Petscavage JM, Ha AS, Chew FS. Radiologic review of total elbow, radial head, and capitellar resurfacing arthroplasty. Radiographics. 2012;32:129–49.
[26] Stuffmann E, Baratz ME. Radial head implant arthroplasty. J Hand Surg Am. 2009;34:745–54.
[27] Ha AS, Petscavage JM, Chew FS. Radial head arthroplasty: a radiologic outcome study. Am J Roentgenol. 2012;199:1078–82.
[28] Chanlalit C, Shukla DR, Fitzsimmons JS, An KN, O'Driscoll SW. Stress shielding around radial head prostheses. J Hand Surg Am. 2012;37:2118–25.
[29] Burkhart KJ, et al. Mid-to long-term results after bipolar radial head arthroplasty. J Shoulder Elb Surg. 2010;19:965–72.
[30] Bonnevialle N. Radial head replacement in adults with recent fractures. Orthop Traumatol Surg Res. 2016;102:S69–79.
[31] Van Riet RP, Sanchez-Sotelo J, Morrey BF. Failure of metal radial head replacement. J Bone Jt Surg. 2010;92:661–7.
[32] Duckworth AD, Wickramasinghe NR, Clement ND, Court-Brown CM, McQueen MM. Radial head replacement for acute complex fractures: what are the rate and risks factors for revision or removal? Clin Orthop Relat Res. 2014;472:2136–43.
[33] Cristofaro CD, et al. High risk of further surgery after radial head replacement for unstable fractures: longer-term outcomes at a minimum follow-up of 8 years. Clin Orthop Relat Res. 2019;477:2531–40.
[34] Reinhardt, D., Toby, E. B. & Brubacher, J. Reoperation rates and costs of radial head arthroplasty versus open reduction and internal fixation of radial head and neck fractures: a retrospective database study. Hand. 2019. https://doi.org/10.1177/1558944719837691.
[35] Viveen J, et al. Why does radial head arthroplasty fail today? A systematic review of recent literature. EFORT Open Rev. 2019;4:659–67.
[36] Flinkkilä T, Kaisto T, Sirniö K, Hyvönen P, Leppilahti J. Short-to midterm results of metallic press-fit radial head arthroplasty in unstable injuries of the elbow. J Bone Jt Surg Ser B. 2012;94(B):805–10.
[37] Popovic N, Lemaire R, Georis P, Gillet P. Midterm results with a bipolar radial head prosthesis: radiographic evidence of loosening at the bonecement interface. J Bone Jt Surg-Ser A. 2007;89: 2469–76.
[38] Dotzis A, Cochu G, Mabit C, Charissoux JL, Arnaud JP. Comminuted fractures of the radial head treated by the Judet floating radial head prosthesis. J Bone Jt Surg Ser B. 2006;88:760–4.
[39] Doornberg JN, Parisien R, Van Duijn PJ, Ring D. Radial head arthroplasty with a modular metal spacer to treat acute traumatic elbow instability. J Bone Jt Surg. Ser. A. 2007;89:1075–80.
[40] O'Driscoll S, Herald J. Forearm pain associated with loose radial head prosthesis. J Shoulder Elb Surg. 2012;21:92–7.
[41] Mellema JJ, Lindenhovius ALC, Jupiter JB. The posttraumatic stiff elbow: an update. Curr Rev Musculoskelet Med. 2016;9:190–8.
[42] Veltman ES, Doornberg JN, Eygendaal D, van den Bekerom MPJ. Static progressive versus dynamic splinting for posttraumatic elbow stiffness: a systematic review of 232 patients. Arch Orthop Trauma Surg. 2015;135:613–7.
[43] Salazar D, Golz A, Israel H, Marra G. Heterotopic ossification of the elbow treated with surgical resection: risk factors, bony ankylosis, and complications. Clin Orthop Relat Res. 2014;472:2269–75.
[44] Yang YJ, et al. A meta-analysis of risk factors for heterotopic ossification after elbow trauma. Int J Clin Exp Med. 2016;9:5308–17.
[45] Bowman SH, Barfield WR, Slone HS, Shealy GJ, Walton ZJ. The clinical implications of heterotopic ossification in patients treated with radial head replacement for trauma: a case series and review of the literature. J Orthop. 2016;13:272–7.
[46] Van Glabbeek F, et al. Detrimental effects of overstuffing or understuffing with a radial head replacement in the medial collateral-ligament deficient elbow. J Bone Jt Surg. 2004;86:2629–35.
[47] Cohn M, Glait SA, Sapienza A, Kwon YW. Radiocapitellar joint

contact pressures following radial head arthroplasty. J Hand Surg Am. 2014;39: 1566–71.
[48] Kim HM, Roush EP, Kiser C. Intraoperative fluoroscopic assessment of proper prosthetic radial head height. J Shoulder Elb Surg. 2016;25:1874–81.
[49] Athwal GS, et al. Determination of correct implant size in radial head arthroplasty to avoid overlengthening: surgical technique. J Bone Jt Surg Ser A. 2010;92:250–7.
[50] Marinelli A, Guerra E, Ritali A, Cavallo M, Rotini R. Radial head prosthesis: surgical tips and tricks. Musculoskelet Surg. 2017;101: 187–96.
[51] Allavena C, et al. Outcomes of bipolar radial head prosthesis to treat complex radial head fractures in 22 patients with a mean follow-up of 50 months. Orthop Traumatol Surg Res. 2014;100:703–9.
[52] Halls AA, Travill A. Transmission of pressures across the elbow joint. Anat Rec. 1964;150:243–7.
[53] Rahmi H, et al. Clinical outcomes of anconeus interposition arthroplasty after radial head resection in native and prosthetic radial heads. J Shoulder Elb Surg. 2018;27:S29–34.
[54] Factor S, et al. Radial head excision and Achilles allograft interposition arthroplasty for the treatment of chronic pediatric radiocapitellar pathologies: a report of four cases. Shoulder Elb. 2020:1758573219897859. https://doi.org/10.1177/1758573219897859.
[55] Neuhaus V, et al. Radial head prosthesis removal: a retrospective case series of 14 patients. Arch Bone Jt Surg. 2015;88:88–93.
[56] Wang X, Fukui K, Yokoyama M, Tsuchiya M, Kaneuji A. Postoperative infection of elbow joint replacement. Transl Surg. 2013;3:57–61.
[57] Kunutsor SK, Beswick AD, Whitehouse MR, Blom AW. One-and two-stage surgical revision of infected elbow prostheses following total joint replacement: a systematic review. BMC Musculoskelet Disord. 2019;20:1–9.
[58] Kachooei AR, et al. Intraoperative physical examination for diagnosis of interosseous ligament rupture-cadaveric study. J Hand Surg Am. 2015;40:1785–1790.e1.
[59] Antuña SA, Sánchez-Márquez JM, Barco R. Long-term results of radial head resection following isolated radial head fractures in patients younger than forty years old. J Bone Jt Surg Ser A. 2010;92:558–66.
[60] Kachooei AR, Baradaran A, Ebrahimzadeh MH, van Dijk CN, Chen N. The rate of radial head prosthesis removal or revision: a systematic review and meta-analysis. J Hand Surg Am. 2018;43:39–53.e1.

第三篇　全腕关节置换术
Total Wrist Arthroplasty

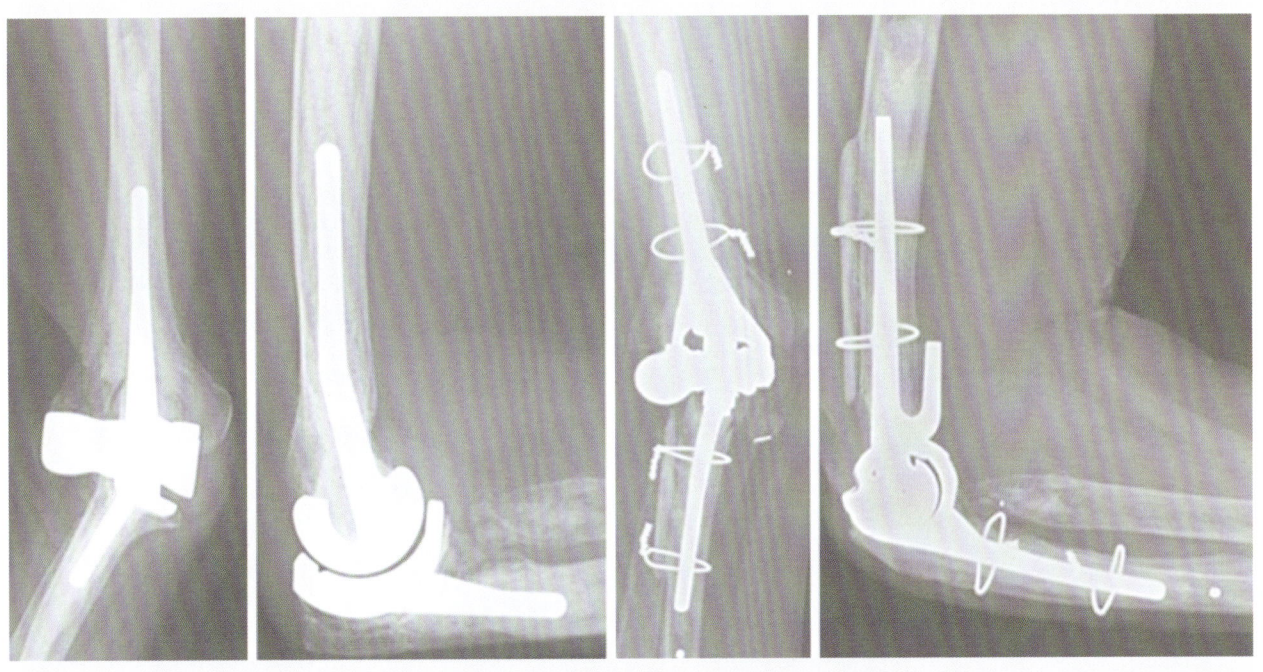

第 7 章　全腕关节置换术的设计考量
Design Considerations for Total Wrist Arthroplasty

Susanne M. Roberts　Joseph J. Crisco Ⅲ　Scott W. Wolfe　著
蔡兴博　译

全腕关节置换术（total wrist arthroplasty，TWA）的发展历史充满了挫折，并在各种挫折中不断发展。尽管全腕关节假体设计的早期存在失败，但在过去的 3 年中经过一系列的反复修改，提高了假体的耐用性，并减少了并发症。清晰地了解 TWA 设计的演变过程对现有假体的使用和研发是极为重要的，并为推动下一代全腕关节假体的设计提供重要的理论依据。

最早报道的切除性关节置换术是由普鲁士军医 Johann Ulrich Beyer 在 1762 年实施的。然而，最早的植入式关节置换术是由德国医生 Themistocles Gluck 在 1890 年实施的。Gluck 为一名 19 岁的腕关节结核患者进行了 TWA 手术，使用了一个球窝式设计的象牙假体，假体的掌骨侧和尺桡骨侧各有两个钉子。使用象牙作为假体材料，是因为设计者认为象牙在骨中产生的炎症反应最小。据报道，该患者的疼痛得到了很好的缓解，并获得了令人满意的活动度，但腕关节最终发展成为慢性结核性瘘管并造成手术失败[1]。从那时起，TWA 在生物相容性、运动学、软组织管理和固定方面逐渐取得了重要进展。这些改革已经逐渐改善了 TWA 的临床疗效、生存率，并降低了并发症的发生率。研究假体在体内的性能有助于我们开发出适用范围更广泛、更耐用的腕关节假体。

一、第一代假体

Swanson 在 1967 年设计了第一个被广泛使用的全腕关节假体。与目前较为成熟的掌指关节假体相似，这种设计的特点是，假体是一体杆状的，由远端柄、近端柄和柔软的硅胶铰链组成[2]。假体主要作为旷置物，在近排腕骨切除后维持桡腕高度。假体的近端柄插入桡骨，远端柄插入头状骨和第三掌骨。柄的近端和远端均未固定，使其在髓腔的掌屈 – 背伸过程中做"活塞"运动[3]。后来的假体使用了更短、更宽的假体柄并带有金属扣，目的是为了保护假体柄免受因骨磨损造成的磨损和断裂（图 7-1A）。

这种假体在缓解疼痛和改善活动范围方面的早期疗效是可观的。Swanson 对 129 名患者的 170 个腕关节硅胶假体进行了术后 4 年的回顾性研究，研究显示 90% 的患者疼痛得到完全缓解。活动范围平均为掌屈 34°，背伸 26°。尽管如此，仍有 25 个腕关节（14%）需要行翻修术，其中 9 个是因为假体断裂，其余的是因为肌力失衡和滑膜炎[5]（图 7-1B）。Fatti 等对 42 名患者的 53 个 Swanson 假体进行了短期的随访，也报道了类似的结果。在随访时间低于 2.5 年的患者中，77% 的患者效果良好或极好，而随访时间超过 2.5 年的患者中，仅有 61% 的患者效果良好或极好[6]。同一作者的长期研究结果显示，硅胶滑膜炎、假体骨折和肌力失衡等常见的并发症正在使结局不断恶化。根据一份对 39 个腕关节进行的平均 5.8 年的随访研究报道显示，只有 26% 的人有良好或出色的疗效。14 例假体（36%）发生了假体骨折，其中 9 例

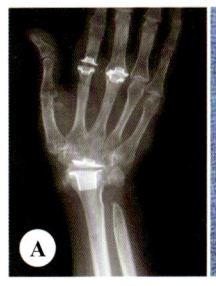
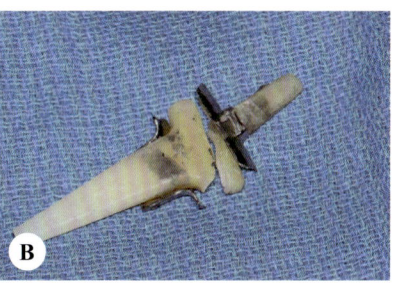

▲ 图 7-1　A. 一个带扣的一体式 Swanson 硅胶腕关节假体；B. 铰链和远端柄连接处断裂后取出的硅胶腕关节假体
经许可转载，引自 Rizzo.[4]

需要翻修[7]。

Jollye 及其同事进行的一项随访 6 年的研究显示，患者的假体骨折率为 52%。这些骨折通常发生在假体的远端柄和腕关节与第三掌骨的连接处[8]。尺侧偏移和尺侧骨质缺失是假体柄骨折常见的表现，强调了肌力平衡对假体植入成功的重要性。据报道，有 30% 的人患有硅胶滑膜炎，并被认为是由硅胶颗粒磨损引起的[9]。影像学上表现为假体周围的囊性改变和骨质溶解，在组织病理学上则表现为由硅胶碎屑引起的异物反应。

很明显，单自由度的（掌屈 – 背伸）铰链装置与人类腕关节的复杂灵活性不匹配，导致假体承受极大的压力，从而产生磨损颗粒和骨折。尽管存在这些并发症，但它们与临床预后的关系尚不清楚。Kistler 及其同事对 27 个 Swanson 假体进行了至少 10 年的随访，发现 19 名患者尽管存在明显的假体骨折和硅胶滑膜炎，但仍获得了良好或出色的疗效[10]。与掌指关节和近侧指间关节的铰链关节置换术类似，那些未出现并发症的 Swanson 假体仍然能够缓解疼痛，并且为患者维持了一个 43° 的掌屈 – 背伸弧度。作者得出结论，硅胶假体对于类风湿关节炎伴有严重畸形或骨质侵蚀的需求较低的老年患者仍然是一个合理的选择。

二、第二代假体

随着金属对聚乙烯全髋关节和膝关节置换术的发展，人们试图将第二代 TWA 假体成功应用在腕关节上。这一代假体的 2 个代表性例子是 Meuli 假体（1970 年）（图 7-2）和 Volz 假体（1973 年）。这一代产品的缺点可以归结为它们无法重现正常的腕关节运动，导致骨与假体界面产生高应力，从而导致组件松动、脱位和掌骨的假体周围骨折。

Meuli 的最初设计包括一个聚酯球窝和用于第二和第三掌骨远端固定的可锻造金属叉。桡骨组件是非骨水泥固定型的。远端组件金属叉可以弯曲，以使其旋转中心（center of rotation，COR）更靠近掌侧。它的第二次和第三次迭代分别为超高分子量聚乙烯和偏心叉，以使 COR 更偏向尺侧[11]。Meuli 对自己的 41 个首创假体的研究表明，有 15 个假体植入失败需要翻修手术。这主要归因于错误的定位假体的中心，腕关节假体与正常腕关节 COR 的重合被认为是至关重要的[12]。随后对 45 名 MeuliⅢ 假体植入术后的患者进行平均 4.5 年的随访研究，研究发现 49 个腕关节中的 11 个因组件松动而失败，都是由腕关节组件安装位置偏移引起的[13]。Vogelin 和 Nagy 对三种 Meuli 假体设计的研究表明，大多数失败的原因是远端组件的松动和掌骨穿孔[14]。Cooney 回顾了梅奥诊所对 140 个 Meuli 假体的手术经验，结果表明其翻修率

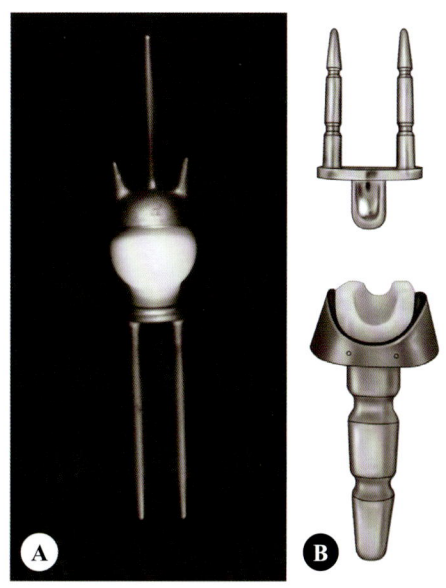

▲ 图 7-2　A. MeuliⅢ 假体；B. Volz 假体（待定图）

为 33%。并发症包括脱位占 8.6%，松动占 2.9%，以及软组织挛缩占 12.1%。作者认为这种假体的失败主要是由三个因素造成的：腕关节组件安装位置偏移、假体固定的问题和软组织失衡。他们最终不建议使用这种方法，因为它存在很高的并发症发生率[15]。

从设计的角度来看，我们现在知道，正常的腕关节在不同的运动平面上有一个移动的旋转中心（掌屈 – 背伸、尺偏桡偏和掷镖运动），并且旋转轴会根据运动的方向（冠状 / 矢状或耦合运动）而改变[16, 17]。Meuli 认为腕关节是一个双轴关节，头状骨头部有一个固定的旋转中心[12]。他认为他的球窝式设计是"非限制性"的，这在技术上是正确的。但正常的腕关节不是简单的球窝，正常腕关节运动的相当大的平移作用力必须转移到假体与骨的界面上。此外，球窝不像普通腕关节那样限制轴向的旋转。因此，每一种 Meuli 假体的设计都有很高的失败率，主要发生在远端组件的固定失败上。

在 Meuli 的最初设计发布后不久，Robert G.Volz 在亚利桑那州医疗中心研发了一个假体，该假体是一个半约束性的钴铬合金聚乙烯假体。Volz/AMC 假体包括一个通过头状骨进入第三掌骨的掌骨组件，有两个不同旋转半径的钴铬合金半球形关节，可以进行更多的掌屈和背伸，而不仅仅是桡偏和尺偏。这种关节的设计是为了限制轴向的旋转。骨水泥的桡骨组件有一个聚乙烯凹面[18]。Volz 强调了软组织平衡对假体成功的重要性。Volz 早期对 45 名患者的 50 个假体进行了 6～34 个月的随访研究，结果显示效果良好，没有感染、松动或疼痛增加的报道。2 例术中即刻脱位归因于收缩的掌侧关节囊未完全松解。最普遍的并发症是尺侧偏移，这归因于桡骨组件的尺侧沉降，以及随之而来的 COR 移位。作者建议将尺侧腕伸肌腱转移至第四掌骨基底，以减少假体上的尺侧力矩。在 Volz 后来的一项研究中，25 个用于治疗类风湿关节炎患者的假体表现出良好的疗效，在 6 个月

至 6.7 年的随访期间没有出现松动、脱位或失衡等并发症[19]。Gellman 等回顾了他们在 14 个腕关节上的手术经验，研究显示有 7 名患者的组件移位和影像学上的松动，其中有 2 名脱位。这些并发症归因于软组织失衡和无法与正常的腕关节运动学相匹配[20]。

Figgie、Ranawat 和 Inglis 随后推出了他们的"松散铰链"球窝式 Trispherical 假体（图 7-3）。他们的设计包括一个球形头与高密度聚乙烯掌骨窝相衔接的桡骨组件，并由一个松散的轴约束连接，主要是在桡尺方向上。轴主要是允许掌屈 – 背伸，而铰链的半约束性允许尺桡骨运动和复合运动，同时减少对假体的压力。掌骨组件由大的第三掌骨柄和插入舟状骨和第二掌骨的较小的偏置掌骨柄组成。桡骨组件向掌侧倾斜 12°，桡骨柄向桡侧偏移，目的是恢复腕骨 COR 到头状骨近端的位置[21]。两个组件都是通过骨水泥固定的。在他们回顾性研究 35 个平均随访 9 年的病例时，有 7 名患者出现假体松动，3 名患者出现腕关节组件移位[22]。他们的后续研究表明，在 87 个腕关节中，有 8 个失败，其中 6 个是机械性失败，归因于腕关节组件的松动和背侧穿孔。最终，虽然半约束式具有一个移动的 COR，但这些机制不能复制正常的腕关节运动，这可能是失败的原因。

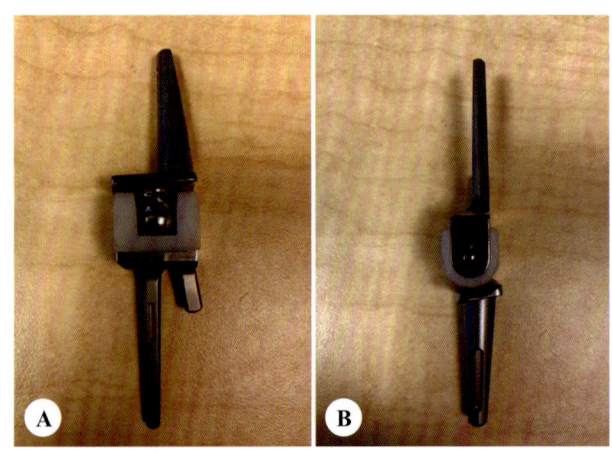

▲ 图 7-3　A. 带有松散铰链的球窝式 Trispherical 假体；B. Trispherical 假体的侧视图，注意桡骨组件向掌侧倾斜 12°

三、第三代假体

第三代假体在前几代的基础上进行了改进，目的是最大限度地减少骨质切除，再现健康腕关节的正常运动学，从而提高耐用年限。这一代主要有三种假体，即 Biaxial 假体、Universal 和 Freedom 相关的假体、Remotion 假体。这些假体本质上都是用一个非连接的半限制性的关节形状来取代桡腕关节。这一代假体有几个共同的特点：非连接的、椭圆体形的或曲面的关节，腕关节组件采用螺钉固定，假体柄使用多孔涂层。

Biaxial 假体是一种在高密度聚乙烯上非限制性的钴铬合金假体（图 7-4）。腕关节组件在第三掌骨上有一个主柄，在小多角骨上有一个副柄，以提高旋转的稳定性。该假体有一个椭圆体形状的金属头，与桡骨组件上的凹形聚乙烯关节面相衔接。这种椭圆体形状的设计是为了与主要的双轴桡腕关节运动相匹配。桡骨组件向尺侧和掌侧偏移，以试图模拟原生的 COR[11]。Cobb 和 Beckenbaugh 对 57 例患者进行了一项平均随访时间为 6.5 年的回顾性研究，发现他们在疼痛、活动范围和握力方面均有改善。他们报道了 6 例手术并发症，其中大多数涉及第三掌骨干的穿孔。报道了 11 例失败案例，其中包括 8 例腕骨组件的松动[23]。Rizzo 和 Beckenbaugh 还回顾了他们在一个由 17 名患者组成的小型队列中的经验。他们担心延长的第三掌骨柄会增加骨/假体的压力，并且在技术上难以插入[24]。Takwale 等对一项包含 76 个假体的研究发现，在背伸位置没有对准第三掌骨干会导致腕骨组件的松动和移位[25]。鉴于远端组件松动的比例很高，作者建议这种假体仅用于需求非常低的患者，并进行密切随访。

1998 年，由 Menon 描述的 Universal 1 假体是一种非链接假体，具有曲面的高密度聚乙烯腕骨组件，远端有三根螺钉有助于防止松动。桡骨组件柄的横截面是一个锥形的 T 字形，表面覆盖涂层，便于骨长入。远端组件的钛合金金属板由远端组件的柄通过头状骨固定在第三掌骨，并且两侧分别用螺丝钉钉入第二掌骨和钩骨固定。与 Trispherical 假体一样，桡骨组件有一个掌侧倾斜，以模拟正常的桡骨远端，并且它有一个深的关节凹来增强稳定性。Menon 对 31 名患者的 37 个 Universal 1 假体进行了回顾性研究，平均随访时间为 6.7 年，结果显示 88% 的患者的腕关节背伸活动度、桡偏程度和疼痛缓解度与术前相比有明显的改善。然而，存在 32% 的并发症发生率，囊括了 5 例腕骨组件的掌侧脱位[26]。Divelbiss 及其同事对 19 名患者的 22 个假体进行了为期 1～2 年的前瞻性研究，结果显示其活动范围、DASH 评分和疼痛缓解都有所改善，但由于骨质吸收、松动和脱位而导致的并发症发生率为 14%[27]。Ward 等的一项 5～10 年的随访研究表明，类风湿关节炎患者的假体翻修率为 50%。同样令人担忧的是，所有翻修后的腕关节都表现出聚乙烯磨损、金属中毒和组件松动的迹象[28]。

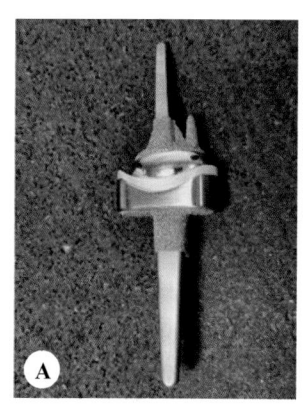
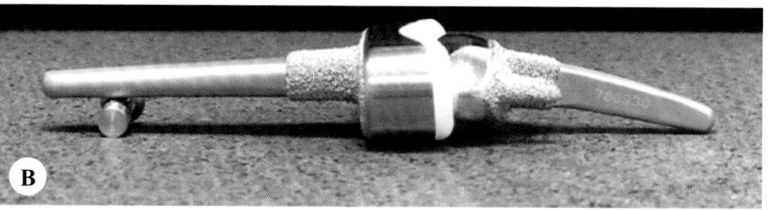

▲ 图 7-4 Biaxial 全腕关节假体
注意远端金属、近端聚乙烯的配置，以及关节面的椭圆体形状

高脱位率、组件松动和颗粒性磨损使人们更加重视关节的形状，促使 Universal 假体进行不断地迭代更新。2001 年推出的 Universal 2 假体的特点是，远端具有椭圆形的关节面，增加了接触面的面积，目的是分散关节应力，减少腕关节组件固定时的应力，并产生较低的聚乙烯磨损（图 7-5）。除了这些设计上的创新，在 21 世纪初广泛使用抗类风湿药物，通过限制术前的骨侵蚀和软组织萎缩，有助于改善假体脱位的情况。

相对而言，假体关节面的椭圆形状是 Universal 2 相比于前代产品的主要改进。这种椭圆形状设计改善了关节旋转中心的位置和假体接触方式[29]。桡骨柄仍是钴铬合金，远端组件则改为一个通过头状骨固定的中心杆，而不再是 Universal 1 的中心螺钉，桡骨柄和远端组件均是允许骨长入的孔隙结构。中心杆的两侧有两个可变角度的锁定螺钉。几个小的回顾性研究系列报道了使用 Universal 2 系统对疗效的改善。尽管大部分是短期和中期的随访研究（低于 5.5 年的研究），但作者报道的需要翻修的早期松动的发生率相对较低（范围为 0%~11%），而且假体不稳定的报道很少[30-32]。

Freedom TWA 系统于 2015 年推出，作为 Universal 假体设计的第三次迭代产品，桡骨组件关节面更窄，并对关节面进行了修改，以实现"更大程度的旋转和平移自由"（图 7-6）。此外，腕骨组件中的可变角度锁定螺钉有螺钉帽，以防止假体松动。我们无法找到有关 Freedom 腕关节临床使用疗效的公开数据。

于 2005 年推出的 Remotion TWA 系统也是椭圆体状的关节，旨在减少接触应力，并在腕骨组件中加入了一个可移动承托面设计（图 7-7）。这种双极型腕骨组件允许额外 10° 的轴向旋转，进一步分散扭转应力，尽量减少远端组件的松动。Herzberg 等对 129 名类风湿关节炎和 86 名非类风湿关节炎患者进行了为期 2 年的前瞻性随访，报

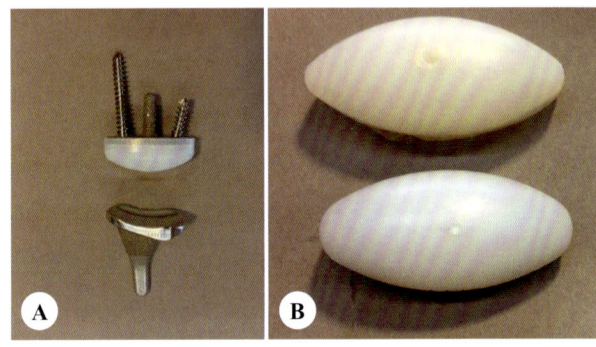

▲ 图 7-6 Freedom 全腕关节假体
A. 组装完成的腕骨和桡骨组件，注意此桡骨组件较窄；B. 从 Universal 2（上）到 Freedom 腕关节（下）关节面形状的变化

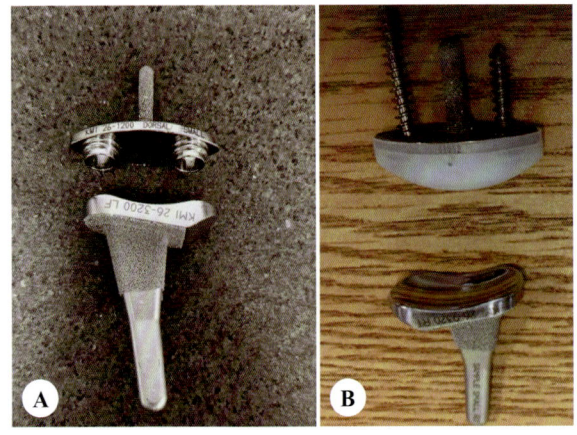

▲ 图 7-5 Universal 2 全腕关节假体
A. 分离的桡骨和腕骨组件，注意远端组件的多孔涂层和中心杆；B. 注意远端腕骨组件上的聚乙烯椭圆体关节面，中心杆的两侧有 2 个可变角度的锁定螺钉

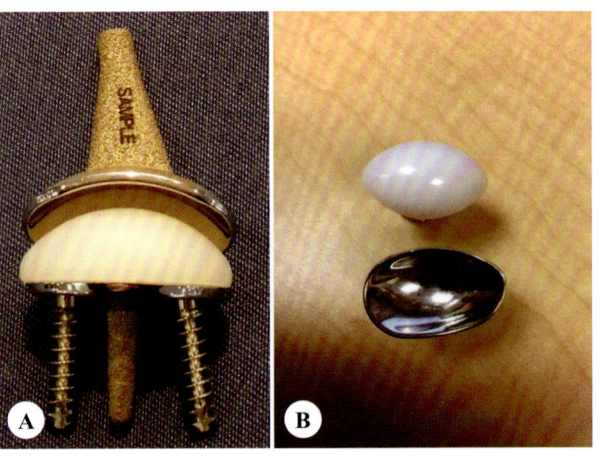

▲ 图 7-7 A. Remotion 全腕关节假体；B. 腕关节和桡腕关节面的组件分解图
A 经许可转载，引自 Rizzo[4].

道称生存率为 92%，翻修率分别为 5% 和 6%[33]。Boeckstyns 等报道说，在 5~9 年的随访中，类似病例的存活率为 90%，比以前的设计有了显著的改善[34]。两位作者报道了 41% 的患者在桡骨和腕关节部位 X 线上出现了大于 2mm 的无症状透明带[35]。随后的组织学研究表明，在有关节周围骨质疏松的病例中未发现颗粒状碎屑（聚乙烯磨损），而且大多数的透明带会在假体植入后 3 年内稳定下来。作者认为产生此现象的原因是应力遮挡，但建议对这些病例进行密切随访[36]。

Cooney 等对 Universal 2、Remotion 和 Biaxial TWA 系统进行了比较研究，尽管研究的规模较小，但 Universal 2 的队列在 DASH 评分上表现更优。然而需要注意的是，该研究对比无统计学差异，所以无法得出有统计学依据的结论[37]。作为一个研究队列，第三代假体具有双轴关节设计，取代了桡骨关节面。因此，正常的腕关节运动被主要在解剖学姿势上的掌屈 – 背伸和桡偏尺偏的运动所取代，同时假体存在有限的环转运动（正常的 20%）和掷镖运动[38]。用一个大的椭圆体形承托面替换近排腕骨会使假体的旋转中心远离解剖中心，并且由于力矩臂的加长，可能会增加腕骨组件固定时的应力。大量针对 TWA 的研究表明，置换术基本上可以恢复术前的活动，但不能增加活动范围[34]。事实上，只有一种名为 Maestro 的 TWA 设计，符合 Palmer 等计算的功能性活动的最低 ROM 标准[39, 40]。

四、第四代假体

与现代全膝关节和全髋关节置换术不同的是，全腕关节置换术的发展在很大程度上是经验性的，而现代全膝关节和全髋关节置换术是通过评估大量的体内运动学数据集设计的。最新一代的 TWA 有别于之前几代 TWA，它侧重于恢复原生腕关节生物力学。最新的计算分析采用具有代表性的患者的详细运动学数据，数据使用双相 X 线摄像技术拍摄，经过对数据的研究发现，在掌屈 – 背伸和桡偏 – 尺偏时腕关节的旋转中心位于椭圆体的曲率中心上[17]。在掷镖运动等腕关节的耦合运动中，双轴运动和耦合运动之间发生的 COR 转移是正常人的 2 倍。对其他主要关节的全关节假体的运动学研究表明，原生关节运动学和假体运动学之间的不匹配会导致假体和骨 / 假体界面的应力增加，并可造成组件松动[41]。在全腕关节设计中更精确地重建原生 COR 模式的尝试将有望获得更高的假体存活率。

Maestro 全腕关节（Biomet，Warsaw，IN）具有更宽的接触面，被设计用来模拟远排腕骨的弧度（图 7-8）。与 Biaxial 全腕关节和大多数主要关节（髋关节、肩关节、膝关节）的假体一样，Maestro 假体在腕骨侧有多边形凸起的钴铬合金关节，在桡骨侧有一个宽大的高密度聚乙烯凹形关节面。假体中最接近关节面的部分是多孔的，而柄部（包括桡侧和头状骨侧）则经过等离子喷镀以促进骨长入。虽然这种假体在恢复腕骨间关节运动学和改善腕关节整体运动方面迈出了重要的一步，但目前还没有关于其在正交或耦合运动中运动模式的可用数据。Nydick 等报道说，23 名患者中有 75% 的患者在 28 个月的术后随访中疼痛完全缓解，掌屈 – 背伸弧度平均为 90°[42]。虽然

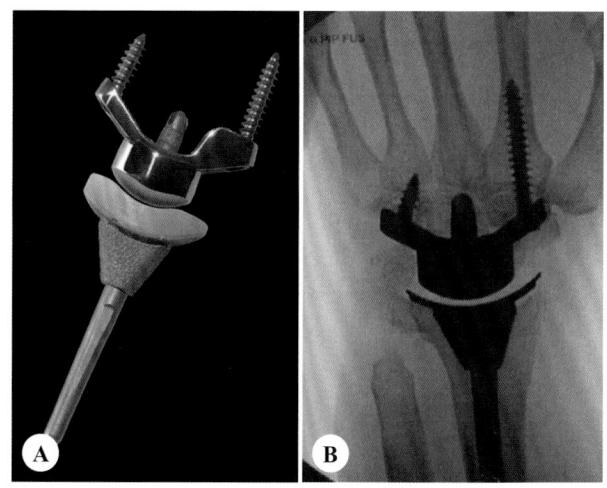

▲ 图 7-8 A. Maestro 全腕关节假体，注意桡骨组件近端的聚乙烯表面；B. 植入的 Maestro 假体的透视图，展示了独特的关节承载面，旨在更好地模拟远端腕骨

经 Andrew K.Palmer，MD 许可转载，2020.

Maestro 假体最初表现出了良好的前景，但它在 2019 年退出了市场。

Motec 全腕关节（Swemac Innovation AB，Linköping，Sweden）是一种可选择水泥材料的球窝型关节，有金属对聚醚醚酮和金属对金属两种关节形式。假体使用喷砂磷酸钙涂层螺钉固定到桡骨和第三掌骨（图 7-9）。Reigstad 等在高需求患者中进行了一项研究，结果显示运动范围和握力增加，10 年的 Kaplan-Meier 生存率为 86%[43]。在 Yeoh 和 Tourret 的系统回顾中，Motec 假体在 7 种不同的现代假体中具有最佳的术后 DASH 评分[39]。虽然 Motec 最常见的并发症是松动，但也有金属之间互相磨损的报道，这可能是该系统日后的一个弱点[43, 44]。第三掌骨干的远端固定的强度似乎是 Motec 的一个优势，但由于它缺乏旋转约束，以及以前球窝式设计的失败历史，因此球窝式设计的长期命运还有待观察。

Amandys Wrist Spacer（Palex Medical SA，Madrid，Spain）是一种单组分的占位式高温石墨假体，与过去几代的假体相比有明显的创新（图 7-10）。这种假体四面都是椭圆体形，因此所有表面都是凸起的，而不仅仅是远端凸起的。与假体接触的骨面被设计成允许假体滑动、滚动，甚至轻微旋转的形状，特别是在腕骨侧。该假体仅取代月骨、舟状骨的近端 2/3 和部分头状骨。这使得骨质切除非常少，特别是远端的舟状骨和三角骨。因此，该手术保留了腕关节大部分原生的韧带，目的是保留"掷镖"运动。早期的研究并没有报道出术后运动范围或握力有明显的增加[45, 46]。然而，QuickDASH 和 PWRE 疼痛评分有明显的改善[47]。需要对这一设计理念作进一步的跟踪研究。

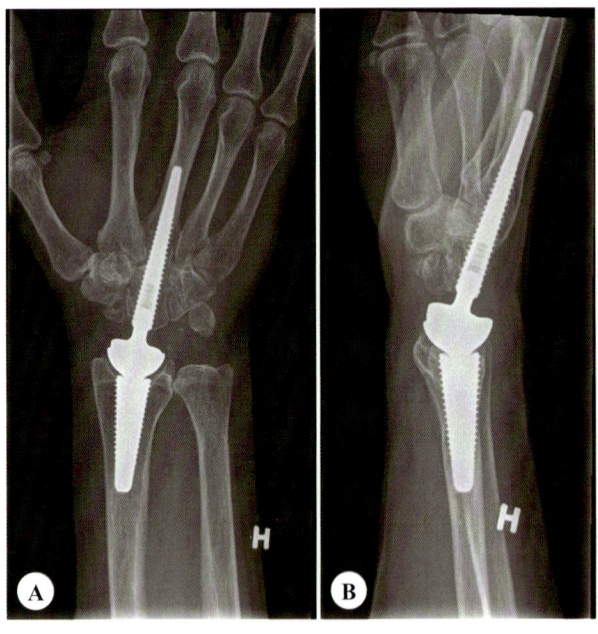

▲ 图 7-9　Motec 全腕关节植入 5 年后
A. 前后位片；B. 侧位片（图片由 Ole Reigstad，MD，2020 提供）

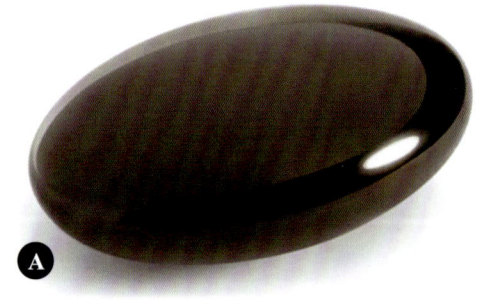

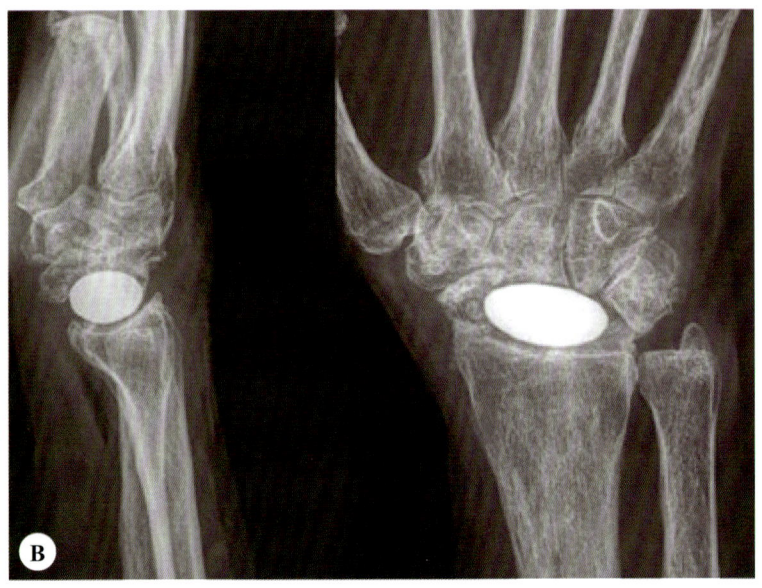

▲ 图 7-10　Amandys 腕部垫片
A. 高温石墨假体；B. 在切除近排腕骨和腕骨间关节的一部分后，植入假体的正侧位 X 线片（于 2020 年经 Philippe Bellemère，MD 许可转载）

最后，KinematX 半关节置换术是一种治疗桡腕关节炎的新方法，它是舟月骨进行性塌陷（scapholunate advanced collapse，SLAC）关节炎的第一种治疗方案，增加腕关节运动范围的同时保留双轴运动和耦合运动的运动范围[48]。它适用于头状骨和钩骨软骨保留的活动期患者，如 SLAC Ⅰ 期和 Ⅱ 期，以及 SLAC Ⅲ 早期；Kienböck 病；以及创伤后的桡腕关节炎。有涂层的桡骨假体是可选骨水泥的，用计算机模拟 25 名健康志愿者的原生腕骨间关节的一体式设计代替近排腕骨。该装置模拟桡骨 – 舟月骨融合，并去除远端舟骨（图 7-11）[49]。近排腕骨的解剖置换和保留原生的韧带有助于维持腕骨间关节的环转、投镖运动，以及腕关节旋转的解剖中心[48]。单组件的设计还有一个优点，即在不使用远端组件的情况下保持桡骨长度和骨量。如果头状骨关节炎存在长期疼痛，通过将近端组件上的金属凹关节面换成聚乙烯关节面，并用钴铬合金腕骨组件替换近端头状骨。通过假体的模块化设计将 KinematX 半腕置换术转换为全腕关节置换术（图 7-12）。分步手术的优点是能够"争取时间"，通过简单的关节半置换术来改善运动情况和疼痛，不使用远端腕骨组件的同时避免了风险。当腕骨间关节的疼痛磨损变得明显时，可以进行模块化转换，变为全腕关节置换，同时将桡骨柄牢固地固定。在一项为期 7 个月的 KinematX 半关节置换术的前瞻性研究中，梅奥评分从平均 31.9 分上升到术后的 58.8 分。DASH 评分从 47.8 分改善至术后的 28.7 分[50]。针对 20 名患者随访 4 年的结果表明，他们的掌屈 – 背伸和桡偏尺偏、握力、梅奥和 DASH 评分都有明显的改善。2 名患者转为全腕关节置换术，1 名转为融合术[51]。模块化手术很有前景，但仍然相对较新，需要进一步的长期研究以确定其成功率和耐用性。

虽然新型假体和机体三维运动学测量能力的发展为 TWA 带来了令人振奋的新进展，但 TWA 的临床指征仍存在争议。目前的适应证包括炎症性关节炎、Kienböck 病、创伤后关节炎，以及越来越多的 SLAC 关节炎。假体的耐用性能否允许在活动期患者和年轻的患者中常规植入 TWA，还有待观察。虽然 TWA 不一定适用于所有的患者，但符合适应证的患者仍然可以在保持腕关节运动的同时获得缓解疼痛的效果，特别是在短期内效果更好。最大限度地提高 TWA 的疗效不仅取决于假体的设计，还取决于合适的适应证，以及对骨和软组织细致的重建。

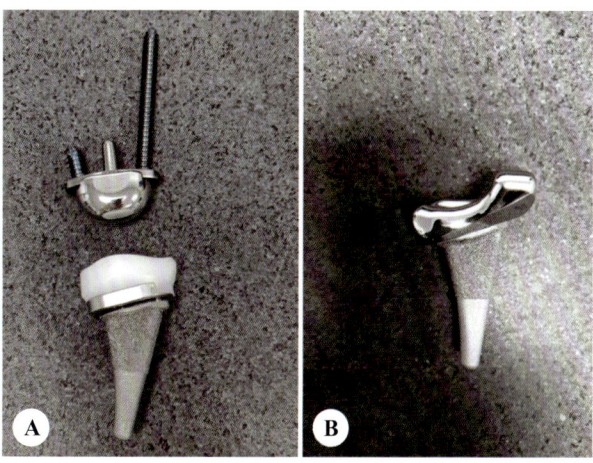

▲ 图 7-11 KinematX 半关节置换术是一种通过计算机设计来模拟原生腕关节的整体设计

A. 背面观；B. 掌侧观。注意舟骨结节的短缩（经 Scott W.Wolfe，MD，Joseph J.Crisco，Ⅲ，Ph.D 许可转载，2020.）

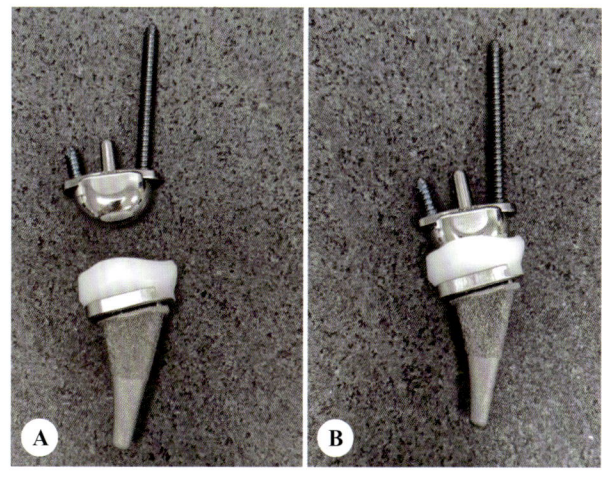

▲ 图 7-12 KinematX 全腕关节置换术

A. 注意远端钴铬合金腕骨组件，计算机设计为模拟腕骨间关节；B. 链接模块化假体，近端有聚乙烯关节面（经 Scott W.Wolfe，MD，Joseph J.Crisco，Ⅲ，Ph.D 许可转载，2020.）

利益冲突

Scott W.Wolfe，MD；Joseph J.Crisco，Ⅲ，Ph.D.consult for Extremity Medical，Inc.Parsippany，NJ

值得注意的是，KinematX 半关节置换术、Amandys 假体和 Motec 假体在美国未获 FDA 批准用于植入，而 KinematX 全腕关节置换术在美国获 FDA 批准。

参考文献

[1] Ritt MJ, Stuart PR, Naggar L, Beckenbaugh RD. The early history of arthroplasty of the wrist. From amputation to total wrist implant. J Hand Surg Br. 1994;19(6):778–82.

[2] Swanson AB. Flexible implant resection arthroplasty. Hand. 1972;4(2):119–34.

[3] Swanson AB. Flexible implant arthroplasty for arthritic disabilities of the radiocarpal joint. A silicone rubber intramedullary stemmed flexible hinge implant for the wrist joint. Orthop Clin North Am. 1973;4(2):383–94.

[4] Rizzo M. Wrist arthrodesis and arthroplasty. In: Wolfe SW, Hotchkiss RN, Pedersen WC, Kozin SH, Cohen MS, editors. Green's operative hand surgery. 7th ed. Philadelphia: Elsevier; 2017. p. 373–417.

[5] Swanson AB, de Groot SG, Maupin BK. Flexible implant arthroplasty of the radiocarpal joint. Surgical technique and long-term study. Clin Orthop Relat Res. 1984;187:94–106.

[6] Fatti JF, Palmer AK, Mosher JF. The long-term results of Swanson silicone rubber interpositional wrist arthroplasty. J Hand Surg Am. 1986;11(2):166–75.

[7] Fatti JF, Palmer AK, Greenky S, Mosher JF. Long-term results of Swanson interpositional wrist arthroplasty: part II. J Hand Surg Am. 1991;16(3):432–7.

[8] Jolly SL, Ferlic DC, Clayton ML, Dennis DA, Stringer EA. Swanson silicone arthroplasty of the wrist in rheumatoid arthritis: a long-term follow-up. J Hand Surg Am. 1992;17(1):142–9.

[9] DeHeer DH, Owens SR, Swanson AB. The host response to silicone elastomer implants for small joint arthroplasty. J Hand Surg Am. 1995;20(3 Pt 2):S101–9.

[10] Kistler U, Weiss AP, Simmen BR, Herren DB. Long-term results of silicone wrist arthroplasty in patients with rheumatoid arthritis. J Hand Surg Am. 2005;30(6):1282–7.

[11] Kennedy CD, Huang JI. Prosthetic Design in Total Wrist Arthroplasty. Orthop Clin North Am. 2016;47(1):207–18.

[12] Meuli HC. Arthroplasty of the wrist. Clin Orthop Relat Res. 1980;149:118–25.

[13] Meuli HC, Fernandez DL. Uncemented total wrist arthroplasty. J Hand Surg Am. 1995;20(1):115–22.

[14] Vogelin E, Nagy L. Fate of failed Meuli total wrist arthroplasty. J Hand Surg Br. 2003;28(1):61–8.

[15] Cooney WP 3rd, Beckenbaugh RD, Linscheid RL. Total wrist arthroplasty. Problems with implant failures. Clin Orthop Relat Res. 1984;(187):121–8.

[16] Crisco JJ, Heard WM, Rich RR, Paller DJ, Wolfe SW. The mechanical axes of the wrist are oriented obliquely to the anatomical axes. J Bone Joint Surg Am. 2011;93(2):169–77.

[17] Akhbari B, Morton AM, Shah KN, Molino J, Moore DC, Weiss AC, et al. Proximal-distal shift of the center of rotation in a total wrist arthroplasty is more than twice of the healthy wrist. J Orthop Res. 2020;38(7):1575–86.

[18] McBeath R, Osterman AL. Total wrist arthroplasty. Hand Clin. 2012;28(4):595–609.

[19] Volz RG. Total wrist arthroplasty. A clinical review. Clin Orthop Relat Res. 1984;187:112–20.

[20] Gellman H, Hontas R, Brumfield RH Jr, Tozzi J, Conaty JP. Total wrist arthroplasty in rheumatoid arthritis. A long-term clinical review. Clin Orthop Relat Res. 1997;342:71–6.

[21] Figgie HE 3rd, Ranawat CS, Inglis AE, Straub LR, Mow C. Preliminary results of total wrist arthroplasty in rheumatoid arthritis using the Trispherical total wrist arthroplasty. J Arthroplast. 1988;3(1):9–15.

[22] Figgie MP, Ranawat CS, Inglis AE, Sobel M, Figgie HE 3rd. Trispherical total wrist arthroplasty in rheumatoid arthritis. J Hand Surg Am. 1990;15(2):217–23.

[23] Cobb TK, Beckenbaugh RD. Biaxial total-wrist arthroplasty. J Hand Surg Am. 1996;21(6):1011–21.

[24] Rizzo M, Beckenbaugh RD. Results of biaxial total wrist arthroplasty with a modified (long) metacarpal stem. J Hand Surg Am. 2003;28(4):577–84.

[25] Takwale VJ, Nuttall D, Trail IA, Stanley JK. Biaxial total wrist replacement in patients with rheumatoid arthritis. Clinical review, survivorship and radiological analysis. J Bone Joint Surg Br. 2002;84(5):692–9.

[26] Menon J. Universal Total Wrist Implant: experience with a carpal component fixed with three screws. J Arthroplast. 1998;13(5):515–23.

[27] Divelbiss BJ, Sollerman C, Adams BD. Early results of the Universal total wrist arthroplasty in rheumatoid arthritis. J Hand Surg Am. 2002;27(2):195–204.

[28] Ward CM, Kuhl T, Adams BD. Five to ten-year outcomes of the Universal total wrist arthroplasty in patients with rheumatoid arthritis. J Bone Joint Surg Am. 2011;93(10):914–9.

[29] Grosland NM, Rogge RD, Adams BD. Influence of articular geometry on prosthetic wrist stability. Clin Orthop Relat Res. 2004;421:134–42.

[30] van Winterswijk PJ, Bakx PA. Promising clinical results of the universal total wrist prosthesis in rheumatoid arthritis. Open Orthop J. 2010;4:67–70.

[31] Ferreres A, Lluch A, Del Valle M. Universal total wrist arthroplasty: midterm follow-up study. J Hand Surg Am. 2011;36(6):967–73.

[32] Morapudi SP, Marlow WJ, Withers D, Ralte P, Gabr A, Waseem M. Total wrist arthroplasty using the Universal 2 prosthesis. J Orthop Surg (Hong Kong). 2012;20(3):365–8.

[33] Herzberg G. Prospective study of a new total wrist arthroplasty: short term results. Chir Main. 2011;30(1):20–5.

[34] Boeckstyns ME, Herzberg G, Merser S. Favorable results after total wrist arthroplasty: 65 wrists in 60 patients followed for 5–9 years. Acta Orthop. 2013;84(4):415–9.

[35] Boeckstyns ME, Herzberg G. Periprosthetic osteolysis after total wrist arthroplasty. J Wrist Surg. 2014;3(2):101–6.

[36] Boeckstyns ME, Toxvaerd A, Bansal M, Vadstrup LS. Wear particles and osteolysis in patients with total wrist arthroplasty. J Hand Surg Am. 2014;39(12):2396–404.

[37] Cooney W, Manuel J, Froelich J, Rizzo M. Total wrist replacement: a retrospective comparative study. J Wrist Surg. 2012;1(2):165–72.

[38] Singh HP, Bhattacharjee D, Dias JJ, Trail I. Dynamic assessment

[39] Yeoh D, Tourret L. Total wrist arthroplasty: a systematic review of the evidence from the last 5 years. J Hand Surg Eur Vol. 2015;40(5):458–68.
[40] Palmer AK, Werner FW, Murphy D, Glisson R. Functional wrist motion: a biomechanical study. J Hand Surg Am. 1985;10(1):39–46.
[41] Banks SA, Hodge WA. Implant design affects knee arthroplasty kinematics during stair-stepping. Clin Orthop Relat Res. 2004;426:187–93.
[42] Nydick JA, Greenberg SM, Stone JD, Williams B, Polikandriotis JA, Hess AV. Clinical outcomes of total wrist arthroplasty. J Hand Surg Am. 2012;37(8):1580–4.
[43] Reigstad O, Holm-Glad T, Bolstad B, Grimsgaard C, Thorkildsen R, Rokkum M. Five-to 10-year prospective follow-up of wrist arthroplasty in 56 nonrheumatoid patients. J Hand Surg Am. 2017;42(10):788–96.
[44] Karjalainen T, Pamilo K, Reito A. Implant failure after Motec Wrist Joint Prosthesis due to failure of ball and socket-type articulation-two patients with adverse reaction to metal debris and polyether ether ketone. J Hand Surg Am. 2018;43(11):1044e1–4.
[45] Pierrart J, Bourgade P, Mamane W, Rousselon T, Masmejean EH. Novel approach for posttraumatic panarthritis of the wrist using a pyrocarbon interposition arthroplasty (Amandys((R))): preliminary series of 11 patients. Chir Main. 2012;31(4):188–94.
[46] Bellemere P, Maes-Clavier C, Loubersac T, Gaisne E, Kerjean Y, Collon S. Pyrocarbon interposition wrist arthroplasty in the treatment of failed wrist procedures. J Wrist Surg. 2012;1(1):31–8.
[47] Bellemere P, Maes-Clavier C, Loubersac T, Gaisne E, Kerjean Y. Amandys((R)) implant: novel pyrocarbon arthroplasty for the wrist. Chir Main. 2012;31(4):176–87.
[48] Wolff AHR, Hillstrom H, Lenhoff M, Zanini S, Packer G, Wolfe SW. KinematX hemiarthroplasty maintains dart-throwing coupling axis. Koloa, Hawaii: American Association for Hand Surgery; 2021.
[49] Moore DC, Crisco JJ, Trafton TG, Leventhal EL. A digital database of wrist bone anatomy and carpal kinematics. J Biomech. 2007;40(11):2537–42.
[50] Vance MC, Packer G, Tan D, Crisco JJ, Wolfe SW. Midcarpal hemiarthroplasty for wrist arthritis: rationale and early results. J Wrist Surg. 2012;1(1):61–8.
[51] Anneberg M, Packer G, Crisco JJ, Wolfe S. Four-year outcomes of midcarpal hemiarthroplasty for wrist arthritis. J Hand Surg Am. 2017;42(11):894–903.

第 8 章 初次全腕关节置换术
Primary Total Wrist Arthroplasty

Sandra Pfanner　Giovanni Munz　Massimo Ceruso　著
蔡兴博　李　军　译

腕部是上肢最常发生创伤后关节炎和免疫介导的关节炎（如类风湿关节炎）的关节。

在过去的几十年里，为了使腕关节患有退行性变或炎性疾病的患者获得稳定、无痛的腕关节，除了全腕关节融合术外，没有其他更好的选择。对于患者和外科医生来说，这仍然是一种可接受且可靠的方法。近年来，关节置换手术的出现为这些病变的治疗提供了新的可能性。保持腕关节的活动范围和无痛不仅需要更复杂的技术和手术，还需要让患者共同参与术后管理。

人工关节的设计增加了关节的强度和耐久性，使全腕关节置换术的适应证更加广泛[1]。

据报道，1891 年，Themistocles Gluck 完成了第 1 例全腕关节置换术[2]。作者在一名继发性肺结核的青年男子的化脓性关节炎中使用了一个象牙制作的球 – 窝腕关节假体，并且在 1 年后关节的活动范围良好；然而由于结核病的存在，腕关节周围形成了瘘管。

一、腕关节假体

全腕关节假体的发展比其他关节要慢，这很可能是由于腕关节骨性关节炎的发生率较低，并且不如其他治疗方式（腕关节融合术、近排腕骨切除术）可靠。此外，腕部解剖的复杂性和生物力学特性阻碍了腕关节置换的研究和进展。

现代 TWA 在过去的几十年里已经发展了许多迭代的专业设计。不同的假体模型是由下一代假体进化而来的。每种设计的进展都不是同步的，因此很难将这些过程发生的时间线系统化[3]。

在 20 世纪 80 年代，Menon 假体也称为 Universal 腕关节假体，标志着一个转折点，指的是最近的假体模型[4, 5]。这导致了 Universal 2 假体（2003）演变成 Freedom 假体（2014，Integra LifeSciences，Plainsboro，NJ，USA），Remotion（2003 Avanta 从 2005 年 Stryker，Kalamazoo，MI，USA）和 Maestro 假体（2004，Biomet，Warsaw，IN，USA）[6, 7]。

当代的腕关节假体被定义为解剖学假体，其目的是为了更接近正常腕关节的生物力学特征。

Universal 2 假体（图 8–1）符合"双骨模型"[4] 的特点，因为腕骨平台由残余腕骨融合成一体进行支撑[8, 9]。

近端假体在桡骨远端需要尽可能少的截骨，目的是使翻修变得更容易[4, 10]。其中心柱的特征是掌侧偏移，更加符合正确的解剖学方向，并有一层钛质多孔涂层来促进骨长入[11]。远端假体由钛板和聚乙烯腕关节球［超高分子量聚乙烯（ultrahigh-molecular-weight polyethylene，UHMWPE）］组成，钛板用中心柱和螺钉固定在残余腕骨上。为了获得对远端组件更好的支撑，必须对残余远端腕骨进行融合。随着时间的推移，固定系统进行了革新与改善；较长的桡侧螺钉对准第二掌骨，而中央柱和尺侧螺钉的固定仅限于腕骨。在一些罕见病例中，如使用同种异体骨进

第 8 章 初次全腕关节置换术
Primary Total Wrist Arthroplasty

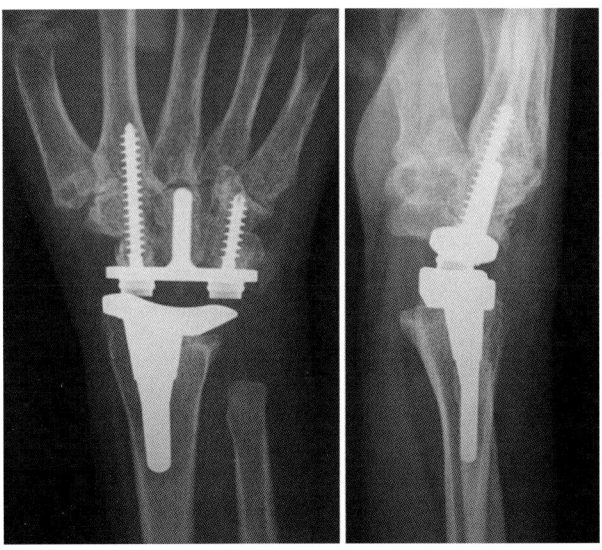

▲ 图 8-1 34 岁类风湿关节炎女性患者的 Universal 2 全腕关节置换术后 3 年的 X 线片。Darrach 尺骨头切除术

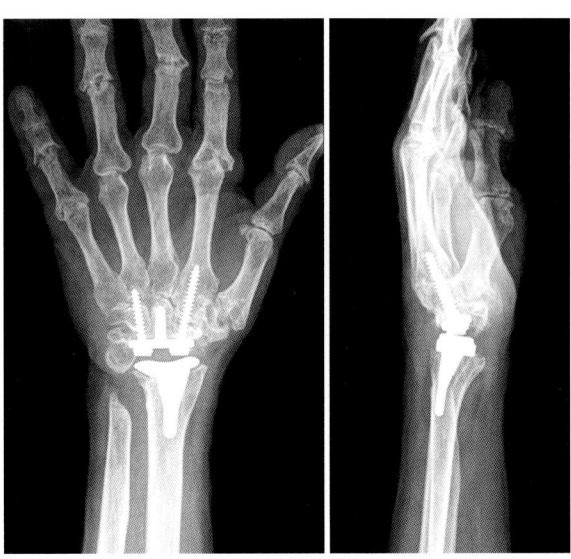

▲ 图 8-2 69 岁类风湿关节炎男性患者的 Freedom 假体全腕关节置换术后 2 年的 X 线片

行翻修植骨时，尺侧螺钉应较长并能穿透第四掌骨。该系统允许螺钉的活动角度为 20°～30°。椭球形状的关节球和近端更宽的关节面设计，旨在优化稳定性和创建半限制性假体。

U2 假体的活动范围为背伸 40°，掌屈 40°，尺桡偏各 30°。下尺桡关节（distal radioulnar joint, DRUJ）和三角软骨复合体（triangular fibrocartilage complex, TFCC）是可以被保留的。

远端假体的松动是 Universal 2 翻修最常见的原因[12, 13]。Kennedy 研究了所有腕骨组件的 X 线松动情况，发现中央柱松动占 21%，桡侧螺钉占 21%，尺侧螺钉占 17%[13]。他报道了 48 个腕关节，平均随访 7 年，发现有 21% 的腕关节进行了翻修，7 个假体被更换过[13]。Zijlker 报道 11 年间假体的生存率提高到 81%[14]。翻修率的不同是由病因所导致的，类风湿关节炎（rheumatoid arthritis, RA）的翻修率高于 OA。Pfanner 等对 23 例 RA 患者的 7 年随访与回顾性研究中显示，RA 患者的 TWA 有 74% 的生存率[9]。

2014 年，U2 的设计被修改并重新命名为 Freedom 腕关节假体（Integra LifeSciences, Plainsboro, NJ）（图 8-2）。该假体采用钴铬钼（CoCrMo）合金作为桡骨组件，它具有较短的中心柱和更宽的椭圆形桡骨组件关节面，使桡骨远端关节宽度更加符合解剖学特征。这种设计最大限度地减少桡骨远端截骨并允许保留下尺桡关节和关节囊。腕骨钛板设计有一个较短的中央柄插入头状骨和两个带锁定帽的可变角度螺钉。桡骨组件和腕骨板的部分有钛等离子涂层以改善假体的骨长入。

Remotion TWA（图 8-3）通过腕关节聚乙烯球和腕骨平台之间的连接增加了 10° 的腕关节旋前与旋后，增加了掷镖运动的范围，所有的部件都是由钴铬合金构成，表面为钛合金多孔涂层。腕关节部分有一个中央多孔涂层的钉子，用来固定头状骨，还有两颗角度可变的螺钉，只用来固定腕骨。桡骨组件远端位于月骨和舟骨窝，旨在保留尺骨切迹和桡腕韧带的附着点[3]。这种假体有能力使应力分布更加均匀，降低高接触压力[15]。对于 ReMotion 假体，最常见的失败原因是假体松动。X 线透明带通常在术后 3 年趋于稳定[16]，不是由假体松动直接导致，但有假体周围骨溶解迹象的患者需要严格随访。Boeckstyns 等发现，在 6 年的长期随访中（5～9 年），假体的存活率为 90%[17]。Sagerfors 在类似的随访中发现存活率为 94%[18]。Froschauer 等报道了 39 名 OA 患者在同样的随访中，存活率为 97%[19]。Honecker 等报道了一个主

091

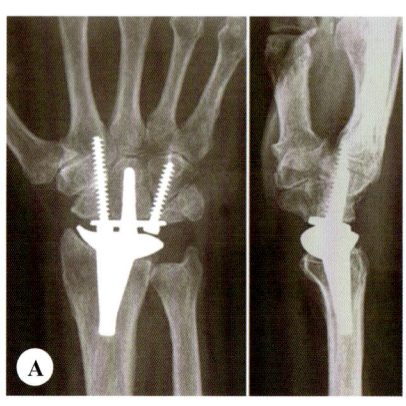 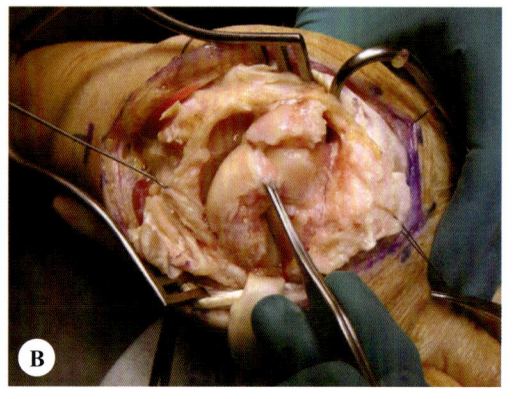

◀ 图 8-3　A. 61 岁男性患者使用 Remotion 假体全腕关节置换术治疗舟月进行型腕塌陷 Ⅲ 期，2 年随访时的 X 线片；B. 桡骨关节面与舟状骨及月骨近端边缘严重的软骨磨损（术中视图）

要由类风湿患者组成的研究队列中，10 年后的生存率为 82%[20]。

球窝式 TWA 设计并没有被完全舍弃。最近的文献报道，Motec 假体（Motec，Swemac Orthopaedics，Linköping，Sweden）是一种非骨水泥固定的模块化金属涂层的球窝假体，并且使用聚醚醚酮（polyether ether ketone，PEEK）对其进行了相关改进，这是一种应用较少但坚固且耐磨的聚合物[21]。Reigstad 和 Røkkum 开发了该腕关节假体，然后在 1996—2005 年的 10 年试验中对其进行了修改，最终的 Motec 腕关节假体于 2006 年推出。2006—2018 年，他们在 110 例腕关节上使用了该假体[22]。这种假体在形态上没有完全符合正常腕关节解剖结构，一定程度上简化了关节，目的是为了解决腕关节假体的磨损碎屑和关节不稳定的问题。在平均 8 年的随访里，它的翻修率、疼痛和关节主动活动度（AROM）方面的结果与最新的解剖形假体相似。在高要求的非类风湿患者中，Reigstad 对所有患者进行了 Kaplan Meier 生存分析，最终得到 Kaplan Meier 生存率为 86%[18, 23]（表 8-1）。

二、适应证

在没有任何其他保守治疗选择的情况下，应考虑进行全腕关节置换术，以恢复一个有功能、无痛、具有一定活动度的腕关节。在很多的创伤性疾病中，甚至在类风湿患者中，腕骨受累的程度仅限于桡腕或腕骨间关节。在这些情况下，腕关节部分融合术和近排腕骨切除术是众所周知的可靠治疗方法，不一定非要使用 TWA。

TWA 适用于桡腕关节和腕骨间关节受累的患者，通常伴有疼痛、功能障碍、僵硬或不稳定等症状。这包括广泛腕关节骨性关节炎的患者，通常是创伤后形成的；或在非创伤性腕骨疾病中，更常见的是由免疫介导的关节炎，如类风湿关节炎。广泛腕关节骨性关节炎包括了腕部复杂关节骨折或骨折脱位的晚期阶段，以及晚期的骨与韧带的慢性进展性病变，如舟月骨进行性腕塌陷（SLAC）和舟骨不愈合进行性腕塌陷（SNAC）（图 8-4）[32]。TWA 也可以作为治疗失败后的挽救性手术，如近排腕骨切除术和腕关节部分融合术（图 8-5）。

Kienböck 病（月骨无菌性坏死）晚期塌陷（Kienböck disease advanced collapse，KDAC）也应包括在这个列表中（图 8-6）。从融合术转换为 TWA 也有被报道过[33]。

RA 有不同进展阶段的腕关节受累，在计划任何手术前应了解清楚。Schulthess 分类法是一个非常有价值的工具，因为它根据几个病理参数清楚地列出了三种不同的分型[34]。Ⅰ 型表现为关节强直，对应于青少年或先天性 RA（IRA）。Ⅱ 型为反应型，与 OA 的演变相类似（图 8-7）。Ⅲ 型是韧带破坏型，疾病侵蚀骨关节和韧带，引起严重的不稳定导致尺骨远端移位，在最严重的情况下，会出现桡腕关节脱位。TWA 只考虑在类风湿性腕关节 Ⅰ 型或 Ⅱ 型中应用，因为它的稳定性主要取决于合适的关节囊和关节周围软组织的质量。

在 RA 中，药物治疗的有效性对于假体的存活

第 8 章 初次全腕关节置换术
Primary Total Wrist Arthroplasty

表 8-1 假体疗效概述

作者	潜在病变	病例数	随访时间（年）	关节活动度（F+E）	VAS（0～10）	撞击力	PRWE	% 存活（*原位）
Universal 2								
Ferreres 等（2011）[24]	RA、银屑病	19	5.5	68°（42/26）	—	—	—	100%
Cooney 等（2012）[25]	RA、OA	8	6	—	2.3	20	25	87%
Sagerfors 等（2015）[18]	RA、OA	12	7	Δ0°	Δ–2.5	13.7	—	—
Badge 等（2016）[26]	RA	85	4.5	50°（21/29）	—	Quick-D 46	—	93%
Gil 等（2017）[12]	RA、OA	39	9	66°（37/29）	0.4	—	—	93%
Pfanner 等（2017）[9]	RA	23	6.8	72°	0.8	Quick-D 49	—	74%
Kennedy 等（2018）[13]	RA、OA	48	7	57°（33/24）	NA	25.4	—	85%
Zijlker 等（2019）[14]	RA、OA、Kienböck 病	26	11	NA	NA	41	45	81%
Fischer 等（2020）[27]	RA	12	平均 10，未报道	Δ–5°（–20/15）	Δ0 静息	Δ–17	Δ–43	Kaplan-M 83%
Remotion								
Cooney 等（2012）[25]	RA、OA	22	6	—	2.3	37	32	100%
Herzberg 等（2012）[28]	RA、OA	112	4	66° 65°	Δ–4.8 –5.4	Quick-D Δ–20 –21	—	95% 94%
Boeckstyns 等（2013）[17]	RA、OA、Kienböck 病	52	6.5	60°（29/31）	2.7	Quick-D 42	—	90%
Sagerfors 等（2015）[18]	RA、OA	87	7	Δ5°	Δ–2	12.3	—	94%
Honecker 等（2019）[20]	RA、OA、Kienböck 病	23	4	83°（39/44）	2.8	Quick-D 37.9	—	96%
Chevrollier 等（2016）[29]	RA、OA、Kienböck 病	7	5.2	Δ33°	—	Δ–29%	Δ–26%	—
Froschauer 等（2019）[19]	OA	39	7	40°（20/20）	2	29	—	97%
Fischer 等（2020）[27]	RA、OA	69	平均 10，未报道	Δ5°（0/5）	Δ–1.5 静息	Δ–13.5	Δ–35.5	Kaplan-M 94%
Motec								
Reigstad 等（2011）（Elos Medical AB）[30]	OA	8	7.6	125°（F/E+R/U dev）	中位 0	10.3	—	50%
Reigstad 等（2017）[31]	OA、Kienböck 病	56	8	126°（F/E+R/U dev）	0.8 静息 2 活动	Quick-D 39	—	86%
Giwa 等（2018）[23]	OA、RA	25	5.5	112°	—	Quick-D 21	—	84%

潜在病变：诊断顺序为频率
OA 包括创伤后，Δ 为术前与术后差异，原位为假体在随访时未进行翻修
RA. 类风湿关节炎；OA. 骨关节炎

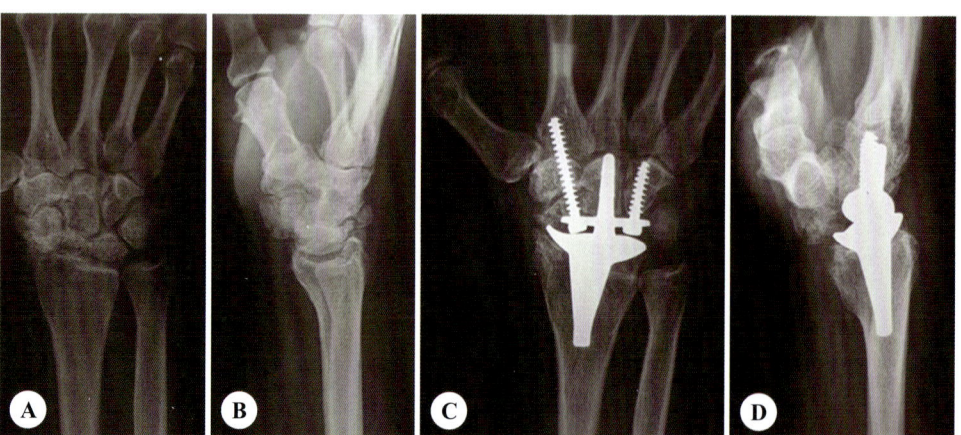

◀ 图 8-4　A 和 B. 47 岁舟骨不愈合进行性腕塌陷男性患者腕关节Ⅲ型，注意广泛腕关节骨性关节炎；C 和 D. Remotion 全腕关节置换术后 4 年的 X 线片

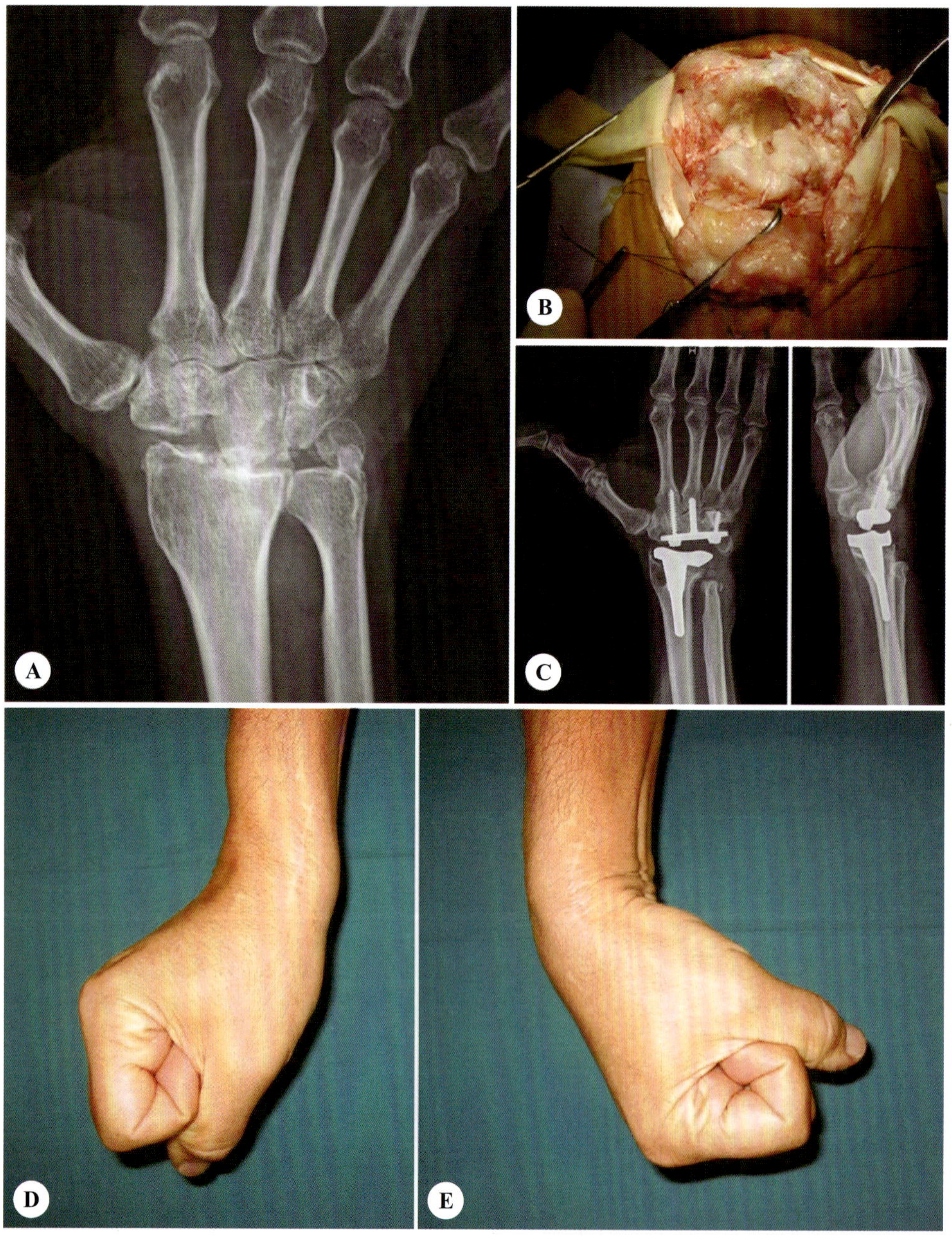

◀ 图 8-5　54 岁患者在接受 PRC 治疗后出现严重骨关节炎，曾接受过 SNAC 腕关节Ⅲ型的治疗

A. 术前 X 线片；B. 术中图像显示月牙窝和头状软骨广泛磨损；C. 10 年后的 X 线片；D 和 E. 临床效果 PRC. 腕骨切除术；SNAC. 舟骨不愈合进行性腕塌陷

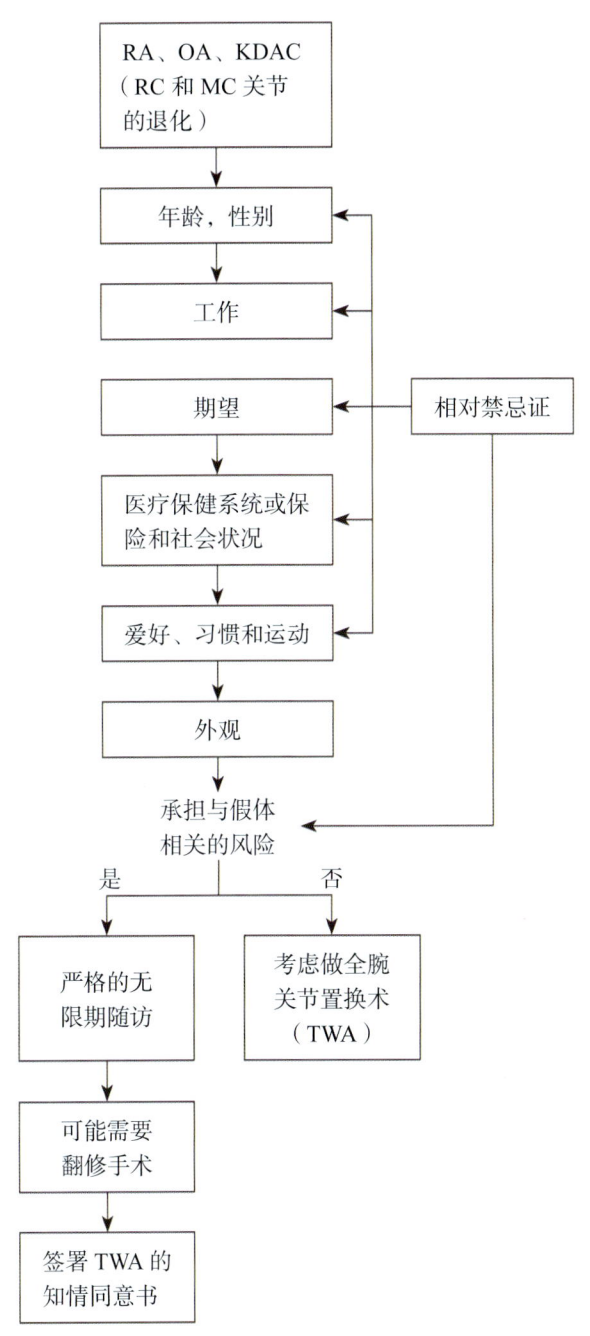

▲ 图 8-6 患者评估的流程图

RA. 类风湿关节炎；OA. 骨关节炎；KDAC. kienböck 病晚期塌陷；RC. 腕骨；MC. 掌骨

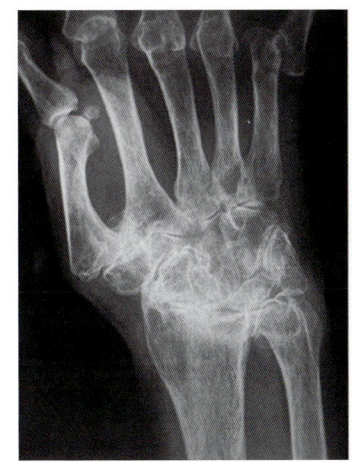 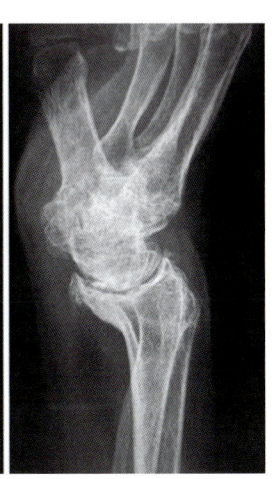

▲ 图 8-7 SchulthessⅡ型全腕关节类风湿关节炎，注意没有腕关节移位和令人满意的骨量

望值进行彻底调查。

TWA 的禁忌证包括桡侧伸肌腱断裂，皮肤组织质量不好，以及过去或现在存在的感染。此外，严重的骨质疏松和关节囊韧带不健全是相对禁忌证，需要进行准确的术前评估。

三、患者的病史和客观数据

对患者的个人情况进行评估，如年龄、性别、目前的工作和未来可能做的工作、休闲活动和审美期望。年龄是一个重要的因素，因为预期寿命会增加 TWA 翻修的风险。年轻的患者应考虑关节融合术，以避免需要二次手术[6]。

重体力劳动本身就是一种禁忌，因为最大举重限制为 3kg。TWA 可以提供给那些考虑转为较轻的体力工作的患者，或者可以使用改进过的工具和适当的支撑物来适应他们的工作场合，通过适当的支撑在活动中来保护腕关节。

鉴于世界上不同国家的卫生保健系统的差异，TWA 也涉及经济和社会因素，在某些情况下，这些因素可能是相对禁忌证[35]。

还应该讨论患者对休闲活动的期望值，因为他们正在试图提高自己的生活质量。患者应了解与手术相关的风险，以及生活方式可能发生的变化，包括运动、爱好的改变。

有些患者担心腕关节的外观问题，经常出现

也是至关重要的。由于自身免疫性疾病可能再次激活，因此必须提前告知患者假体松动与翻修的风险[9]。

极少患者有双侧腕关节置换的指征。他们必须被单独评估，并对他们的个人情况、职业和期包括手术瘢痕和尺骨头背侧移位等被认为不美观的问题。在人际关系中，手是仅次于脸的第二个互动元素，重要的是患者需要知道他们的需求是什么。手术瘢痕在腕关节背侧长 10～15cm。至于突出的尺骨头，Darrach 手术将导致腕部的尺骨边缘空虚，这可能会使患者不满意。在这些情况下，尺骨头假体将是一个很好的选择。尺骨头假体将保持腕关节的解剖形状，但也存在其潜在的并发症风险。

RA 患者应被告知术前暂停使用甲氨蝶呤（MTX）、生物药物和类固醇等药物，并与他们的风湿病医生讨论治疗方式。TWA 还应该考虑是否以前有过其他的手术，特别在同一或对侧的上肢进行过的其他的假体手术。

通过视觉模拟量表（visual analogue scale，VAS）评分进行疼痛评估，进行标准的握力测试并与对侧进行比较。此外，还使用 Quick-DASH 评分和 PRWHE 评分对患者的功能进行评估。测量和记录主动和被动的掌屈 – 背伸、尺偏 – 桡偏和旋前 – 旋后运动。在类风湿患者中，应注意同时存在的手和上肢畸形或与疾病有关的其他病变。

患者必须获得详细的知情同意，因为他们必须了解手术风险、益处和替代方案，而且术者应该清楚地了解关节融合术与 TWA 的适应证。患者应该被告知术后必须遵循特定的康复方案，因为这也是治疗的一部分。建议患者应该每年返院做临床检查和 X 线，大多数患者至少需要 3 个月的时间才能恢复到以前的活动、爱好和工作，受到与假体特性有关的限制，并且必须接受腕关节活动度小于正常腕关节。

在这两种情况下，RA 和 OA 对手术的了解和知情同意是至关重要的。因为患者必须知道，假体有一定的使用年限，而且很可能需要在未来进行翻修手术。

对于拒绝或不具有关节置换术适应证的患者，建议采用全腕关节融合术。据报道，该手术的翻修风险较低，通常不需要拆除硬件，而且可以从事许多重体力活。但腕关节的运动被完全限制了，要通过同侧和对侧上肢的其他关节进行相应的代偿。

四、影像学评估

（一）术前评估

除了标准的 X 线（正位和侧位视图），CT 扫描有助于更好地研究关节磨损和骨质流失的程度，并有助于术前规划。在一些不确定是否需要腕关节置换的情况下，就需要 CT 评估 RC 和 MC 的关节状态，以进一步评估是否可以进行腕关节部分融合术或者其他手术。如果有疑问，一些作者建议将术前关节镜检查作为金标准[23]。

（二）术后评估

术后 X 线评估假体的排列、残余腕骨的融合、假体与骨的界面。评估腕骨和桡骨组件周围的透明带，假体表面骨的吸收，假体的迁移和下沉，以及任何桡骨应力遮挡。后者是根据沃尔夫定律发展的，表达了假体周围骨皮质的反应[36]。在手术后 1 个月、6 个月和 12 个月进行 X 线检查，然后每年 1 次。

在重要的 X 线中发现透明带是最常见的。区分透明带和松动很重要，前者通常是良性的，松动的特点是假体的移位和下沉，这很可能发展到需要手术修复的地步。Boeckstyns 等回顾了一系列病例，其中注意到桡骨和腕骨组件周围均出现透明带，而不考虑诊断为松动。在大多数病例中，透明带在术后 1～3 年内停止发展并稳定在 0.8～2.1mm[16]。

为了预测 TWA 术后的病情转归，通过结合临床和影像学结果，我们建议将患者分为三个不同的类型[9]。

A 型：在随后的 X 线对照中没有放射学变化。临床结果是稳定和令人满意的。

B 型：与术后立即进行的 X 线检查相比，影像学逐渐发生变化。临床结果是稳定的。本组可分为两个亚组。在 B_1 型中，影像学变化包括透明带、硬化、应力遮挡、溶骨和骨质吸收。这些在随后的对照组中仍然没有变化。临床结果是稳定的。在 B_2 型中，影像学上的变化包括假体倾斜、下沉和松动。它们随着时间的推移而进展。假体移位和松动与症状相关性很低。

C 型：进展的影像学变化和假体的松动。它是一种临床症状逐渐加重的疾病。

A 型和 B_1 型可以每年进行一次临床和影像学随访。在 B_2 型中，临床情况的逐渐恶化是可以预见的，而在 X 线上观察到的逐渐松动将需要更频繁的随访。C 型将不得不接受手术翻修。在这些病例中，CT 扫描对于术前规划是有用的，以便确定骨质流失的程度和假体的位置。CT 扫描具有呈现图像容积的功能，可以为假体提供良好的位置和骨质流失的三维视角（图 8-8）[37]。

五、手术方法

患者的上肢呈 90° 内收，手掌朝下放在臂台上。背部皮肤正中切口长 10~15cm，与第三掌骨对齐并向近端延伸。皮肤和皮下组织一起牵拉，注意保护软组织的血管和浅表的桡神经和尺神经。伸肌支持带被切开至第五鞘管，并反折到桡侧，露出伸肌腱至第二鞘管。

在类风湿患者中，通过阶梯式切口将支持带舌形瓣的尺侧缘从第六鞘管牵拉，以便形成两个独立的部分，其中最长的部分将在手术结束时用于将尺侧腕伸肌腱适当地移到尺骨上；另一个部分将被缝合到剩余的尺骨部分（图 8-9）[9]。

对桡侧腕伸肌（extensor carpi radialis，ECR）肌腱进行检查是为了检查其连续性和状态。如果它出现严重的磨损或断裂，至少桡侧腕短伸肌腱是完整的或可修复的，否则将禁止进行 TWA 手术。在桡腕关节的近端切除一段骨间后神经，以防止产生疼痛性神经瘤，并实现了对腕关节的部分神经支配。作者建议在切除前用利多卡因对神经进行阻滞。背侧关节囊被切开为一个矩形的组织瓣并牵拉至一侧，以使所有腕骨得到充分暴露。

在没有不稳定或滑膜炎的情况下，下尺桡关节为了保持完整需要保留三角纤维软骨复合体远端的桡月三角韧带[31, 38]。在有不稳定、滑膜炎、尺骨和桡骨组件之间的撞击、尺骨和腕骨之间的撞击的情况下，手术应扩展到 DRUJ，并进行尺骨头切除，或根据外科医生的喜好植入目前的尺骨假体之一[11, 31, 39, 40]。

在手术过程中，必须进行透视检查以确认假体的位置，并检查桡骨柄和腕骨柄是否存在旋转。在 RA 患者中，第三掌骨经常与腕骨存在错位，这在检查假体与头状骨的相对位置时可能会产生误导。腕骨柄和尺桡两侧的螺钉必须固定在腕关节的中心，分别进入头状骨和残余三角骨、钩骨、残余舟状骨和小多角骨，并要保证它们在侧位片上没有脱位（图 8-10）。

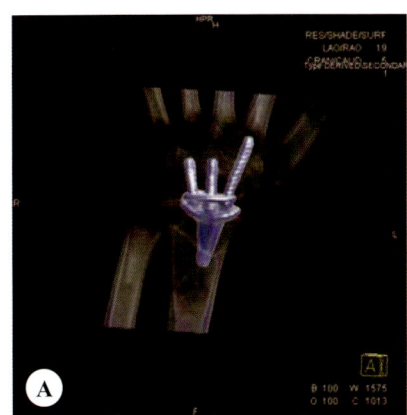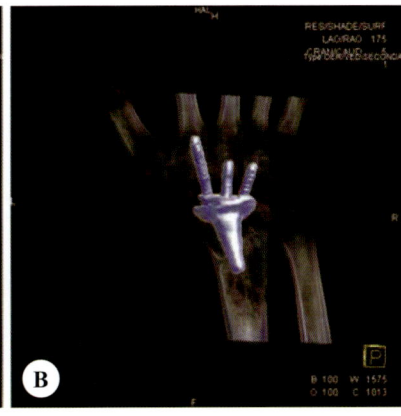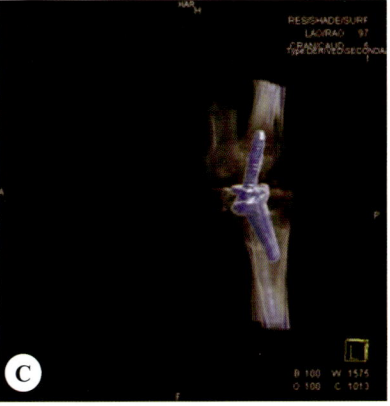

▲ 图 8-8　准备进行假体翻修的 Remotion 全腕关节置换术前容积再现图像 CT 扫描
VRTD 序列：A. 后视图；B. 侧视图；C. 前视图

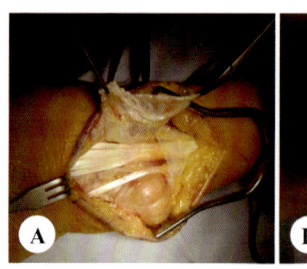
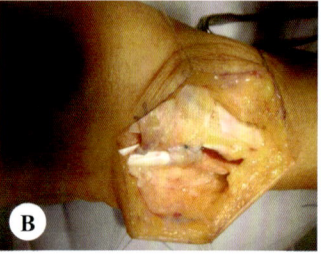

▲ 图 8-9　A. 类风湿性腕关节伸肌支持带尺侧缘的切口；B. 其最长的部分绕过尺侧腕伸肌肌腱，以恢复其对尺骨的稳定作用

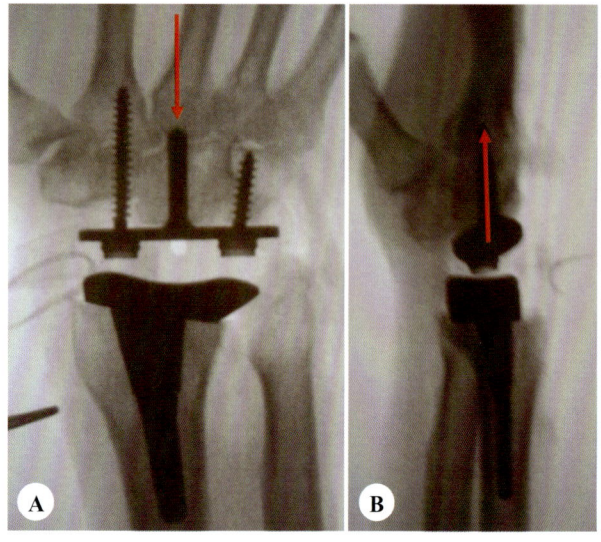

▲ 图 8-10　A. 正确旋转对齐桡骨和腕骨柄，注意腕骨柄穿过头状骨进行固定；B. 在侧位片上，螺钉与腕骨柄相互平行

在假体被定位后，要对运动范围和稳定性进行评估。假体在外展 35° 和内收 35° 时必须是稳定的，并且在轴向牵引时松动不应该超过 3mm。如果太紧，需要松解关节囊和关节周围软组织，或者短缩桡骨。确定聚乙烯关节球适当尺寸的方法是通过被动屈伸腕关节来测试假体的稳定性，假体组件应允许顺利地掌屈 - 背伸，并且没有脱位的倾向。

非骨水泥固定是初次进行腕关节置换术的首选方法。为了提高腕骨组件的骨整合和稳定性，必须在腕骨间植入先前切下的骨松质来实现远排腕骨的融合。用经骨缝合线将组织瓣缝合回桡骨。如果需要，可以使用一条支持带来增加包膜组织的长度，以免缝合得太紧会妨碍腕关节掌屈。在已经进行 Darrach 手术的情况下，DRUJ 通过紧缩缝合关节囊，目的是稳定尺骨残端。一些作者还建议限制远端尺侧腕伸肌腱的滑动来改善尺骨残端的稳定性[41-43]。伸肌支持带的修复是在伸肌腱上进行的。拇长伸肌通常只是表浅的。桡侧腕短伸肌腱和桡侧腕长伸肌腱也可以留在表层，以防支持带较弱或较短[44]。如前所述，在类风湿患者中，支持带向尺侧翻折固定 ECU 在合适的位置以稳定下尺桡关节，伤口分层缝合并包扎，放置 24～48h 引流管。通过石膏夹板将腕关节固定在中立位。对于同时进行桡尺远侧关节手术的患者，术后不允许做旋前的动作。在这些情况下，使用过肘夹板固定。

假体设备、器械和手术程序因假体而异，并在制造商的技术指南手册中作了详细的描述。

六、康复治疗方案

术后 2 周拆除石膏夹板和缝合线，日夜佩戴定制的塑料夹板，使腕关节处于中立位置；夹板允许手指充分外展和背伸，并允许拇指做抵抗动作，鼓励患者在佩戴夹板时做抓握活动。治疗师指导患者每天多次暂时取下夹板，以便在没有疼痛的情况下进行主动的掌屈 - 背伸和一些尺桡偏。在治疗师的直接控制下，还应定期进行腕部可控的被动运动和瘢痕治疗。这些治疗的目的还在于减轻水肿和保持完好的腕关节活动能力，也可以使用冷冻疗法来减轻肿胀和疼痛。术后 1 个月，进行石蜡疗法对腕关节和手部的肌肉进行等距收缩，在运动范围受限的情况下进行电疗疗法以增加力量，还应进行本体感觉和协调的练习。患者在夜间戴上夹板持续 4 周，术后 8 周拆除夹板。术后 12 周，患者可以恢复日常活动，但要永久避免持超过 3kg 的重物。如果需要进行更多的活动，如滑雪、骑滑板车和使用拐杖，建议患者佩戴新的腕关节夹板或可调节的腕关节支撑架。

现在的腕关节置换术似乎更可靠，他们置换后的效果与其他大关节一样。腕部假体使关节稳定，使患者能够恢复精细活动的能力。未来的设计发展方向可以通过腕部过载和应力遮挡的生物力学知识来提高腕关节假体组件的稳定性。一个理想的改进应该是制造更符合生物力学的可翻修假体，如更长的桡骨柄和腕骨柄。

七、半腕关节置换术

当腕部骨性关节炎仅限于桡腕关节，而腕骨间关节软骨完好无损时，可以采用半腕关节置换术。手术治疗方案有生物介入关节置换术，仅限于受影响关节面的腕部部分融合术（如桡月骨融合术和桡舟月骨融合术），以及包括高温石墨假体（如 Amandys spacer、Tornier、Grenoble France 假体）和人工半关节置换术的假体。与其他选择相比，后者的优点是关节活动度恢复得更好，术后固定时间更短。此外，没有脱位的风险，而且可以保留腕骨量和腕骨高度[45, 46]。半腕假体是基于肩关节和肘关节假体置换的经验，在肩部和肘部的创伤抢救过程中，已经验证了软骨可与金属直接接触[47]。

在目前的半腕关节置换术中，桡骨关节面被取代了。根据病理情况，腕骨近端或头骨被保留下来，它们与金属近端板相衔接。仅用 Maestro 假体进行了只置换腕骨的半腕关节置换术，但据报道，这种做法的失败率很高。Huish 认为，这是由于材料不合适和假体与月骨窝的几何形状不匹配造成的[48]。

半腕关节置换术的适应证是外伤后的情况，如移位、桡骨远端骨折并伴有周围粉碎性骨折的桡骨远端关节面骨折，特别是在老年人，在 PRC、KDAC ⅢB 期 Kienböck 病治疗失败后的继发性腕关节骨性关节炎，以及患有更罕见的累及桡骨远端关节面的肿瘤疾病（图 8-11）[45-47, 49-54]。

目前的半腕假体可以单独是近端组件或远端组件，如 Cobra 假体（Groupe Lépine，Lyon，France）、Sophia 桡骨远端假体（Biotech，Paris，France）、KinematX 腕骨间半关节假体（Extremity Medical, LLC, Parsippany, NJ）和 Prosthelast（Argomedical AG，Cham，Switzerland）。后两种假体最初单纯是用于半关节置换的桡骨组件；最近新开发了腕骨组件，现在整个假体可以用于 TWA 植入。

全腕关节假体的近端组件，如 Universal 2 或 Remotion 假体，可以用于半关节置换术。只有 Freedom 假体被批准用于全腕关节和半腕关节置换术。

2010 年，Boyer 和 Adams 首次发表了 2 例与 PRC 相关的半假体置换术病例；在 1 年后，报道了疼痛完全缓解和恢复了一定的功能。他们建议对不适合做 TWA 的年轻患者和不适合做全腕关节融合术的患者采用这种手术[51]。

2016 年，Gaspar 等回顾了 52 例桡骨远端半关节置换术（13 例 Maestro 和 39 例 Remotion），在 3 年的随访中，他们报道的翻修率为 29%，最常见的并发症是骨折、松动和感染[55]。2017 年，Anneberg 等报道了 20 例使用 KinematiX 半关节置换术治疗的病例。在平均 4 年的随访中，与术前相比，ROM 和握力都得到了改善；2 例转为 TWA，1 例是由于松动，1 例是由于复杂性局部痛综合征；另一例患者因尺骨疼痛而接受了全腕关节融合术[46]。2012 年，Vance 等发表了平均年龄为 44 岁的 9 名患者的治疗结果中，在使用 KinematiX 假体后很短的随访时间内（8 个月），出现了频繁的并发症，如伸肌粘连、腕关节不稳定、腕关节撞击和有症状的腕骨间关节炎[53]。Roux 报道，自 2005 年以来，他通过植入自行设计的半关节假体对老年患者的粉碎性桡骨远端骨折进行治疗[54]。Vergnenègre 治疗了平均年龄为 80 岁的 8 名患者中，用 Sophia 假体治疗了 AO C_2 型桡骨远端骨折，没有进行近排腕骨切除术（PRC）。手术的平均时间为 1h。患者在短短 3 周内迅速恢复了日常生活活动[49]。2019 年，Anger 等在 9 例 AO C_3 型和 2 例 AO C_2 型中植入 Cobra 假体，没有进行 PRC，并报道了 11 名患者中的 4 名因疼痛缓解不明显而效果不佳。作者认为，疼痛是由未处理的尺骨远端或近排腕骨与假体 CrCo 合金表面的接

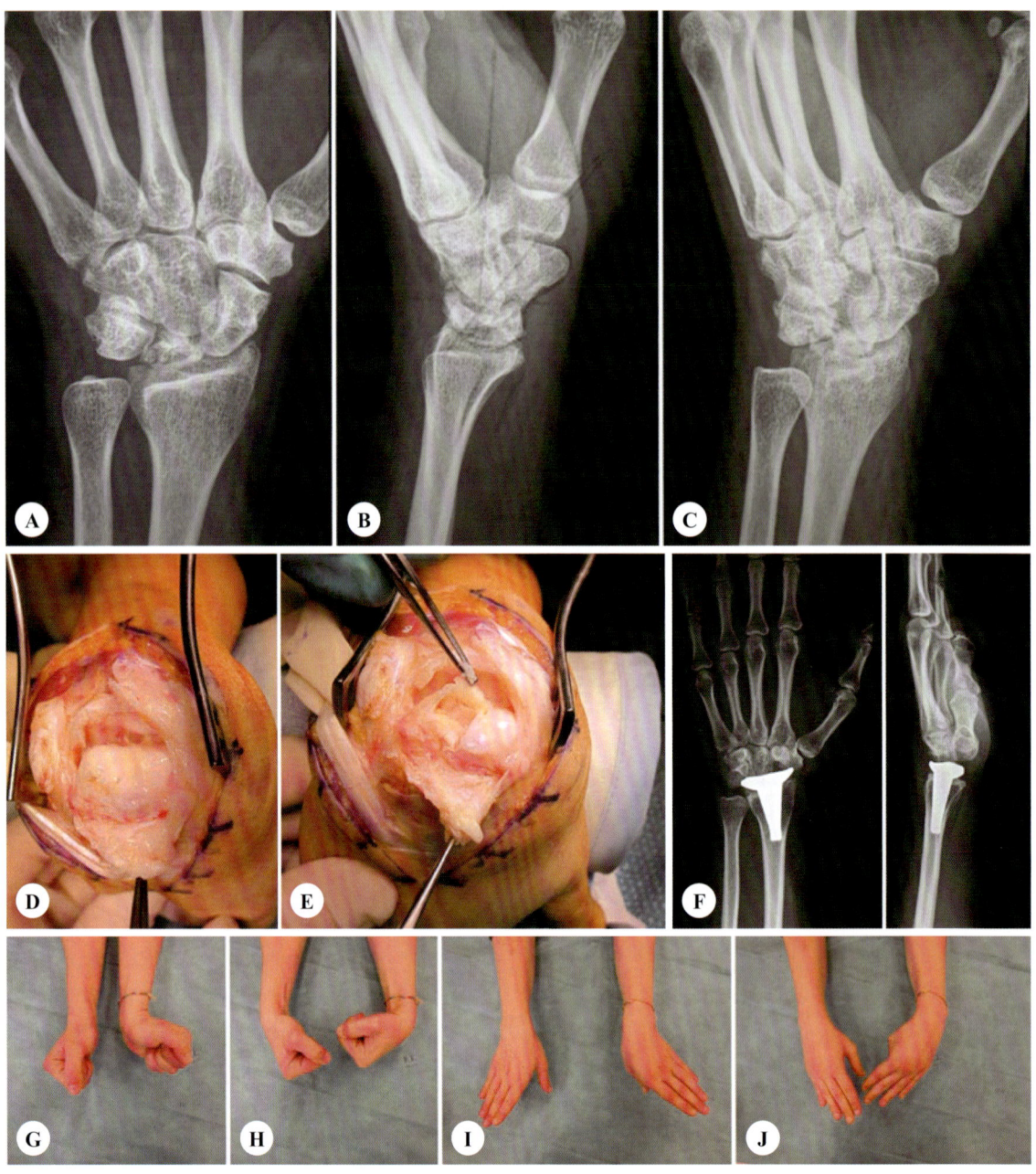

▲ 图 8-11 A 至 C. 27 岁女性 Kienböck 病患者进行性腕塌陷；D 和 E. 术中视图显示桡月关节面的软骨磨损和月骨碎裂；F. Remotion 半关节置换术后 7 个月时 X 线片对照（后前位和侧位）；G 至 J. 临床效果

触所致[53]。Herzberg 报道了他在 25 名平均年龄为 77 岁的患者中使用 Cobra 假体，也没有进行 PRC 手术。在 32 个月的随访中，观察到比较乐观的结果，主动活动范围掌屈 – 背伸为 60°，旋前 – 旋后为 150°，VAS 疼痛评分为 1 分。他建议半关节置换术作为一种有效的解决方案，适用于锁定钢板无法修复的骨折[47]。

在治疗 Kienböck 病的晚期阶段，半腕关节置换术具有良好的前景，在月骨窝受损或在 PRC 术后出现月骨窝关节炎的情况下，可以作为全关节融合术和 TWA 的可靠替代方案。在老年患者中，WHA 也是桡舟月骨关节融合术的替代方案。

未来的发展可能使外科医生能够将 WHA 可靠地转换为 TWA。目前关于半关节置换术的文献很有限，而且随访时间也很短；这些关节假体可能会在未来的几年里有进一步的进展。

参考文献

[1] Hindley CJ, Stanley JK. The rheumatoid wrist. Patterns of disease progression. J Hand Surg [Br]. 1991;16:275–9.

[2] Ritt MJ, Stuart PR, Naggar L, Beckenbaugh RD. The early history of arthroplasty of the wrist. From amputation to total wrist implant. J Hand Surg Br. 1994;19(6):778–82.

[3] Kennedy CD, Huang JI. Prosthetic Design in Total Wrist Arthroplasty. Orthop Clin North Am. 2016;47(1):207–18.

[4] Menon J. Total wrist arthroplasty for rheumatoid arthritis. Hand surgery: current practice. London: Martin Dunitz; 1997.

[5] Menon J. Universal total wrist implant. Experience with a carpal component fixed with three screws. J Arthroplast. 1998;13:515–23.

[6] Schmidt I. Can total wrist arthroplasty be an option for treatment of highly comminuted distal radius fracture in selected patients? Preliminary experience with two cases. Case Rep Orthop. 2015;380935

[7] Schmidt I. A critical appraisal to the decision by the company Zimmer Biomet to withdraw the MaestroTM Wrist Reconstructive System from the marketplace. Trauma and Emergency Care. ISSN: 2398–3345. 2018.

[8] Boeckstyns ME, Herzberg G. Current European practice in wrist arthroplasty. Hand Clin. 2017;33(3):521–8.

[9] Pfanner S, Munz G, Guidi G, Ceruso M. Universal 2 wrist arthroplasty in rheumatoid arthritis. J Wrist Surg. 2017;6(3):206–15.

[10] Cobb TK, Beckenbaugh RD. Biaxial total wrist arthroplasty. J Hand Surg [Am]. 1996;21A:1011–21.

[11] Nunez FA Jr, Wright L, Kilpatrick SE, Seitz WH Jr. Revision total wrist arthroplasty due to polyethylene wear, metallosis-induced carpal tunnel syndrome, distal ulnar impingement, and fourth carpometacarpal joint pain: case report and pitfalls to avoid. Hand (N Y). 2018;15(1):NP1–6.

[12] Gil JA, Kamal RN, Cone E, Weiss AC. High survivorship and few complications with cementless total wrist arthroplasty at a mean followup of 9 years. Clin Orthop Relat Res. 2017;475(12):3082–7.

[13] Kennedy JW, Ross A, Wright J, Martin DJ, Bransby-Zachary M, MacDonald DJ. Universal 2 total wrist arthroplasty: high satisfaction but high complication rates. J Hand Surg Eur Vol. 2018;43(4):375–9.

[14] Zijlker HJA, Ritt MJPF, IJsselstein CB. Long-term results of universal 2 total wrist arthroplasty. J Wrist Surg. 2019;8(4):317–20.

[15] Ma JX, Xu YQ. The instability of wrist joint and total wrist replacement. Chin J Traumatol. 2016;19(1):49–51.

[16] Boeckstyns ME, Herzberg G. Periprosthetic osteolysis after total wrist arthroplasty. J Wrist Surg. 2014;3(2):101–6.

[17] Boeckstyns ME, Herzberg G, Merser S. Favorable results after total wrist arthroplasty: 65 wrists in 60 patients followed for 5–9 years. Acta Orthop. 2013;84(4):415–9.

[18] Sagerfors M, Gupta A, Brus O, Pettersson K. Total wrist arthro-plasty: a single-center study of 219 cases with 5–year follow-up. J Hand Surg Am. 2015;40:2380–7.

[19] Froschauer SM, Zaussinger M, Hager D, Behawy M, Kwasny O, Duscher D. J Hand Surg Eur Vol. 2019;44(9):946–50.

[20] Honecker S, Igeta Y, Al Hefzi A, Pizza C, Facca S, Liverneaux PA. Survival rate on a 10–year follow-up of total wrist replacement implants: a 23–patient case series. J Wrist Surg. 2019;8:24–9.

[21] Bohler C, Kolbitsch P, Schuh R, Lass R, Kubista B, Giurea A. Midterm results of a new rotating hinge knee implant: a 5–year follow-up. Biomed Res Int. 2017;2017:7532745.

[22] Reigstad O, Røkkum M. Wrist arthroplasty using prosthesis as an alternative to arthrodesis: design, outcomes and future. J Hand Surg Eur Vol. 2018;43(7):689–99.

[23] Giwa L, Siddiqui A, Packer G. Motec wrist arthroplasty: 4 years of promising results. J Hand Surg Asian Pac Vol. 2018;23(3):364–8.

[24] Ferreres A, Lluch A, Del Valle M. Universal total wrist arthroplasty: midterm follow-up study. J Hand Surg Am. 2011;36(6):967–73.

[25] Cooney W, Manuel J, Froelich J, Rizzo M. Total wrist replacement: a retrospective comparative study. J Wrist Surg. 2012;1(2):165–72.

[26] Badge R, Kailash K, Dickson DR, et al. Medium-term outcomes of the Universal-2 total wrist arthroplasty in patients with rheumatoid arthritis. Bone Joint J. 2016;98–B(12):1642–7.

[27] Fischer P, Sagerfors M, Jakobsson H, Pettersson K. Total wrist arthroplasty: a 10–year follow-up [published online ahead of print, 2020 Apr 1]. J Hand Surg Am. 2020;S0363–5023(20)30084–8.

[28] Herzberg G. Promising preliminary results seen with last generation wrist arthroplasty implant. Orthoped Today. 2012;32(10):18.

[29] Chevrollier J, Strugarek-Lecoanet C, Dap F, Dautel G. Results of a unicentric series of 15 wrist prosthesis implantations at a 5.2 year follow-up. Acta Orthop Belg. 2016;82(01):31–42.

[30] Reigstad A, Reigstad O, Grimsgaard C, Røkkum M. New concept for total wrist replacement. Motec wrist arthroplasty: 4 years of promising results. J Plast Surg Hand Surg. 2011;45(3):148–56.

[31] Reigstad O, Holm-Glad T, Bolstad B, Grimsgaard C, Thorkildsen R, Røkkum M. Five-to 10–year prospective follow-up of wrist arthroplasty in 56 nonrheumatoid patients. J Hand Surg Am. 2017;42(10):788–96.

[32] Trumble TE, Salas P, Barthel T, Robert KQ III. Management of scaphoid nonunions. J Am Acad Orthop Surg. 2003;11:380–91.

[33] Gupta A. Total wrist arthroplasty. Am J Orthop (Belle Mead NJ). 2008;37(8 Suppl 1):12–6.

[34] Flury MP, Herren DB, Simmen BR. Die Schulthess-Klassifikation der chronischen Polyarthritis am Handgelenk [The Schulthess classification of chronic polyarthritis of the wrist joint]. Orthopade. 1998;27(3):175–6.

[35] Elbuluk AM, Milone MT, Capo JT, Bosco JA, Klifto CS. Trends and demographics in the utilization of total wrist arthroplasty. J Hand Surg Asian Pac Vol. 2018;23(4):501–5.

[36] Wolff J. Das Gesetz von der Transformation der Knochen. Berlin: August Hirschwald; 1862.

[37] Fishman EK, Ney DR, Heath DG, Corl FM, Horton KM, Johnson PT. Volume rendering versus maximum intensity projection in CT angiography: what works best, when, and why. Radiographics. 2006;26(3):905–22.

[38] Halim A, Weiss AC. Total wrist arthroplasty. J Hand Surg Am. 2017;42(3):198–209.

[39] Yeoh D, Tourret L. Total wrist arthroplasty: a systematic review of the evidence from the last 5 years. J Hand Surg Eur Vol. 2015;40(5):458–68.

[40] Adams BD. Total wrist arthroplasty for posttraumatic arthritis with radius deformity. J Wrist Surg. 2015;4(3):164–8.

[41] Matsui Y, Minami A, Kondo M, Ishikawa J, Motomiya M, Iwasaki N. A minimum 5–year longitudinal study of a new total wrist arthroplasty in patients with rheumatoid arthritis. J Hand Surg Am. 2020;45(3):255.e1–7.

[42] Minami A, Kato H, Iwasaki N. Modification of the Sauvé-Kapandji procedure with extensor carpi ulnaris tenodesis. J Hand Surg Am. 2000;25(6):1080–4.

[43] Minami A, Iwasaki N, Ishikawa J, Suenaga N, Kato H. Stabilization of the proximal ulnar stump in the Sauvé-Kapandji procedure by using the extensor carpi ulnaris tendon: long-term follow-up studies. J Hand Surg Am. 2006;31(3):440–4.

[44] Surgical technique Integra Freedom Wrist Arthroplasty System. 2014. https://www.smith-nephew.com/documents/nl-freedom-surgicaltechnique.pdf

[45] Srnec JJ, Wagner ER, Rizzo M. Total wrist arthroplasty. JBJS Rev. 2018;6(6):e9.

[46] Anneberg M, Packer G, Crisco JJ, Wolfe S. Four-year outcomes

of midcarpal hemiarthroplasty for wrist arthritis. J Hand Surg Am. 2017;42(11):894–903.
[47] Herzberg G, Walch A, Burnier M. Wrist hemiarthroplasty for irreparable DRF in the elderly. Eur J Orthop Surg Traumatol. 2018;28(8):1499–503.
[48] Huish EG Jr, Lum Z, Bamberger HB, Trzeciak MA. Failure of wrist hemiarthroplasty. Hand (N Y). 2017;12(4):369–75.
[49] Vergnenègre G, Hardy J, Mabit C, Charissoux JL, Marcheix PS. Hemiarthroplasty for complex distal radius fractures in elderly patients. J Wrist Surg. 2015;4(3):169–73.
[50] Anger F, Legré R, Nguyen MK. Results of wrist hemiarthroplasty for comminuted distal radius fractures in independent elderly people: a retrospective study on eleven patients. Hand Surg Rehabil. 2019;38(3):150–6.
[51] Boyer JS, Adams B. Radius hemiarthroplasty combined with proximal row carpectomy. Iowa Othop J. 2010;30:168–73.
[52] Culp RW, Bachoura A, Gelman SE, Jacoby SM. Proximal row carpectomy combined with wrist hemiarthroplasty. J Wrist Surg. 2012;1(1):39–46.
[53] Vance MC, Packer G, Tan D, Crisco JJ, Wolfe SW. Midcarpal hemiarthroplasty for wrist arthritis: rationale and early results. J Wrist Surg. 2012;1(1):61–8.
[54] Roux JL. Replacement and resurfacing prosthesis of the distal radius: a new therapeutic concept [in French]. Chir Main. 2009;28(1):10–7.
[55] Gaspar MP, Lou J, Kane PM, Jacoby SM, Osterman AL, Culp RW. Complications following partial and total wrist arthroplasty: a single-center retrospective review. J Hand Surg Am. 2016;41(1):47–53.e4.

第 9 章 翻修 / 失败的全腕关节置换术
Revision/Failed Total Wrist Arthroplasty

Michel E. H. Boeckstyns 著

蔡兴博 何晓清 译

第四代全腕关节置换术的假体已经使用了 20 多年，因此，越来越多的人需要翻修。挽救失败的全腕关节置换术的治疗选择包括关节融合术、全腕翻修术、近排腕骨切除和占位式高温石墨假体关节置换术。全腕关节融合术是一种可供参考的治疗方法，但全腕翻修术是一种保留关节活动度的替代选择[1-5]。占位式高温石墨假体关节置换术和切除性腕关节置换术偶尔也有报道。在本章中，将介绍已发表的研究结果和作者的个人经验。

一、文献调查报道

（一）使用全腕关节融合术进行翻修

由于取出假体会造成较大的骨缺损，因此翻修失败的老一代全腕关节置换术一直具有挑战性[4, 6-8]。由于全腕关节融合术是治疗类风湿性腕关节疼痛的好方法，因此在类风湿关节炎是全腕关节融合术的主要适应证的时代，全腕关节融合术一直是最常使用的翻修手术。技术上的挑战包括提取骨整合式组件（通常是桡骨组件）、恢复适当的腕关节高度及获得稳定。为了便于取出假体，桡骨可能需要分离，在这种情况下，可以使用骨水泥和环形钢丝来固定桡骨。对残余骨质缺损进行骨移植时，必须用髂嵴自体移植或同种异体移植（通常来自股骨头）。

在某些情况下髓内圆针辅以 U 形钉是最常见的固定方法，但已有大量并发症和不愈合率发生的报道[9-12]。Beer 和 Turner[9] 的系列研究包括对 8 个硅胶垫片和 4 个老一代假体的翻修。12 个腕关节中只有 7 个实现了融合，然而未实现融合的关节耐受性良好。Carlson 和 Simmons[10] 发表了一组使用腕关节融合术翻修的 12 例腕关节的病例研究（5 个硅胶假体和 7 个老一代的全腕关节置换术）。并发症包括 2 名骨不愈合患者需要二次骨移植，以及 2 名患者需要更换髓内针。Radmer 等[13] 使用关节融合术对 36 个 APH 假体（APH, Implant-Service Vertriebs GmbH, Hamburg, Germany）进行了翻修，其中 25 例采用髓内针固定，11 例采用钢板和螺钉固定，34 个获得了初次融合；2 个不融合发生在髓内针组。Rizzo 等[12] 对使用全腕关节融合术翻修 21 例全腕关节置换术失败的腕关节的结果进行研究分析，融合术中使用钢针或钢板和螺钉固定，11 个腕关节实现了初级融合，剩下 10 个腕关节没有融合。

Brase 和 Millender[14] 报道了 16 例失败的硅胶假体的翻修。12 例腕关节更换了另一个硅胶假体，4 例腕关节进行了融合。更换另一个假体的患者术后效果不佳，只有 4 名更换假体的患者有足够的力量进行基本活动，但 4 名进行关节融合术的患者都获得了稳定、无痛的腕关节[14]。

Ferlic 等[11] 对 19 例腕关节置换术（7 例硅胶假体和 12 例金属对聚乙烯假体全腕关节置换术）进行了翻修。7 例硅胶假体初次手术即成功翻修，其中 4 例融合的腕关节和 3 例全腕关节假体置换的腕关节在术后 6 年或更久仍具有良好功能。19 例都需要翻修为金属对聚乙烯假体。所有松动的假体最终都需要进行关节融合术，但其中有两个需要进行 1 次以上手术[11]。

近年来，钢板和螺钉固定是最常用的固定方法（图 9-1）。由于许多类风湿患者的骨质较差，融合可能需要较长时间，因此首选锁定钢板。Adams 等[15] 报道了一组 20 个腕关节的病例研究，包括 15 例 TWA 和 5 例老一代的假体（其中 1 例是硅胶假体）的翻修。所有患者均采用专用腕关节融合钢板（Synthes，West Chester，PA）和具有股骨头结构的带轮廓骨松质移植进行治疗。20 例腕关节中有 19 例在第一次手术时即融合成功，平均时间为 4 个月。1 例腕关节出现近端钢板松动，但 6 个月时关节仍发生了融合[15]。Reigstad 等发表了 11 例因骨关节炎而失败的 Motec 或 Elos 假体腕关节置换术的翻修（Swemac Orthopaedics AB，Linköping，Sweden），其中 8 例使用融合钢板，3 例使用定制螺钉进行关节融合。所有手术的腕关节均实现了临床与影像学的融合。

Rizzo 等[12] 报道了全腕关节融合术治疗关节置换术失败后的功能结果。21 例腕关节中有 14 例是无痛的，VAS 评分表中，总体平均疼痛评分为 2.6 分（范围为 0～7 分）。关节融合术后持续不融合的患者平均疼痛评分为 3.3 分（范围为 0～7 分），而融合组的平均疼痛评分为 2.1 分（范围为 0～4 分）。总的 DASH 评分平均为 33 分（范围 11～59 分）。融合组的 DASH 平均为 29 分（范围为 11～45 分），未融合组为 36 分（范围 13～57 分）。仅随访到 10 例患者的数据，其中 4 名患者能够恢复到原来的工作水平，4 名患者恢复工作后在一定程度上受限，2 名患者已停止工作或无法恢复工作。

（二）关节置换术的翻修

Rettig 和 Beckenbaugh 使用 Biaxial 假体（DePuy Orthopedics，Warsaw，IN，USA）翻修了不同设计的 13 个失败的全腕关节置换术，包括 2 个骨水泥型 Meuli 假体（Protek AG，Bern，Switzerland）、7 个 Swanson Silastic 假体（Wright Medical，Memphis，TN，USA）、2 个 Biaxial 假体和 2 个 Volz 假体（Howmedica Company，Rutherford，NJ，USA）[2]。所有翻修假体的远端组件都用骨水泥固定，近端组件中有 11 例使用骨水泥固定。在 31 个月的随访期内，有 2 例改用了另一种假体，1 例改用了腕关节融合术，还有 2 例假体出现了松动。其余病例的临床效果良好。

Cobb 和 Beckenbaugh 发表了一组 10 例全腕关节置换术的病例研究，采用了定制的长柄多叉远端组件，主要是第二和第三掌骨的双叉型组件进行翻修。其中 2 例使用全腕关节融合术进行翻修。对于其余 8 名患者，平均随访时间为 3.8 年（范围为 3.0～4.8 年）。在最新的随访评估中，所有置换术后的腕关节都具有一定的功能[1]。

Fischer 等[16] 报道了 16 例不同设计的全腕关节置换术失败后的翻修。所有患者都患有类风湿关节炎。翻修手术的类型有 11 例更换了整个假体，1 例更换了近端组件，4 例更换了远端组件。翻修时使用了 Biaxial、Remotion（Stryker，Kalamazoo，MI，USA）或 Universal 2（Integra LifeSciences，Plainsboro，NJ，USA）组件。有 6 例患者采用

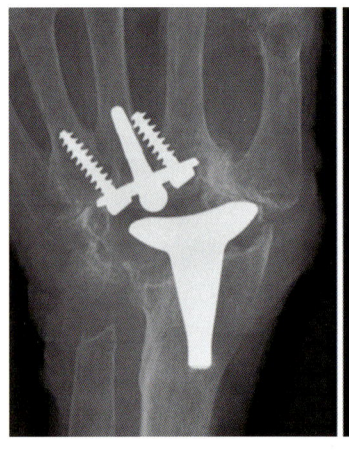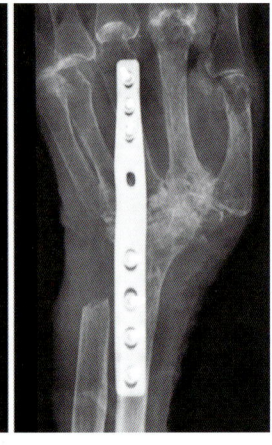

▲ 图 9-1　Remotion 全腕关节置换术失败后使用钢板进行融合

骨水泥对 Biaxial 假体的远端组件进行固定。其余患者采用人造骨移植或来自新鲜冰冻的同种异体来源的股骨头来填充远端组件周围的骨质缺损。16 例翻修关节置换术中，有 4 例进行了重新翻修。3 例最终采用了全腕关节融合术，1 例采用了切除性关节置换术。假体 5 年累积存活率为 74%，第 5 年的 DASH 和 PRWE 评分中位数分别为 60 分和 37 分[16]。

Pinder 等发表了一组 19 例不同诊断的病例研究。其中 5 例原有的假体是硅胶垫片，5 例是 Universal 2 假体，8 例是 Biaxial 假体。用于翻修的假体是 Universal 2 假体和 Biaxial 假体。平均随访时间为 10 年。翻修的假体累计 5 年的存活率为 83%。只有 5 名患者完成了临床随访[17]。

Talwalkar 等报道在 10 个失败的 Biaxial 假体的病例，其中 9 人患有类风湿关节炎。6 人接受了二次 Biaxial 假体置换，3 人进行了腕关节融合，2 人接受了近排腕骨切除术。9 名患者可进行临床随访。随访时间为 28 个月。没有患者需要进一步的手术或翻修。2 例翻修的腕关节效果良好，1 例效果一般，1 例效果差[3]。

Zijlker 等[5] 发表了 37 例 Biaxial 假体失败患者的 40 个手腕的系列研究，使用 Universal 2 全腕关节置换术进行翻修。24 名患者诊断为类风湿关节炎；11 名诊断为骨关节炎，2 名诊断为 Kienböck 病。所有患者均采用髂嵴自体骨皮质进行了植骨。40 个假体中有 16 个最终失败了。累计 5 年存活率为 87%，9 年存活率为 60%。类风湿患者和非类风湿患者在假体失败方面无明显差异。24 个 Universal 2 假体在平均随访 9 年后有 16 个仍然保持在原位，功能满意。PRWHE 评分及 QuickDASH 评分分别为 53 分和 47 分[18]。

（三）占位式高温石墨腕关节置换术

已有关于用高温石墨 Amandys 假体（Torneer，Montbonnot，France）修复失败的全腕关节置换术的病例报道，但更大的系列研究尚未发表[19]。

（四）近排腕骨切除术

这种手术方案有时适用于不适合做大手术的患者或因感染而需要切除假体的情况，其结果在功能上是可以接受的。报道非常稀少。在 Talwalkar 等的系列研究中的两个病例都有很好的效果[3]。

二、作者的首选技术和个人经验

（一）使用全腕关节置换术翻修的技术细节

手术是在全身麻醉或区域阻滞下进行的，并在上臂处使用止血带。使用先前在手背和腕部的皮肤切口。通常情况下，伸肌支持带很容易显露，可以在第四间隔内进行分离（图 9–2）。打开腕关节囊，形成一个 U 形的远端皮瓣（图 9–3）。通常情况下，当腕骨组件松动时很容易将其取出（图 9–4）。取出一个固定好的桡骨组件是具有挑战性的（图 9–5）。通常需要在组件周围凿骨或截骨来破坏骨整合的部分或骨水泥套。在桡侧进行截骨，可以保留背侧的骨皮质。去除所有的骨水泥套和死骨（图 9–6）。用骨松质填塞空腔（图 9–7）。然后将桡骨干和头状骨进行扩髓（图 9–8），放置试验组件（图 9–9），并在术中透视下检查其位置。在骨质严重流失的情况下，在腕板和远端骨质之间的缝隙之间进行植骨。关节置换术的稳定

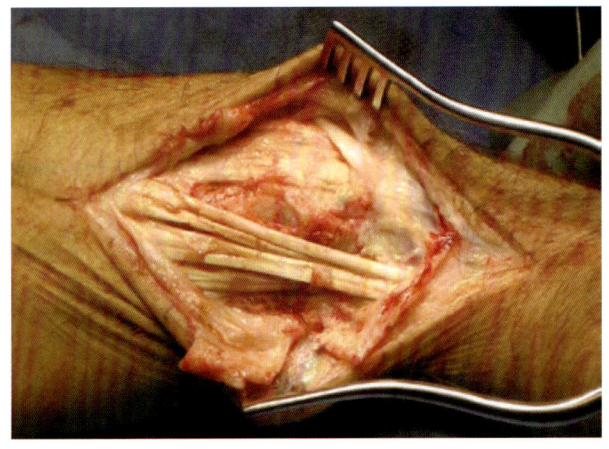

▲ 图 9–2 术中照片显示显露良好的伸肌支持带，在第四间隔内分离

性测试是主观的，需要经验，要在手腕被动运动时通过纵向牵引进行测试。最后，确认植入的组件已经夯实。作者使用1个塑料堵块或骨栓来封闭桡骨腔的底部（图9-10），主要是采用骨水泥技术。清除多余的骨水泥，用骨松质填充空腔（图9-11）。进行标准的逐层缝合术（图9-12）。腕关节用石膏保护2周，此后逐渐增加负荷进行活动。如果腕骨组件下沉，而桡骨组件牢固，翻修时只需使用同型的腕骨组件单独对其进行置换即可。

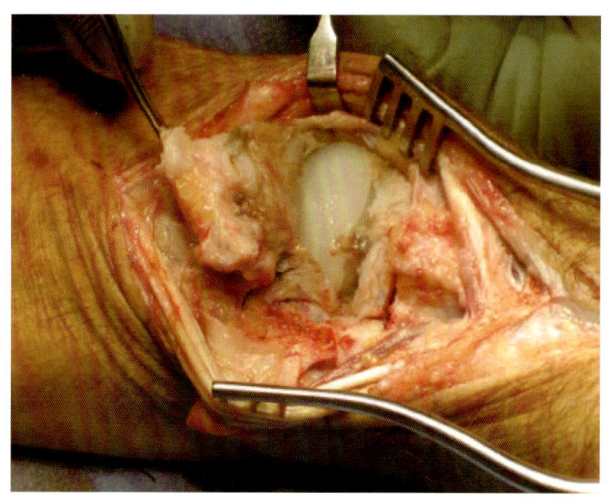

▲ 图9-3　远端 U 形皮瓣已被切除，显露出假体

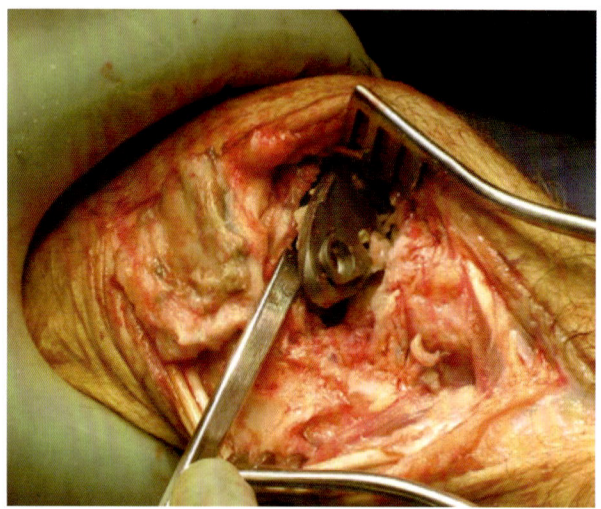

▲ 图9-4　取出腕骨组件通常很容易

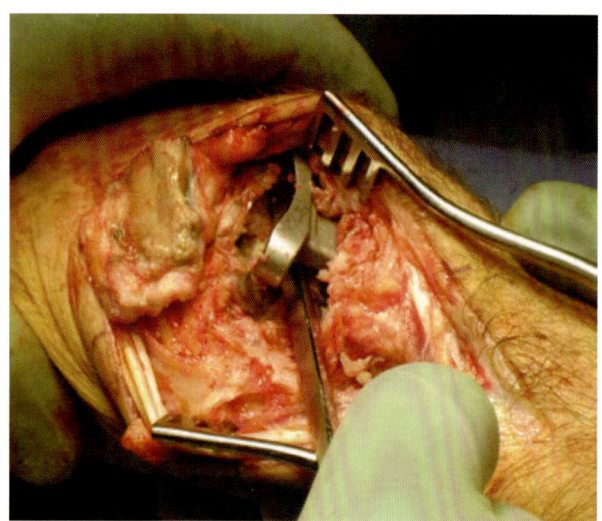

▲ 图9-5　在这种情况下，取出松动的腕骨组件很容易，但是取出牢固的骨整合组件具有挑战性

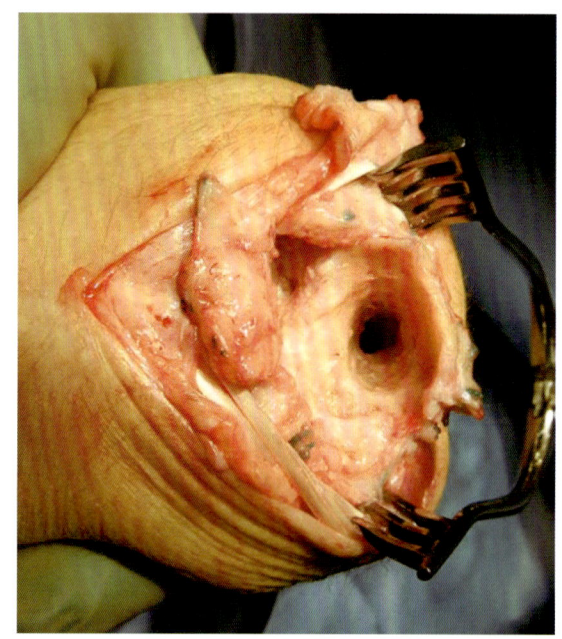

▲ 图9-6　桡骨腔内的骨水泥、膜和死骨已被完全清理

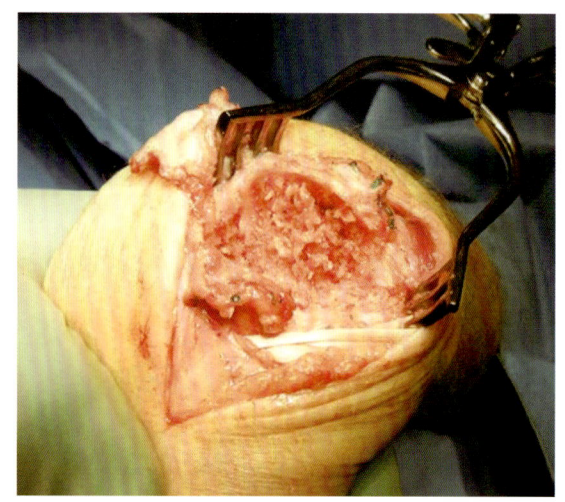

▲ 图9-7　桡骨腔已用异体骨松质填充

（二）使用全腕关节融合术翻修的技术细节

手术方法和取出故障组件的过程如上所述。准备一个股骨头结构的同种异体移植骨，以适应骨缺损并保留腕关节高度（图 9-13）。注意通过切除关节面和用骨松质填充骨缺损来融合第三腕掌关节。使用标准技术在桡骨轴和第三掌骨上安装不锈钢或钛合金腕关节融合术钢板。只要可能，作者倾向于使用预弯的钢板，以使腕关节处于轻微的背伸状态（图 9-14）。为避免假体的断裂，螺钉不要从钢板的中心插入。

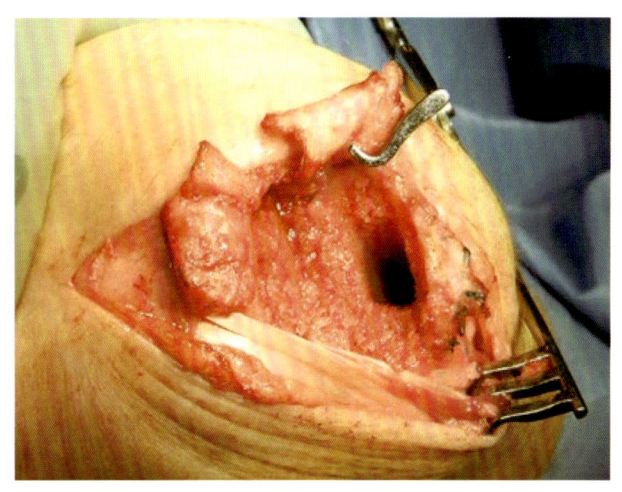

▲ 图 9-8 移植后的桡骨腔已被扩髓

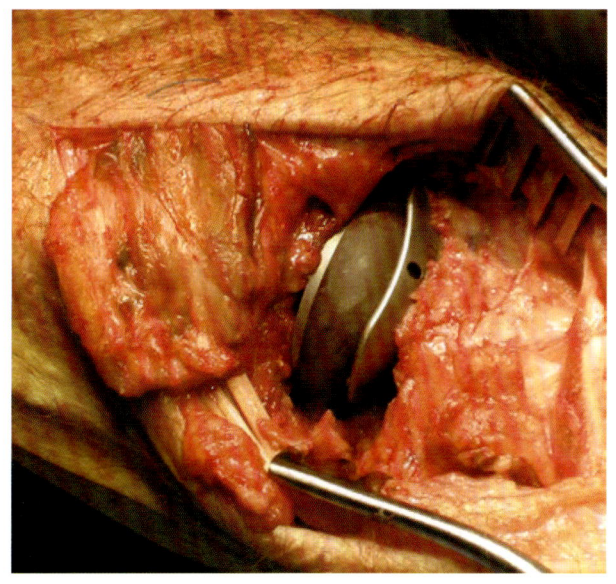

▲ 图 9-9 试验组件已经夯实，准备进行稳定性测试
可以通过选择合适的插入式腕关节间球的厚度来调整腕关节的高度和稳定性

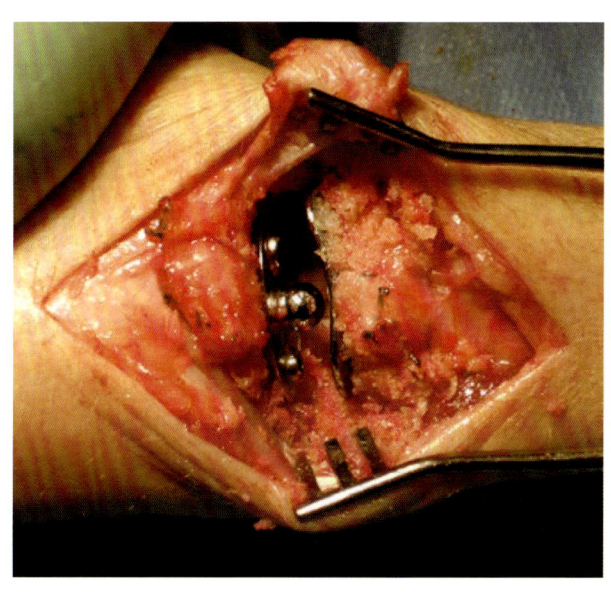

▲ 图 9-11 腕骨组件已经就位，在安装插入式聚乙烯腕关节球之前，已经对残余的骨缺损进行了植骨

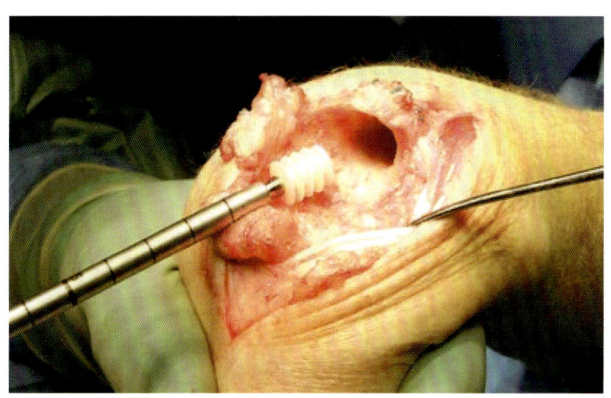

▲ 图 9-10 在植入桡骨假体之前，插入 1 个塑料堵块以封闭桡骨腔的底部

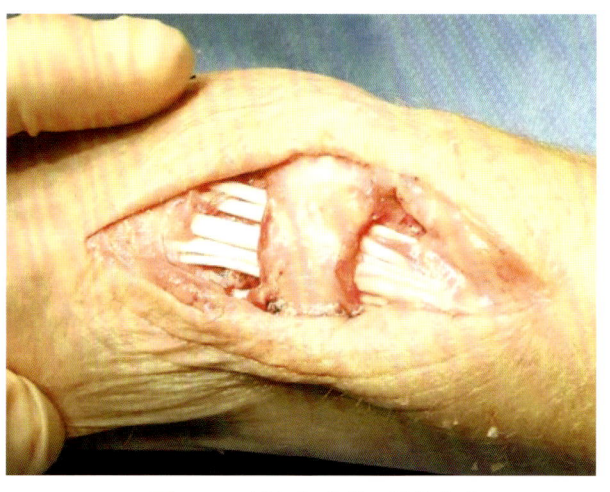

▲ 图 9-12 进行标准的逐层缝合术

107

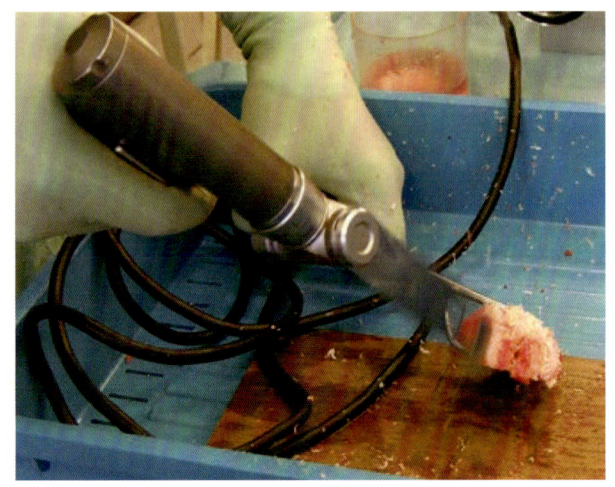

▲ 图 9-13 准备同种异体新鲜冷冻股骨头,以便将其植入拔出假体后留下的缺损处

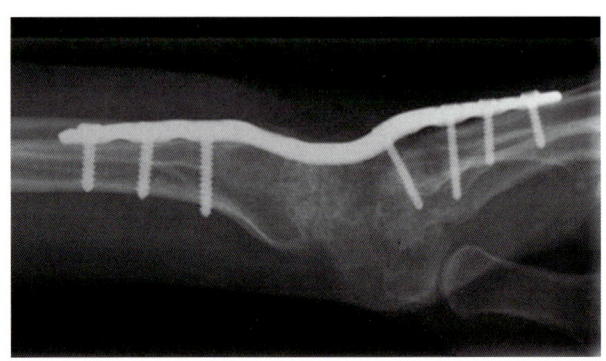

▲ 图 9-14 翻修关节融合术的目的要使其具有轻微背伸功能,背伸的程度可以根据个人需求进行调整

(三) 临床随访结果

作者对 2008—2018 年在丹麦 Gentofte 医院进行的一系列失败的全腕关节置换术的病例进行了回顾性研究 (表 9-1)。原装的假体有 9 个 Remotion 假体、2 个 Motec 假体和 1 个 Universal 1 假体。初次手术的平均年龄为 58 岁 (范围为 28—78 岁)。翻修技术的选择基于关节稳定性和骨量,最后与知情患者共同决策。平均随访时间为 31 个月 (范围为 3~102 个月)。4 例患者的第一次翻修手术采用融合钢板和螺钉进行关节融合术。10 例患者使用 Remotion 假体全腕关节置换术进行翻修 (图 9-15)。

(四) 结果

在 10 个翻修的 Remotions 假体中,有 5 个需重新翻修,最终进行了全腕关节融合术。所有的关节融合术初次手术就实现了融合。通过随访发现,使用 Remotion 假体的患者的 QuickDASH 评分中位数为 36 分 (范围为 18~54 分),VAS 疼痛评分中位数为 0 分 (范围为 0~2.5 分)。腕关节融合患者的 QuickDASH 评分中位数为 34 分 (范围为 25~63 分),VAS 评分为 2 分 (范围为 0~2)。Remotion 假体组和融合组之间的评分无统计学差异 (P=0.23 和 P=0.35,Mann-Whitney U 检验)。

三、讨论

采用全腕关节融合术翻修失败的全腕置换术会导致腕关节屈/伸和桡/尺偏活动完全受限。为了避免 TWA 后活动受限,可以选择翻修。然而,与一些作者报道的主要使用第四代全腕关节假体的存活率(91%~100%,随访时间为 8~10 年)[20-23]相比,作者所报道的假体存活率似乎较低,但与其他人报道的存活率(50%~69%,随访时间为 8~10 年)[24-28]相比没有太大区别。在我的个人系列研究中,一半的翻修全腕关节置换术最终进行了全腕关节融合。相反,所有进行全腕关节融合术的患者的腕关节都愈合良好,并且腕关节融合患者的病例报道结果与保留功能的关节置换术的患者没有明显区别。评分范围与 Rizzo 等[12]的报道相似。毫无疑问,每次翻修手术的额外费用、难度和风险都很高。首次关节置换术的失败是否由患者相关的因素导致存疑,如果不加以识别和消除,反过来又会导致翻修假体的失败。基于这些原因,现在作者认为大多数患者的首选手术方法是全腕关节融合术,而翻修关节置换术只能在符合翻修术的适应证的患者中进行。未来必须的研究是确定哪些患者最有可能从翻修关节置换术中受益,哪些患者接受关节融合术更好。

提示和技巧

- 如果移除骨整合的桡骨组件可以在桡骨桡侧进行截骨,留下完整的背侧桡骨皮质以放置融合钢板。

第 9 章 翻修／失败的全腕关节置换术
Revision/Failed Total Wrist Arthroplasty

表 9-1 14 例翻修后的腕关节置换术的特征

患者编号	性别	年龄	诊断	主要的假体	翻修的指征	翻修技术	翻修	腕部的最终状态	快速 DASH 评分	VAS 评分	患者满意度
1	F	39	RA	Remotion	固定的弯曲畸形	关节融合术	否	腕部融合	31	0	非常满意
2	F	56	RA	Remotion	腕骨和桡骨组件松动	骨水泥型 Remotion 假体	否	Remotion	36	2	非常满意
3	F	28	PT（SLAC）	Remotion	错位	骨水泥型 Remotion 假体	关节融合术	腕部融合	63	2	满意
4	F	57	RA	Remotion	腕骨组件松动	非骨水泥型 Remotion 假体	关节融合术	腕部融合	54	2	满意
5	M	65	RA	Remotion	桡骨组件松动	骨水泥型 Remotion 假体	1. 假体取出 2. 关节融合术	Remotion	16	2	满意
6	F	73	OA	Remotion	腕骨组件松动	骨水泥型 Remotion 假体	关节融合术	腕部融合		没有随访	
7	M	54	OA	Remotion	桡骨组件松动	骨水泥型 Remotion 假体	否	Remotion	22	2.5	满意
8	M	68	SNAC	Universal 1	桡骨组件松动	骨水泥型 Remotion 假体	否	Remotion	18	0	非常满意
9	F	51	SLAC	Motec	腕骨组件松动	骨水泥型 Remotion 假体	1. 二次关节置换术 2. 关节融合术	腕部融合	26	2	满意
10	F	55	RA	Motec	腕骨组件松动	关节融合术	否	Remotion	54	0	非常满意
11	F	78	RA	Remotion	腕骨组件松动	骨水泥型 Remotion 假体	否	腕部融合	43	1	非常满意
12	F	61	Kienböck 病	Remotion	疼痛和骨质疏松	关节融合术	否	Remotion	36	0	满意
13	M	68	OA	Remotion	腕骨组件松动	关节融合术	否	腕部融合	36	2	满意
14	F	75	PT（SLAC）	Remotion	腕骨组件松动	关节融合术	否	腕部融合	25	1	满意

F. 女；M. 男；OA. 骨关节炎；RA. 类风湿关节炎；PT. 创伤后关节炎；SLAC. 舟月骨进行性塌陷；DASH. 上肢功能评定表；VAS. 视觉模拟评分

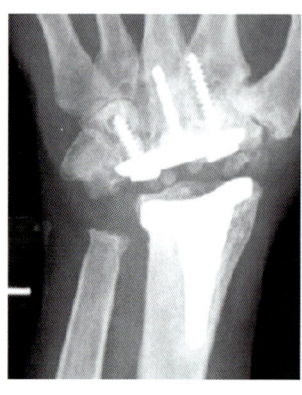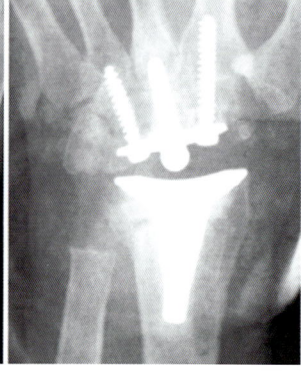

▲ 图 9-15　图 9-2 至图 9-14 所示假体更换的术前和术后 X 线片

- 在骨质疏松的骨骼中使用钢板锁定螺钉，而不是用圆针和 U 形钉进行关节融合。
- 腕关节背伸受限和握力下降可能是由腕关节高度的降低和肌腱弓弦化造成的。需尽可能修复伸肌支持带，恢复腕关节高度。
- 将腕关节置于背伸状态并恢复腕关节高度有利于增强握力。
- 在进行更换假体时，为了固定同种异体骨，必须融合腕掌关节。

参考文献

[1] Cobb TK, Beckenbaugh RD. Biaxial long-stemmed multipronged distal components for revision/bone deficit total-wrist arthroplasty. J Hand Surg Am. 1996;21(5):764–70.
[2] Rettig ME, Beckenbaugh RD. Revision total wrist arthroplasty. J Hand Surg Am. 1993;18(5):798–804.
[3] Talwalkar SC, Hayton MJ, Trail IA, Stanley JK. Management of the failed biaxial wrist replacement. J Hand Surg. 2005;30(3):248–51.
[4] Vogelin E, Nagy L. Fate of failed Meuli total wrist arthroplasty. J Hand Surg. 2003;28(1):61–8.
[5] Zijlker HJA, Berkhout MJ, Ritt M, van Leeuwen N, CB IJ. Universal 2 total wrist arthroplasty for the salvage of failed biaxial total wrist arthroplasty. J Hand Surg Eur Vol. 2019;44(6):614–9.
[6] Cooney WP 3rd, Beckenbaugh RD, Linscheid RL. Total wrist arthroplasty. Problems with implant failures. Clin Orthop Related Res. 1984;187:121–8.
[7] Menon J. Total wrist replacement using the modified Volz prosthesis. J Bone Joint Surg Am. 1987;69(7):998–1006.
[8] Volz RG. Total wrist arthroplasty. A clinical review. Clin Orthop Related Res. 1984;187:112–20.
[9] Beer TA, Turner RH. Wrist arthrodesis for failed wrist implant arthroplasty. J Hand Surg Am. 1997;22(4):685–93.
[10] Carlson JR, Simmons BP. Wrist arthrodesis after failed wrist implant arthroplasty. J Hand Surg Am. 1998;23(5):893–8.
[11] Ferlic DC, Jolly SN, Clayton ML. Salvage for failed implant arthroplasty of the wrist. J Hand Surg Am. 1992;17(5):917–23.
[12] Rizzo M, Ackerman DB, Rodrigues RL, Beckenbaugh RD. Wrist arthrodesis as a salvage procedure for failed implant arthroplasty. J Hand Surg Eur Vol. 2011;36(1):29–33.
[13] Radmer S, Andresen R, Sparmann M. Total wrist arthroplasty in patients with rheumatoid arthritis. J Hand Surg Am. 2003;28(5):789–94.
[14] Brase DW, Millender LH. Failure of silicone rubber wrist arthroplasty in rheumatoid arthritis. J Hand Surg Am. 1986;11(2):175–83.
[15] Adams BD, Kleinhenz BP, Guan JJ. Wrist arthrodesis for failed Total wrist arthroplasty. J Hand Surg Am. 2016;41(6):673–9.
[16] Fischer P, Sagerfors M, Brus O, Pettersson K. Revision arthroplasty of the wrist in patients with rheumatoid arthritis, mean follow-up 6.6 years. J Hand Surg. 2018;43(5):489 e481–7.
[17] Pinder EM, Chee KG, Hayton M, Murali SR, Talwalkar SC, Trail IA. Survivorship of revision wrist replacement. J Wrist Surg. 2018;7(1):18–23.
[18] Zijlker HJA, Ritt M, CB IJ. Long-term results of universal 2 Total wrist arthroplasty. J Wrist Surg. 2019;8(4):317–20.
[19] Bellemere P. Medium-and long-term outcomes for hand and wrist pyrocarbon implants. J Hand Surg Eur Vol. 2019;44(9):887–97.
[20] Badge R, Kailash K, Dickson DR, et al. Medium-term outcomes of the Universal-2 total wrist arthroplasty in patients with rheumatoid arthritis. Bone Joint J. 2016;98-b(12):1642–7.
[21] Ferreres A, Lluch A, Del Valle M. Universal total wrist arthroplasty: midterm follow-up study. J Hand Surg Am. 2011;36(6):967–73.
[22] Sagerfors M, Gupta A, Brus O, Pettersson K. Total wrist arthroplasty: a single-center study of 219 cases with 5-year follow-up. J Hand Surg Am. 2015;40(12):2380–7.
[23] Weiss KE, Rodner CM. Osteoarthritis of the wrist. J Hand Surg Am. 2007;32(5):725–46.
[24] Chevrollier J, Strugarek-Lecoanet C, Dap F, Dautel G. Results of a unicentric series of 15 wrist prosthesis implantations at a 5.2 year follow-up. Acta Orthop Belg. 2016;82(1):31–42.
[25] Gaspar MP, Lou J, Kane PM, Jacoby SM, Osterman AL, Culp RW. Complications following partial and total wrist arthroplasty: a single-center retrospective review. J Hand Surg Am. 2016;41(1):47–53. e44
[26] Honecker S, Igeta Y, Al Hefzi A, Pizza C, Facca S, Liverneaux PA. Survival rate on a 10-year follow-up of total wrist replacement implants: a 23-patient case series. J Wrist Surg. 2019;8(1):24–9.
[27] Pfanner S, Munz G, Guidi G, Ceruso M. Universal 2 wrist arthroplasty in rheumatoid arthritis. J Wrist J. 2017;6(3):206–15.
[28] Ward CM, Kuhl T, Adams BD. Five to ten-year outcomes of the universal total wrist arthroplasty in patients with rheumatoid arthritis. J Bone Joint Surg Am. 2011;93(10):914–9.

第四篇　下尺桡关节置换术
Distal Radioulnar Joint Arthroplasty

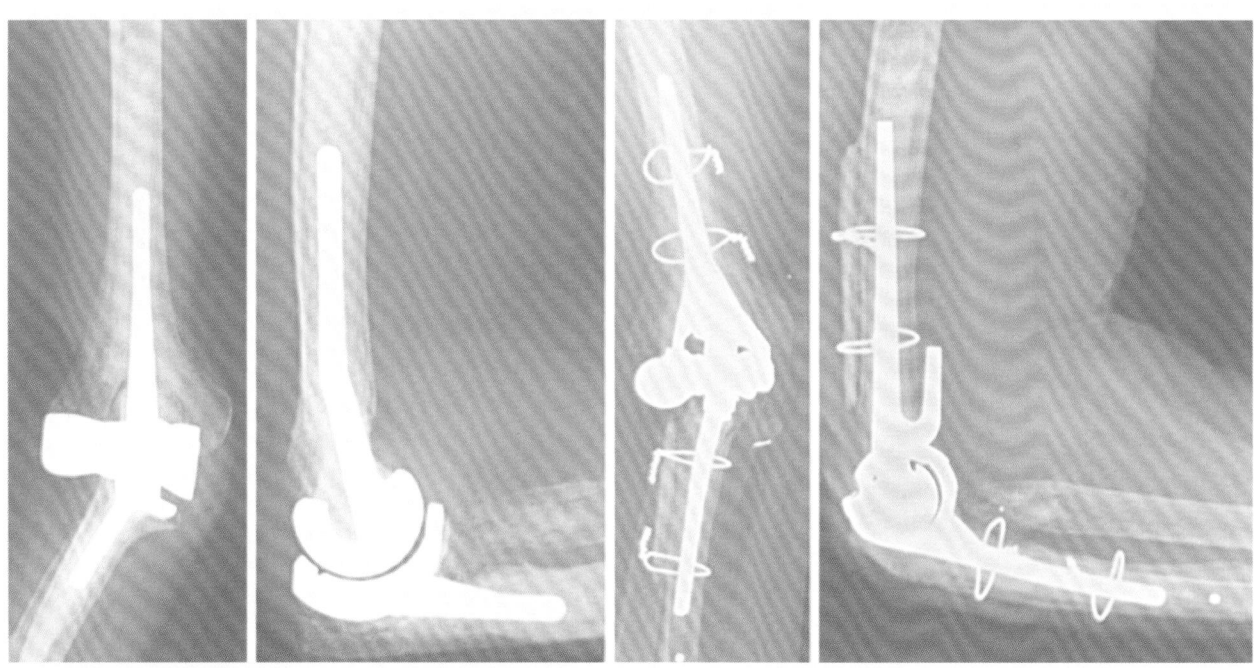

第 10 章 下尺桡关节置换术的设计考量
Design Considerations for Distal Radioulnar Joint Arthroplasty

Amit Gupta　Luis R. Scheker　著

宗海洋　译

长期以来，对下尺桡关节重要功能的忽视和误解导致尺骨远端被切除、融合、修订，下尺桡关节功能丧失，患者严重残疾。回顾历史，Claude Bernard 在 1851 年[1] 发表了关于尺骨头切除术的文章，随后包括 Moore 在内的其他人在 1880 年[2] 发表了文章。30 年后，Darrach[3] 提出骨膜下尺骨头切除术。Kapandji 和他的上级 Sauvé[4]（基于 Baldwin[5] 的发现，在 DRUJ 强直的情况下，切除一小段尺骨干可以恢复前臂旋前 / 旋后）基于现有技术的失败，进行下尺桡关节融合术，切除尺骨头近端一段，并在那一点造成假关节以维持旋前和旋后。然而，尺骨远端不稳定的问题仍然存在，尽管在更近的水平。

在 20 世纪 80 年代和 90 年代，随着对下尺桡关节的运动学、生物力学和解剖学的深入研究，研究者对下尺桡关节的兴趣增加[6-13]。这些研究对影响下尺桡关节的临床问题有了更好的理解和合理的治疗方法。

影响 DRUJ 的病理因素包括炎性、退行性和创伤性关节炎问题，遗传因素（如马德隆畸形和 Ehlers-Danlos 综合征），以及运动因素（如体操运动员桡骨远端骨骺生长停滞和尺骨远端骨骺生长停滞）。下尺桡关节问题会导致疼痛和功能障碍，也可影响患者的生活质量和他 / 她的社会功能（工作、体育活动、与朋友和家人的关系）、健康、身体功能、活力，甚至精神状态。文献中很多技术[14-22] 试图解决下尺桡关节的问题，表明该问题没有确切的解决方案。这种情况下，患者不能返回工作岗位，将进一步影响其经济状况和精神健康。

一、解剖学和运动学

双髁关节通过桡骨头上的环状韧带固定桡骨头、三角纤维软骨复合体（图 10-1）固定桡骨远端和尺骨头，以及骨间膜[12] 连接桡骨和尺骨。下尺桡关节实际上是"半关节"，另一半是上尺桡关节。

任何改变 PRUJ 或前臂骨骼相对长度的现象，或造成异常成角的现象，都会影响 DRUJ 的功能，前臂旋前 / 旋后轴是一条假想线，其穿过近端桡骨头中心和远端尺骨头中央凹，使桡骨远端围绕尺骨头旋转（图 10-2）。

尺桡关节的远端一半由骨端和韧带稳定系统

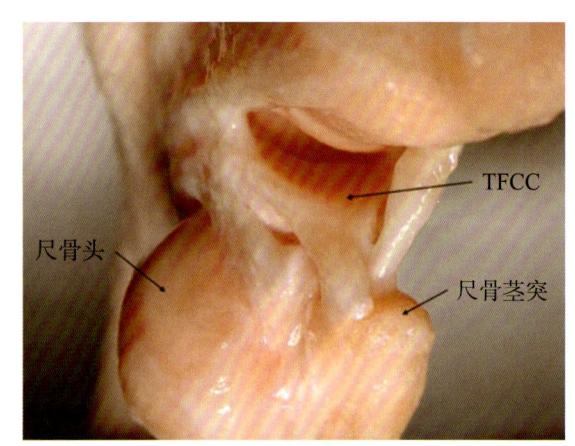

▲ 图 10-1　解剖标本显示桡骨、尺骨头和茎突、腕骨和 TFCC
TFCC. 三角纤维软骨复合体

组成。尺骨头和桡骨乙状切迹构成关节（图 10-3）。一个重要的解剖学特征是，乙状切迹关节面类似于一个倒置的半锥，在旋前 / 旋后时，在尺骨头部位产生"螺旋形或螺旋形效应"运动轨迹，从而导致轴向活塞运动。因此，旋前时桡骨相对缩短，导致尺骨头相对远端轴向移位或"伸长"。旋后时则相反，尺骨头相对"缩短"。实际上，尺骨头是不动的；在旋前时，桡骨经过尺骨头时变短。桡骨在旋前时向掌侧移动，旋后时向背侧移动；这种运动使三角纤维软骨复合体紧张并限制运动的角度。

在分析下尺桡关节面时，可以观察乙状切迹较浅，呈 60° 弧度，尺骨头弧度为 105°（图 10-4）。这使得下尺桡关节具有不协调性，所以最大的关节接触面积只存在于前臂旋转中立位或旋前 / 旋后零度位。在最大旋前时，桡骨移动，只有背侧深层韧带维持它与尺骨头最小接触，这使关节容易发生背侧半脱位；但旋后时，尺骨与桡骨的接触增加，由于乙状切迹掌侧边缘向尺侧延伸，掌侧韧带比背侧韧带更强，掌侧半脱位较少发生。有必要记住，当我们举起重物时，我们将前臂旋后，以便肱二头肌和肱肌协同工作。仅在中立或旋前位时，肱肌主动屈肘。因此，在旋后时尺骨头比旋前时更容易接触乙状切迹。根据 Tolat 等[23] 的描述，乙状切迹有四种类型：① 平坦型；② 斜坡型；③ C 型；④ S 型。

旋前 / 旋后时的下尺桡关节运动学非常复杂，远不是简单的桡骨绕尺骨头旋转运动。三个空间轴的运动组合（旋转与掌背侧移位、平移和轴向移位或活塞运动）同时发生。下尺桡关节部件存在解剖学相对不协调，在极端位置时有半脱位倾向，旋前比旋后更容易半脱位；对 DRUJ 稳定性的需求是显而易见的。三角纤维软骨复合体发挥对 DRUJ 稳定作用。

二、生物力学

许多外科技术都是基于 DRUJ 的主要功能是旋前和旋后这一概念发展起来的[3, 4, 14, 16, 21]。桡骨围绕尺骨头的旋转是一种依赖于肌肉活动的功能，而不是直接依赖于关节本身。因此，那些通过切

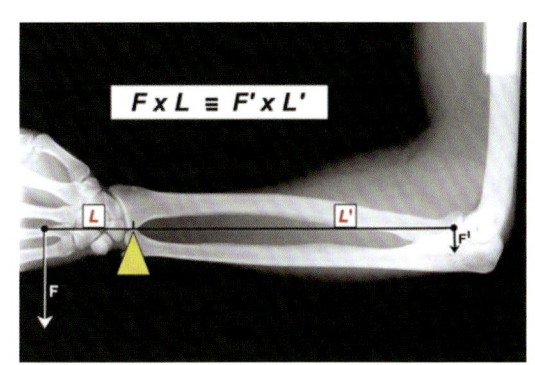

▲ 图 10-2 前臂旋前 / 旋后轴是一条假想的线，近端穿过桡骨头中心，远端穿过尺骨头中央凹

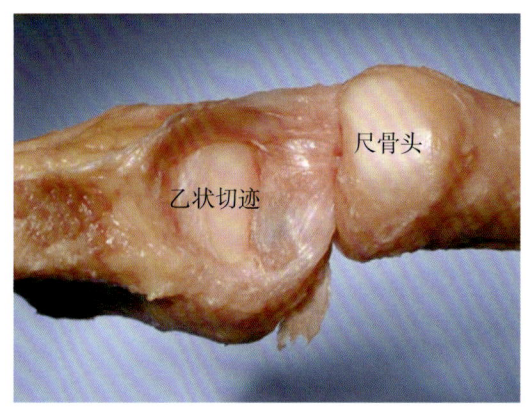

▲ 图 10-3 解剖标本显示乙状切迹和向上反折的尺骨头

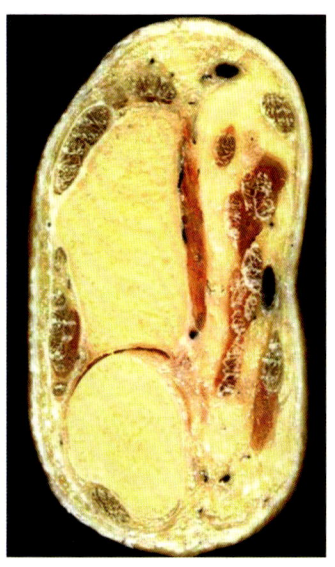

▲ 图 10-4 解剖标本显示下尺桡关节横切面，显示尺骨头和乙状切迹

除尺骨头或融合尺骨头并进行近端截骨术而牺牲该关节的患者，尽管该关节已被去除，但所有患者均存在旋前和旋后功能。然而，这些患者的持重能力有限，会因疼痛感到无力，甚至举起一杯水的活动都会受到影响。正如我们之前讨论过的，屈肘和抗重力提重物都是肱肌的功能，肱肌止点位于冠突的远端。在所有的旋前和旋后姿势中，这块肌肉在肘关节屈曲过程中发挥作用；然而，肱二头肌仅在前臂从中立位到旋后位时使肘关节屈曲，其最大屈肘力发生在前臂完全旋后时。肱桡肌或旋后肌只有在试图避免伸肘时才会被激活，或者是通过与肱三头肌共同收缩，或者是通过对抗重力。

Hagert 在 1992 年第一次证明了 DRUJ 的主要功能是支撑重量，并通过尺骨将这些力量传递给肘关节[12]。因此，手和桡骨构成一个功能单元，它依赖尺骨头，尺骨头是支撑重量的基石。在前臂旋转的中立位置，尺桡骨之间有最大的关节接触。Hagert[11] 在尸体研究中证实，在切除尺骨头后，截骨部位的尺骨远端取代了尺骨头的位置和功能。因此，当施加重量时，尺骨向桡骨靠拢并与其接触。

当分析尺骨远端骨小梁排列时，这种下尺桡关节负荷的新概念具有形态学相关性。在正常情况下，骨小梁的形态与骨的功能有密切的关系，这符合 Wolff 定律。骨负荷区域的特点是骨松质减少，骨小梁在骨皮质层聚集。这些发现与 Hagert 的理论一致，即尺骨头是桡骨和手的功能单位的支撑点。

在旋前/旋后位时，负荷是如何传递的？正如我们前面看到的，在极端的旋前和旋后位置，桡骨相对于尺骨头有半脱位的趋势，骨面之间很少接触。如果在这些情况下，施加了一个负荷（维持重量），如果 TFC 的韧带成分没有发挥作用，就必然会发生脱位。Ekenstam 和 Hagert[24] 对下尺桡韧带功能的早期研究发现，掌侧尺桡韧带旋前时紧张，而背侧尺桡韧带旋后时紧张。随后，Acosta 等[11] 研究表明，止于尺骨头中央凹的韧带具有完全不同的功能。在旋转中立位时，下尺桡关节面之间的接触最大，TFC 的两个韧带均处于放松位置。旋前位时，在重力的作用下，下尺桡关节面之间的接触减少，桡骨远端有半脱位倾向，TFC 背侧韧带紧张，在极端旋前位时韧带张力最大。旋后时，结果是一致的，即掌侧韧带紧张。

DRUJ 作为承重点的理论总结如下：在旋转中立位时，大部分负荷由关节表面支撑，在旋前时，骨接触最小，桡骨远端有掌侧半脱位的倾向，负荷主要通过紧张的 TFC 背侧部分传递，它经历了显著的拉伸变形，然后将负荷传递到尺骨的其余部分。旋后时情况则相反。作者最近在对新鲜尸体和由于不同原因导致腕关节脱位的患者中观察发现，如果考虑到 TFC 韧带的两个组成部分（浅层和深层），以前的理论可能会更加复杂（图 10-5）。旋前时的背侧韧带（深层）和旋后时的掌侧韧带（深层）的张力很可能是稳定下尺桡关节的主要因素。但浅层韧带的稳定作用较弱，起到次要稳定作用。因此，在旋前时，深层韧带紧张，防止桡骨向掌侧移位，掌侧浅层韧带包裹尺骨茎突，发挥阻挡作用，支撑并防止桡骨向背侧移位。而在旋后时则相反，掌侧深层韧带发挥主要作用，背侧浅层韧带发挥辅助作用，有助于稳定下尺桡关节。

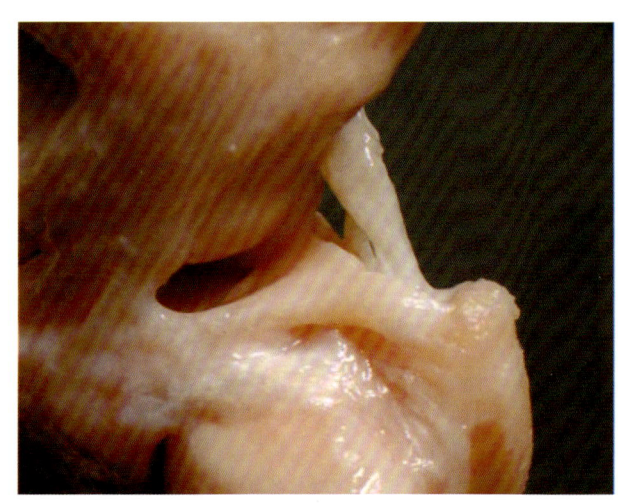

▲ 图 10-5 解剖显示三角纤维软骨浅层和深层结构

三、设计考量

Milch[25] 认识到由于尺骨变异而切除尺骨头并不是一个好主意,并报道切除尺骨干的一段来纠正这个问题。尽管有他的报道,但 Bower[16] 和 Watson 等[17] 在 1986 年改良了 Darrach[3] 和 Sauvé-Kapandji[4] 的手术。

当尺骨头切除后,桡骨从尺骨残端滑落产生撞击,Bell 及其同事[26] 认识到撞击综合征,Lees 和 Scheker[27] 演示了动态撞击过程(图 10-6)。为了解决撞击问题,发明了大量需要韧带重建的单级假体同时带有乙状切迹关节面。许多假体侵蚀桡骨尺侧,导致假体松动脱位。

乙状切迹可以呈现不同的方向,如 De Smet 和 Fabry[28] 所展示,也可以呈现不同的形状,如 Tolat 等[23] 所展示。这种解剖特性降低了半关节置换术的寿命。

为解决保留尺骨远端的挽救手术时尺桡骨撞击问题及其他严重前臂损伤,乙状切迹和桡尺骨韧带缺失时手术方案不充分,我们设计了一种可以在没有乙状切迹和桡尺骨韧带的情况下工作的假体。

需要一种能够自我稳定、保持整个前臂活动范围并允许负重的假体。

原假体以不锈钢制成,尺骨柄直径 3mm,长 22cm,采用三点固定。在随后的改进中,使用钴铬合金来构建假体,其中乙状切迹的功能被金属板取代,金属板轮廓到桡骨尺侧边缘,并具有远端半球形窝。尺骨头功能被尺骨假体柄取代,尺骨柄假体压配入尺骨髓腔。尺骨假体远端 1/3 处喷有钛等离子体,用于尺骨内的骨长入,远端有高度抛光的圆锥形桩,用于放置超高分子量聚乙烯球,位于半球形窝内,并有一个半球形盖完成组装。整个 Aptis 关节假体由 4 个部分组成(图 10-7)。

① 桡侧钢板有 3 个孔、4 个孔或 5 个孔,取决于使用钢板的尺寸是大号、中号、小号。钢板远端桡侧有一用于定位的小钉,尺侧为半球形窝。三种尺寸的钢板预塑形后放置在桡骨尺侧,距骨间嵴远端 6~7cm 处。桡骨钢板固定采用小钉定位,小钉从尺侧向桡侧固定,并以 3.5mm 螺钉固定钢板。

② 在桡侧钢板半球形窝有一半球形盖,可拧入横向螺钉固定尺骨头假体。

③ 尺骨头假体由超高密度聚乙烯制成。

④ 尺骨假体柄长 11cm,远端 1/3 处有多孔钛涂层,以促进骨整合。在球的基部和多孔涂层部分之间,该柄有一个抛光的延伸部分,以防止骨髓外溢产生异位骨化(图 10-8)。柄的髓腔部分设计为棱形增加了旋转稳定性,柄略成锥形,方便插入。此外,在柄的远端,也就是尺骨外,有一个栓,尺骨头假体安装在栓上。尺骨柄假体有四种直径,不同的颈部长度,主要用于远端尺骨已经丢失或需要大量切除远端尺骨的情况。因此,假体的关节面是由上述的插入尺骨假体远端的超高密度聚乙烯头、桡骨钢板的半球形窝和覆盖聚乙烯球的半球形套组成。

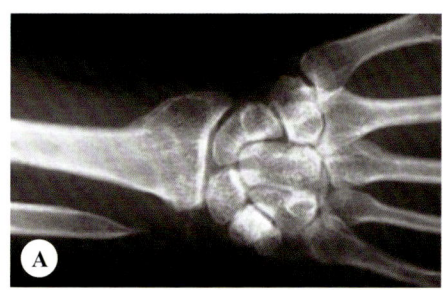 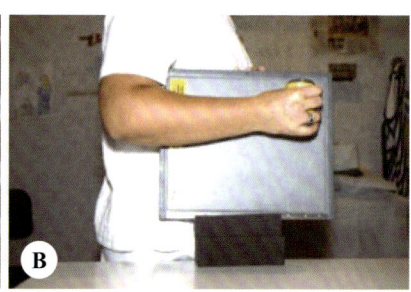 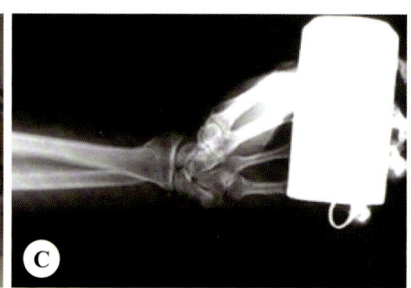

▲ 图 10-6 A. 腕部和前臂非负重时的后前位 X 线片显示桡骨和切除远端的尺骨分离;B. 手部负重时手腕和前臂 X 线摄影照片;C. 负重时腕部和前臂的后前位 X 线片显示尺桡骨撞击

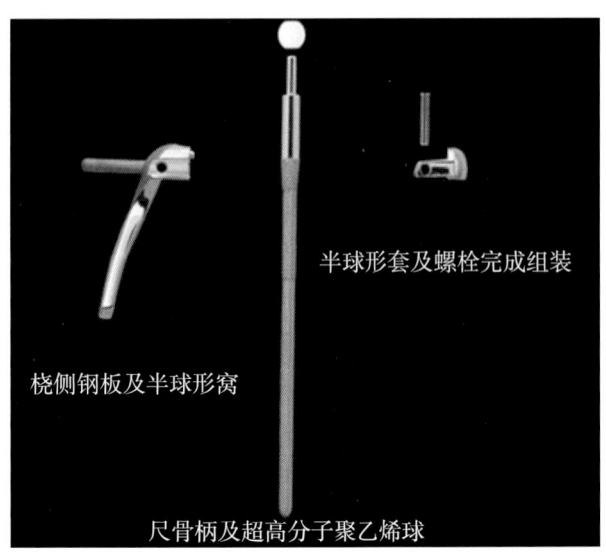

▲ 图 10-7　Aptis 全远端尺桡关节假体组成成分

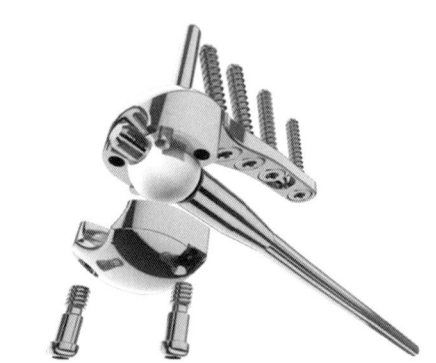

▲ 图 10-8　Aptis 全远端尺桡关节部件组装

该假体的设计允许前臂全范围的旋前和旋后，桡骨移动，允许提重物，可变旋转角度，而且它是自稳定的。假体有三种尺寸，小号锁定（10号），中号锁定、非锁定（20号），大号锁定（30号）。假体柄的直径有 4mm、4.5mm、5mm 和 6mm，对于远端尺骨大段切除的病例，假体柄颈部的长度设计为 1~4cm。最初该假体仅用于尺骨头缺失的病例，当我们对假体的运动学有了一定的经验后，我们纳入了原发性骨关节炎、类风湿关节炎、肿瘤切除术后的病例和先天性疾病，如 Ehlers-Danlos 畸形和马德隆畸形。

四、手术步骤

手术通常在臂丛麻醉下完成。使用含碘护皮膜避免植入物（特别是髓腔柄部位）和皮肤接触。使用止血带使术野清晰。沿前臂远端尺侧缘，在第五和第六背侧伸肌间隔，在前臂远端 8cm 处，做一个曲棍球棍形状的纵向 10cm 切口，切口远端从尺侧斜向桡侧 2cm。注意避免损伤尺神经的感觉分支。将皮肤和皮下组织瓣从前臂筋膜向上掀起至桡侧伸肌。设计一个矩形尺侧筋膜/支持带瓣，宽度足够覆盖假体头部，包括伸肌支持带的近端 3mm。这个组织瓣稍后将用于在假体和尺侧腕伸肌之间建立缓冲屏障。在小指伸肌和 ECU 之间继续剥离，直至到尺骨，将小指伸肌和示指固有伸肌一起从尺骨抬起；这使我们清楚显露骨间膜背侧。分离骨间后神经的感觉分支，以避免神经损伤。在指总伸肌和桡骨之间放置拉钩提起指总伸肌。ECU 肌腱完全显露至第五掌骨基底部的附着处。这避免了肌腱对假体远端的压力。剩余的尺骨头，如果存在，在尺骨头远端 2cm 处切除。在这个阶段，附着于桡骨的三角纤维软骨复合体，如果完好无损，则予以保留。如果留在原位，这个结构可以在假体和腕骨之间提供一个屏障。尺骨干向掌侧牵拉，显露桡骨。从桡骨沿骨间嵴远端 8cm 将骨间膜剥离。将桡骨钢板试模置于桡骨嵴上，其掌侧边缘与桡骨掌侧面对齐。小心确保至少保留 3mm 的乙状切迹位于钢板的远端。根据解剖特征，桡骨远端可能需要修整。通常情况下，必须用锯片或骨锉将乙状切迹的掌侧边缘去除，以形成一个平面，以确保桡骨钢板的正确定位。确认桡骨钢板试模的合适位置—与桡骨干掌侧缘平行，并且与桡骨远端有 3mm 的距离，使用 1.4mm 克氏针于试模远端最近的孔临时固定，术中正侧位透视确认试模位置。如果不需要调整，在导向器的引导下，用 2.5mm 钻头于钢板上的卵圆形孔上钻孔，测量所需螺钉长度，攻丝后，拧入合适长度的 3.5mm 螺钉。再次透视确认试模位置和螺钉长度合适。当确认螺钉长度合适，试模与桡骨有良好的接触后，拔出克氏针，使用合适的钻头于桡骨上钻孔，用于安装桡骨钢板上的定位栓。当医生对位置满意后，取下试模，大量液体冲洗，安装桡骨假体。如有必要，用锤敲击，使桡骨假体与桡骨尺侧缘有更好的接触。最后一颗螺钉拧入后，再次透视确认螺钉长度和桡骨假体位置。现在将注意力转移到尺骨。前臂充分旋前时，用一个合适大小的带有颜色的球（蓝色用于大号假体，黑色用于中号和小号假体）测量，安放于桡骨假体的半球形窝并与尺骨干并列放置。这使得外科医生能够评估尺骨需要切除的确切范围。最终切除尺骨远端后，将一根 2.3mm 导针插入尺骨髓腔，作为固定尺寸钻头的髓内定位器，空心钻头扩髓深度为 11cm，导丝插入深度要超过钻头长度，以避免钻头穿透尺骨皮质。然后，适当尺寸扩髓器插入髓腔，使尺骨远端成斜面，并将其刨平，冲洗髓腔，尺骨假体柄插入髓腔，将抛光的栓（枢轴）留置于尺骨外，露出远端半球形窝的边缘。超高分子量聚乙烯球放置在远端栓或枢轴上，尺骨假体位于桡骨钢板的半球形窝内。最后，将桡侧半球形窝的另一半定位至合适位置并用横向螺钉固定。再次透视确认整体位置合适。全范围运动确认假体活动。筋膜/支持带瓣置于假体和 ECU 肌腱之间并缝合至桡骨。这可以防止 ECU 的腱鞘炎，并为植入物提供一个缓冲垫，特别是对于皮下脂肪组织很少的患者。松开止血带，彻底止血。间断缝合皮肤，并使用大块的软敷料覆盖术口。

五、术后处理

用大块的软敷料保持伤口干燥和清洁，术后 2 周拆除皮肤缝合线。鼓励术后立即进行全范围的运动。一旦患者从麻醉中恢复过来，就可以举起重物，完全恢复前重量限制在 20 磅（9kg）以内。体外测试显示，最终失败的负荷在 148～186 磅（67～84kg），平均 169 磅（76kg），此时高度抛光的栓和尺骨假体柄末端弯曲。通过限制持物重量不超过 20 磅（9kg），患者有 7 倍的安全范围。

六、结果（图 10-9 和图 10-10）

总的病例超过 400 例；263 例患者随访超过 5 年，其中 128 例在 DRUJ 假体植入前进行了 2 次以上的手术。术前用测力仪（Jamar Ⅱ, Jamar dynamometer, Bolingbrook, IL）测量的患侧握力平均值为 38.3 磅（17.4kg），对侧为 70 磅（32kg）。术后，手术侧的握力增加到平均 44.5 磅（20.2kg）。用测力仪（Jamar Ⅱ, Jamar Dynamometer）评估术后平均握力为正常侧的 63.4%。手术前，受疼痛限制，患侧平均能举起 2.6 磅（1.2kg）的重物；

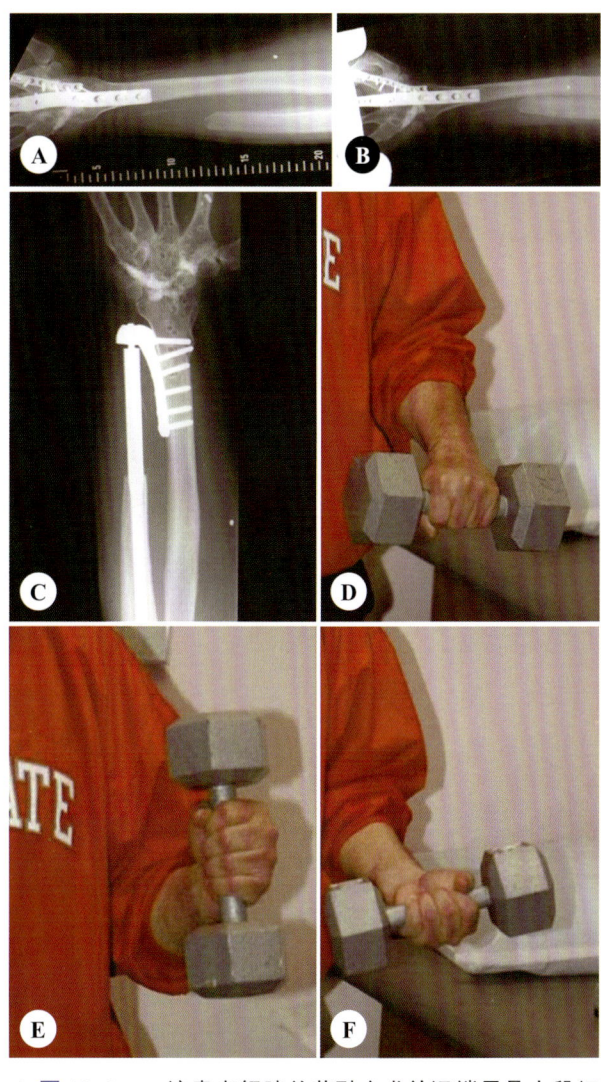

▲ 图 10-9　A. 该患者行腕关节融合术并远端尺骨大段切除，无负重时，尺桡骨无撞击；B. 负重时桡尺骨撞击导致疼痛和握持无力；C. Aptis 全远端尺桡关节假体置换术后 X 线片显示假体对线良好；D 至 F. 患者现在能够举起以前无法举起的重量

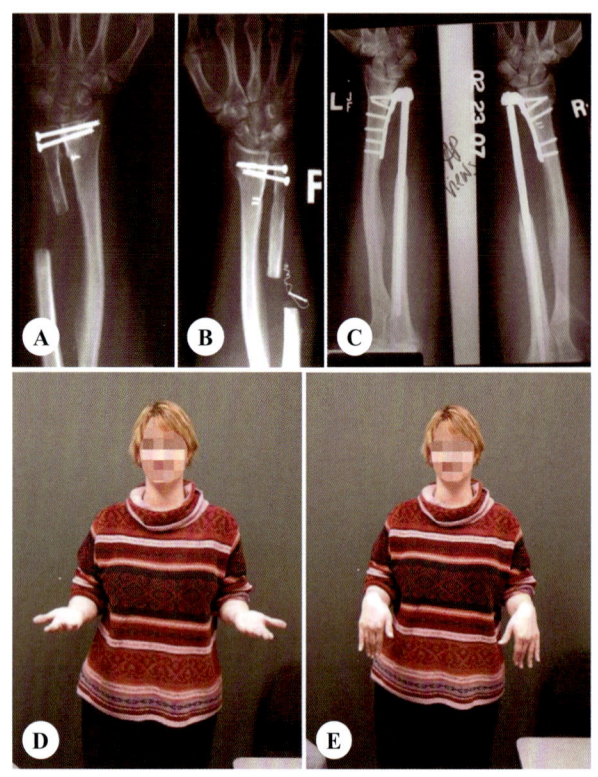

▲ 图 10-10 A 和 B. 该年轻患者在功能严重受限的情况下接受了双侧 Sauvé-Kapandji 手术；C. X 线片显示双侧 Aptis 全远端尺桡关节假体；D 和 E. Aptis 全远端尺桡关节置换术后，功能完全恢复，具有承重能力

手术后，他们平均能举起 11.6 磅（5.3kg）的重物。患者对术前疼痛的主观评分为 0~5 分，平均为 3.8 分，术后疼痛平均为 1.3 分。最终随访时，平均旋前 79°（范围为 15°~90°），平均旋后 72°（范围为 30°~90°）。70% 的患者之前至少做过一次手术，有些患者采用肌腱悬吊术、同种异体肌腱间置术和尺骨头置换术均失败。在这组患者中，1 人有 14 次手术经历。大多数患者因疼痛已经长时间丧失活动能力。这导致了缺乏运动，进一步导致手臂和前臂肌肉萎缩。由于这个原因，这些有手术史的患者往往比第一次手术就接受了这种装置的患者，或在上次手术失败后不久就接受了这种装置的患者力量更差。Rampazzo 等[29] 注意到，年龄在 40 岁以下的患者中，评估在术后疼痛、强度和恢复速度方面等主要结果要好得多。术后出现并发症 26 例。2 例患者有轻度软组织感染，经抗生素治疗后痊愈。这 2 例患者之前都做过多次手术。2 例因植入物过大而发生 ECU 腱鞘炎；现在，我们有一个更小号的假体。通过在植入物和 ECU 肌腱之间放置筋膜瓣成功地解决了这种情况。筋膜瓣目前是假体置换术的常规操作。8 例患者在尺骨远端周围有异位骨化形成，并通过手术切除成功治疗。这种异位骨化是由于骨髓在没有领的柄周围外溢造成的。在柄部设计有 1cm 的领后，尺骨髓腔被封闭，未见其他异位骨病例。在异位骨化的患者中，有 6 例患者在切除异位骨化后出现 ECU 肌腱炎。在随访 1 年的 X 线片中，1 例患者发现在置换术后前 6 个月缩短的尺骨远端有一些骨吸收。目前，尺骨柄仍然牢固，患者无症状。

在撰写本文时，Aptis DRUJ 假体病例最长的随访时间是 15 年。没有假体因为过度磨损、松动或材料失效必须去除。有 4 例内植物因术前未知的过敏而被移除，其中 3 枚对镍过敏，1 枚对钴铬过敏，3 例因晚期感染而被移除，需要用钛制的植入物代替过敏的植入物。感染的患者通过移除假体，广泛清创，在缺损处植入抗生素骨替代物，3 个月后更换假体进行治疗。Galvis 等[30] 报道了伴有桡骨远端脱位和肌腱断裂的类风湿关节炎的病例，恢复效果良好。Aptis DRUJ 假体是其他治疗方法失败的补救方案，它可以实现日常生活中所需的各种动作，以及抓握和举起重物的能力。

结论

下尺桡关节是一个承重关节，与上尺桡关节共同构成一个完整的单元，帮助将负荷从手、腕传递到肘关节。虽然旋前和旋后的能力很重要，但下尺桡关节有提升负荷的能力，这有助于更好地完成功能。当下尺桡关节受到损伤或疾病的影响时，重建 DRUJ 和恢复关节的负荷能力是很重要的。Aptis 全下尺桡关节置换系统旨在帮助恢复前臂的负重能力，我们的临床经验表明，该系统在这方面是成功的。

参考文献

[1] Bernard CH, Huette CH. In: Buren WHV, Isaacs CE, editors. Illustrated manual of operated surgery and surgical anatomy. New York: HBailliere; 1857.

[2] Moore EM. Three cases illustrating luxation of the ulna in connection with Colles' fracture. Med Record. 1880;17:305.

[3] Darrach W. Forward dislocation at the inferior radio-ulnar joint with fractures of the lower third of radius. Ann Surg. 1912;56:801.

[4] Sauvé L, Kapandji M. Nouvelle technique de traitement chirurgical des luxations récidivantes isolées de l'extrémité inférieure du cubitus. J Chir. 1936;7:589.

[5] Baldwin W. Orthopaedic surgery of the hand and wrist. London: Henry Frowde, Hodder & Stoughton; 1921. p. 241–82.

[6] Palmer AK, Werner FW. The triangular fibrocartilage complex of the wrist-anatomy and function. J Hand Surg. 1981;6A:153–72.

[7] Palmer AK, Werner FW. Biomechanics of the distal radioulnar joint. Clin Orthop. 1984;187:26–35.

[8] Thiru RG, Ferlic DC, Clayton ML, McClure DCT. Arterial anatomy of the triangular fibrocartilage of the wrist and its surgical significance. J Hand Surg (Am). 1986;11(2):258–63.

[9] Mikic ZD. Detailed anatomy of the articular disc of the distal radioulnar joint. Clin Orthop. 1989;245:123–32.

[10] Chidgey LK. Histologic anatomy of the triangular fibrocartilage. Hand Clinic. 1991;7:249–62.

[11] Acosta R, Hnat B, Scheker LR. Distal radio-ulnar ligament motion during supination and pronation. J Hand Surg. 1993;18B:502–5.

[12] Hagert CG. The distal radioulnar joint in relation to the whole forearm. Clin Orthop. 1992;275:56–64.

[13] Linscheid RL: Biomechanics of. the distal radioulnar joint. Clin Orthop. 1992;275:46–55.

[14] Kessler I, Hecht O. Present application of the Darrach procedure. Clin Orthop. 1970;72:254–60.

[15] Tsai TM, Stillwell JH. Repair of chronic subluxation of the distal radioulnar joint (ulnar dorsal) using flexor carpi ulnaris tendon. J Hand Surg. 1984;9B:289–94.

[16] Bowers WH. Distal radio-ulnar joint arthroplasty: the hemi-resection interposition. J Hand Surg. 1985;10A:169–72.

[17] Watson HF, Ryu J, Burgess RC. Matched distal ulnar resection. J Hand Surg. 1986;11A:812–7.

[18] Breen TF, Jupiter JB. Extensor carpi ulnaris and flexor carpi ulnaris tenodesis of the unstable distal ulna. J Hand Surg. 1989;14A:612–7.

[19] Leslie BM, Carlson G, Ruby LK. Results of ECU tenodesis in rheumatoid wrist undergoing a distal ulnar resection. J Hand Surg. 1990;15A:547–51.

[20] Sanders RA, Frederick HA, Hontas R. The Sauvé-Kapandji procedure: a salvage operation for the distal radio-ulnar joint. J Hand Surg. 1991;19A:1125–9.

[21] Tsai TM, Shimizu H, Adkins P. A modified extensor carpi ulnaris tenodesis with Darrach procedure. J Hand Surg. 1993;18A:697–702.

[22] Scheker LR, Severo A. Ulnar shortening for the treatment of early Post-traumatic osteoarthritis at the distal Radioulnar joint. J Hand Surg. 2001;26B(1):41–4.

[23] Tolat AR, Stanley JK, Trail IA. A cadaveric study of the anatomy and stability of the distal radioulnar joint in the coronal and transverse planes. J Hand Surg Br. 1996;21(5):587–94.

[24] af Ekenstam FW, Hagert CG. The distal radioulnar joint. The influence of geometry and stability of the distal radioulnar joint. Scand J Plast Reconstr Surg. 1985;19:27.

[25] Milch H. So called dislocation of the lower end ulna. Ann Surg. 1942;116:282–92.

[26] Bell MJ, Hill RJ, McMurtry RY. Ulnar impingement syndrome. J Bone Joint Surg. 1985;67B:126–9.

[27] Lees VC, Scheker LR. The radiological demonstration of dynamic ulnar impingement. J Hand Surg. 1997;22B:448–50.

[28] De Smet L, Fabry G. Orientation of the sigmoid notch of the distal radius: determination of different types of the distal radioulnar joint. Acta Orthopaedica Belgica. 1992;59(3):269–72.

[29] Rampazzo A, Gharb BB, Brock G, Scheker LR. Functional outcomes of the Aptis-Scheker distal radioulnar joint replacement in patients under 40 years old. J Hand Surg Am. 2015;40(7):1397–403.

[30] Galvis EJ, Pessa J, Scheker LR. Total joint arthroplasty of the distal radioulnar joint for rheumatoid arthritis. J Hand Surg Am. 2014;39(9):1699–704.

第 11 章 初次下尺桡关节置换术
Primary Distal Radioulnar Joint Arthroplasty

Logan W. Carr　Brian Adams　著

单长蒙　译

下尺桡关节对上肢功能具有关键作用，包括前臂旋转、前臂和腕关节稳定、经腕关节负荷传递。桡骨乙状切迹给予的极小骨性约束增加了下尺桡关节不稳定的风险，并可能导致骨关节病和创伤性关节炎的发生。桡骨远端骨折常累及乙状切迹而破坏关节的连续性，导致关节不稳定和异常的接触应力。马德隆畸形和其他先天性疾病会严重影响关节的协调性，导致退行性改变。因为关节具有坚韧滑膜，所以也容易患炎症性关节炎。本章描述了治疗关节炎的各种外科技术，包括从为低需求患者使用 Darrach 消融手术，到通过关节置换来维持更佳功能的解剖重建手术。本章目的是回顾早期下尺桡关节置换术在治疗下尺桡关节炎中的作用。

一、解剖

桡骨乙状切迹较浅，其曲率半径比尺骨头大得多，因此固有稳定性很小[1]。关节几何形状提供了下尺桡关节大约 20% 的稳定性，而周围软组织对关节稳定性起最主要作用[2]。三角纤维软骨复合体位于腕骨和尺骨远端之间，由尺桡韧带、关节盘、半月板同源韧带、尺腕韧带和尺侧腕伸肌腱腱鞘组成（图 11-1）。TFCC 不仅提供了腕关节和前臂稳定的韧带功能，在提举过程中还对腕骨和前臂之间轴向和矢向大量的应力传递中发挥作用[3]。

下尺桡关节稳定结构可分为囊外稳定结构和囊内稳定结构。囊外稳定结构由尺侧腕伸肌腱和旋前方肌提供动态稳定性，而远端骨间膜（interosseous membrane，IOM）和尺侧腕伸肌腱鞘提供静态稳定性[4]。尺桡韧带较粗壮，包括 TFCC 的掌侧和背侧边缘，是最重要的囊内软组织稳定结构[5]。尺桡韧带分为深浅两层，深层纤维（动脉韧带）附着于尺骨凹，尺骨凹为前臂运动轴通过位置。

二、关节炎病因

下尺桡关节既易患骨关节病，又易患创伤性关节炎。延伸至桡骨乙状切迹的桡骨远端骨折可造成软骨损伤或造成关节退变。桡骨远端或尺骨的畸形愈合可显著改变关节接触，导致退变（图 11-2）。同样，儿童前臂骨折可能会导致生长障碍和随后的关节病变。先天性疾病，如马德隆畸形，可能会因关节负荷改变而出现迟发性关节病。下尺桡关节易受到类风湿关节炎和其他炎症性疾病引起的慢性滑膜炎影响导致软骨和韧带损伤。

三、诊断（体格检查和 X 线）

下尺桡关节病引起的症状通常在几年的病程中逐渐出现，在损伤加重或关节过度使用前，症状可能不明显。体检首先检查双侧腕关节，以检测静息姿势的不对称性。不对称、突出的尺骨提示可能的不稳定、畸形愈合或炎症性关节炎。精确的触诊可以分辨累及 ECU 腱鞘、尺骨茎突或中心凹的压痛。TFCC 损伤、ECU 肌腱炎或半脱位

第 11 章 初次下尺桡关节置换术
Primary Distal Radioulnar Joint Arthroplasty

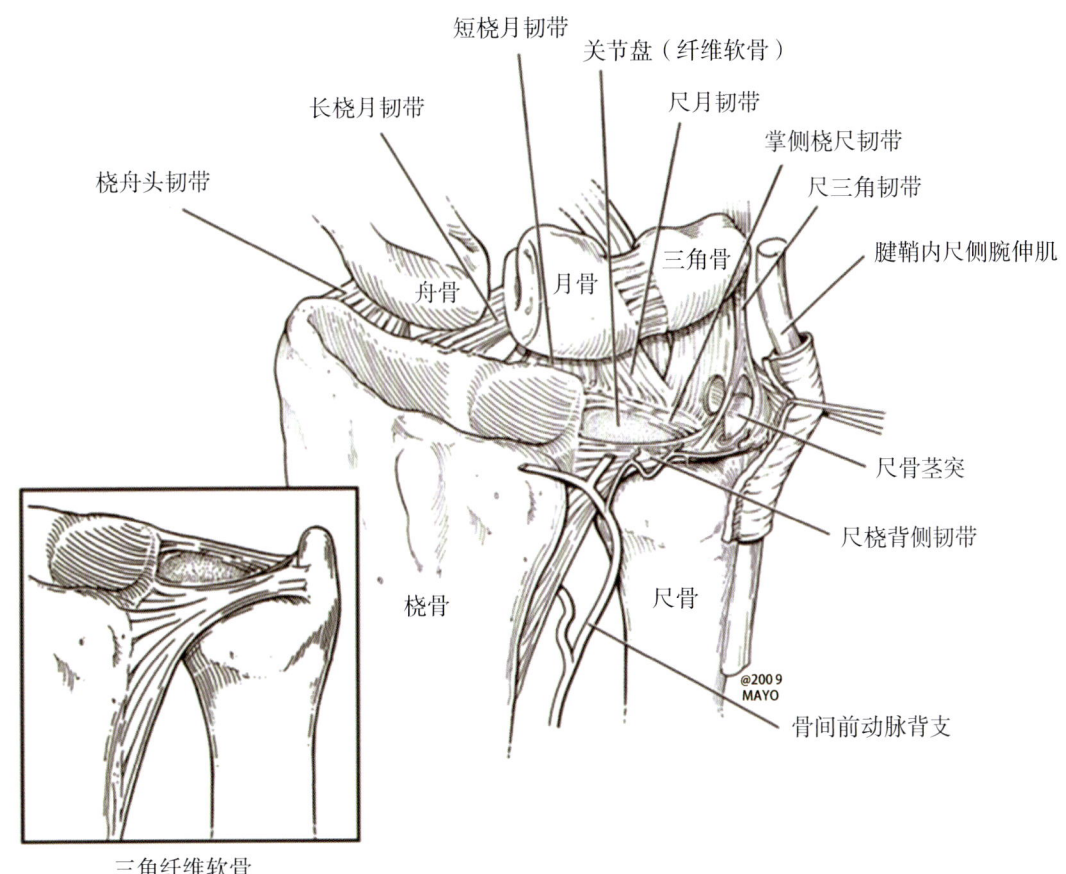

▲ 图 11-1 TFCC 和软组织稳定结构解剖
许多涉及尺骨头的手术涉及牺牲、加固或保留三角纤维软骨复合体（TFCC）结构

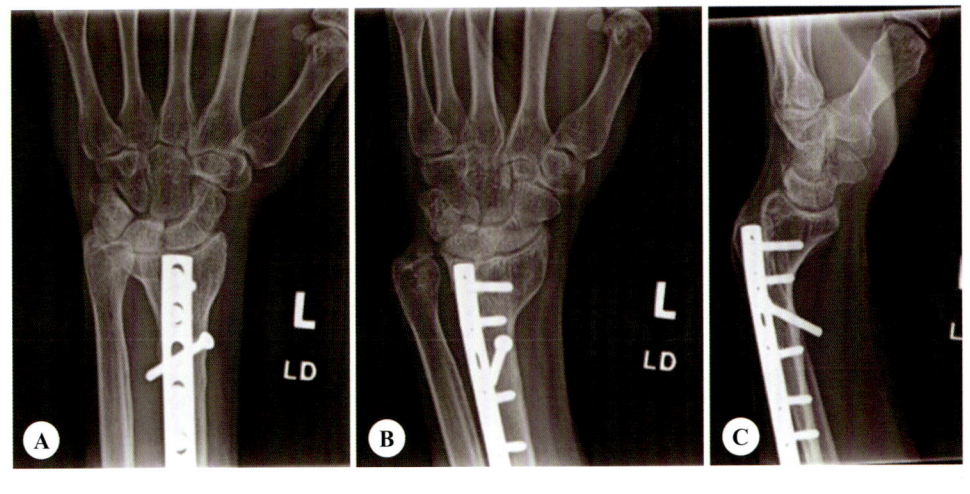

◀ 图 11-2 桡骨骨折内固定术后畸形愈合，表现为下尺桡关节不稳和关节炎

和尺骨嵌塞可合并存在。旋转时通常会引发疼痛和捻发音，在同时按压关节时更为明显。下尺桡关节不稳定的典型表现是关节在活动时尺骨相对于桡骨的平移增加；然而，这必须与对侧进行比较，以证实松弛是病理性的。在进行此操作时，应在下尺桡关节的近端固定尺骨，以避免将关节疼痛误解为关节平移引起的疼痛。Adams 描述的改良压力试验可以显示动态掌侧不稳定性[6]。

影像检查是详细病史和体格检查的辅助检查。X 线片将显示关节病的后遗症，如关节间隙变窄、

121

硬化、软骨下囊肿和骨赘（图 11-3），也可以看到畸形愈合、下尺桡关节半脱位和其他病理改变。CT 将进一步显示关节的一致性、关节畸形和关节融合，当包括对侧手腕处于镜像和多位置透视时，这一点最为有用。MRI 对软组织病理包括 TFCC 完整性最有用，同样也可以显示关节和半脱位的迹象。

四、治疗

初始治疗可选择非手术治疗，特别是在不稳定、疼痛和（或）关节炎较轻的情况下，包括活动调节、强化运动、抗感染药物、支具，以及合理的有限或间歇性制动。虽然从非手术治疗开始是合适的，但这些方法长期效果通常有限。手术治疗分为三大类，每一类的技术各有不同：尺骨远端部分或全部切除（半切除加软组织间置或 Darrach 手术），下尺桡关节融合术加尺骨颈部切除（Sauve-Kapandji 手术），部分或全部关节置换（尺骨头置换或全下尺桡关节置换）。

五、手术入路

也许最实用的下尺桡关节入路是背侧通过第五伸肌间室或在第五和第六伸肌间室之间，保留尺桡韧带和其他 TFCC 结构。也可以在尺侧腕伸肌腱和尺侧腕屈肌腱之间的间隙进行侧方入路，对于翻修手术或严重创伤患者较为适用。在任何一种入路中，应注意保护尺神经的背侧感觉分支。对于背侧入路，在第五和第六伸肌间室之间切开 4~6cm 的皮肤切口，从尺骨茎突水平向近端延伸（图 11-4A）。除远端外，第四筋膜室打开，小指伸肌腱缩回。

在下尺桡关节囊内形成一个以尺骨为基础的矩形筋膜瓣，从尺桡背侧韧带的近端开始，平行于该韧带，沿乙状切迹背侧继续，留下一个小袖带，然后延伸到尺骨颈（图 11-4B）。注意不要割断尺桡背侧韧带（图 11-4C）。掀开筋膜瓣显露远端尺桡关节的关节面和 TFCC 的近侧表面（图 11-4D）。对 TFCC 的完整性进行评估。除非需要扩大显露，否则不应从尺骨沟切开或抬高尺侧腕屈肌腱鞘，因为保留腱鞘将保持其对尺腕关节的重要稳定作用。在骨性手术完成时，下尺桡关节背侧关节囊和支持带关闭在一起，仅轻微重叠，以避免失去运动。小指伸肌腱位于左侧皮下。限制性全下尺桡关节置换术需要更广泛的显露和解剖。

六、手术治疗：切除性关节置换术

（一）尺骨远端切除关节置换术

1912 年，Darrach 描述了尺骨远端切除[7]，在重新确定适应证之前，该手术被广泛应用于慢性关节不稳和关节病。将整个尺骨头移除，同时保留周围的软组织包膜（图 11-5）。邻近乙状切迹切除尺骨头，截骨时稍倾斜有助于保留更多的软组织。锋利的边缘用锉刀或咬骨钳去除，以减少潜在的相邻肌腱磨损，特别是尺侧腕伸肌和小指伸肌肌腱。行旋前旋后以评估残肢的稳定性。下尺桡关节掌侧关节囊可用经骨缝合法缝合

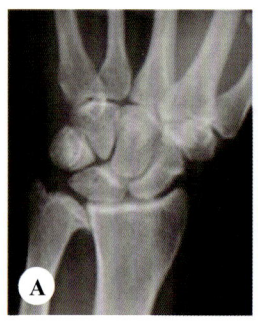 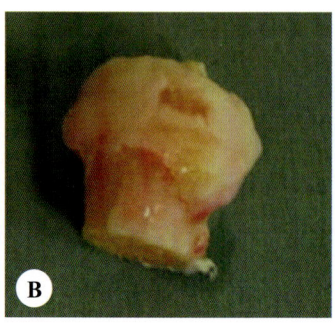 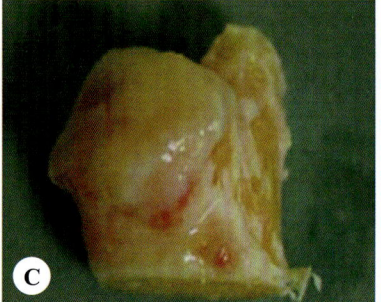 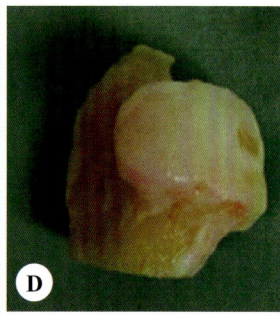

▲ 图 11-3 **A.** X 线片显示关节间隙变窄、骨赘和硬化，符合下尺桡关节炎；**B 至 D.** 临床照片显示尺骨头软骨和骨赘脱落

第 11 章 初次下尺桡关节置换术
Primary Distal Radioulnar Joint Arthroplasty

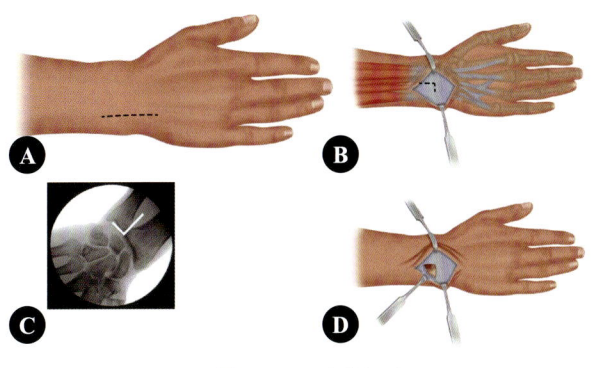

▲ 图 11-4 手术入路
A. 隔膜上方的切口，将第四和第五伸肌间室分开；B. 下尺桡关节囊内设计有 L 形或矩形筋膜瓣；C. 关节囊筋膜瓣的横支位于三角纤维软骨复合体的近端，以保留尺桡韧带；D. 掀开筋膜瓣可显露下尺桡关节和尺骨头部（经许可转载，引自 Integra LifeSciences, Princeton, NJ.）

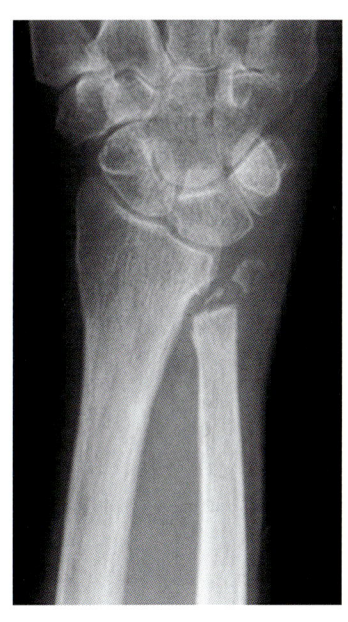

▲ 图 11-5 尺骨头切除关节置换术（Darrach 手术）
尺桡骨会聚导致尺骨残端和邻近桡骨呈扇形撞击

到尺骨残端，关闭时可覆盖背侧关节囊以提高稳定性。

如果在前臂旋转过程中尺骨残端突出或表现出明显的不稳定，则可以使用附加的稳定技术。常见的方法是使用尺侧腕伸肌和尺侧腕屈肌肌腱条，通过骨隧道或缝合锚钉固定在尺骨上[8]。另一种技术是将旋前方肌缝合到尺骨残端或背侧关节囊，作为嵌入稳定结构。

置入同种异体肌腱可提供更大的容积以减少桡尺骨撞击的问题。一种方法是使用同种异体跟腱移植，折叠后在桡骨和尺骨之间形成一个很大的缓冲，然后缝合到每个骨骼上以增加稳定性[9]，长期随访结果满意，特别是作为尺骨远端切除失败的一种挽救措施[10]。在尺骨切除术和人工关节置换术后并发症的翻修手术中，肌腱转位和同种异体肌腱移植也被用于增强下尺桡关节的稳定性[11, 12]。

Darrach 手术在低需求患者中取得了令人满意的结果[13, 14]，但在更年轻或活动量大的患者中可能会继续出现关节疼痛、不稳和无力，这些表现与尺桡骨会聚有关，在 X 线上表现明显（图 11-5）[15]。

（二）尺骨头部分切除术（半切除关节置换术）

经典的半切除关节置换术包括切除远端尺骨的关节部分，并保留周围软组织，包括 TFCC，以保持稳定。Bowers 描述了尺骨头部分切除，包括关节面、肌腱间置和囊膜重建[16]。这项技术通常被称为半切除间置关节置换术或 HIT 手术。虽然最初被描述为治疗类风湿关节炎，但该术式已用于所有类型的关节炎。

远端尺骨的圆形轮廓与乙状切迹的倾斜度相匹配，同时保留了 TFCC 与尺骨茎突的附着物（图 11-6）。剩余的尺骨茎突和三角骨之间可能出现尺腕撞击问题，特别是在尺骨正向变异时，可能需要通过对残留尺骨头进行缩短截骨术[17]。

（三）Sauve-Kapandji 手术

当远端尺桡关节丧失时，动态稳定结构不受限制，这会导致桡骨和尺骨会聚，静态稳定结构松弛，以及渐进性失稳。Sauve-Kapandji 手术包括下尺桡关节融合术和允许前臂旋转的近端截骨术（图 11-7）。这是为矫正前述关节切除置换术相关并发症的一种尝试。

早期并发症可归因于骨不连和桡尺骨撞击。不牢固的单一固定和大段截骨分别导致上述并发症。目前的技术使用两个关节固定点，最常见的

123

是使用骨松质螺钉加压。切除 10～15mm，嵌入旋前肌，防止间隙骨化。Fujita 等描述了一种改进的技术，以提高稳定性和愈合率[18]。将尺骨远端长约 30mm 的骨段旋转 90°，并将其插入乙状切迹形成的孔中。目的是改善骨折愈合，防止手腕尺骨平移。虽然已经描述了许多软组织稳定术式来防止桡尺骨撞击，但仍未找到维持分离的恰当方式[19, 20]。

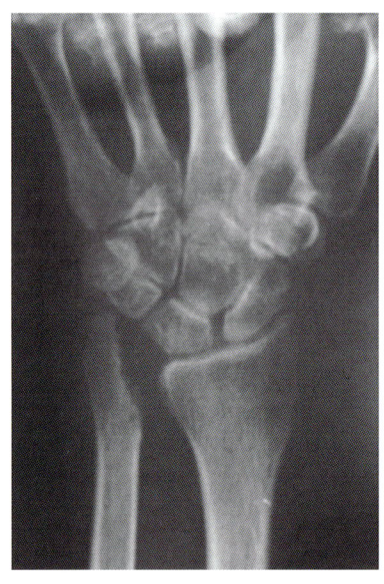

▲ 图 11-6 半切除间置关节置换术，术前尺骨正向变异致残留尺腕撞击

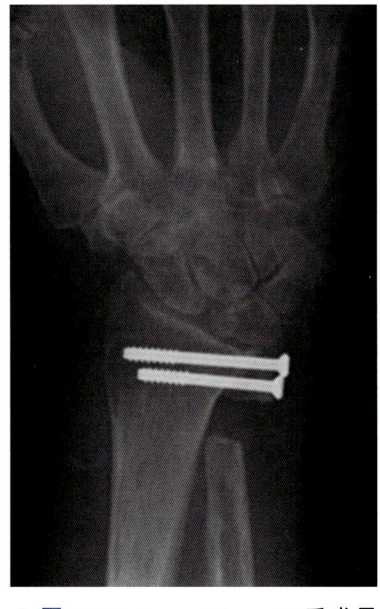

▲ 图 11-7 Sauve-Kapandji 手术尺桡会聚但无撞击征象

七、手术治疗：植入性关节置换术

（一）全尺骨头置换术

全尺骨头置换术用带柄植入物替换整个尺骨头，包括尺骨茎突（图 11-8）。这项技术最常用于失败的 Darrach 手术，但也用于失败的 HIT 手术、尺骨头部骨折，以及类风湿关节炎和骨关节炎的初步治疗，甚至严重创伤。就像 Darrach 手术一样，所有连接到尺骨远端的软性附着物都必须清除。植入物依靠周围的软组织包膜来保证关节的稳定性。虽然术前下尺桡关节不稳定通常是早期全尺骨头置换术的禁忌证，但如果在由于桡尺骨撞击导致切除性关节置换术失败后使用，植入后通常会有足够的瘢痕组织来稳定尺骨[21]。此外，影像和临床的不稳定性与临床结果并无相关性[22]。

在全尺骨头置换的最初技术中，乙状切迹被加深，使轮廓匹配植入头部的曲率半径以提高关节稳定性；然而，由于乙状切迹磨损的风险增加，这项术式已较少开展。事实上，乙状切迹即使未被改动，磨损也是常见的，但通常在第 2 年即可稳定，而且并不总是有症状[22]。在乙状切迹表面植入一种无张力的植入物并不能改善远期结局，并可导致关节不稳定。最近，Kakar 等使用同种异体外侧半月板移植创造一个唇状骨，以接受尺骨头部植入物[23]。虽然这项研究中的 4 名患者都无术后不稳定，但只有 2 名患者存在术前不稳定情况。此外，这项研究缺乏标准化的结果、独立的评价者、客观的稳定性测量、患者数量，并且是回顾性的。

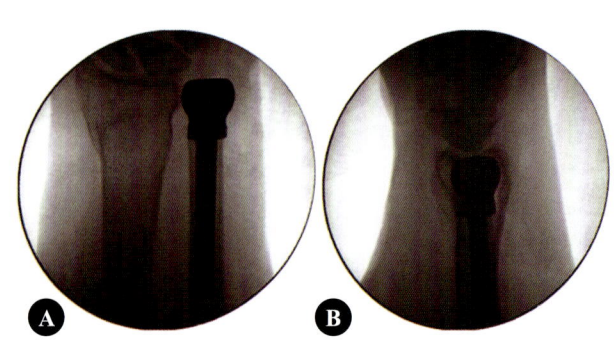

▲ 图 11-8 全尺骨头置换术

尺骨头假体下的颈部骨质吸收也很常见，这很可能是由应力遮挡引起的，但这很少导致假体松动。早期加长柄假体植入表现出更高的射线透过率、松动和随后的失败率[24]。这项研究还显示，假体柄近端的底座会导致较差的功能结果。

存活率在定义上差异很大，但通常被认为是手术切除导致的并发症。Sabo 报道了 74 名患者在 5 年和 15 年的存活率为 90%，平均随访时间为 7 年[25]。这项研究中的患者改善了患者报告结局。此外，绝大多数患者会再次接受这种手术，并向他人推荐。有趣的是，与因关节炎而接受假体置换的患者相比，创伤患者满意度更低，残疾程度更高。

一项对 150 多个腕关节进行的系统分析显示，患者的假体寿命和满意度都很高[26]。另一项系统回顾发现，并发症发生率较低，握力、疼痛、运动和 DASH 评分均有所改善[27]。虽然数据包括来自不同制造商的不同假体，但假体设计是相似的。

（二）部分尺骨头置换术

孤立的无不稳定的下尺桡关节炎可以用部分尺骨头置换术治疗（图 11-9A）。该技术可作为骨关节炎、Wafer 手术失败、HIT 手术失败或尺骨粉碎性骨折的主要治疗方法。因为只切除了尺骨头的关节部分，所以关节的运动学改变最小[28]。此外，模块化部分尺骨头植入物的设计在 X 线的各个维度上都非常接近于真实尺骨头[29]。

First Choice（Integra，Princeton，NJ）是目前美国唯一可用的部分尺骨头植入物（图 11-9B 至 E）。该技术保留了尺侧腕伸肌腱及其腱鞘、TFCC 与尺骨茎突的附着物和尺腕韧带，为下尺桡关节提供了持续的稳定性。为了置入植入物，通过尺骨凹进入髓腔，扩髓至骨皮质，以最终进行压紧固定植入物。在铰刀上应用切割辅具，以便在残留尺骨头上精确匹配植入物。该产品是模块化的，有 3 个尺骨柄型号和 4 个尺骨头型号。

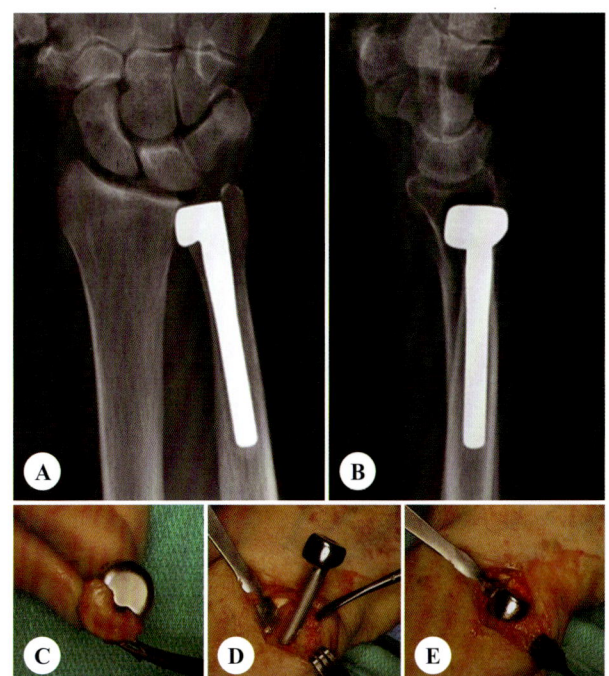

▲ 图 11-9　部分尺骨头置换术

虽然也会发生乙状切迹磨损，但比全尺骨头置换要少[21, 27]。尺骨颈部骨质吸收也有发生，但经平均随访时间为 4.6 年的随访中，18 名患者没有出现假体松动[21]。部分尺骨头部置换术缺乏长期数据，但初步结果令人满意。

（三）半限制性全下尺桡关节置换术

设计了一种半限制性、双极、模块化下尺桡关节植入物（Aptis Medical，Louisville，KY），用于治疗失败的 Darrach 手术，但后来被用于各种 DRUJ 情况，包括关节炎关节不稳，特别是在手术失败后，也同样被用于初级治疗阶段[3]。

Aptis 关节置换术采用了一个可提供内在的稳定性的小球窝结构取代了下尺桡关节，它由桡骨板和尺骨柄支撑（图 11-10）。术前评估植入物的大小和位置。根据髓腔的宽度选择合适的加压尺骨柄，关节的位置取决于患者情况。假体必须精确植入以避免潜在的机械问题和软组织刺激。特别是伸肌腱应该使用韧带筋膜瓣来保护。

大多数研究显示运动功能改善，包括疼痛评

分在内的患者报告结局良好[12, 27]。由于这种植入物主要用于补救手术，创面愈合和软组织并发症很常见[12]，在类风湿关节炎或免疫抑制患者中情况更为严重。虽然在经过适当选择的年轻患者中取得了成功，在一个系列的 5 年内植入成活率达到了 96%，但尺侧腕伸肌肌腱炎是一种常见的并发症[30]。

结论

下尺桡关节炎可引起严重疼痛和功能障碍。手术方式较多，从骨切除性关节置换术到植入性关节置换术，应有尽有[31]。骨切除性关节置换术并发关节不稳定，这种不稳定在活动量大的患者中最为明显。关节置换术从部分尺骨头置换到全关节置换都有不同。全尺骨头置换术虽然实现关节稳定可能很有挑战性，但仍具有潜在的广泛适应证。部分尺骨头置换术保持了更自然的关节动力学，但适应证较窄。全关节置换术避免了不稳定，但需要广泛的显露，可导致更多的软组织并发症。所有技术和植入物都已成功地用于初始治疗和补救手术。

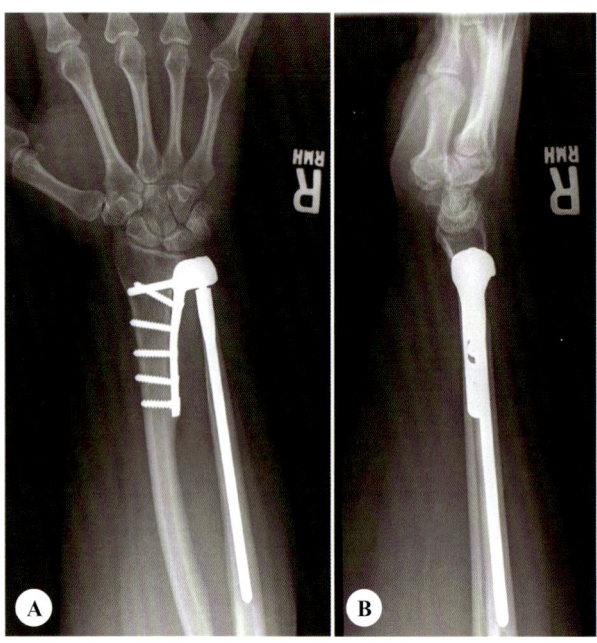

▲ 图 11-10　限制性关节置换术

参考文献

[1] af Ekenstam F, Hagert CG. Anatomical studies on the geometry and stability of the distal radio ulnar joint. Scand J Plast Reconstr Surg. 1985;19(1):17–25.

[2] Stuart PR, Berger RA, Linscheid RL, An KN. The dorsopalmar stability of the distal radioulnar joint. J Hand Surg Am. 2000;25(4):689–99.

[3] Scheker LR, Babb BA, Killion PE. Distal ulnar prosthetic replacement. Orthop Clin North Am. 2001;32(2):365–76, x.

[4] Hotchkiss RN, An KN, Sowa DT, Basta S, Weiland AJ. An anatomic and mechanical study of the interosseous membrane of the forearm: pathomechanics of proximal migration of the radius. J Hand Surg Am. 1989;14(2 Pt 1):256–61.

[5] Kleinman WB. Stability of the distal radioulnar joint: biomechanics, pathophysiology, physical diagnosis, and restoration of function what we have learned in 25 years. J Hand Surg Am. 2007;32(7):1086–106.

[6] Adams BD. Anatomic reconstruction of the distal radioulnar ligaments for DRUJ instability. Tech Hand Up Extrem Surg. 2000;4(3):154–60.

[7] Jupiter JB, Ring D. A comparison of early and late reconstruction of malunited fractures of the distal end of the radius. J Bone Joint Surg Am. 1996;78(5):739–48.

[8] Breen TF, Jupiter JB. Extensor carpi ulnaris and flexor carpi ulnaris tenodesis of the unstable distal ulna. J Hand Surg Am. 1989;14(4):612–7.

[9] Sotereanos DG, Göbel F, Vardakas DG, Sarris I. An allograft salvage technique for failure of the Darrach procedure: a report of four cases. J Hand Surg Br. 2002;27(4):317–21.

[10] Sotereanos DG, Papatheodorou LK, Williams BG. Tendon allograft interposition for failed distal ulnar resection: 2–to 14–year follow-up. J Hand Surg Am. 2014;39(3):443–8.e1.

[11] Allende C. Allograft tendon interposition and brachioradialis tendon stability augmentation in revision surgery for failed Darrach distal ulna resections. Tech Hand Up Extrem Surg. 2010;14(4):237–40.

[12] DeGeorge BR, Berger RA, Shin AY. Constrained implant arthroplasty for distal radioulnar joint arthrosis: evaluation and management of soft tissue complications. J Hand Surg Am. 2019;44(7):614.e1–9.

[13] Grawe B, Heincelman C, Stern P. Functional results of the Darrach procedure: a long-term outcome study. J Hand Surg Am. 2012;37(12) 2475–:80.e1–2.

[14] Faucher GK, Zimmerman RM, Zimmerman NB. Instability and arthritis of the distal radioulnar joint: a critical analysis review. JBJS Rev. 2016;4(12):1–9

[15] Field J, Majkowski RJ, Leslie IJ. Poor results of Darrach's procedure after wrist injuries. J Bone Joint Surg Br. 1993;75(1):53–7.

[16] Bowers WH. Distal radioulnar joint arthroplasty: the hemiresection-interposition technique. J Hand Surg Am. 1985;10(2):169–78.

[17] Glowacki KA. Hemiresection arthroplasty of the distal radioulnar joint. Hand Clin. 2005;21(4):591–601.

[18] Fujita S, Masada K, Takeuchi E, Yasuda M, Komatsubara Y, Hashimoto H. Modified Sauvé-Kapandji procedure for disorders of the distal radioulnar joint in patients with rheumatoid arthritis. J Bone Joint Surg Am. 2005;87(1):134–9.

[19] Sauerbier M, Berger RA, Fujita M, Hahn ME. Radioulnar convergence after distal ulnar resection: mechanical performance of two commonly used soft tissue stabilizing procedures. Acta Orthop Scand. 2003;74(4):420–8.

[20] Bieber EJ, Linscheid RL, Dobyns JH, Beckenbaugh RD. Failed distal

[21] Adams BD, Gaffey JL. Non-constrained implant arthroplasty for the distal radioulnar joint. J Hand Surg Eur Vol. 2017;42(4):415–21.

[22] Axelsson P, Sollerman C, Kärrholm J. Ulnar head replacement: 21 cases; mean follow-up, 7.5 years. J Hand Surg Am. 2015;40(9):1731–8.

[23] Kakar S, Noureldin M, Elhassan B. Ulnar head replacement and sigmoid notch resurfacing arthroplasty with a lateral meniscal allograft: 'calamari procedure'. J Hand Surg Eur Vol. 2017;42(6):567–72.

[24] Kakar S, Swann RP, Perry KI, Wood-Wentz CM, Shin AY, Moran SL. Functional and radiographic outcomes following distal ulna implant arthroplasty. J Hand Surg Am. 2012;37(7):1364–71.

[25] Sabo MT, Talwalkar S, Hayton M, Watts A, Trail IA, Stanley JK. Intermediate outcomes of ulnar head arthroplasty. J Hand Surg Am. 2014;39(12):2405–11. e1.

[26] Calcagni M, Giesen T. Distal radioulnar joint arthroplasty with implants: a systematic review. EFORT Open Rev. 2016;1(5):191–6.

[27] Moulton LS, Giddins GEB. Distal radio-ulnar implant arthroplasty: a systematic review. J Hand Surg Eur Vol. 2017;42(8):827–38.

[28] Garcia-Elias M. Eclypse: partial ulnar head replacement for the isolated distal radio-ulnar joint arthrosis. Tech Hand Up Extrem Surg. 2007;11(1):121–8.

[29] Conaway DA, Kuhl TL, Adams BD. Comparison of the native ulnar head and a partial ulnar head resurfacing implant. J Hand Surg Am. 2009;34(6):1056–62.

[30] Rampazzo A, Gharb BB, Brock G, Scheker LR. Functional outcomes of the Aptis-Scheker distal radioulnar joint replacement in patients under 40 years old. J Hand Surg Am. 2015;40(7):1397–403.e3.

[31] Carlsen BT, Rizzo M, Moran SL. Soft-tissue injuries associated with distal radius fractures. Oper Tech Orthop. 2009;19(2):107–18. https://doi.org/10.1053/j.oto.2009.05.003.

第 12 章 翻修 / 失败的下尺桡关节置换术
Revision/Failed Distal Radioulnar Joint Arthroplasty

Chelsea Boe　Abhiram R. Bhashyam　Doug Hanel　著
齐保闯　译

一、背景

疼痛、功能障碍或严重关节炎的下尺桡关节可以通过融合、带有或不带有软组织植入的切除式关节置换术或人工腕关节置换术进行重建[1-4]。遗憾的是，由于在前臂和腕关节的功能运动中，DRUJ 上固有的压力，使患者接受了这些手术后仍可能出现持续性的功能障碍[1, 3]。腕关节尺侧骨性支撑的缺失和（或）未能通过适当位置和张力的关节置换术重建该支撑，从而改变了整个 DRUJ 的负荷，并伴随旋前方肌、拇长展肌、拇短伸肌收缩引发桡骨和尺骨远端会聚[5, 6]。

在特别复杂的患者群体中，前期关节置换术的失败是一个棘手的问题。通常情况下，这些患者在之前的几次手术后都会出现持续性疼痛、不稳定和腕关节功能障碍等主诉。考虑到有关 DRUJ 关节置换术并发症或失败的证据有限，对于治疗效果和患者的预期的教育是极大的挑战。已经发表的评估 DRUJ 关节置换术后结果的较大系列研究包括 30~50 名患者，这是迄今为止发表的最大的一组病例，仅包括 52 名患者。这些队列中的并发症发生率为 30%~40%。对这些出现并发症的患者评估和治疗描述有限[7-12]。数据匮乏的另一个原因是因为拥有经验及意愿来解决这些复杂问题的提供者数量有限。除了上述描述的因素外，还应该考虑到人群的固有异质性，证据的应用容易产生主观性。因此，本篇综述来源于现有的证据和在三级转诊中心近 40 年的治疗经验。

Kakar 和 Garcia-Elias 在介绍他们解决腕关节尺侧疼痛这一具有挑战性问题的方法时，从四个相互关联的邻域进行了定义，每个区域都与特定于该区域的治疗方法相关[3]。确定受累区域并进行适当的治疗，同时尊重潜在的相互关联的问题，对于成功解决原发 DRUJ 症状是至关重要的。我们建议使用心智算法的方法处理腕关节尺侧的相关病变概念，同时适用于失败的 DRUJ 关节置换术。在这种情况下，区域是独特的，因为虽然不再有 TFCC、关节面、软骨面，但是它存在与先前手术操作相关联的新病变的可能性。

曾经有学者确定了尺骨远端切除术后多种潜在的疼痛和功能障碍来源，包括神经源性疼痛、肌腱炎、腱鞘炎和桡腕关节炎[13]。通过扩展和重组这些疼痛产生的可能因素，我们提出六个相关方面对失败的 DRUJ 关节置换术进行评估。这六方面包括神经、肌腱、邻近的关节炎、撞击力、假体的并发症 / 不稳定性和感染。应用由 Kakar 和 Garcia-Elias 提出的有用框架[3]，就像由四叶三叶草变成的一朵多瓣花，将复杂的问题提炼成具有简洁和具体解决方案的分散领域中（图 12-1）。在评估一个新的 DRUJ 关节置换术失败的患者时，每个方面都应该被单独考虑和详细询问，获得对病变的全面了解，以便确定和执行有针对性的综合治疗。

二、临床表现

(一) 患者病史

为了避免将注意力集中在近期的手术上，应该要求对每一个患者进行病史回顾。这需要详细的病史和体格检查，特别强调每个患者独特的功能需求，包括回顾以前的四肢状况和手术。要收集的关键信息是患者干预前的症状和干预之后症状改善情况，以及干预前后的联系。时间顺序非常重要，因为干预之前与干预之后相比，会提示不同病因。另一个关键点是确认体格检查和影像学检查结果是否和影响患者日常生活的主诉一致。例如，所有的尺骨远端切除术都将会发生会聚现象，但这种现象可能与限制患者功能活动和促使患者就医的疼痛无关[13,14]。

(二) 体格检查

体格检查时首先检查外伤性及手术瘢痕，以及明显的畸形，如肌腱半脱位、尺骨头缺失造成的缺损等。

评估肩关节、肘关节和腕关节的活动范围。确认患者肩关节和肘关节活动范围的简略方法是让患者把他的手放在他的嘴巴、耳朵、头后、后背和腰椎的区域。这是模拟自我护理和基本功能需求，包括执行个人卫生、自主进食和使用电话。把肘关节弯曲 90° 放在检查台上休息时检查腕关节的弯曲度和伸展度。对侧关节的测量方式类似并做对比记录。测量腕关节的活动范围是让患者从完全伸腕转换到完全屈腕（握拳）。这证实了是否存在腕关节病变，可能需要与 DRUJ 一起解决。桡腕关节、腕关节、肘关节或肩关节活动范围内的疼痛或捻发音，指示应对这些关节进行更彻底的评估，以确定可能导致 DRUJ 功能障碍或因对 DRUJ 的任何干预而加剧的邻近关节关节炎。

对相邻关节的触诊是非常重要的，因为活动范围不足可以揭示病变情况。触诊桡腕关节，检查者用拇指远端滑动到桡腕关节识别 Lister 结节。桡骨茎突的放射性疼痛提示有潜在的关节炎病变，更近端的疼痛可能提示腱鞘炎或者关节置换术后桡骨假体导致的关节活动受限。对豌豆三角关节施以剪压力（出现疼痛）也提示了关节炎（图 12-2）。

进行完整的周围神经检查，并记录运动强度和敏感性的客观测量值。应该特别注意尺神经背侧皮支（DCBrUN），可能会在牵拉或经背侧横切口进入 DRUJ 时受到损伤。应触诊每个神经支配区，尤其是 DCBrUN（支配区），以评估敏感度。可以用 Tinel 征来评估阐明和精确定位最大压痛区域，该区域可能与先前手术形成的神经瘤相关。压迫性激发试验迅速、简单易行，可以用来评估腕部的正中神经和肘部的尺神经和腕尺管的基本

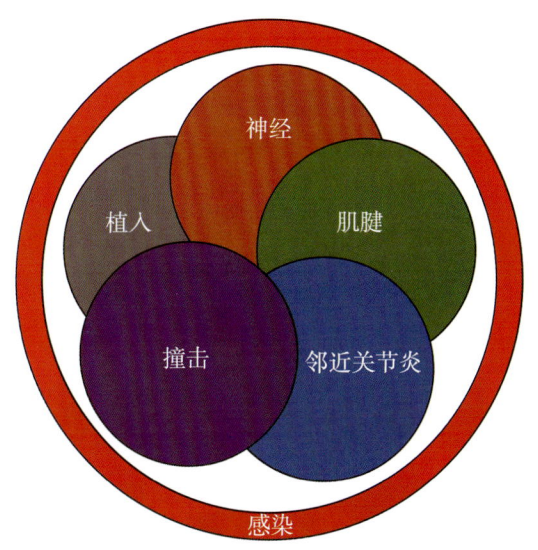

▲ 图 12-1 评估下尺桡关节置换术后潜在疼痛和功能障碍来源的六区算法

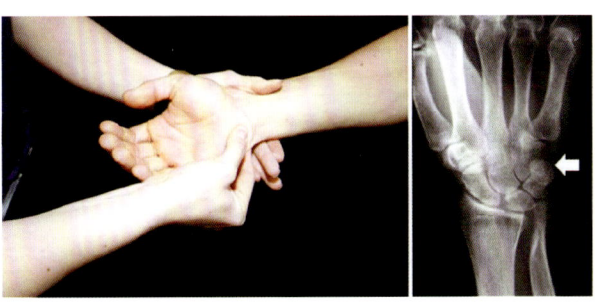

▲ 图 12-2 临床和 X 线片评估具有关节炎改变的豌豆三角关节，提示为豌豆三角关节炎

功能。通过测量每个手指桡侧和尺侧的静态两点辨别力，以及相同分布的单丝测试，客观记录灵敏度。通过同向（"关键"）夹持和反向夹持强度来评估握力。

完成上述检查后，对 DRUJ 进行评估。患者手臂侧放，肘部弯曲 90° 以限制肩关节的活动。让患者将前臂从最大旋后移动到最大旋前，并描述尺骨远端疼痛次数和程度。如果做这个动作时没有疼痛感，就让患者负重 5kg 重复做上述动作并描述任何伴随的疼痛。将患者的肘部放在检查台上进行平移评估。检查者在稳定桡骨的同时，将尺骨向掌背方向平移。这是在中立、完全旋前和完全旋后的情况下进行的。最后，在前臂旋前和旋后的同时将尺骨末端推向桡骨，通过这种抓握动作进行压迫试验。后一种检查可能引起不适感，应轻柔操作，如果特别疼痛，应停止检查（图 12-3）。

进行尺侧腕屈肌和尺侧腕伸肌激惹痛或半脱位的试验策略。患者肘部弯曲并靠在检查台上，要求患者保持中立姿势，同时检查者施加轻柔的伸展力。这导致 FCU 的紧张和突出。这时可以在前臂中部到手掌根部进行触诊，然后在深入按压第五掌骨基底部之前，可以触及深部的豌豆骨，可以触及沿着 FCU 走行区的肿胀和压痛点。

对 ECU 的检查已通过各种动作进行了描述，这些动作揭示了肌腱从第六伸肌间室处处于高位或半脱位状态。在 DRUJ 手术失败的情况下，肌腱半脱位不易被发现。可通过腕关节伸直和前臂旋转完成旋前和旋后，同时在尺骨头触诊第六伸肌间室来呈现半脱位状态。然后重复该动作，手腕弯曲，再次伸展。通过让患者抵抗检查者施加在手腕上的反压力，依靠 ECU 和 FCU 的共同收缩原理，在面对定向力时保持中立的手腕位置，可以加重半脱位。有人认为，这种手法是对 TFCC、LT 韧带和尺桡关节施加了压力，可能对 ECU 异常的特异性较低。因此，正如 Ruland 和 Hogan 描述的那样，我们还定期进行协同试验以专门评估 ECU 肌腱炎。因此，我们会依据 Ruland 和 Hogan 描述的那样（图 12-4）[15]，常规进行协同试验来评估 ECU 肌腱炎。这个操作是将患者的手肘弯曲呈休息位放在检查台上，手腕处于中立和最大旋后位置，手指完全伸展的情况下进行的。而患者会对此做出抵抗。阳性试验可引起第六伸肌间室沿 ECU 肌腱近端辐射的特征性疼痛和可触及的 ECU 肌腱半脱位。这对阐明在重建后稳定的 DRUJ 中的金属假体突出处轻微疼痛的可能原因特别有帮助。

（三）诊断性研究

肘关节、前臂、腕关节的 X 线应该采用后前位、侧位和斜位投影，包括尺桡关节斜位投影的视图。因为这些患者大多数都进行了尺骨头切除，所以 ECU 沟不能像前面描述的那样用来确定 DRUJ 的真正 PA 投影[16]。因此，PA 投影需要通过外展肩关节 90°，屈肘 90°，将前臂放置中立位并将前臂和手平放在同一平面上，从而近似 PA。在没有尺骨头的情况下，可以获得腕部的真实情况，并且通过使用 Yang 等所述的 SPC 对齐标准来

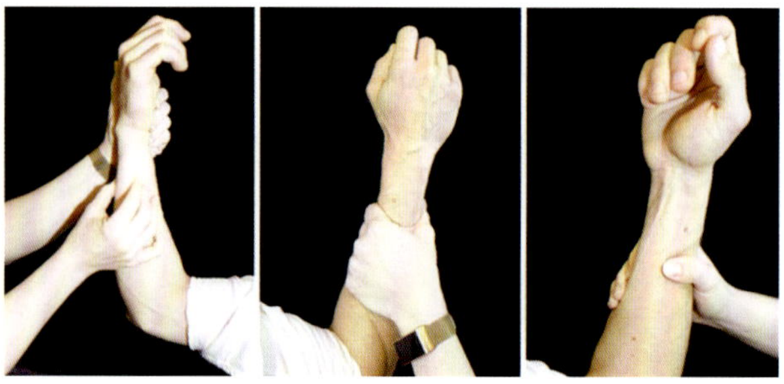

▲ 图 12-3 下尺桡关节疼痛刺激测试：平移、旋前加压、旋后加压

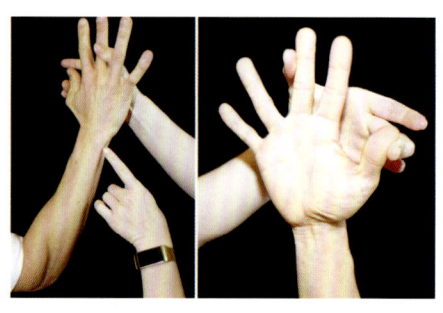

▲ 图 12-4 使用协同试验对尺侧腕伸肌半脱位进行刺激试验

确认投影的准确性[17]。该图像对于评估受限金属关节置换术的正确放置至关重要。

X线可以用来详细检查确定相邻关节骨关节炎、骨折和腕骨排列不齐的问题。肘关节的X线被用来预测在DRUJ重建后，矫正上肢使用增加后可能加剧的关节炎。在一些病例中，DRUJ和PRUJ的病变需要被同时解决。在尺骨头关节置换术的情况下，评估桡骨上的尺骨皮质弧形切迹，提示桡骨与尺骨远端接触后受到了侵蚀。评估假体周围的排列、骨皮质侵蚀、透光线时，可能提示潜在的或即将发生的应力性骨折和迟发性感染。在之前进行过尺骨头切除的关节置换术的情况下，特定的X线用来评估尺桡关节的不稳定性。在Lees和Scheker的描述中，该图像是通过将患者的手臂放在身旁，手肘屈曲90°和前臂放置中立位获得的。将一个盒子放在患者的手臂和身体之间，并手持2.2kg的重物。放射线的光束在冠状面垂直通过前臂[13]。X线将反映与尺骨头切除相关的会聚程度。通过让患者在体格检查中用最不舒服的位置旋转前臂，并再次将放射性光束垂直于手臂的冠状轴照射，可以看见骨间隙变窄，可以进一步增加射线会聚的程度。

在综合检查和常规影像学检查后，偶尔需要进行高级影像学检查。超声可能有助于鉴别动态半脱位和腱鞘炎，但其在处理这一特定人群中的作用在文献报道中尚不明确。计算机断层扫描和磁共振成像是术前对DRUJ疼痛和不稳定性进行鉴别诊断的重要因素，但在关节置换术后的作用更为有限。关节置换术后的CT和MRI可用于确定前臂骨骼髓腔的完整性，记录剩余尺骨的静态移位程度，并有助于描述腱鞘炎、腕关节坏死、腕骨间关节病、植入物松动和感染的作用，尽管假体可能会限制对它的判读。如果体格检查显示敏感性下降和握力减弱，这表明病变比疼痛限制更加严重，电生理诊断可以帮助识别神经损伤的程度和位置，也可以帮助区别是否是神经损伤的继发性病变。

三、处理原则

DRUJ关节置换术失败的整体治疗必须包括所有病变，并综合处理每个特定症状。需要把这六个方面（神经、肌腱、邻近关节炎、撞击、植入物并发症/不稳定和感染）综合起来形成一个公式化的检查模式和框架，以便对患者进行个性化的治疗。最后的干预应包括针对每一种病理状况的治疗。除了孤立的肌腱或神经问题外，翻修关节置换术的手术选择有限。功能状态和身体需求是制定和向患者建议治疗计划的关键因素。

对于低要求的患者，我们的第一选择就是非手术治疗方式，使用温和的镇痛药，用支具限制前臂的运动和调整治疗方案来缓解患者的疼痛。特别的是，我们要教育患者在举任何超过2kg重物时避免做旋前或旋后的动作，因为这是最常见的疼痛诱因。尽管DRUJ的翻修手术是可能的，但对低要求的患者是不鼓励的，因为在康复期间，尤其是日常活动中会丧失自理性，也会增加早期术后并发症的风险，并且延长固定时间。

一般来说，需求较高的患者在临床上更具挑战性，其次是更高的期望和预期持续使用肢体的患者。对于需求较高且尺骨头切除失败的患者，可选择进一步尺骨缩短或软组织间置关节置换术。Wolfe等主张进一步缩短尺骨以减少远端撞击。在他们的研究中，他们报道了通过该术式缓解疼痛，尽管仍然存在持续的近端撞击和掌背平移[18]。Garcia-Elias等提出广泛切除尺骨可能因为进一步切除骨间韧带而增加尺骨不稳定的风险，并越来越依赖动态辅助稳定器[19]。可能因为这个原因，广泛尺骨切除术没有在文献中提到。也许由于这个原因，文献中没有重复尺骨广泛切除的进一步报道。软组织间置关节置换术由Sotereanos倡导，以Sotereanos的名字命名，包括尺骨头完全切除和桡骨和尺骨之间的同种异体移植物植入，作为一种在桡骨和尺骨之间提供物理屏障的方法，同时拉紧骨间韧带，从而增加尺骨的稳定性[20]。因为这个主要的干预措施，这个手术有效减轻了患者的疼痛，有报道称超过 80% 患者在术后早期与撞击相关的疼痛明显减少[21-24]。然而，在以前切除性关节置换术的背景下，疼痛缓解和整体功能改善的可靠性较低[23, 24]。

在以往关节置换术失败的高需求患者的情况下，可以预期简单的切除性关节置换术和不重建远端尺桡关节 DRUJ 稳定性的手术容易失败。无论如何，我们一直在讨论非手术治疗方法。由于功能障碍的程度和患者对功能的特殊要求的提高，完全满足期望几乎是不可能的。这是一个关于现实目标的艰难讨论，治疗者有责任降低患者的期望值。我们经常鼓励这一类患者去慎重思考是否愿意减少高要求的上肢活动和尽可能延长非手术治疗时间。我们经常尽最大努力解释手术治疗不会加重病情。

不可否认的是，这群高要求患者不愿意一直伴随功能障碍，不愿意生活和职业发生终身改变。在这种情况下，我们考虑两种手术方式。第一种是以前被叫作 Sotereanos 的手术，它需要在骨间放入大的假体作为间隔和骨间膜张紧装置[20]。在这个手术中，一个大球形的假体被缝合锚钉牢固的放置在尺骨和桡骨之间。经过 14 年的随访，由 Sotereanos 等发表的初步报道中说明此手术是有希望的[24]。我们把这种技术用在年轻患者中，即便手术失败也可以再次手术或者进行半关节置换术。人们很容易将关节置换术认为仍有退路，但手术总是可能伴随并发症。以前进行过但失败的关节置换术的耐用性尚不清楚，但这对可做选择的年轻患者或不愿接受关节置换术的患者是一个需要考虑的因素。

第二个手术是由 Scheker 提倡的，它是考虑对以前关节置换失败后高要求患者进行半关节置换术的翻修手术[11]。翻修成半关节置换术是个更让人接受的手术方式，因为它最接近重建前臂的正常活动。报道称患者的前臂感觉基本正常[10, 11]，而制造商建议终身限制持重物和限制活动，但患者经常超过这些标准并正常使用上肢[7, 8, 11]。这种手术选择对功能严重受限的患者非常有吸引力，他们的期望包括重返需要双手动态旋前和旋后的职业和爱好。从技术上讲，这是通过使用更长的尺骨干进行翻修或尺骨干骨丢失的填塞移植来实现的（图 12-5）。

对于一些有大量骨质流失，不能矫正的畸形，不能控制的感染和需要上肢负重的患者，我们建议重建单个前臂骨（图 12-6）。该手术尤其适用于在 DRUJ 活动过程中有疼痛和多平面不稳定，由于职业和地理位置不便于随访，与插入或半关节置换术而活动受限有关的患者。唯一缓解疼痛的方法就是单独的前臂骨干。这是一个超选择的患者群，在文献中未被详细描述。一般来说，重建单个前臂骨后患肢可获得满意的功能，增加患者的满意度[7, 25]。然而，我们的经验表明，对于可选择的患者来说，这是一个非常可靠的选择。从医

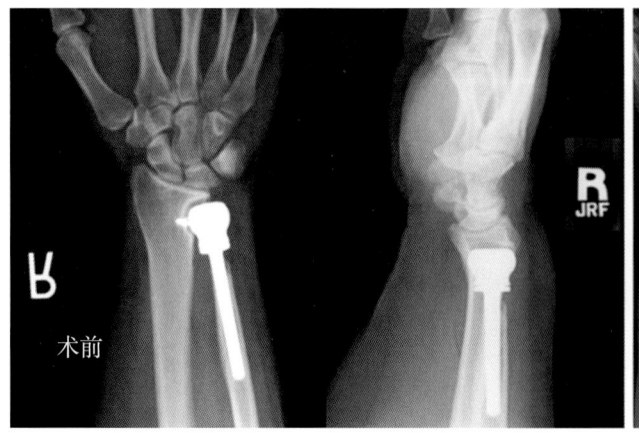
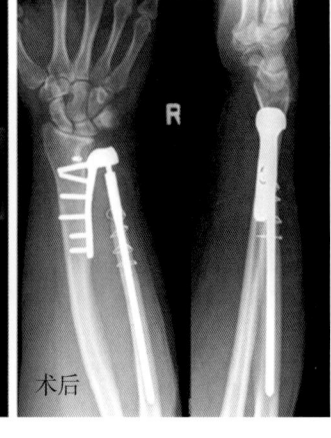

◀ 图 12-5 将之前失败的尺骨头半关节置换术修改为半限制 Aptis-Scheker 关节置换术，随访时间为 8 年

第 12 章 翻修/失败的下尺桡关节置换术
Revision/Failed Distal Radioulnar Joint Arthroplasty

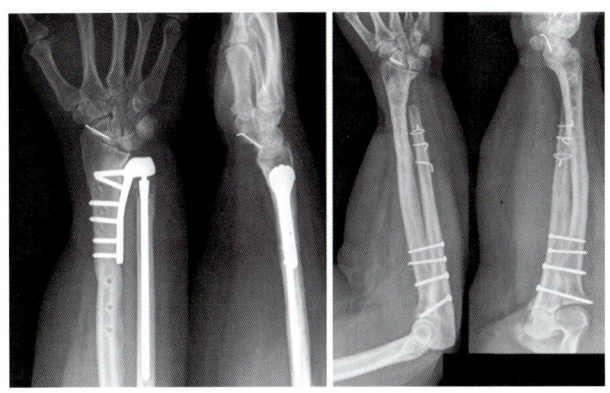

▲ 图 12-6 在骨丢失和感染的情况下，重建单个前臂骨

生和患者的角度来看，该手术耐用性好，结果也是可以接受的。

四、下尺桡关节病变的治疗方法

（一）区域 1：神经

神经损伤和由此产生的神经源性疼痛会导致 DRUJ 关节置换术失败，并导致严重的功能障碍。尺神经背侧皮支在皮下组织穿行，从近端掌侧到远端背侧穿过尺骨颈和尺骨头。当通过尺骨远端皮下边界的皮肤切口进入下尺桡关节时，这条神经容易被切断，当背侧皮肤被牵开来显露下尺桡关节时也容易引起牵拉损伤。这种手术入路的神经损伤率尚不明确。虽然最初对 DRUJ 入路重建的描述并没有提到神经损伤，但最近的文章报道了神经并发症的概率，说明这并非不重要[7, 26-28]。

挽救重建失败的重要方案可能是缓解神经源性疼痛。如果存在，即使在产生其他疼痛的情况下，解决神经源性疼痛来优化治疗效果也是至关重要的。神经损伤对患者造成的疼痛的相对贡献值可以用诊断性的注射局部麻醉剂来评估。对注射的效果应该在疼痛和功能改善方面进行评估。如果注射麻醉剂后出现了短暂的功能恢复正常，那么只需要解决神经损伤就足够了。如果不是这样，则需要解决其他导致疼痛的原因。如果疼痛因为注射了麻醉剂而加重，然后对症治疗首先取决于受伤时间的长短。如果在进行了手术或者神经损伤的 3 个月内出现症状，建议进行观察，因为很多相关神经症状在这一阶段是正常现象或者可以自行恢复[8]。此外，应进行结构化和监督脱敏的非手术治疗。如果损伤大于 3 个月，并且非手术脱敏未能改善症状，则手术干预是必要的。

尺神经背侧皮支导致的功能障碍的手术必须彻底松解神经，并考虑用静脉移植、胶原导管或硅胶套管来包裹神经。这些包裹物在周围神经炎和连续性神经瘤的治疗中有被详细描述。然而，对 DCBrUN 的外伤性神经炎的益处还未被报道，我们的个人经验也未显示出明显的益处[7]。我们更喜欢的治疗方式是神经松解术和神经切除术，将切断的游离神经末端植入邻近肌腱，即尺侧腕伸肌腱或 FCU，正如已经描述的对尺神经感觉分支的疼痛神经瘤的处理（图 12-7）[29]。

（二）区域 2：肌腱

肌腱相关问题包括腱鞘炎、肌腱炎、粘连和肌腱半脱位。尺骨头的切除可能与 ECU 的激惹痛相关，尽管在使用植入双极、半限制型、模块型假体［如 Aptis DRUJ 假体（Aptis Medical，Glenview，KY）］时，这种情况并不常见[7, 10, 26, 27]。这种不适感可能是实质性的，并且足以损害其他方面的良好结果。常见的临床表现是 ECU 肌腱在假体尺头部位移位时疼痛。可以注意到 ECU 肌腱肿胀，但急性腱鞘炎很少见。在肌腱和尺骨头附近注射局部麻醉剂后，诊断很容易得到证实。超声波也可能有助于显示肌腱炎症和（或）轻微半脱位。治疗方法是外科手术，通过囊膜间置稳定 ECU，以防止 ECU 肌腱滑过尺骨头部件的裸露金属（图 12-8）。尽管这会直接刺激 ECU，但肌腱断裂的病例还未曾被报道。

关节假体的开发者意识到这个潜在的问题，建议在关节置换术之初牵开尺侧伸肌支持带皮瓣显露关节时，就将其放置于 ECU 肌腱和尺骨头之间。当这个假体被用于挽救之前进行的 DRUJ 切除术时，之前手术留下的瘢痕可能会影响术中牵开皮瓣[27]。在这种情况下，用 Aptis 假体对 DRUJ 进行重建，对 ECU 进行肌腱松解术，并从腹股沟移植皮下脂肪组织，然后植入假体和肌腱之间（图 12-8）。

据报道，在使用 Aptis 假体成功重建 DRUJ 后，指总伸肌肌腱有发生腱鞘炎的可能。这种并发症的发生频率尚不清楚。在一个这样的病例中，同种异体阔筋膜被植入，症状消失[26]。

（三）区域 3：邻近关节关节炎

腕部包括许多局部关节，易发生退行性改变，这会使对疼痛的 DRUJ 的评估复杂化。桡腕关节、腕中关节和腕掌关节退行性变并非罕见，特别是在 DRUJ 的退行性变和功能障碍已经变得严重到至少应该尝试一次关节置换术的情况下。评估患者主诉的具体疼痛并将疼痛与病史和体格检查联系起来极其重要。

腕关节桡侧的局部疼痛和腕关节掌屈和背伸时仍明显疼痛可诊断为桡腕关节炎。在没有进行 DRUJ 关节置换的情况下，可以以类似于桡腕关节炎的方式进行治疗。类似的方法也可用于腕骨间关节炎。对于豌豆三角骨关节炎，压迫该关节会出现疼痛，施加剪切力会产生明显不适，这会限制患者活动。可以通过切除豌豆骨来缓解疼痛[27]。

涉及 PRUJ 的肘关节炎，可引起上肢活动限制及疼痛。检查肘关节和尝试旋前和旋后动作时近端关节的疼痛可以确认这些近端关节有潜在病变。尽管治疗方式与没有 DRUJ 关节炎相似，但认识这些限制对整体功能障碍的作用至关重要，特别是考虑切除桡骨头的手术。

（四）区域 4：撞击

发生在掌背侧的撞击力经常被称为平移力，而发生在桡尺侧方向的称为撞击力。在切除性关节置换术的情况下，由于远端尺桡关节的缺失，发生在尺骨和桡骨之间的撞击是不可避免的[18, 22, 30]。然而，这种撞击并不总是转化为疼痛和功能障碍，强调了将体检和影像学检查结果与临床症状相关联的重要性。常见的症状包括不能用患肢的手进行抓握活动或举起任何东西。这些患者经常抱怨，他们使用前臂作为钩来携带物体，如种植袋，以避免压力穿过 DRUJ 引起疼痛。他们也可能报告在腕关节完全旋前或完全旋后时不能灵活活动。病变程度可以很容易地通过加权 X 线评价来确定，但这必须与物理检查中疼痛和功能障碍一致[13, 14, 22]。

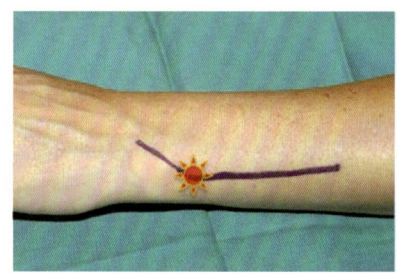 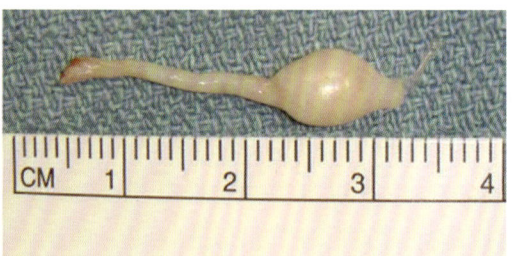

◀ 图 12-7　尺神经背侧皮支疼痛神经瘤，采用神经松解、神经切除术和将游离神经末梢植入邻近肌腹进行治疗

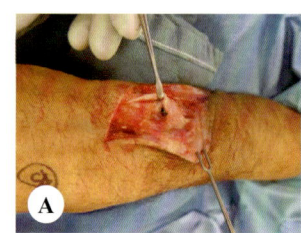 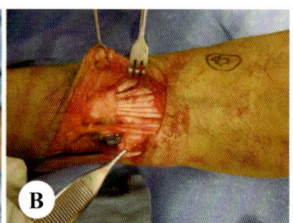 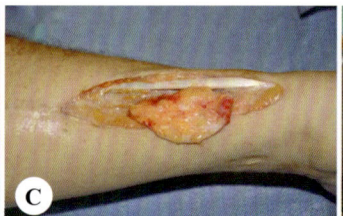 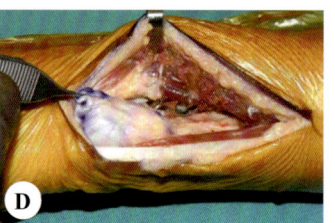

▲ 图 12-8　A. 尺侧腕伸肌肌腱可滑过尺骨头假体的裸露金属；B 和 C. 在这些情况下，这可用伸肌支持带的尺侧皮瓣（B）或脂肪移植物（C）进行治疗；D. 目前建议在初次手术时使用基于尺骨的伸肌支持带皮瓣

治疗撞击主要是需要支持尺骨残端。大多数手术是为了支持远端尺骨和抵抗平移的不稳定，经常包括利用 ECU 和 FCU 滑动的动态支持和抵抗过度运动。不幸的是，这些手术并没有证明尺骨残端不稳定的矫正是持久的，当随访超过 5 年时，大多数病例会出现反复的移位或撞击[31, 32]。

尺骨残端的直接支撑可以通过两块骨骼之间的物理屏障来实现，该屏障可抵抗尺骨头对桡骨的直接压力，并以 Sotereanos 手术的形式额外拉紧支持尺骨残端在所有平面上平移的骨间韧带[21, 22, 24]。然而，对掌背侧和桡尺平面不稳定性的最终治疗是通过插入半约束植入物来重建远端尺桡关节[11]。通过支撑尺骨干抵住桡骨尺侧骨皮质来稳定尺侧残端并防止疼痛撞击。

（五）区域 5：假体并发症

DRUJ 假体的良好功能取决于置换手术技术的许多方面，也取决于假体自身的设计。老一代的假体存在很多的缺陷，包括逐渐的松动或桡骨关节面从尺骨头脱离[11]。现代假体的出现解决了早先假体的缺陷，结果显示 5 年假体的存活率大于 95%[7, 10, 28]。

置入技术取决于适当的影像学检查作为排列和对齐中心的主要决定因素。不适当的放置假体（旋转中心偏离）会导致沿着尺侧假体和尺桡关节的持续平移力和疼痛应力。这可导致尺骨皮质或桡侧平面的渐进性松动、骨皮质侵蚀或应激反应[7]。除了不适当的对齐产生的应力外，假体本身的硬度也会导致应力的升高和潜在的应力性骨折。尺骨干中段出现的刚性髓腔充填式植入体和桡骨骨干骺端部的刚性桡骨板，代表局部应力升高。在显著冲击负荷下，桡骨的应力性骨折最早出现在术后 6 周内，尽管近端的大多数螺钉是用来减少应力升高的单骨皮质螺钉[7]。这些可以用加压钢板固定来解决（图 12-9）。

（六）区域 6：感染

在多次手术和人工关节置换术中，感染总是需要考虑的问题。相对于其他特殊关节部位，上肢的多血管特性可能使上肢关节置换术更容易发生血行播散[7]。由于这个原因，我们建议定期对接受有创或牙科手术的 DRUJ 关节置换术患者进行终生预防，类似于多次翻修的下肢关节置换术[33]。

在检查以前的关节置换术时，要彻底检查软组织和影像学图片，观察是否有提示感染的反应性改变。检查的目的是彻底了解任何延迟愈合或术后伤口并发症，这些情况意味着潜在的感染。如果在影像学图像上注意到假体周围有任何透明带、侵蚀或增宽，特别是如果有伤口并发症的既往史，或对软组织检查有不确定，如红斑或慢性

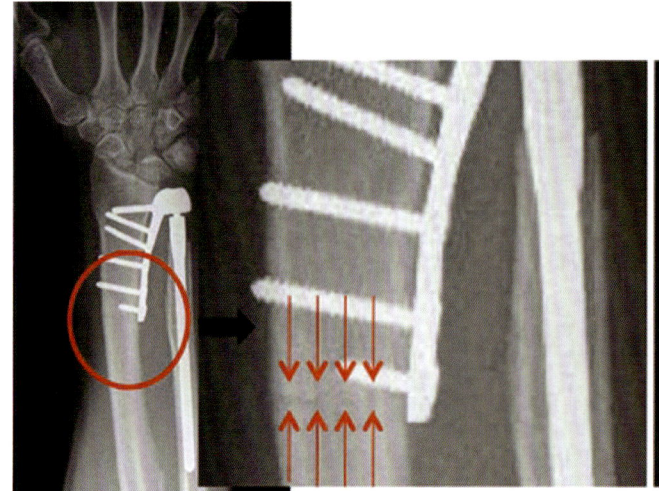
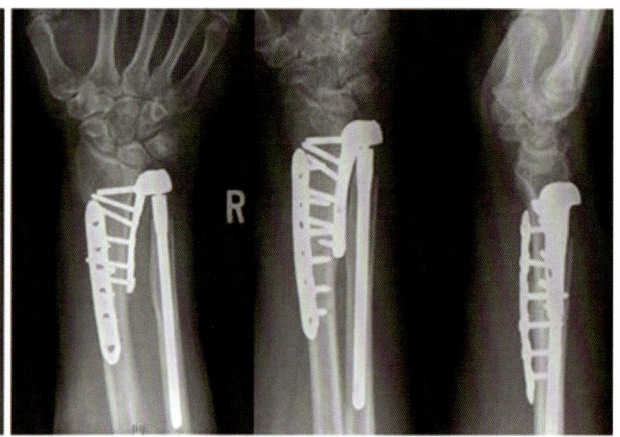

▲ 图 12-9 桡骨应力性骨折可在冲击负荷下发生，可用加压钢板治疗

肿胀，或在 DRUJ 置换术的情况下有不明原因的疼痛，那么就要进行实验室检查。我们常规进行全血细胞计数、红细胞沉降率和 C 反应蛋白检查。如果血清学检查异常，临床检查或病史高度提示，或找不到持续疼痛的其他原因，我们进行开放组织活检。这是一个独立的手术，这样可以最大限度地减少低级别的感染传播和翻修的概率。

对于置换后感染的治疗取决于肢体功能、疼痛程度和患者的个人因素。急性感染的标准治疗方法是去除假体并放置抗生素间植体，进行为期 6 周的静脉注射抗生素治疗。一旦感染得到彻底治疗，可以考虑重新植入新的限制型假体（图 12-10）。

对于那些因为健康状况、软组织和（或）骨含量不能进行两阶段手术的患者，也可以考虑终生使用抗生素治疗。

结论

DRUJ 功能障碍就是一个具有挑战性的问题。既往有 DRUJ 关节置换术且伴随持续疼痛和功能障碍的患者是一个复杂的患者群体，治疗选择有限。对患者和肢体的各个方面进行全面的评估是成功治疗的关键。我们建议在 6 个相关区域框架

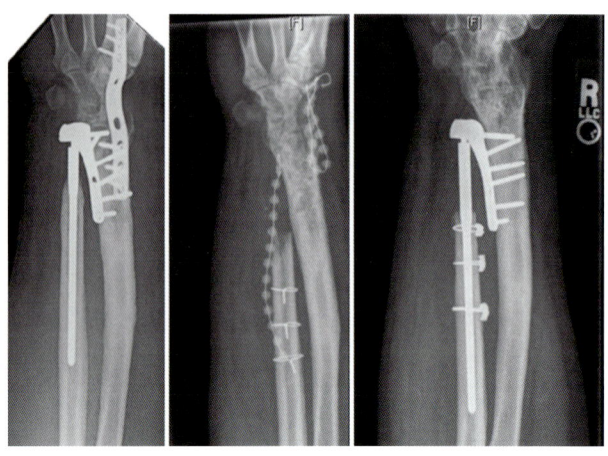

▲ 图 12-10 常规牙科手术后进行下尺桡关节置换术的感染病例

患者接受了假体去除和抗生素间植体放置治疗，并接受了为期 6 周的静脉抗生素治疗，随后进行翻修手术

下进行评估，以识别不太明显的潜在病变。根据患者的具体情况，如需求水平和组织的质量来设计治疗方法，并注意仔细考虑 6 个区域中的每一个区域所确定的所有相关病变。由于这些患者的极端特殊性和罕见性，即使在三级转诊中心，结果也难以明确。然而，尽管在处理这些复杂的临床情况时面临着巨大的挑战，但仔细评估和了解患者的目标，并对其进行有根据和现实的管理，可以实现较高的患者满意度。

参考文献

[1] Adams B, Berger R. An anatomic reconstruction of the distal radioulnar ligaments for posttraumatic distal radioulnar joint instability. J Hand Surg Am. 2002;27:243–51.

[2] George MS, Kiefhaber TR, Stern PJ. The Sauve-Kapandji procedure and the Darrach procedure for distal radio-ulnar joint dysfunction after Colles' fracture. J Hand Surg Br. 2004;29(6):608–13. https://doi.org/10.1016/j.jhsb.2004.08.001.

[3] Kakar S, Garcia-Elias M. The "four-leaf clover" treatment algorithm: a practical approach to manage disorders of the distal radioulnar joint. J Hand Surg [Am]. 2016;41(4):551–64. https://doi.org/10.1016/j.jhsa.2016.01.005.

[4] Willis AA, Berger RA, Cooney WP 3rd. Arthroplasty of the distal radioulnar joint using a new ulnar head endoprosthesis: preliminary report. J Hand Surg [Am]. 2007;32(2):177–89. https://doi.org/10.1016/j.jhsa.2006.12.004.

[5] Kaiser GL, Bodell LS, Berger RA. Functional outcomes after arthroplasty of the distal radioulnar joint and hand therapy: a case series. J Hand Ther. 2008;21(4):398–409. https://doi.org/10.1197/j.jht.2008.06.002.

[6] Kakar S, Fox T, Wagner E, Berger R. Linked distal radioulnar joint arthroplasty: an analysis of the APTIS prosthesis. J Hand Surg Eur Vol. 2014;39(7):739–44. https://doi.org/10.1177/1753193414523189.

[7] Bellevue KD, Thayer MK, Pouliot M, Huang JI, Hanel DP. Complications of semiconstrained distal radioulnar joint arthroplasty. J Hand Surg [Am]. 2018;43(6):566 e1–9. https://doi.org/10.1016/j.jhsa.2017.11.004.

[8] Galvis EJ, Pessa J, Scheker LR. Total joint arthroplasty of the distal radioulnar joint for rheumatoid arthritis. J Hand Surg [Am]. 2014;39(9):1699–704. https://doi.org/10.1016/j.jhsa.2014.03.043.

[9] Laurentin-Perez LA, Goodwin AN, Babb BA, Scheker LR. A study of functional outcomes following implantation of a total distal radioulnar joint prosthesis. J Hand Surg Eur Vol. 2008;33(1):18–28. https://doi.org/10.1177/1753193408087118.

[10] Rampazzo A, Gharb BB, Brock G, Scheker LR. Functional outcomes of the Aptis-Scheker distal radioulnar joint replacement in patients under 40 years old. J Hand Surg [Am]. 2015;40(7):1397–403 e3. https://doi.org/10.1016/j.jhsa.2015.04.028.

[11] Scheker LR. Implant arthroplasty for the distal radioulnar joint.

[12] Scheker LR, Martineau DW. Distal radioulnar joint constrained arthroplasty. Hand Clin. 2013;29(1):113–21. https://doi.org/10.1016/j.hcl.2012.08.023.

[13] Lees VC, Scheker LR. The radiological demonstration of dynamic ulnar impingement. J Hand Surg Br. 1997;22B(4):448–50.

[14] Bell MJ, Hill RJ, McMurtry RY. Ulnar impingement syndrome. J Bone Joint Surg Br. 1985;67(1):126–9.

[15] Ruland RT, Hogan CJ. The ECU synergy test: an aid to diagnose ECU tendonitis. J Hand Surg [Am]. 2008;33(10):1777–82. https://doi.org/10.1016/j.jhsa.2008.08.018.

[16] Levis CM, Yang Z, Gilula LA. Validation of the extensor carpi ulnaris groove as a predictor for the recognition of standard posteroanterior radiographs of the wrist. J Hand Surg [Am]. 2002;27(2):252–7. https://doi.org/10.1053/jhsu.2002.31150.

[17] Yang Z, Mann FA, Gilula LA, Haerr C, Larsen CF. Scaphopisocapitate alignment: criterion to establish a neutral lateral view of the wrist. Radiology. 1997;205(3):865–9.

[18] Wolfe SW, Mih AD, Hotchkiss RN, Culp RW, Keifhaber TR, Nagle DJ. Wide excision of the distal ulna: a multicenter case study. J Hand Surg [Am]. 1998;23(2):222–8. https://doi.org/10.1016/s0363-5023(98)80117-2.

[19] Garcia-Elias M. Failed ulnar head resection: prevention and treatment. J Hand Surg Br. 2002;27(5):470–80. https://doi.org/10.1054/jhsb.2002.0815.

[20] Greenberg JA, Sotereanos D. Achilles allograft interposition for failed Darrach distal ulna resections. Tech Hand Up Extrem Surg. 2008;12(2):121–5. https://doi.org/10.1097/BTH.0b013e3181640346.

[21] Bain GI, Pugh DM, MacDermid JC, Roth JH. Matched hemiresection interposition arthroplasty of the distal radioulnar joint. J Hand Surg Am. 1995;20: 944–50.

[22] Nawijn F, Verhiel S, Jupiter JB, Chen NC. Hemiresection interposition arthroplasty of the distal radioulnar joint: a long-term outcome study. Hand (N Y). 2019:1558944719873430. https://doi.org/10.1177/1558944719873430.

[23] Papatheodorou LK, Rubright JH, Kokkalis ZT, Sotereanos DG. Resection interposition arthroplasty for failed distal ulna resections. J Wrist Surg. 2013;2(1):13–8. https://doi.org/10.1055/s-0032-1333062.

[24] Sotereanos DG, Papatheodorou LK, Williams BG. Tendon allograft interposition for failed distal ulnar resection: 2- to 14-year follow-up. J Hand Surg [Am]. 2014;39(3):443–8 e1. https://doi.org/10.1016/j.jhsa.2013.11.004.

[25] Devendra A, Velmurugesan PS, Dheenadhayalan J, Venkatramani H, Sabapathy SR, Rajasekaran S. One-bone forearm reconstruction: a salvage solution for the forearm with massive bone loss. J Bone Joint Surg Am. 2019;101(15):e74. https://doi.org/10.2106/JBJS.18.01235.

[26] DeGeorge BR Jr, Berger RA, Shin AY. Constrained implant arthroplasty for distal radioulnar joint arthrosis: evaluation and management of soft tissue complications. J Hand Surg [Am]. 2019;44(7):614 e1–9. https://doi.org/10.1016/j.jhsa.2018.09.003.

[27] Lans J, Chen SH, Jupiter JB, Scheker LR. Distal radioulnar joint replacement in the scarred wrist. J Wrist Surg. 2019;8(1):55–60. https://doi.org/10.1055/s-0038-1670681.

[28] Reissner L, Bottger K, Klein HJ, Calcagni M, Giesen T. Midterm results of semiconstrained distal radioulnar joint arthroplasty and analysis of complications. J Wrist Surg. 2016;5(4):290–6. https://doi.org/10.1055/s-0036-1583303.

[29] Dellon AL, Mackinnon SE. Treatment of the painful neuroma by neuroma resection and muscle implantation. Plast Reconstr Surg. 1986;77(3):427–38. https://doi.org/10.1097/00006534-198603000-00016.

[30] Grawe B, Heincelman C, Stern P. Functional results of the Darrach procedure: a long-term outcome study. J Hand Surg [Am]. 2012;37(12):2475–80. e1–2. https://doi.org/10.1016/j.jhsa.2012.08.044.

[31] Kleinman WB, Greenberg JA. Salvage of the failed Darrach procedure. J Hand Surg Am. 1995;20:951–8.

[32] Leslie BM, Carlson G, Ruby LK. Results of extensor carpi ulnaris tenodesis in the rheumatoid wrist undergoing a distal ulnar excision. J Hand Surg [Am]. 1990;15(4):547–51. https://doi.org/10.1016/s0363-5023(09)90013-2.

[33] Matar WY, Jafari SM, Restrepo C, Austin M, Purtill JJ, Parvizi J. Preventing infection in total joint arthroplasty. J Bone Joint Surg Am. 2010;92 Suppl 2:36–46. https://doi.org/10.2106/JBJS.J.01046.

第五篇 腕掌指关节置换术
Carpometacarpophalangeal Joint Arthroplasty

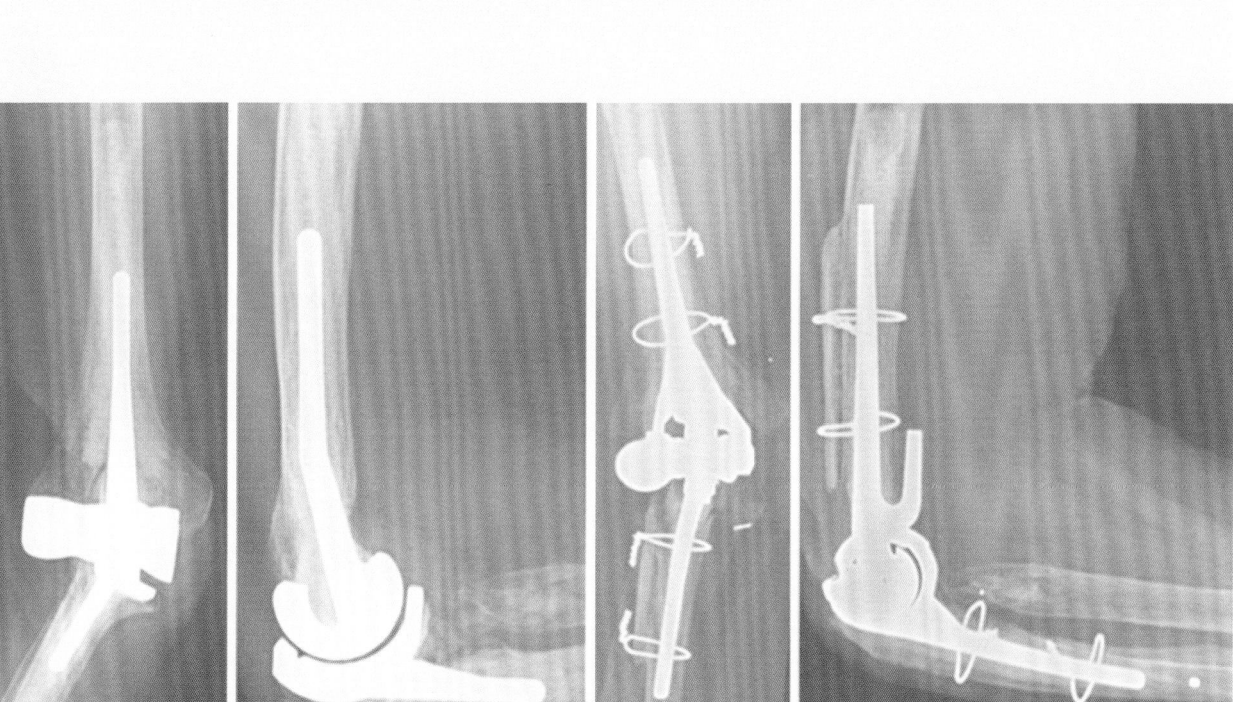

第 13 章 腕掌指关节置换术的设计考量
Design Considerations for Carpometacarpophalangeal Joint Arthroplasty

Amy L. Ladd   Avi D. Goodman   Arnold-Peter C. Weiss   著
吴一芃   译

拇指对患者的健康至关重要，它提供了大约 40% 的手功能和超过 20% 的身体功能[1]。然而，这一功能主要依赖于拇指腕掌（carpometacarpal，CMC）关节，因其兼具稳定和运动性，可以进行令人印象深刻的一系列运动。CMC 还与周围关节紧密相连，包括大小多角骨、舟大多角骨（scaphotrapezial，ST）、舟骨 – 多角骨（scaphotrapezial-trapezoid，STT）和大多角骨第二掌骨关节。

一、流行病学

拇指 CMC 关节是手部关节炎的第二大常见部位（仅次于远端指间关节），女性比男性更常见，发病率高达 7 倍[2]。与其他形式的关节炎一样，它与年龄也密切相关；年龄增长是最大的风险因素[3]。75 岁时，女性拇指 CMC 关节炎的患病率至少为 40%，而男性的患病率约为 25%[4]。严重程度也随着年龄的增长而增加，在 80 岁以上的女性中，严重关节炎的患病率接近 70%[2]。性别差异可能部分是由于韧带松弛和荷尔蒙的影响，而不是解剖学上的影响[5, 6]。

当受到骨性关节炎的影响时，有许多治疗方案可供选择，包括 CMC 关节置换术。虽然这个术语涵盖了各种各样的手术，从简单的多角骨切除、韧带重建和肌腱间置换术，到假体置换，但手术的目标仍然是相同的：缓解疼痛，进行活动以执行日常任务，防止相邻关节畸形，以及即时和长期稳定[7]。

二、临床表现

典型的症状包括潜伏性发作、进行性拇指基底部疼痛，以及用力捏握时加重。体格检查显示 CMC 研磨试验呈阳性，在轴向负荷下被动活动关节疼痛再次出现；该试验特异性高（97%），但敏感性不高（30%）。将关节半脱位并再复位后，疼痛减轻的牵引 – 移位试验，敏感度和特异度更高（100%）[8]。CMC 关节处的压痛是常见的。掌骨代偿性过伸畸形（Z 畸形）可能存在，尤其是在外展受限的长期 CMC 关节炎中[9]。

三、Eaton-Glickel 分期

除了临床症状，拇指 CMC 关节炎还可以用 Eaton-Glickel 分期系统（或称 Eaton-Little 分期）进行放射学评估[10]。Ⅰ期包括轻微的关节增宽；Ⅱ期进展为关节间隙变窄，并增加轻微的软骨下硬化和关节碎片＜2mm；Ⅲ期显示关节间隙明显变窄或闭塞，关节碎片＞2mm，硬化骨，囊性变，以及不同程度的背侧半脱位；Ⅳ期包括主要的半脱位、舟骨 – 多角骨骨关节受累，以及显著的硬化、囊性变和骨赘形成。虽然 Eaton-Glickel 分期对讨论很有用，但它与症状的相关性很差，而且评价者之间的可信度较差（表 13–1）[11-13]。

四、手术指征

拇指基底部关节炎的初步治疗是保守治疗，

表 13-1 拇指腕掌关节炎的 Eaton-Littler X 线分期系统

分 期	放射学结果
Ⅰ	关节轮廓正常，关节间隙轻度增宽（关节囊扩张）
Ⅱ	关节间隙轻微狭窄，钙化/骨质碎屑直径<2mm，轻度硬化性改变
Ⅲ	关节间隙明显变窄，硬化骨和囊性变，不同程度的半脱位，直径>2mm 的碎片，STT 关节未受累
Ⅳ	TMCJ 闭塞，如Ⅲ期 STT 关节狭窄伴硬化和囊性改变
Ⅴ	广泛多角骨关节炎

经许可转载，引自 Berger et al [c12]; Waion et al [16]; Tomaino.[83]
STT. 舟骨 – 多角骨；TMCJ. 大多角掌骨关节

采用活动调节、支具使用、治疗和口服（或局部）非甾体抗炎药[14-17]。如果疼痛持续，可以考虑注射皮质类固醇（或透明质酸，尽管只有初步数据）[14, 18-22]。疼痛和功能丧失是手术的相对适应证，这是保守措施难以奏效的。选择手术治疗的其他考虑因素包括 MCP 关节不稳定和 STT 关节受累。

五、腕掌关节置换术的历史

1949 年，Gervis 等建议简单地移除大多角骨作为治疗痛性拇指基底性关节炎[23]。然而，简单的大多角骨切除术的一个特别问题是掌骨下沉的风险，可能会导致力量和力线的损失。尽管后来描述了许多技术，并且越来越受欢迎，但没有一种特定方法有说服力的临床益处来证明额外的手术时间、发病率和费用是合理的。简单的大多角骨切除术当然不是完美的，会导致力量损失，但确实能可靠地恢复运动，减轻疼痛[24]。最近的一些系统评价和 Meta 分析，包括 Cochrane 数据库评价，显示在疼痛、身体功能、运动或全球评估方面没有更好的程序[16, 17, 25-27]。在考虑 CMC 关节置换术的新设计时，可以将简单的大多角骨切除作为标准。

为了防止下沉，掌骨应该以某种方式悬挂或支撑。Froimson 建议将一个肌腱球（从前臂采集）放入以前由大多角骨占据的空间[28]。1973 年，Eaton 描述了一种韧带重建，使用肌腱（也是从前臂切取的）来重建第一掌骨和第二掌骨基底部的韧带并将第一掌骨悬吊在两个平面上，加强松弛的掌侧韧带[29]。

Burton 和 Pellgrini 在 1986 年将这两个想法结合起来，采用韧带重建和肌腱间置（ligamentous reconstruction and tendon interposition, LRTI）手术，首先进行大多角骨切除，然后用前臂肌腱重建韧带，最后将其形成一个占位球（图 13-1）[30]。这已经成为美国最常用的外科治疗方法，并且普遍获得了很高的满意率、良好的止痛效果和最小的下沉[14]。然而，肌腱收获的发病率和手术时间仍然令人担忧。这也可以通过血肿牵张关节置换术来实现，在这种置换术中，第一掌骨暂时固定在第二掌骨上 4～6 周，血肿形成并巩固。

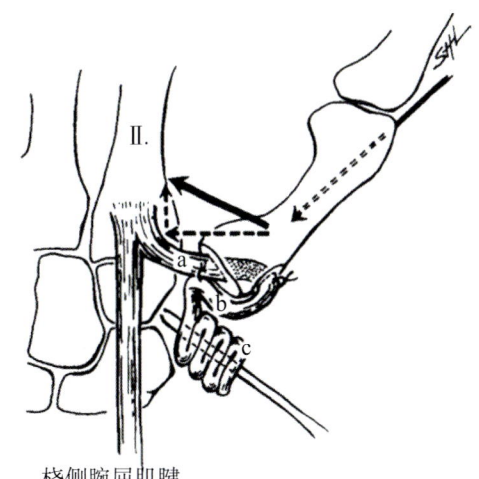

桡侧腕屈肌腱

▲ 图 13-1 肌腱间置关节置换术重建韧带示意图
如矢量图所示，产生掌骨近端移位和桡骨半脱位的作用力被韧带重建所中和。关键：a. 韧带重建术；b. 掌骨表面重建术；c. 肌腱置换术（经许可转载，引自 Burton et al.[30]）

第一掌骨也可以通过人工方法悬吊。桡侧屈腕肌腱和拇长展肌肌腱与不可吸收缝合线缝合在一起的缝合悬吊术，最近已被描述和推广，可能是一种经济有效的策略，能以最低的发病率维持桡骨长度[31-33]。使用缝合纽扣植入物（EndoButton，Arthrex，Naples，FL）的缝合纽扣悬吊术是最近的另一项创新。该术式通过提供一个坚固的机制将第一掌骨悬吊到第二掌骨上，这可能允许更早地恢复和加载关节，同时减少下沉（图13-2）；然而，也有通过钻孔造成掌骨骨折的早期报道[34-37]。

拇指基底部关节炎的治疗不一定需要全多角骨切除术。对于关节表面正常和有症状的掌侧韧带松弛的早期疾病，单独的掌侧韧带重建（使用FCR或APL）可能是合适的。关节镜下清理术虽有疼痛和满意度的改善，但在客观测量上没有差异；这项技术相对较新，需要更长期的随访才能

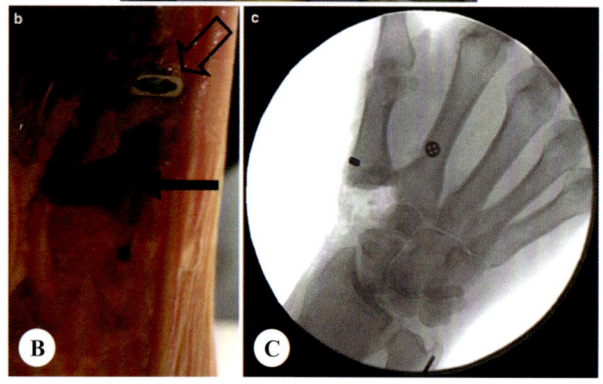

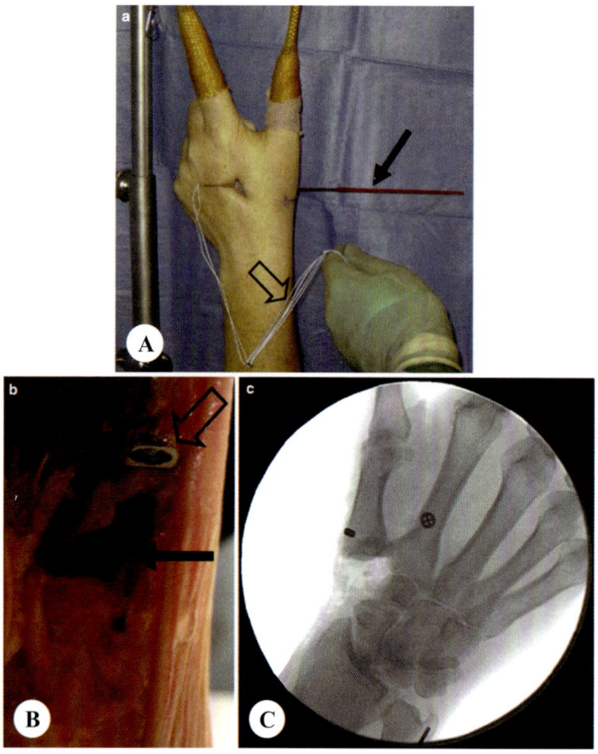

▲ 图 13-2　A. 临床图片，实心箭表示缝合线通过第一掌骨底部，从背侧副切口穿出，空心箭表示缝合纽扣装置；B. 实体照片，实心箭表示梯形切除部位，空心箭表示植入第一掌骨底部的缝合纽扣装置；C. 缝合纽扣装置的原位透视图像，2 个不锈钢纽扣固定在第二掌骨骨干的尺侧和第一掌骨的桡侧，放射透明的缝合线不可见

进行全面评估[38-40]。掌骨伸展截骨术可能涉及负荷转移，并通过将拇指根部置于 30° 伸展角度来减少松弛，对轻到中度疾病的患者可能有用[41, 42]。CMC 关节融合术可能适用于手部需求较大的年轻患者，如体力劳动者，而不应用于舟 – 大多角骨关节炎患者（因为这会将轴向负荷转移到舟 – 大多角骨关节）[25, 38, 43, 44]。

最后，现已经设计了一些假体植入物，并取得了不同程度的成功。这些设计包括间置型设计、半关节置换术和全关节置换术。最近的一项系统回顾和 Meta 分析显示，与非植入手术（简单的多角骨切除术、LRTI、融合术）相比，植入性关节置换术的失败率要高得多[45]。

六、解剖学

（一）骨骼解剖学

拇指 CMC 关节的骨骼解剖是复杂的，尽管它已经被研究和欣赏了数千年，但不断有新的方面被发现。早在亚里士多德时代的学者就注意到，拇指驱动理解，主要是通过[46]对立来实现的。这种结构将拇指尖端定位在与其他指尖相对的位置，包括沿多个轴的旋转和平移。

CMC 接头具有双凹 – 凸（互锁马鞍）的形状，这几乎不提供固有的静态稳定性。关节表面的大小也不匹配，多角骨表面的直径大约比掌骨底部直径小 34%[47, 48]。

大多角骨的结构决定了拇指在 CMC 关节处的轴线是旋前的，大约屈曲 80°（相对于手指掌骨的平面）[49]。这个空间位置优化了拇指对抗的能力以及拇指独特的骨骼运动，包括屈曲、伸展、外展、内收、承载、外旋和反转。阻力包括在其最后阶段的螺丝 – 主力矩旋转，这极大地提高了稳定性[50]。这些运动组合在一起可以形成功能性运动，如用力抓握、用力抓捏和精确抓捏。

在考虑 CMC 关节置换术的设计时，应仔细考虑缺乏固有不稳定性和广泛活动范围之间的平衡，平衡稳定性和移动性[9]。这可能对假体植入物特别

重要，在设计韧带重建时仍然是重要的考虑因素。

（二）韧带解剖学

韧带解剖对 CMC 关节的稳定性至关重要。至少 3 条，最多 16 条韧带被描述为关节的主要稳定器，通常背侧较厚，掌侧较薄（图 13-3）[46, 50, 51]。虽然掌侧前斜韧带（"掌喙"）以前被认为是主要的稳定器，但最近的研究表明，这主要是一种囊膜结构，平均厚度为 0.71mm[52]。

相比之下，背侧三角（桡背侧）韧带由三条较厚（平均 1.85mm）的韧带组成，超微结构为成组的胶原束，与 CMC 关节的主要稳定剂作用一致[52, 53]。该韧带起源于大多角骨桡背侧结节，并广泛插入掌骨背侧基底，主要抵抗背侧和桡背侧的力量，在任何重建过程中都起着重要作用（图 13-4）。拇指尺侧副韧带是囊外韧带，用于防止掌骨底部向掌侧半脱位[47, 52]。

掌骨间韧带位于拇指和示指之间，在背侧和掌侧韧带复合体无力时，它有助于稳定 CMC 关节。该韧带用于大多角骨切除后的韧带重建或悬吊置换术中，通常是 FCR 和 APL 肌腱间的肌腱融合。

韧带生理学在性别之间可能有所不同（与骨形态不同），并可能受到全身病理环境的影响。各种研究表明，关节活动过度（如 Ehlers-Danlos 综合征）与 CMC 关节炎之间存在相关性[54, 55]。生殖激素（如松弛素）可能影响韧带松弛（因此容易导致韧带衰减和关节炎），尽管这在 CMC 关节中尚未得到充分证实[56, 57]。

七、生物力学

以拇指的长度作为杠杆臂，拇指 CMC 关节承受很大的力。与拇指端捏力相比，CMC 节点承受的力大 13.4 倍，剪应力为 2.5 倍外加力[50]。正常抓取活动可产生 20kg 的施加力，而动力抓取可产生 120kg 的变形力。

CMC 关节独特的形态决定了机械负荷传递是复杂的，在运动范围内是动态的，并可能随着结构（如关节炎）或生理（如过度松弛）的异常而改变。悬臂弯曲产生的力是指向背和径向的掌骨底部，这常导致剪切力。掌侧表面承受的负荷增加，这与影像学、外科手术和尸体发现的优先掌侧磨损的圆形模式有关[9, 46, 58-64]。

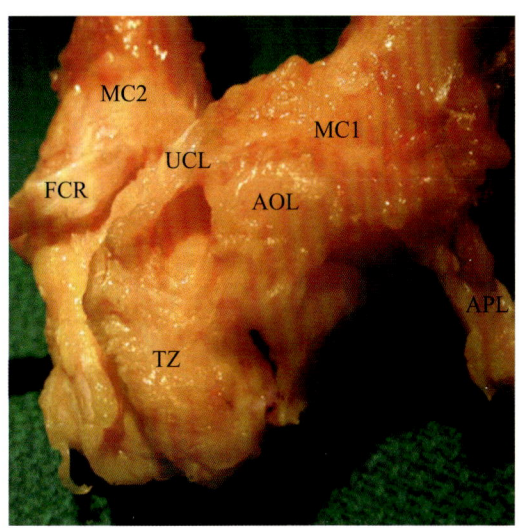

▲ 图 13-3 右手拇指掌侧腕掌韧带，显示变细的掌侧前斜韧带（AOL）和尺侧副韧带（UCL），从大多角骨嵴（TZ）至第一掌骨（MC1）掌侧基底部。此外，还可以看到拇长展肌（APL）和桡侧腕屈肌腱（FCR），以及第二掌骨（MC2）基底部

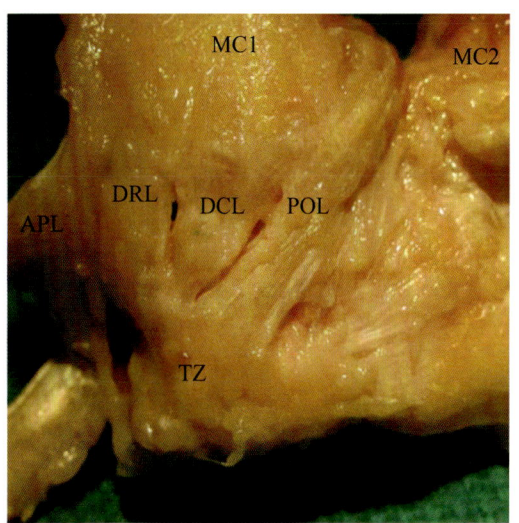

▲ 图 13-4 右手拇指背侧腕掌韧带，显示由背侧桡韧带（DRL）、背中央韧带（DCL）和后斜韧带（POL）组成的背三角韧带复合体，均起源于大多角骨背侧结节（TZ）。也可见第一、第二掌骨（MC1、MC2）背侧基底部和拇长展肌（APL）

（一）运动学

拇指的 CMC 关节促进各种重要的日常功能的运动。运动弧包括屈伸、外展 - 内收和旋前 - 旋后（图 13-5）。在健康的成年人中，按压涉及掌骨的掌侧平移，以及相对于远端梯形表面的内旋和屈曲。对于物体抓取，第一掌骨在远端梯形表面上通过掌骨的尺骨平移、屈曲和外展来进行。对于这些运动，理解屈伸和外展内收弧的耦合是很重要的：第一掌骨的伸展与内收有关，而屈曲则与外展相关[9, 63, 65, 66]。

在末端对应的"旋回"机制中，背韧带复合体收紧，掌侧韧带复合体松弛，将第一掌骨掌侧喙压入四角肌隐窝区（枢轴点）（图 13-6）[50]。在解剖学上，这种压迫使 CMC 关节从不协调变为协调，在功能上从不稳定变为稳定。因此，这种旋回机制是对抗的关键，并且反过来允许其他动作，如用力捏、侧捏、拇指对尖捏、三指尖夹紧、用力抓握及精确触摸。即使掌部喙韧带功能不全，螺钉固定机制仍然有效。

在考虑关节置换术的设计时，在运动范围和稳定性之间存在固有的张力，因此必须仔细考虑目标，并与患者的需求相匹配。

（二）疾病的病理力学

CMC 关节的病理是解剖学和病理生理学共同作用的结果。基底关节韧带松弛会导致异常的关节接触力，从而导致关节损伤，这就形成了一个自我强化的循环。

最近的研究表明，男性和女性 CMC 关节的结构没有差异（在校正了与性别相关的大小差异后），但已经注意到，当 CMC 关节受到骨关节炎的影响时，其结构可能会以多种不同的方式发生变化[5, 6, 68]。"鞍形"结构保留了掌背平面的凸性和桡尺平面的凹性，而"碟形"形态显示了整个梯形关节表面的剥蚀（有广泛的边缘骨赘），并与更严重的 Eaton 分期相关[58, 59]。"圆形"形态表现为

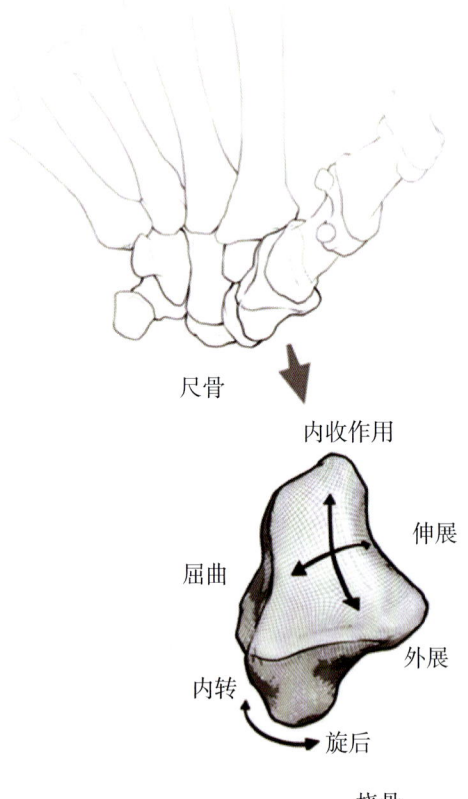

▲ 图 13-5 关于大多角骨的运动弧
经许可转载，引自 S. Hegmann 2014，版权所有

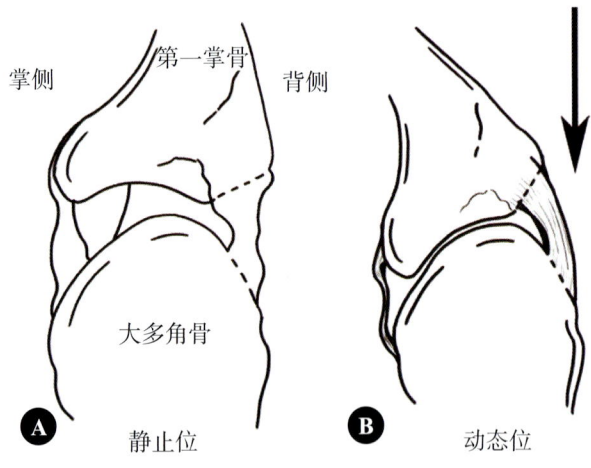

▲ 图 13-6 动态力偶联
A. 处于静止位置的大多角骨 - 掌骨（TM）关节。第一掌骨掌侧喙脱离大多角骨内隐窝，TM 关节间隙较大，掌侧喙韧带和背侧韧带复合体松弛。B. 用力夹或用力握的动态 TM 位置，即背侧韧带复合体收紧，掌侧喙韧带变得更加松弛，关节受到挤压，第一掌骨的掌侧喙被压入大多角骨的凹陷内。这形成了一个动态力偶联，将 TM 关节从不协调和松弛改变为协调和坚强的稳定（经许可转载，引自 Edmunds.[67]）

掌侧凹斜度和掌骨喙关节处不同大小的掌侧骨赘，通常显示最小的舟状骨或不规则骨磨损。

这些可能是不同的路径，正常的鞍形逐渐发展为"鞍形"末期图案，或逐渐演变为"碟形"（同心磨损）或"圆形"（偏心磨损）图案。或者，正常的生理形状可能首先退化为"圆环"图案，最后退化为"盘状"[59]。

八、假体设计

拇指 CMC 假体概念性地分为几类：全关节置换术、半关节置换术和间置式关节置换术[69]。每种关节都有不同的形状、材料和固定策略，但都追求相同的总体目标：成功平衡移动性和稳定性的拇指 CMC 关节。许多假体已经显示出最初的希望，但长期效果令人失望（或者无法复制）；许多设备已经从市场上撤下。

（一）全关节置换术

通过分离的多角骨和掌骨假体，这些假体有很好的潜力复制 CMC 关节的固有生物力学，与较少的解剖结构相比，可能会提高强度。植入物多为典型的球窝设计，掌柄与梯形窝连接，限制型（连接）假体更稳定，但松动的风险更高，因为骨－假体界面上施加的应力要大得多。

值得注意的 CMC 关节假体包括 de la Caffiniere 假体，这是一种可能是最常用的胶合球窝设计（图 13-7B）。对于这种假体已经有了相当多的研究，当它被用于疼痛和不稳定的指征而不是僵硬时，它的效果更好[26, 70, 71]。然而，有些系列的松动率高得令人无法接受（约 40%），有胶凝和非胶凝两种选择[72]。其他全关节假体包括 Elektra 假体，它已经得到了相当好的研究，尽管非设计外科医生的失败率非常高[26, 73]。BraunCutter 假体（SBI/Avanta Orthopaedics，San Diego，CA）是一种骨水泥型球窝设计，但效果有限；这种假体可能可靠地用于老年低需求患者[26]。Avanta CMC 假体（Stryker，Mahwah，NJ）是一种表面处理关节，旨在复制鞍

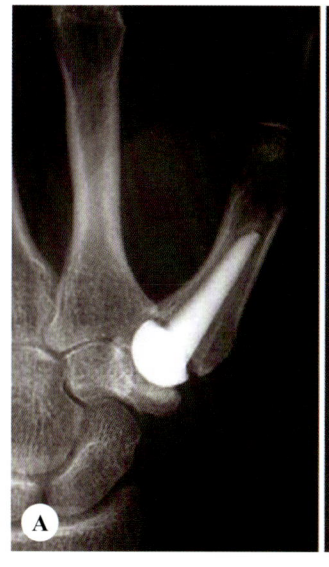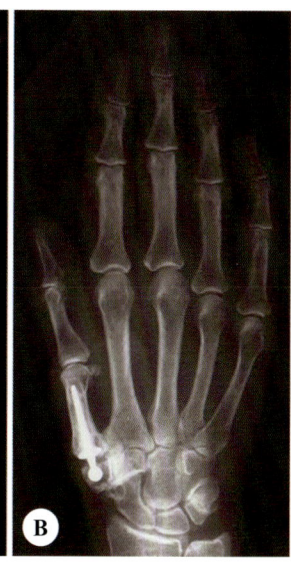

▲ 图 13-7 A. 术后 17 个月后前位 X 线片显示的热解碳半关节置换术。B. de la Caffiniere 假体术后 15 年的后前位 X 线片显示杯柄均松动脱位。注意金属环的垂直位置和部件的错位，尽管有影像学表现，但患者的临床和主观评分都很好

A 经许可转载，引自 Martinez de Aragon et al. [75]；B. 经许可转载，引自 Van Capelle et al. [76]）

状关节的解剖结构，使用黏结钴铬钉住的梯形和超高分子量聚乙烯掌骨假体[26, 74]。还有许多其他类似的设计，但没有一个结果显示出一致的安全性、有效性和不会松动／翻修（表 13-2），全关节置换术在美国多数地区已经失去地位[26]。

（二）半关节置换术

半关节置换术的设计分为解剖设计和非解剖设计，并由多种材料制成。NuGrip（formerly PyroHemiSphere，Integra LifeSciences，Plainsboro Township，NJ）是部分梯形表面设计，掌骨中有一个茎，与大多角骨的铰接面相连（图 13-7A）[26, 69]。与全关节置换术相比，这种半人工关节置换术的局限性更小，可以在更小的应力和骨－假体界面下提高斜方假体松动率。然而，CMC 关节的约束较小，可能需要韧带稳定，一些系列已经出现掌骨半脱位[69]。Swanson 钛髁半关节置换术在设计外科医生组中显示了出色的结果，尽管这些结果无法重现（Vitale）。其他例子包括焦炭鞍（Integra LifeSciences，Plainsboro Township，

表 13-2 拇指腕掌关节假体及其临床疗效分析

假体	植入物个数	随访时间（个月）	末次随访假体存活率（%）	并发症	研究
Elektra	39	48	56	松动	Klahn 等，2013[84]
ARPE	65	60	94	5 个无功能；放射学显示杯下沉 16%	Martin-Ferrero，2014[85]
Artelon	32		63	37% 的外植体	Blount 等，2013[86]
BioPro	143	72	94	6 个翻修	Pritchett 等，2012[87]
象牙假体	22	67	95	1 个因聚乙烯磨损和不稳定而翻修	Goubau 等，2013[88]
Arex615R	68	36	87	8 个因异物反应取出假体	Semere 等，2013[89]
MA1A	74	6	100	De Quervain 6 例，无菌松动 1 例	Jager 等，2013[90]
Moje 关节置换术	12	50	58	所有病例假体松动	Kaszap 等，2012[91]
Pi2	18	20	94	6 个假体翻修	Maru 等，2012[79]
热解碳间隔物	70	24	91	6 例脱位	Szalay 等，2013[92]
PyroDisk	19	68	90	2 例症状性不稳定	Barrera-Ochoa 等，2014[93]
缝合扣式悬吊术	21	34	100	1 例患者出现复杂区域疼痛综合征和指型掌骨骨折	Yao 和 Song，2013[94]

经许可转载，引自 Baker et al.[74]

NJ）和 CMI 腕掌骨植入。

（三）间置关节置换术

间置关节置换术设计寻求在部分或全部大多角骨切除后使用合成间隔物保持大多角骨高度。部分切除后的无约束设计包括 Pyrocardan（Wright/Tornier, Memphis, TN），在最小切除后插入 CMC 关节的双凹热解碳间隔物。部分大多角骨切除后的限制性设计包括 Artelon（SMI, Morristown, NJ），这是一种 T 形可生物降解的间隔物，旨在作为背侧关节囊的插入性间隔物和增强物，以防止掌骨桡背侧半脱位（图 13-8）。尽管这种设计在理论上有好处，但长期结果表明，与 LRTI 治疗相比，接受 Artelon 治疗的患者满意度较低，握力较低[69, 77]。其他间置假体包括 PyroDisk（Integra LifeSciences, Plainsboro Township, NJ），即一种具有中心孔以实现稳定的双凹圆盘；随访时间仍然较短，结果并未显示出令人信服地优于其他方案（LRTI 等）（表 13-2）[69]。

间置型关节置换设计也可以是完全大多角骨置换，由各种材料制成，如硅胶（Swanson, Wright/Tornier, Memphis, TN）、金属（TrapEZX, Extremity Medical, Parsippany, Parsippany, NJ）和焦炭（Pi2, Wright/Tornier, Memphis, TN），这些可能不是传统上稳定的材料（虽然有些包括缝合线附着点），但起到了可移动的间隔物的作用。各种设计都有一些严重的问题，包括硅胶滑膜炎（Swanson）和继发性不稳定，与非植入物重建程序相比，通常效果较差（表 13-2）[69, 72]。

九、假体材料和固定

（一）材料

拇指 CMC 植入物由多种材料制成，包括钴

第 13 章 腕掌指关节置换术的设计考量
Design Considerations for Carpometacarpophalangeal Joint Arthroplasty

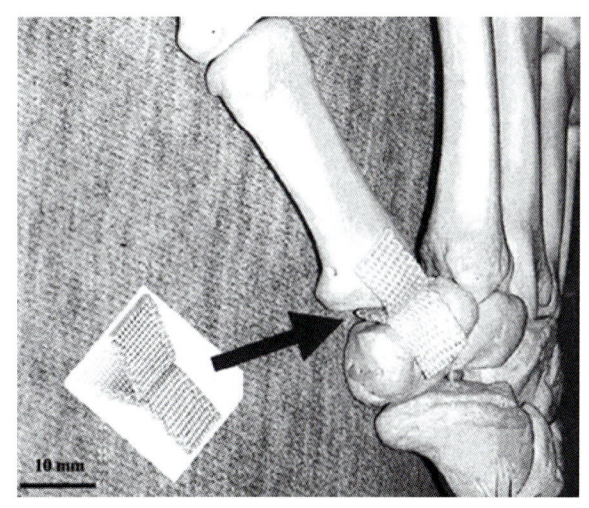

▲ 图 13-8 模型中的大多角骨掌骨关节内的 Artelon 间隔物
经许可转载，引自 Nilsson et al.[78]

铬、钛、热解碳、硅胶和合成烃，每种材料都有特定的优缺点。理想的植入材料应该具有良好的生物相容性，与宿主骨结合，磨损特性（包括边界润滑和表面降解），以及与骨皮质相似的机械性能。虽然金属设计（尤其是 CoCr）非常坚固，可以制造坚固的植入物，但它们比骨皮质坚硬和坚固许多倍，这种模量不匹配可能导致局部应力集中、假体松动和下沉。热解碳是一种由氢气热解形成的合成材料，具有与骨皮质相似的硬度，可能更好地概括拇指 CMC 关节的原生生物力学特性[72, 79]。此外，热解碳具有优异的边界润滑特性，源于磷脂的表面黏附。虽然热解碳植入物的使用已经得到了部分良好证据的支持，但这还没有被拇指 CMC 的使用所证实[80-82]。

硅胶是 Swanson 最初使用的关节置换术材料，但由于硅胶滑膜炎的发展、放射学骨溶解及频繁的翻修手术，硅胶的使用已急剧减少[69]。超高分子量聚乙烯、GORE-TEX（聚四氟乙烯、GORE、FLAGSTAFF、AZ）和 Artelon（聚己内酯基聚氨酯脲）等碳氢材料具有可控的降解和力学性能。超高分子量聚乙烯特别适用于轴承表面（尤其是与金属结合的轴承表面），而 Gore-Tex 和 Artelon 作为间隔物的应用较为有限，主要原因是严重的滑膜炎、异物反应和骨溶解[16, 25, 69]。

（二）固定

假体可以是骨水泥型的，可以是非骨水泥型的，也可以没有骨性固定。骨水泥设计允许立即的活动范围和负重，而非骨水泥设计可能允许较少的骨切除，坚固的骨 - 假体界面 [具有植入面或生长面，羟基磷灰石涂层和（或）螺钉固定]，以及较短的手术时间。间置式设计可以是自由漂浮的（如 Swanson），也可以是受限的（如 Artelon），其理论上具有增强稳定性和降低假体不稳定性的优点[25, 69]。任何一种设计都可以与软组织手术相结合，以增强韧带的稳定性，也可以使用其他植入物，如缝合锚、缝合按钮或缝合器。

结论

拇指 CMC 关节置换术旨在重建原生关节的稳定性和活动度的平衡，从而提供更好的功能和疼痛控制。目前外科治疗的黄金标准是梯形切除术，无论有没有 LRTI 或悬吊术，都能提供可靠的疼痛缓解和功能恢复。任何新的关节置换技术都必须在这些成熟方法的基础上加以改进，以证明增加的风险和成本是合理的。已经设计了许多假体植入物，但没有一种能够成功地改进（甚至复制）经典手术的结果。然而，很少有随机对照试验来比较不同干预措施之间的结果，甚至缺乏检查不同技术的高质量前瞻性研究。

参考文献

[1] Moran SL, Berger RA. Biomechanics and hand trauma: what you need. Hand Clin. 2003;19(1):17–31. https://doi.org/10.1016/S0749-0712(02)00130-0.

[2] Sodha S, Ring D, Zurakowski D, Jupiter JB. Prevalence of osteoarthrosis of the trapeziometacarpal joint. J Bone Joint Surg Am. 2005;87(12 I):2614–8. https:// doi.org/10.2106/JBJS.E.00104.

[3] Kalichman L, Hernández-Molina G. Hand osteoarthritis: an epidemiological perspective. Semin Arthritis Rheum. 2010;39(6):465–76. https://doi.org/10.1016/j.semarthrit.2009.03.001.

[4] Haara MM, Heliövaara M, Kröger H, et al. Osteoarthritis in the

carpometacarpal joint of the thumb. Prevalence and associations with disability and mortality. J Bone Joint Surg Am. 2004;86(7):1452–7. https://doi.org/10.2106/00004623–200407000–00013.
[5] Schneider MTY, Zhang J, Crisco JJ, et al. Men and women have similarly shaped carpometacarpal joint bones. J Biomech. 2015;48(12):3420–6. https:// www.sciencedirect.com/science/article/abs/pii/ S0021929015003206. Accessed 5 Mar 2017.
[6] Halilaj E, Moore DC, Laidlaw DH, et al. The morphology of the thumb carpometacarpal joint does not differ between men and women, but changes with aging and early osteoarthritis. J Biomech. 2014;47(11):2709–14. https://doi.org/10.1016/j.jbiomech.2014.05.005.
[7] Weiss A-PC, Goodman AD. Thumb basal joint arthritis. J Am Acad Orthop Surg. 2018;26(16):562–71. https://doi.org/10.5435/JAAOS-D-17-00374.
[8] Choa RM, Parvizi N, Giele HP. A prospective case-control study to compare the sensitivity and specificity of the grind and traction-shift (subluxation-relocation) clinical tests in osteoarthritis of the thumb carpometacarpal joint. J Hand Surg Eur Vol. 2014;39(3):282–5. https://doi.org/10.1177/1753193413508714.
[9] Ladd AL, Crisco JJ, Hagert E, Rose J, Weiss A-PC. The 2014 ABJS Nicolas Andry award: the puzzle of the thumb: mobility, stability, and demands in opposition. Clin Orthop Relat Res. 2014;472(12):3605–22. https://doi.org/10.1007/s11999–014–3901–6.
[10] Eaton RG, Glickel SZ. Trapeziometacarpal osteoarthritis. Staging as a rationale for treatment. Hand Clin. 1987;3(4):455–71. http://www.ncbi.nlm.nih.gov/pubmed/3693416. Accessed 2 Mar 2017.
[11] Ladd AL, Messana JM, Berger AJ, Weiss A-PC. Correlation of clinical disease severity to radiographic thumb osteoarthritis index. J Hand Surg Am. 2015;40(3):474–82. https://doi.org/10.1016/j.jhsa.2014.11.021.
[12] Berger AJ, Momeni A, Ladd AL. Intra-and interobserver reliability of the Eaton classification for trapeziometacarpal arthritis: a systematic review. Clin Orthop Relat Res. 2014;472(4):1155–9. https://doi.org/10.1007/s11999–013–3208–z.
[13] Hoffler CE, Matzon JL, Lutsky KF, Kim N, Beredjiklian PK. Radiographic stage does not correlate with symptom severity in thumb basilar joint osteoarthritis. J Am Acad Orthop Surg. 2015;23(12):778–82. https://doi.org/10.5435/JAAOS-D-15-00329.
[14] Wolf JM, Delaronde S. Current trends in nonoperative and operative treatment of trapeziometacarpal osteoarthritis: a survey of US hand surgeons. J Hand Surg Am. 2012;37(1):77–82. https://doi.org/10.1016/j.jhsa.2011.10.010.
[15] Bertozzi L, Valdes K, Vanti C, Negrini S, Pillastrini P, Villafañe JH. Investigation of the effect of conservative interventions in thumb carpometacarpal osteoarthritis: systematic review and meta-analysis. Disabil Rehabil. 2015;37(22):2025–43. https://doi.org/10.3109/09638288.2014.996299.
[16] Wajon A, Vinycomb T, Carr E, Edmunds I, Ada L. Surgery for thumb (trapeziometacarpal joint) osteoarthritis. In: Wajon A, editor. Cochrane database of systematic reviews. Chichester, UK: John Wiley & Sons, Ltd; 2015. p. CD004631. https://doi.org/10.1002/14651858.CD004631.pub4.
[17] Spaans AJ, van Minnen LP, Kon M, Schuurman AH, Schreuders AR (Ton), Vermeulen GM. Conservative treatment of thumb base osteoarthritis: a systematic review. J Hand Surg Am. 2015;40(1):16–21.e6. https://doi.org/10.1016/j.jhsa.2014.08.047.
[18] Day CS, Gelberman R, Patel AA, Vogt MT, Ditsios K, Boyer MI. Basal joint osteoarthritis of the thumb: a prospective trial of steroid injection and splinting. J Hand Surg Am. 2004;29(2):247–51. https://doi.org/10.1016/j.jhsa.2003.12.002.
[19] Monfort J, Rotés-Sala D, Segalés N, et al. Comparative efficacy of intra-articular hyaluronic acid and corticoid injections in osteoarthritis of the first carpometacarpal joint: results of a 6–month single-masked randomized study. Joint Bone Spine. 2015;82(2):116–21. https://doi.org/10.1016/j.jbspin.2014.08.008.
[20] Heyworth BE, Lee JH, Kim PD, Lipton CB, Strauch RJ, Rosenwasser MP. Hylan versus corticosteroid versus placebo for treatment of basal joint arthritis: a prospective, randomized, double-blinded clinical trial. J Hand Surg Am. 2008;33(1):40–8. https://doi.org/10.1016/j.jhsa.2007.10.009.
[21] Meenagh GK, Patton J, Kynes C, Wright GD. A randomised controlled trial of intra-articular corticosteroid injection of the carpometacarpal joint of the thumb in osteoarthritis. Ann Rheum Dis. 2004;63(10):1260 LP–1263. http://ard.bmj.com/content/ 63/10/1260.abstract.
[22] Fowler A, Swindells MG, Burke FD. Intra-articular corticosteroid injections to manage trapeziometacarpal osteoarthritis—a systematic review. Hand. 2015;10(4):583–92. https://doi.org/10.1007/s11552–015–9778–3.
[23] Gervis WH. Excision of the trapezium for osteoarthritis of the trapeziometacarpal joint. J Bone Joint Surg Br. 1949;31–B(4):537–9. https://doi.org/10.1302/0301–620X. 31B4.537.
[24] Gangopadhyay S, McKenna H, Burke FD, Davis TRC. Five-to 18–year follow-up for treatment of trapeziometacarpal osteoarthritis: a prospective comparison of excision, tendon interposition, and ligament reconstruction and tendon interposition. J Hand Surg Am. 2012;37(3):411–7. https://doi.org/10.1016/j.jhsa.2011.11.027.
[25] Vermeulen GM, Slijper H, Feitz R, Hovius SER, Moojen TM, Selles RW. Surgical management of primary thumb carpometacarpal osteoarthritis: a systematic review. J Hand Surg Am. 2011;36(1):157–69. https://doi.org/10.1016/j.jhsa.2010.10.028.
[26] Huang K, Hollevoet N, Giddins G. Thumb carpometacarpal joint total arthroplasty: a systematic review. J Hand Surg Eur Vol. 2015;40(4):338–50. https://doi.org/10.1177/1753193414563243.
[27] Martou G, Veltri K, Thoma A. Surgical treatment of osteoarthritis of the carpometacarpal joint of the thumb: a systematic review. Plast Reconstr Surg. 2004;114(2):421–32. https://doi.org/10.1097/01.PRS.0000131989.86319.B1.
[28] Froimson AI. Tendon arthroplasty of trapeziometacarpal joint. Clin Orthop Relat Res. 1974;102:276. https://doi.org/10.1097/00003086–197407000–00038.
[29] Eaton RG, Littler JW. Ligament reconstruction for the painful thumb carpometacarpal joint. J Bone Joint Surg Am Vol. 1973;55(8):1655–66. https://doi.org/10.2106/00004623–197355080–00010.
[30] Burton RI, Pellegrini VD. Surgical management of basal joint arthritis of the thumb. Part II. Ligament reconstruction with tendon interposition arthroplast. J Hand Surg Am. 1986;11(3):324–32. https://doi.org/10.1016/S0363–5023(86)80137–X.
[31] DelSignore JL, Accardi KZ. Suture suspension arthroplasty technique for basal joint arthritis reconstruction. Tech Hand Up Extrem Surg. 2009;13(4):166–72. https://doi.org/10.1097/BTH.0b013e3181b4c388.
[32] Putnam MD, Rattay R, Wentorf F. Biomechanical test of three methods to treat thumb CMC arthritis. J Wrist Surg. 2014;3(2):107–13. https://doi.org/10.1055/s-0034–1372518.
[33] Takagi T, Weiss A-PC. Suture suspension arthroplasty with trapeziectomy for thumb carpometacarpal arthritis using a wide-awake approach. Tech Hand Up Extrem Surg. 2019;1 https://doi.org/10.1097/bth.0000000000000265.
[34] Desai MJ, Brogan DM, Richard MJ, Mithani SK, Leversedge FJ, Ruch DS. Biomechanical comparison of suture-button suspensionplasty and LRTI for basilar thumb arthritis. Hand. 2016;11(4):438–43. https://doi.org/10.1177/1558944716643119.
[35] Yao J, Zlotolow DA, Murdock R, Christian M. Suture button compared with K-wire fixation for maintenance of posttrapeziectomy space height in a cadaver model of lateral pinch. J Hand Surg Am. 2010;35(12):2061–5. https://doi.org/10.1016/J.JHSA.2010.09.007.
[36] Avant KR, Nydick JA, White BD, Vaccaro L, Hess AV, Stone JD. Basal

[37] Song Y, Cox CA, Yao J. Suture button suspension following trapeziectomy in a cadaver model. Hand (N Y). 2013;8(2):195–200. https://doi.org/10.1007/ s11552-012-9473-6.

[38] Kapoutsis DV, Dardas A, Day CS. Carpometacarpal and scaphotrapeziotrapezoid arthritis: arthroscopy, arthroplasty, and arthrodesis. J Hand Surg Am. 2011;36(2):354–66. https://doi.org/10.1016/j. jhsa.2010.11.047.

[39] Logli AL, Twu J, Bear BJ, Lindquist JR, Schoenfeldt TL, Korcek KJ. Arthroscopic partial trapeziectomy with soft tissue interposition for symptomatic trapeziometacarpal arthritis: 6-month and 5-year minimum follow-up. J Hand Surg Am. 2018;43(4):384.e1–7. https://doi.org/10.1016/j.jhsa.2017.10.016.

[40] Adams JE, Steinmann SP, Culp RW. Bone-preserving arthroscopic options for treatment of thumb basilar joint arthritis. Hand Clin. 2011;27(3):355–9. https:// doi.org/10.1016/j.hcl.2011.05.005.

[41] Parker WL, Linscheid RL, Amadio PC. Long-term outcomes of first metacarpal extension osteotomy in the treatment of carpal-metacarpal osteoarthritis. J Hand Surg Am. 2008;33(10):1737–43. https://doi.org/10.1016/j.jhsa.2008.08.003.

[42] Chou FH, Irrgang JJ, Goitz RJ. Long-term follow-up of first metacarpal extension osteotomy for early CMC arthritis. Hand. 2014;9(4):478–83. https://doi.org/10.1007/s11552-014-9632-z.

[43] Hartigan BJ, Stern PJ, Kiefhaber TR. Thumb carpometacarpal osteoarthritis: arthrodesis compared with ligament reconstruction and tendon interposition. J Bone Joint Surg Am. 2001;83-A(10):1470–8. http://jbjs.org/ content/83/10/1470.abstract. Accessed 10 Apr 2016.

[44] Vermeulen GM, Brink SM, Slijper H, et al. Trapeziometacarpal arthrodesis or trapeziectomy with ligament reconstruction in primary trapeziometacarpal osteoarthritis. J Bone Joint Surg Am. 2014;96(9):726–33. https://doi.org/10.2106/JBJS.L.01344.

[45] Ganhewa AD, Wu R, Chae MP, et al. Failure rates of base of thumb arthritis surgery: a systematic review. J Hand Surg Am. 2019; https://doi.org/10.1016/j. jhsa.2019.05.003.

[46] Leversedge FJ. Anatomy and pathomechanics of the thumb. Hand Clin. 2008;24(3):219–29.

[47] Bettinger PC, Linscheid RL, Berger RA, Cooney WP, An K-N. An anatomic study of the stabilizing ligaments of the trapezium and trapeziometacarpal joint. J Hand Surg Am. 1999;24(4):786–98.

[48] Bettinger PC, Berger RA. Functional ligamentous anatomy of the trapezium and trapeziometacarpal joint (gross and arthroscopic). Hand Clin. 2001;17(2):151–68.

[49] Kuczynski K. Carpometacarpal joint of the human thumb. Plast Reconstr Surg. 1975;56(2):229. https:// doi.org/10.1097/00006534-197508000-00060.

[50] Edmunds JO. Current concepts of the anatomy of the thumb trapeziometacarpal joint. J Hand Surg Am. 2011;36(1):170–82. https:// doi.org/10.1016/j. jhsa.2010.10.029.

[51] Lin JD, Karl JW, Strauch RJ. Trapeziometacarpal joint stability: the evolving importance of the dorsal ligaments. Clin Orthop Relat Res. 2014;472(4):1138–45. https://doi.org/10.1007/s11999-013-2879-9.

[52] Ladd AL, Lee J, Hagert E. Macroscopic and microscopic analysis of the thumb carpometacarpal ligaments: a cadaveric study of ligament anatomy and histology. J Bone Joint Surg Am. 2012;94(16):1468–77. https://doi.org/10.2106/JBJS.K.00329.

[53] Bettinger PC, Smutz WP, Linscheid RL, Cooney WP, An KN. Material properties of the trapezium and of the trapeziometacarpal ligaments. J Hand Surg Am. 2000;25(6):1085–95. https://doi.org/10.1053/jhsu.2000.18487.

[54] Gamble JG, Mochizuki C, Rinsky LA. Trapeziometacarpal abnormalities in Ehlers-Danlos syndrome. J Hand Surg Am. 1989;14(1):89–94. https://doi.org/10.1016/0363-5023(89)90064-6.

[55] Jónsson H, Valtysdóttir ST, Kjartansson Ó, Brekkan Á. Hypermobility associated with osteoarthritis of the thumb base: a clinical and radiological subset of hand osteoarthritis. Ann Rheum Dis. 1996;55(8):540–3. https://doi.org/10.1136/ard.55.8.540.

[56] Wolf JM, Scher DL, Etchill EW, et al. Relationship of relaxin hormone and thumb carpometacarpal joint arthritis. Clin Orthop Relat Res. 2014;472(4):1130–7. https://doi.org/10.1007/s11999-013-2960-4.

[57] Clifton KB, Rodner C, Wolf JM. Detection of relaxin receptor in the dorsoradial ligament, synovium, and articular cartilage of the trapeziometacarpal joint. J Orthop Res. 2014;32(8):1061–7. https://doi.org/10.1002/jor.22640.

[58] Lee AT, Williams AA, Lee J, Cheng R, Lindsey DP, Ladd AL. Trapezium trabecular morphology in carpometacarpal arthritis. J Hand Surg Am. 2013;38(2):309–15. https://doi.org/10.1016/j.jhsa.2012.10.038.

[59] Ladd AL, Weiss A-PC, Crisco JJ, et al. The thumb carpometacarpal joint: anatomy, hormones, and biomechanics. Instr Course Lect. 2013;62:165–79. http://www.ncbi.nlm.nih.gov/pubmed/23395023. Accessed 8 Jan 2017.

[60] Pellegrini VD, Olcott CW, Hollenberg G. Contact patterns in the trapeziometacarpal joint: the role of the palmar beak ligament. J Hand Surg Am. 1993;18(2):238–44. https://doi.org/10.1016/0363-5023(93)90354-6.

[61] Ateshian GA, Ark JW, Rosenwasser MP, Pawluk RJ, Soslowsky LJ, Mow VC. Contact areas in the thumb carpometacarpal joint. J Orthop Res. 1995;13(3):450–8. https://doi.org/10.1002/jor.1100130320.

[62] Koff MF, Ugwonali OF, Strauch RJ, Rosenwasser MP, Ateshian GA, Mow VC. Sequential wear patterns of the articular cartilage of the thumb carpometacarpal joint in osteoarthritis. J Hand Surg Am. 2003;28(4):597–604. https://doi.org/10.1016/ S0363-5023(03)00145-X.

[63] Cooney WP, Chao EYS. Biomechanical analysis of static forces in the thumb during hand function. J Bone Joint Surg-Am Vol. 1977;59(1):27–36. https:// doi.org/10.2106/00004623-197759010-00004.

[64] Cooney WP, Lucca MJ, Chao EY, Linscheid RL. The kinesiology of the thumb trapeziometacarpal joint. J Bone Joint Surg-Am Vol. 1981;63:1371–81. www.jbjs.org. Accessed 29 Oct 2019.

[65] Coughlan MJ, Bourdillon A, Crisco JJ, Kenney D, Weiss A-P, Ladd AL. Reduction in cylindrical grasp strength is associated with early thumb carpometacarpal osteoarthritis. Clin Orthop Relat Res. 2017;475(2):522–8. https://doi.org/10.1007/ s11999-016-5151-2.

[66] Luria S, Waitayawinyu T, Nemechek N, Huber P, Tencer AF, Trumble TE. Biomechanic analysis of trapeziectomy, ligament reconstruction with tendon interposition, and tie-in trapezium implant arthroplasty for thumb carpometacarpal arthritis: a cadaver study. J Hand Surg Am. 2007;32(5):697–706. https://doi.org/10.1016/J.JHSA.2007.02.025.

[67] Edmunds JO. Traumatic dislocations and instability of the trapeziometacarpal joint of the thumb. Hand Clin. 2006;22(3):365–92. https://doi.org/10.1016/j. hcl.2006.05.001.

[68] Shih JG, Mainprize JG, Binhammer PA. Comparison of computed tomography articular surface geometry of male versus female thumb carpometacarpal joints. Hand. 2017:155894471668852. https://doi.org/10.1177/1558944716688528.

[69] Vitale MA, Taylor F, Ross M, Moran SL. Trapezium prosthetic arthroplasty (silicone, Artelon, metal, and pyrocarbon). Hand Clin. 2013;29(1):37–55. https:// doi.org/10.1016/j.hcl.2012.08.020.

[70] Johnston P, Getgood A, Larson D, Chojnowski AJ, Chakrabarti AJ, Chapman PG. De la Caffinière thumb trapeziometacarpal joint arthroplasty: 16–26 year follow-up. J Hand Surg Eur Vol. 2012;37(7):621–4. https://doi.org/10.1177/1753193411433226.

[71] Chakrabarti AJ, Robinson AHN, Gallagher P. De la Caffinière thumb carpometacarpal replacements: 93 cases at 6 to 16 years follow-up. J Hand Surg Eur Vol. 1997;22(6):695–8. https://doi.org/10.1016/ S0266-

7681(97)80427–5.
- [72] Srnec JJ, Wagner ER, Rizzo M. Implant arthroplasty for proximal interphalangeal, metacarpophalangeal, and trapeziometacarpal joint degeneration. J Hand Surg Am. 2017;42(10):817–25. https://doi.org/10.1016/j.jhsa.2017.07.030.
- [73] Krukhaug Y, Lie SA, Havelin LI, Furnes O, Hove LM, Hallan G. The results of 479 thumb carpometacarpal joint replacements reported in the Norwegian Arthroplasty Register. J Hand Surg Eur Vol. 2014;39(8):819–25. https://doi.org/10.1177/1753193413513988.
- [74] Baker RHJ, Al-Shukri J, Davis TRC. Evidence-based medicine: thumb basal joint arthritis. Plast Reconstr Surg. 2017;139(1):256e–66e. https://doi.org/10.1097/PRS.0000000000002858.
- [75] de Aragon JSM, Moran SL, Rizzo M, Reggin KB, Beckenbaugh RD. Early outcomes of pyrolytic carbon hemiarthroplasty for the treatment of trapezial-metacarpal arthritis. J Hand Surg Am. 2009;34(2):205–12. https://doi.org/10.1016/j.jhsa.2008.10.018.
- [76] van Cappelle HGJ, Elzenga P, van Horn JR. Long-term results and loosening analysis of de la Caffinière replacements of the trapeziometacarpal joint. J Hand Surg Am. 1999;24(3):476–82. https://doi.org/10.1053/jhsu.1999.0476.
- [77] Jörheim M, Isaxon I, Flondell M, Kalén P, Atroshi I. Short-term outcomes of trapeziometacarpal Artelon implant compared with tendon suspension interposition arthroplasty for osteoarthritis: a matched cohort study. J Hand Surg Am. 2009;34(8):1381–7. https://doi.org/10.1016/j.jhsa.2009.04.016.
- [78] Nilsson A, Liljensten E, Bergström C, Sollerman C. Results from a degradable TMC joint Spacer (Artelon) compared with tendon arthroplasty. J Hand Surg Am. 2005;30(2):380–9. https://doi.org/10.1016/j.jhsa.2004.12.001.
- [79] Maru M, Jettoo P, Tourret L, Jones M, Irwin L. Thumb carpometacarpal osteoarthritis: trapeziectomy versus pyrocarbon interposition implant (Pi2) arthroplasty. J Hand Surg Eur Vol. 2012;37(7):617–20. https://doi.org/10.1177/1753193411433176.
- [80] Daecke W, Kaszap B, Martini AK, Hagena FW, Rieck B, Jung M. A prospective, randomized comparison of 3 types of proximal interphalangeal joint arthroplasty. J Hand Surg Am. 2012;37(9):1770–1779.e3. https://doi.org/10.1016/j.jhsa.2012.06.006.
- [81] Reissner L, Schindele S, Hensler S, Marks M, Herren DB. Ten year follow-up of pyrocarbon implants for proximal interphalangeal joint replacement. J Hand Surg Eur Vol. 2014;39(6):582–6. https://doi.org/10.1177/1753193413511922.
- [82] Adams J, Ryall C, Pandyan A, et al. Proximal interphalangeal joint replacement in patients with arthritis of the hand: a meta-analysis. J Bone Joint Surg Br. 2012;94(10):1305–12. https://doi.org/10.1302/0301-620X.94B10.29035.
- [83] Tomaino MM. Thumb basilar joint arthritis. In: Green DP, Hotchkiss RN, Pederson WC, Wolfe SW, editors. Green's operative hand surgery. 5th ed. New York: Churchill Livingstone; 2005. p. 461–85.
- [84] Klahn A, Nygaard M, Gvozdenovic R. Elektraprothese: prospektive langzeitbeobachtung. Handchirurgie Scan. 2013;2(01):33–4.
- [85] Martin-Ferrero M. Ten-year long-term results of total joint arthroplasties with ARPE implant in the treatment of trapeziometacarpal osteoarthritis. J Hand Surg Eur. 2014;39:826–32.
- [86] Blount AL, Armstrong SD, Yuan F, Burgess SD. Porous polyurethaneurea (Artelon) joint spacer compared to trapezium resection and ligament reconstruction. J Hand Surg. 2013;38(9):1741–5.
- [87] Pritchett JW, Habryl LS. A promising thumb basal joint hemiarthroplasty for treatment of trapeziometacarpal osteoarthritis. Clin Orthop Relat Res. 2012;470:2756–63.
- [88] Goubau JF, Goorens CK, Van Hoonacker P, Berghs B, Kerckhove D, Scheerlinck T. Clinical and radiological outcomes of the Ivory arthroplasty for trapeziometacarpal joint osteoarthritis with a minimum of 5 years of follow-up: a prospective single-centre cohort study. J Hand Surg Eur Vol. 2013;38(8):866–74.
- [89] Semere A, Forli A, Corcella D, Mesquida V, Loret MG, Moutet F. Foreign body reaction in osteoarthritis of the trapeziometacarpal joint treated by trapezectomy and interposition of a L-polylactic acid "anchovy"(Arex?615R). A series of eight cases. Chir Main. 2013;32(3):161–8.
- [90] Jager T, Barbary S, Dap F, Dautel G. Evaluation of postoperative pain and early functional results in the treatment of carpometacarpal joint arthritis. Comparative prospective study of trapeziectomy vs. MAIA (®) prosthesis in 74 female patients. Chir Main. 2013;32(2):55–62.
- [91] Kaszap B, Daecke W, Jung M. High frequency failure of the Moje thumb carpometacarpal joint arthroplasty. J Hand Surg Eur Vol. 2012;37(7):610–6.
- [92] Szalay G, Meyer C, Scheufens T, Schnettler R, Christ R, Schleicher I. Pyrocarbon spacer as a trapezium replacement for arthritis of the trapeziometacarpal joint; a follow-up study of 60 cases. Acta Orthop Belg. 2013;79(6):648–54.
- [93] Barrera-Ochoa S, Vidal-Tarrason N, Correa-Vázquez E, Reverte-Vinaixa MM, Font-Segura J, Mir-Bullo X. Pyrocarbon interposition (PyroDisk) implant for trapeziometacarpal osteoarthritis: minimum 5–year follow-up. J Hand Surg. 2014;39(11):2150–60.
- [94] Yao J, Song Y. Suture-button suspensionplasty for thumb carpometacarpal arthritis: a minimum 2–year follow-up. J Hand Surg. 2013;38(6):1161–5.

第 14 章 初次腕掌指关节置换术
Primary Carpometacarpophalangeal Joint Arthroplasty

Anton Borgers　Matthias Vanhees　Frederik Verstreken　著

吴一芃　译

一、背景

拇指基底部骨关节炎在普通人群中是一种常见的疾病，高达 75% 的 70 岁以上女性会受到影响[1]。绝经后女性受影响尤其严重，放射检查患病率为 33%。1/4 的患者还表现出舟骨 – 大多角骨 – 小多角骨骨关节炎的放射征象[2]。只有 1/3 受影响的患者会真正关注拇指基底部疼痛[3]。大多数人不会寻求医疗护理，因为他们仍然没有症状，或者知道如何应对某种程度的残疾。

第一阶段是保守治疗，包括制动、抗炎药物、理疗或关节内注射。使用夜间夹板 1 年已显示疼痛有显著改善[4]。目前关于使用注射疗法的证据是模棱两可的。与透明质酸注射相比，皮质类固醇注射对中期疼痛评分有更积极的影响[4]。多模式治疗中，结合关节内皮质类固醇注射和夹板，对高达 80% 的 Eaton1 型骨关节炎患者具有长期的止痛效果[5]。Khan 指出，在退行性变较严重（Eaton 分期 3~4）的病例中，单次注射皮质类固醇的有效时间缩短[6]。手法治疗和治疗性锻炼相结合，在疼痛评分方面显示出短期到中期的改善[7]。一般来说，在 70% 的病例中，非手术治疗已证明可以推迟或避免手术[8]。

当保守治疗失败时，可能需要手术治疗。关于拇指根部骨关节炎的外科治疗，已有多种手术方法进行了描述。在选定的病例中，有症状的早期骨关节炎可以通过保留关节的手术进行治疗。

CMC 关节失神经已被证明为一种减少发病率和缓解疼痛的措施。这种技术很少被考虑，但是一些作者已经在小型案例报道中发表了令人满意的结果，Lifchez 等证实，12 例中有 11 例疼痛改善 75%；Loréa 报道，14 例患者中有 12 例疼痛得到了很好的缓解[9, 10]。

微创关节镜技术在手部小关节问题的治疗中越来越受欢迎。在 CMC 关节，关节镜用于关节清创和滑膜切除、包膜收缩、游离体移除、部分或全部切除梯形骨[11]。在 7 年的随访中，18 名接受关节镜下部分大多角骨切除术并伴有关节囊收缩和临时固定的患者显示出功能改善，顶端和关键部位的握力显著增加[12]。这一小部分患者不需要进一步的手术，尽管在某些情况下是晚期骨关节炎。关节镜治疗技术正在进一步发展，并可能在 CMC 骨性关节炎的治疗中发挥更重要的作用。

根据 Wilson 的描述，掌骨外展 – 伸展截骨术用于在捏[13]时释放 CMC 关节掌关节区域。13 例掌骨截骨术后随访 9.9 年，10 例患者（77%）对 VAS 疼痛平均评分为 2[14] 感到满意或非常满意。韧带稳定程序（Eaton-Littler）可提供疼痛缓解和功能改善。韧带稳定手术的目的是重建早期 OA 中导致 CMC 关节半脱位变弱的掌喙韧带（掌多角骨韧带）。Goubau 等改良了经典的 Wilson 截骨术，将其与多角骨开口楔形截骨术和韧带稳定[15] 相结合。虽然适应证有限，但这些手术主要为年轻患者保留，因为它们不会影响进一步的手术。

关节固定术主要被建议用于年轻患者和体力劳动者，因为拇指的负重是必不可少的。当达到融合指征时，它提供了一个最终的解决方案，但不愈合的风险相对较高（8%~21%），并且需要很长时间的[16]固定。虽然这是一种可靠的握力方法，但缺乏移动的 CMC 关节会阻碍日常生活中的灵巧活动，而且随着时间的推移，该方法会导致邻近 STT 关节的继发性退行性改变。

Gervis 在 1949 年首次描述了多角骨切除术[17]。为了改善疗效，对原来单独切除的多角骨做了许多改动和补充。最常见的是肌腱或合成间隔物的间置，通常结合韧带稳定（Burton-Pellegrini[18]，Weilby[19]，DelSgnore[20]）。近年来，为了减少肌腱移植物的供体发病率和防止拇指射线变短，多角骨切除术后使用缝合纽扣悬吊术越来越流行[21]，目的是将肌腱移植物的供体发病率降至最低，并防止拇指轴线变短[21]。

多角骨切除联合韧带重建和肌腱间置术（ligament reconstruction and tendon interposition, LRTI）目前被认为是金标准，并且已经报道了良好的长期结果[22-24]。然而，恢复时间可能很长，而且相当数量的患者仍然不满意，抱怨残余疼痛、美学问题、失去活动能力和握力[25]。引发了对替代手术的不断探索，包括全关节置换术[26]。考虑到它在整形外科上的成功，特别是在髋关节和膝关节置换方面，已经做了许多尝试来匹配拇指基底部的这些结果[27]。

自 1974 年由 De la Caffinière 引入以来，CMC 全关节置换术已经成为欧洲部分地区近几十年来首选的治疗方法[28]。许多被开发和使用的植入体设计由于效果差和失败率高而被放弃。然而，最近更多的报道显示，其他植入物具有良好的疗效和较长期的生存率，对于这种治疗选择，本章将提供临床和外科决策的指导，重点是那些经受住时间考验、至少有 5 年临床随访支持、目前仍在市场上出售的植入物。

二、患者选择

拇指基底部骨关节炎的症状和体征包括疼痛、功能丧失和握力下降。患者通常主诉桡侧腕部疼痛和大鱼际的疲劳。在日常生活和体力劳动中，捏钥匙和尖端和握权力都是痛苦的，导致明显的残疾。典型的"肩征"指的是拇指根部的肿胀可能继发于炎症、骨赘形成和掌骨背侧半脱位。

临床检查触诊 CMC 关节线有压痛。轴向负荷和旋转（研磨或曲柄试验）经常会引起疼痛和捻动。邻近的 MCP 和 STT 关节要仔细检查是否有局部压痛，因为病理学会影响手术治疗的选择。STT 关节在 CMC 关节线近端约 1cm 处，仅在舟骨结节远端。

CMC 关节长期背侧半脱位导致第一掌骨内收和第一掌间隙挛缩。继发性掌指（metacarpophalangeal，MCP）过伸，由于掌侧板渐进性衰减和伸肌拉力增加，导致所谓的拇指 Z 形畸形，并与握力[29]下降有关。MCP 关节需要仔细检查其活动范围和过伸畸形，这些畸形可以是灵活的和可纠正的，或者在慢性疾病中成为一个固定的伸展挛缩。这是不良功能的一个预后因素，并将影响进一步的决策。当 MCP 过伸超过 35°，出现症状或导致功能障碍时，建议采用关节囊融合术或关节融合术进行稳定[29, 30]。全关节置换术后 MCP 关节过伸明显减少，通常无须进一步稳定（图 14-1）。在一项关于 96 例关节置换术的研究报道中，Toffoli 特别观察了 MCP 关节畸形的影响。在 MCP 过伸受限小于 30° 的病例中，72% 的病例没有残余过伸，80% 的可矫正 Z 形畸形得到完全矫正[31]。相比之下，在斜方切除术后，MCP 过伸的增加是预期的，软组织手术解决这一问题往往会随着时间延长[32]。Robles-Molina 发现，与 LRTI 相比[33]，全关节置换术后 MCP 过伸 3.5° 和 17.8°。对于固定伸直挛缩或 MCP 关节出现退行性变化，关节功能位融合术是首选的治疗方案。

（一）医学影像

标准的 X 线检查应包括拇指和 CMC 关节的

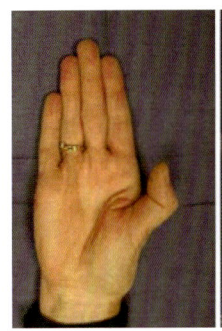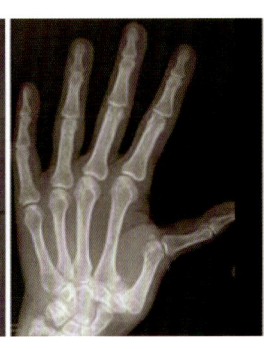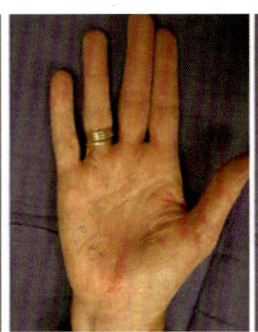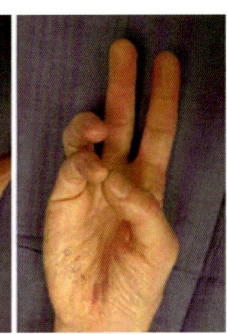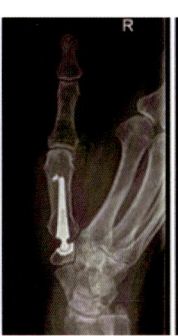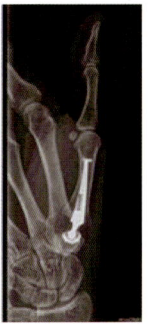

▲ 图 14-1　术前掌指过伸 45°，拇指腕掌关节明显半脱位，采用掌侧掌指关节囊固定术联合全关节置换术

后前位、侧位（Kapandji 视图）和 Robert 视图（肩屈、内旋和前臂旋后），以获得 CMC 和 STT 关节的真实前后位影像[34]（图 14-2）。当怀疑 CMC 稳定性不佳时，可采用应力位视图（拇指合并的前后位视图），尤其是年轻患者[35]。X 线应评估关节间隙变窄、游离体、骨赘形成、关节一致性和骨囊肿形成。检查大多角骨的一般骨量，仔细观察高度、深度和宽度。大多角骨发育不良可能会影响治疗方案，在这一点上应该注意。早期退行性改变在平片上可能无法检测到，而 CT 扫描将显示 CMC 关节掌角的关节间隙变窄[36]。当需要假体置换关节，而骨质量或大多角骨的大小不能容纳标准大小的杯状物（大多数植入物直径为 9mm）时，CT 扫描也可以帮助计划。MRI 很少有适应证，但可以帮助年轻患者的诊断，或者当临床体征和 X 线之间存在差异时进行诊断。

（二）分期

已经提出了两种描述性放射学分期系统，一种由 Eaton-Littler 于 1973 年提出，1987 年由 Glickel 修改（表 14-1），另一种由 Dell 于 1978 年提出（表 14-2）[37, 38]。两者对于指导治疗和研究目的都是有用的，但与术中发现或患者抱怨的相关性有限[39]。

Ladd 等引入拇指骨关节炎（thumb osteoarthritis, ThOA）指数作为 Eaton 分期[39]的可测量替代或补充。ThOA 指数是在一张 Robert 视图 X 线上测量的，并基于大多角骨的宽度和高度。它与术中所见和大多角骨的侵蚀有较好的相关性。需要进一步验证 THOA 指数及与患者报告的结果测量的相关性。

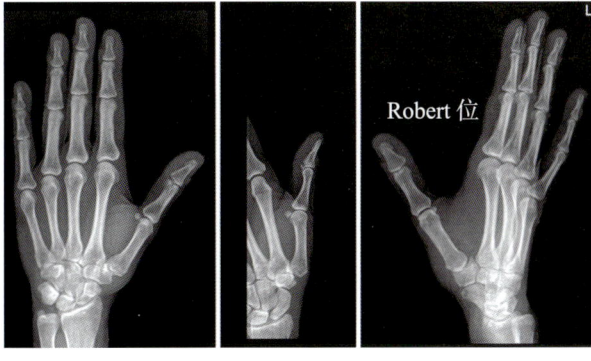

▲ 图 14-2　术前 Kapandji 后前位、侧位和 Robert 位 X 线片

表 14-1　Eaton-Littler（Glickel 1987 年修订）分期

分　期	描　述
Ⅰ	腕掌关节间隙轻度增宽
Ⅱ	腕掌关节间隙轻度变窄、硬化、囊性改变，伴有骨赘或游离体<2mm
Ⅲ	晚期腕掌关节间隙变窄、硬化和囊性改变，伴有骨赘或游离体>2mm
Ⅳ	腕掌关节的关节炎改变与Ⅲ期腕舟骨－多角骨关节炎一样

（三）适应证和禁忌证（表 14-3）

当考虑 CMC 关节置换术时，典型的患者包括日常生活中活动有限的老年女性，X 线上的 Eaton 2~3 期骨关节炎，经过一个疗程的保守治疗无效。全关节置换术（total joint arthroplasty, TJA）在日常活动较多的年轻患者中很少有适应证，当有适应证时，需要详细告知他们失败和翻修手术的风险。与任何假体植入物一样，随着负荷的增加，部件磨损

表 14-2　拇指关节炎的 Dell 分期（1978 年）

分 期	影像学描述
I	关节狭窄或软骨下硬化，但没有半脱位或骨赘形成
II	小骨赘位于远侧大多角骨关节面尺侧边缘，增加了软骨下骨的密度。半脱位<1/3 掌骨面
III	突出的骨赘在大多角骨尺侧边缘。掌骨向桡侧和背侧半脱位，小于或等于其基底部的 1/3
IV	完全丧失关节空隙。多发软骨下囊肿

表 14-3　腕掌关节置换术的适应证和禁忌证

指　征	禁忌证	相对禁忌证
Eaton-Littler 分期 II～III 期关节炎	• 有症状的 STT 关节炎 • 骨量不足 • 大多角骨尺寸不足 • 感染	• 无症状的 STT 关节炎 • 年龄<50 岁 • 重体力劳动者 • 大多角骨发育异常 • 金属过敏

STT. 舟骨 – 多角骨

会更快。然而，这些患者可能更多地受益于全关节置换术后力量和功能恢复的改善。

需要考虑由于严重的骨质疏松症或大多角骨剥落所导致的骨量不足，因为这可能会阻碍组件的稳定嵌插。伴发的 STT 关节无症状性骨关节炎被认为是 CMC 关节置换术的相对禁忌证。在有症状的广泛多角骨关节炎中，多角骨切除是较好的选择，因为它解决了两个退行性关节表面的问题。完全性的关节松弛不是正式的禁忌证，但对于过度松弛的患者，有必要格外小心，以将假体脱位的风险降至最低。在这一患者群体中，应该考虑使用更多的限制性或双向活动性植入物。

三、植入物类型

在过去的几十年里，已经设计了几种植入物。目前可用的植入物可根据其主要设计类型分为三大类：间置式关节置换术、半关节置换术（hemiarthroplasty，HA）和全关节置换术[26]。

（一）间置关节置换术

间置式关节置换术是在部分凹陷的大多角骨关节表面和掌骨底部之间插入一个不可吸收的合成植入物。有不同形状的植入物和材料可供选择（球形、马鞍形、双凹形）。这些植入物不是固定的，而是起到间隔物的作用，在保持运动的同时保持拇指的长度。在插入软合成间隔物（RegJoint®、Artelon®）后，结果好坏参半。这些植入物显示出很高的失败率，主要原因是骨溶解、塌陷和异物反应[40-43]。PyroDisk®（Ascension Orthopedics Inc., Austin, TX, USA）是介于部分凹陷的大多角骨和第一掌骨之间的双凹热解炭圆盘（图 14-3），Smeraglia 等已经公布了使用这种植入物的良好临床效果，在至少 8 年的随访中存活率为 94%[44]。没有其他数据可以证实这些长期结果。Oh 等进行了一项回顾性研究，进行了针对 LRTI 和 PyroDisk® 植入物至少 2 年的比较研究，这些作者报道了相似的客观和主观结果。在 PyroDisk® 组中，夹持强度明显更高。虽然植入物周围有一些放射学改变，但不需要翻修手术[45]。

（二）半关节置换术

在半关节置换术中，只有掌骨底部被部分凹陷的大多角骨关节所取代。大多角骨切除可以是凹形的，也可以是凸形的，这取决于假体的相应形状。采用半关节置换术是为了最大限度地减

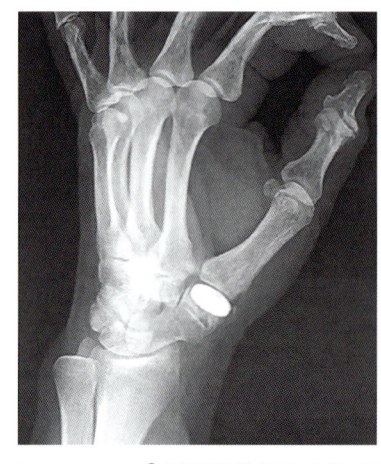

▲ 图 14-3　PyroDisk® 间置关节置换术的术后 X 线片

少大多角骨全切除或部分切除后拇指轴线塌陷。Swanson 硅胶半关节置换术在 20 世纪 70 年代首次问世[46]。在这些植入物取得令人满意的初步结果后，报道了长期的并发症。由于不稳定和硅胶滑膜炎导致了很高的翻修率，这种植入物被废弃了[47]。随后的半关节置换植入物由钛、热解碳或钴铬制成，并显示出可期待的中短期结果[48-50]。然而，超过 5 年的现有证据是有限的，报道的良好结果并不都是可重现的。与 Pritchett 等报道的优良存活率形成鲜明对比的是，使用 BioPro® 模块化拇指植入物（BioPro，Port Huron，MI，USA），其他人报道使用该植入物的失败率为 50%[51, 52]（图 14-4）。

NuGrip®（Ascension Orthopedics Inc，Austin，TX，USA）是一种热解碳半关节置换术，其球形头部与凹陷的大多角骨相连接（图 14-5）。一个由 10 名患者组成的小系列研究被发表，平均随访 9.5 个月。在这一短暂的随访中，30% 的患者由于内植物不稳定而进行了翻修手术[53]。

持续性疼痛、掌骨柄松动和经大多角骨的下沉是半关节置换术中最令人担忧的问题。为了解决这些问题并寻找更具解剖学意义的鞍形植入物，开发了 Stablyx® 关节置换术系统（Skeletal Dynamics，LLC，Miami，FL）。它自 2013 年开始商业化，但只发表了一个小系列的研究，共 12 名患者，随访 2 年[54]。

（三）全关节置换术

在全关节置换术中，CMC 关节的多角骨和掌骨侧都被假体植入物取代。球窝植入物取代了原有的鞍状关节，在消除平移的同时，可以在各个方向上有更大的运动弧度。

最新一代的植入物已经演变成一种非骨水泥杯和柄，具有金属 – 聚乙烯（PE）球窝关节（图 14-6）。

掌骨柄的准备和植入物的植入很少会出现问题，但掌骨柄的对齐对植入物的 ROM 和稳定性有重要影响。柄的形状可以是解剖学的（略微弯曲的），也可以是非解剖学的（直的）。现代植入物使用模块化的颈部系统，具有可调整的颈部角度

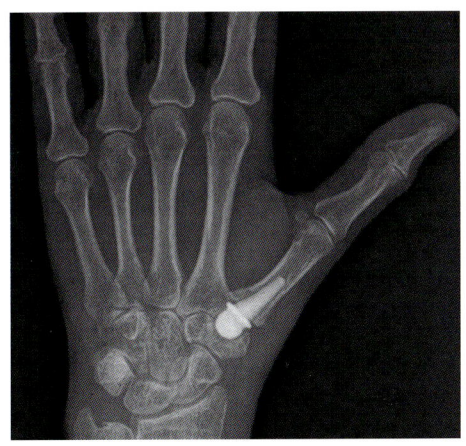

▲ 图 14-5　NuGrip® 热解碳半关节置换术的术后 X 线片

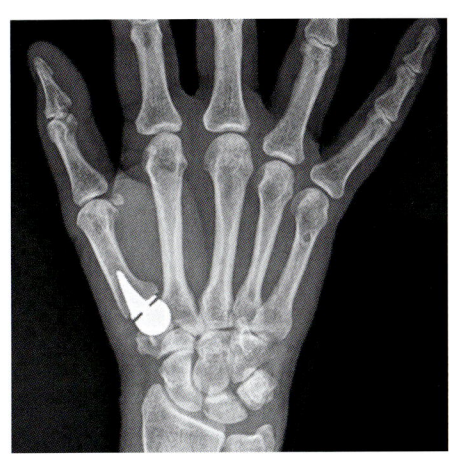

▲ 图 14-4　BioPro® 模块化拇指植入物的术后 X 线片

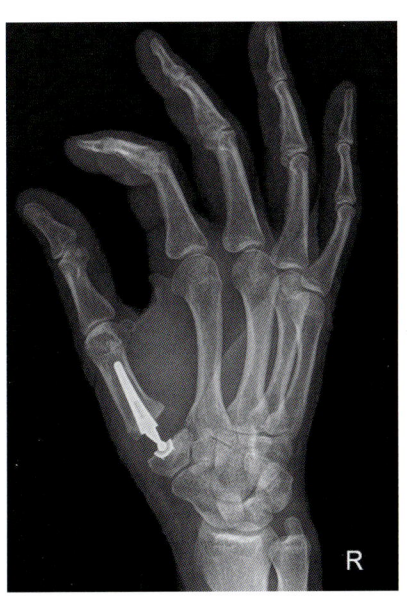

▲ 图 14-6　ARPE 全关节置换术的术后 X 线片

和长度，以确保最佳的一致性和稳定性。大多角骨的部件由圆锥形或半球形杯组成。精确定位并将杯固定到大多角骨是手术中最关键的一步，可以通过压配合植入物的嵌入或螺纹杯的拧入来实现。为了确保最初的稳定性和改善骨长入，大多数可用的杯都涂有多孔钛和（或）羟基磷灰石。

1. 并发症

CMC 关节置换术后最常见的并发症是脱位，这主要归因于术后早期的技术错误。主要原因是杯的位置和方向错误或骨赘清除不足（图 14-7）。晚期脱位通常是由晚期聚乙烯磨损或创伤引起的。

在围术期医源性骨折或技术错误后，梯形骨折并发假体杯松动或脱位。某些类型的植入物使用螺钉杯和金属对金属关节，暴露了由金属病引起的早期杯松动的高发生率（使用 Elektra® 金属对金属全关节置换术时为 3%~47%）[55, 56]。

CMC 置换后的持续性疼痛可能有多种原因，如轻度感染、不稳定、骨撞击、松动、金属过敏或症状性 STT 骨关节炎。Goubau 等报道了作为关节置换并发症的 De Quervain 肌腱病的高发生率，但并未发现与先前提出的拇指射线潜在延长有关[57]。因此，一些作者建议常规地将预防性松解第一伸肌间室与全关节置换术结合起来[33]。

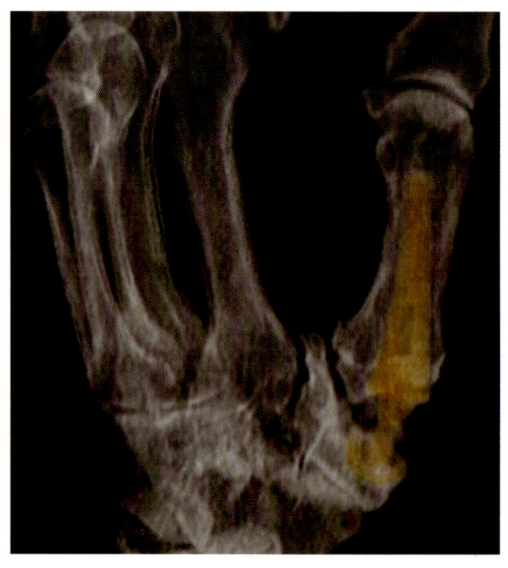

▲ 图 14-7 尺骨骨赘切除不充分导致撞击和稳定丧失的三维重建图像

2. 报道结果

许多作者发表了使用不同植入物的病例系列，通过各种客观和患者报告的结果指标进行评估，对植入物和具有挑战性的外科技术进行了比较[58-60]。

比较全关节置换术、大多角骨切除术和韧带重建肌腱重建的非随机试验表明，全关节置换术有一些显著的优势。Robles-Molina 等在一项平均随访 4.8 年的回顾性比较研究中发现，Arpe® 假体（Zimmer Biomet，Warsaw，IN，USA）患者的握力（11.8kg vs. 8.4kg）明显更高，活动弧度也更大。全关节置换术组的 Kapandji 反对分数略高于 LRTI 组（9.5 vs. 9.0）。更重要的是，在 40% 的 LRTI 病例中发现假体后退减少。LRTI 后，术前 MCP 过度伸展增加，但 Arpe® 组无明显变化。两组的 QuickDASH 评分或 VAS 疼痛评分无差异。但全关节置换术组的再手术率较高，分别为 9.7% 和 5.9%[33]。Arpe® 组中有 3 个脱位的植入物需要再次手术，LRTI 组中有 2 个患者随后因掌指关节过度伸展而接受手术。

Cebrian-Gomez 等进行的前瞻性比较试验。使用象牙® 假体（Stryker，Memometal，Bruz，France），至少随访 2 年（平均 4 年）也显示出更高的握力和更好的外展效果。这些作者发现，QuickDASH 评分和 VAS 疼痛评分有显著差异，有利于象牙® 假体组。此外，在假体组，93% 的患者会再次接受同样的手术，而在 LRTI 组，这一比例为 79%。象牙® 假体组有三次翻修手术，LRTI 组没有一次。TJA 患者恢复日常活动和工作的速度明显更快[61]。Ulrich-Vinther 等在 1 年的随访研究中证实了这些有利的临床结果[62]。与 LRTI 相比，患者达到明显良好的力量和活动范围的速度更快。有 1 例翻修是因为假体杯提前松动。然而，这些作者使用了 Elektra® 假体（Small Bone Innovations International，Péronnas，France），该假体已被证明会因杯松动而导致灾难性的失败率[55, 56]。

最近发表了唯一一项比较大多角骨切除术、

LRTI、TJA 的随机对照试验。Thorkildsen 等证明，在 TJA 术后的前 6 个月，运动范围（Kapandji 评分）和力量值的恢复明显更好，但在 12～24 个月后，力量和 QuickDASH 或 Kapandji 评分没有显著差异。而关节置换术组 2 年后外展功能明显更好。不幸的是，由于使用了 Elektra® 金属对金属假体，在第 1 年就有 5 例因杯松动而不得不翻修[63]。

长期存活率取决于植入物的类型和随访时间的长短。一般来说，市场上仍在使用的非骨水泥、金属对聚乙烯、球臼关节置换术（Maïa®、Arpe® 和 Ivory®）都显示了良好的长期效果（表 14-4）。

有两项研究对接受象牙®植入物治疗的患者进行了至少 10 年的随访，结果显示，存活率分别为 85% 和 95%。Vissers 等公布了他们在 24 名患者身上的研究结果，2 名患者表现出杯松动[64]。Troukdichian 等的研究报道 5.5% 的翻修率，其中主要是由于脱位或大多角骨骨折。110 例关节置换术中，脱位率为 7.3%，其中 4 例摘除假体，1 例翻修假体，3 例假体可闭合复位。10 年后，88% 的患者仍然感到满意或非常满意[65]。

ARPE® 全关节置换术也显示出良好的中长期存活率。Cootjans 等发表了一系列 166 个假体的 5 年存活率为 96%[66]。Martin Ferrero 报道 10 年随访的存活率为 93.9%，主要并发症为脱位[67]。Dumartinet-Gibaud 等公布的 10 年和 15 年存活率分别为 85% 和 80%。然而，这些作者报道了手术技术错误导致的早期失败率很高，证实了 TJA 的陡峭学习曲线。排除前 30 例后，10 年和 15 年生存率分别为 92% 和 85%。他们观察到，超过 15 年的植入物存活率稳步下降，与年龄、体力劳动和手术方式无关。平均翻修时间为 212 个月[68]。

De la Caffinière®骨水泥全关节置换术在 39 个假体中随访时间最长，但已不再商业化。26 年生存率为 74%，失败定义为"修复或移除假体"。当失败被认为是"危险的"（放射学松动的迹象）时，生存率下降到 26%[69]。这种高松动率可能是骨水泥固定被放弃而代之以多孔涂层植入物的原因之一。

四、作者的首选技术

患者平放仰卧位，手放在手台上。手术通常在局部区域神经阻滞下使用上臂止血带，但在特定的患者中，我们也使用 W-Alant 麻醉。它的优点是可以在手术过程中测试植入物的稳定性和主动关节活动度。在以通常的无菌方式准备手臂之后，标记拇指长度，并检查 CMC 和 MCP 关节的术前活动范围。

（一）入路

已经描述了多种拇指基底部关节的手术入路，并且这些手术方式都是常用的。作者倾向于使用背侧 - 桡侧入路，因为这样可以获得 CMC 关节的最佳可视化效果。这也是他们首选的切除大多角骨的方法，这样在手术过程中的任何时候，治疗计划都可以根据需要进行调整。

从第一掌骨的近端开始，在解剖鼻窝的近端方向进一步延伸 3cm 切口，位于拇长伸肌和拇短伸肌腱之间（图 14-8）。识别皮下静脉和桡神经感觉分支并拉开。切开筋膜，在舟大多角骨关节处发现桡动脉，从近掌侧到远背侧。采用钝性剥离术，将动脉活动并向后拉开。这允许对 CMC 关节囊进行安全的纵向切开。第一掌骨基底部的囊被以 T 形松解，留下两个皮瓣供稍后重新插入和闭合。进一步将被膜与大多角骨分离，充分显露腕关节和大多角骨的背侧角和掌侧角。使用摆锯，对第一掌骨基底进行最小（2～3mm）切除。该切口垂直于掌骨长轴，平行于关节面，指向远端约 10°，以去除掌喙处的骨赘。或者，掌侧骨赘可以用咬钳去除。接下来，在凹鞍关节的最低中心点下方或水平处做一个最小的梯形切割，以便移除多角骨嵴（图 14-9）。重要的是要移除所有骨赘和游离体，特别是在第一和第二掌骨之间的大多角骨内侧。如果做不到这一点，将导致第一掌骨撞击，并增加拇指内收对位的假体背侧脱位的风险。大多角骨切割的

表 14-4 初次腕掌关节置换术可用的长期随访研究结果

	例　数	植入物	随访时间（个月）	存活率	失效机制	翻修率（%）
间置关节置换术						
Smeraglia 等（2020）[44]	46	Pyrodisk	113	94	疼痛性不稳定	6.5
半关节置换术						
Krukhaug 等（2014）（NAR）[47]	326	Swanson 硅胶	120	89	脱位（18 例）、疼痛	10
Krukhaug 等（2014）（NAR）[47]	71	Swanson 钛合金	120	94	疼痛	5.6
Phaltankar 等（2002）[48]	18	Swanson 钛合金	34	94	脱位、松动	5.3
Pritchett 等（2012）*[51]	143	BioPro 模块化拇指	72.1	94	4 例柄松动，2 例半脱位	4.2
Florez 等（2018）*[54]	12	Stablyx 关节置换术系统	24	100	无	0
De Aragon 等（2009）[49]	54	热解碳提升掌指	22	80	松动、脱位	27.8
全关节置换术						
Vissers 等（2019）[64]	26	象牙	130	82	聚乙烯磨损	15
Tchurukdichian 等（2020）*[65]	110	象牙	120	95	创伤性脱位、多角骨骨折	7.3
Martin-Ferrero（2014）[67]	65	ARPE	120	93.9	脱位、杯松动	7.7
Dumartinet-Gibaud 等（2020）[68]	80	ARPE	138	85	杯松动、脱位、不稳定	26.2
Cootjans 等（2017）[66]	166	ARPE	80	95	脱位、聚乙烯磨损	3
Benaiss 等（2011）[86]	61	Rubis II	143	84	脱位	11.5
Dehl 等（2017）[87]	115	Rubis II	120	89	脱位、松动	4.3
Toffoli 等（2017）[31]	96	Maïa	76.5	93	杯松动	8.3
Krukhaug 等（2014）（NAR）[47]	29	Elektra	60	90	脱位、不稳定、杯松动	6.9
Semere（2015）[88]	64	Roseland	150	91	杯松动、下沉	9.4
Johnston 等（2012）[69]	39	De la Caffinière	192	73.9 26（影像学）	杯松动、疼痛	26
Tchurukdichian 等（2019）[82]	200	Moovis（双向活动）	48.2	97	1 例脱位	0.5

*. 表示植入物/装置设计者共同撰写的出版物

方向应该在"多角骨平面"内。STT 关节或大多角骨骨近端关节面的方向可作为参考（图 14-10）。

（二）掌骨茎

掌骨髓管是用不断增大的针头准备的，直至达到旋转稳定的压力适配，骨皮质接触不是防止柄下沉所必需的[70]，因此最终植入物的大小将更多地取决于骨质量，而不是髓内管的大小。此时，插入一个适当大小的试茎，与掌骨基座平齐。

（三）多角骨杯

在全关节置换术中，考虑到大多角骨的大小和位置，以及杯的非解剖形状，精确的臼杯位置是技术上要求最高的一步。

第 14 章 初次腕掌指关节置换术
Primary Carpometacarpophalangeal Joint Arthroplasty

大多角骨表面的中心用锋利的工具（锥子或采血器）标出（图 14-11）。大多角骨上的骨赘形成可能具有误导性，因此在 AP 和侧位透视下检查入口点的正确位置（图 14-12）。理想情况下，大多角骨的这个中心点应该与第一掌骨的中轴线在

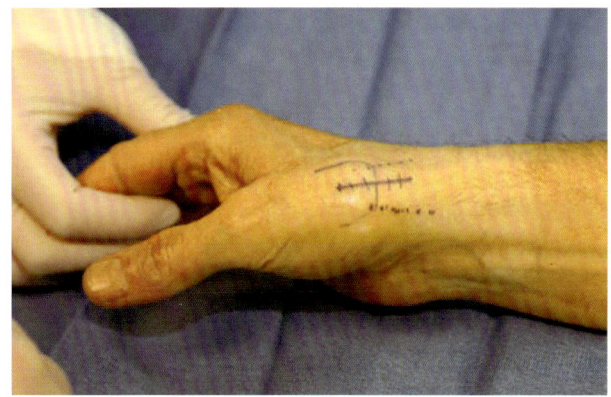

▲ 图 14-8 一个 3cm 的切口标记，中心的腕掌关节背桡侧入路

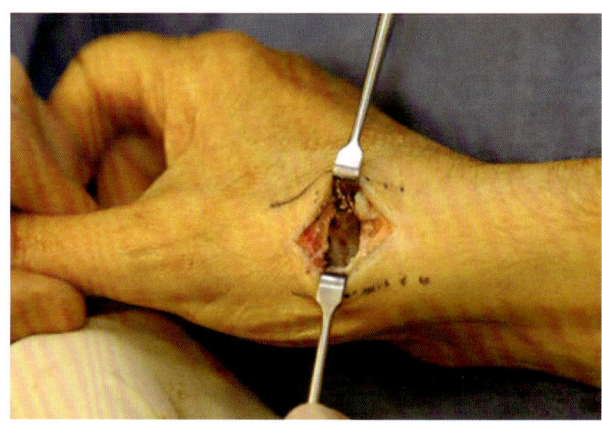

▲ 图 14-10 骨切除术后关节间隙的术中影像

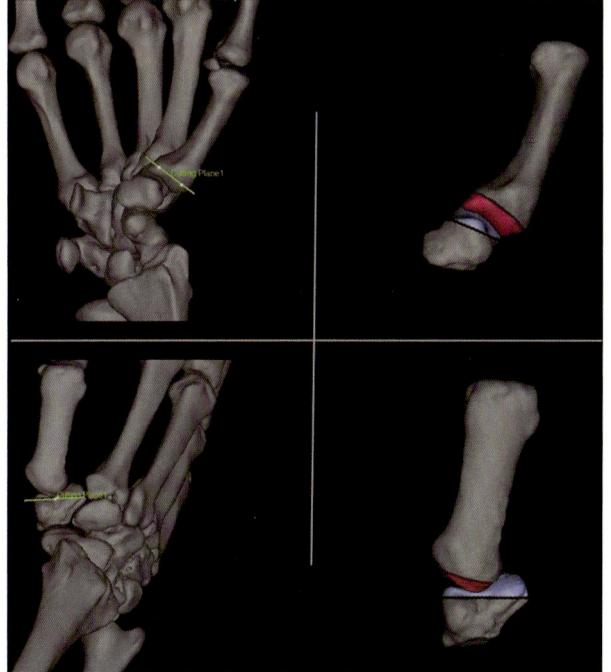

▲ 图 14-9 显示切割平面理想方向的三维重建图像

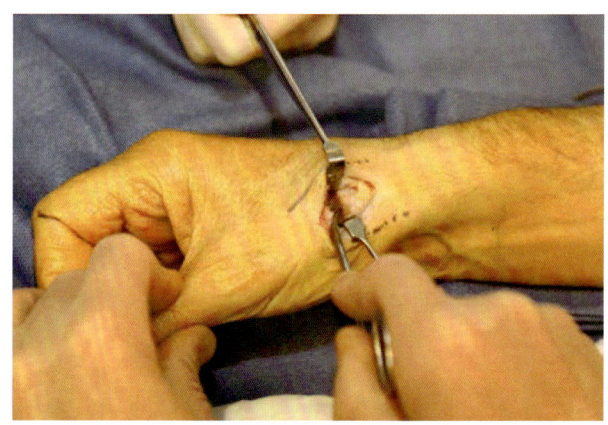

▲ 图 14-11 用止血器标记大多角骨的中心

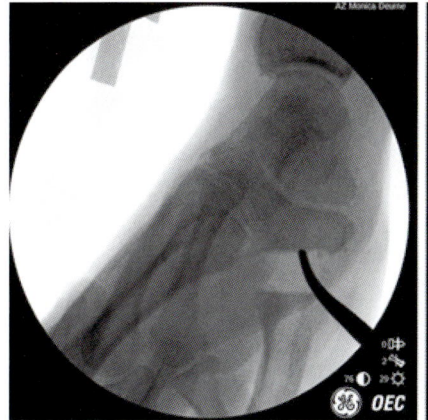 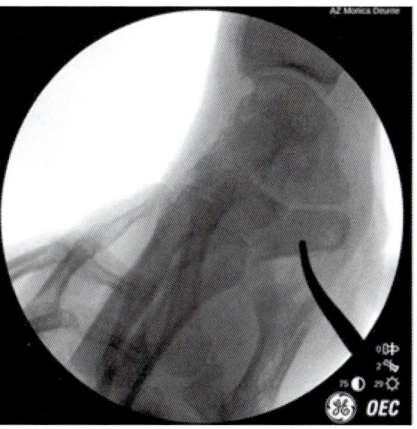 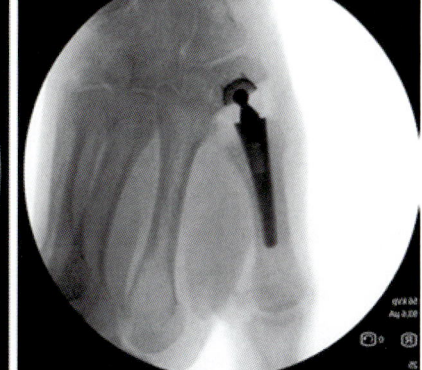

▲ 图 14-12 术中透视控制中央杯位置

159

中立位置（相当于第二掌骨轴线外展和伸展 30°）。随后，用成形的拉刀将大多角骨铰刀向下扩至适当大小的杯（图 14-13）。当软骨下骨十分坚硬时，高速锯的使用有助于大多角骨的初始制备。在手术的这个阶段，很重要的一点是能够很好地接触到大多角骨，为了达到这个目的，可能需要进一步释放第一掌骨基底部。为了使最终的植入物能够稳定地植入，而且出于生物力学的原因，杯需要放置在大多角骨的中心位置。杯的偏心位置可能会导致最终假体的撞击和不稳定，需使用制造商提供的仪器冲压最终杯体。

如果在手术中发生大多角骨骨折，或者如果认为大多角骨骨量不足以稳定植入假体，则需要调整治疗计划，并可以转行大多角骨切除韧带重建和肌腱间置术。如果不能认识到这一并发症，很可能会导致早期杯松动、继发性移位和不稳定。

头和颈

现代植入物可以选择不同长度的直型和偏置型模块颈，增量为 2mm，在将杯放在正确的位置后，可以测试不同的颈部长度以进行试验复位、检查稳定性和活动范围（图 14-14）。作者更喜欢偏置的颈部，而不是直颈，原因有两个，我们自己使用 3D 术前计划的经验证实，偏置颈部可以更好地重建正常解剖结构和对齐，而且它已被证明可以减少颈杯撞击[71]。在确认了纵向牵引、最大后退、外展和对位的关节置换的稳定性和活动范围后，植入了确定的掌骨假体和头颈部假体（图 14-15）。如果需要，可以调整掌茎的插入深度，以获得正确的张力。背侧关节囊主要闭合或使用环绕掌茎的环状不可吸收缝合线重新连接到掌骨基底部（图 14-16）。

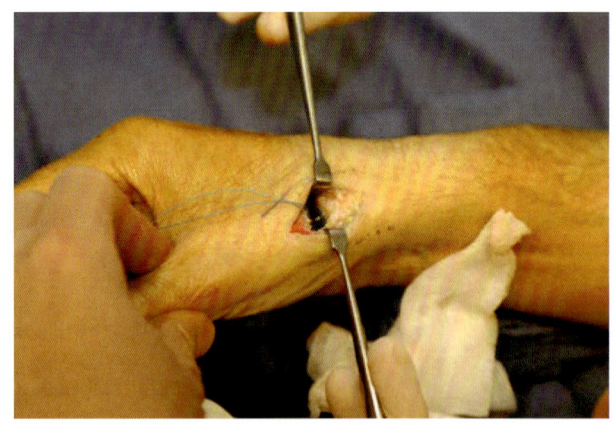

▲ 图 14-14　球窝关节的缩减量

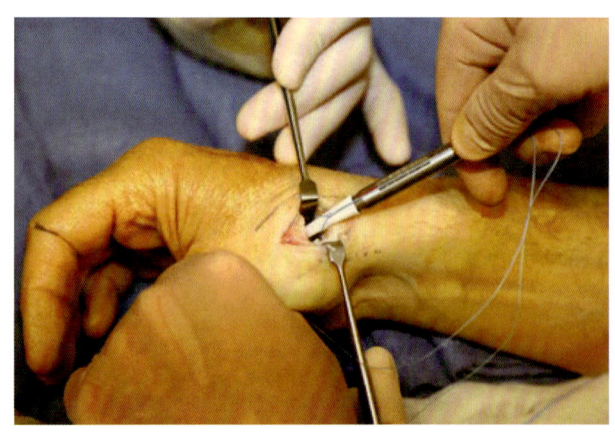

▲ 图 14-15　插入带环形缝合线的固定柄，用于关节囊再附着

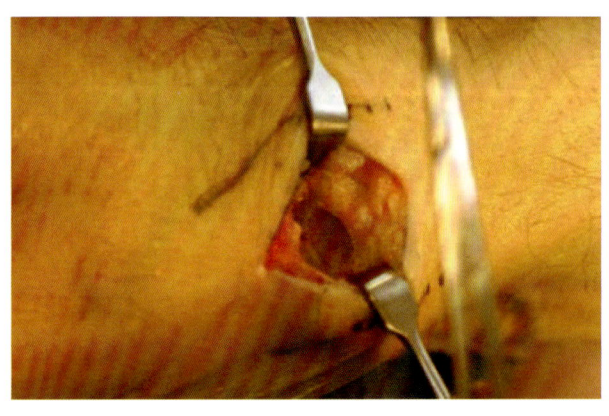

▲ 图 14-13　大多角骨铰刀，显示了很小的误差余量

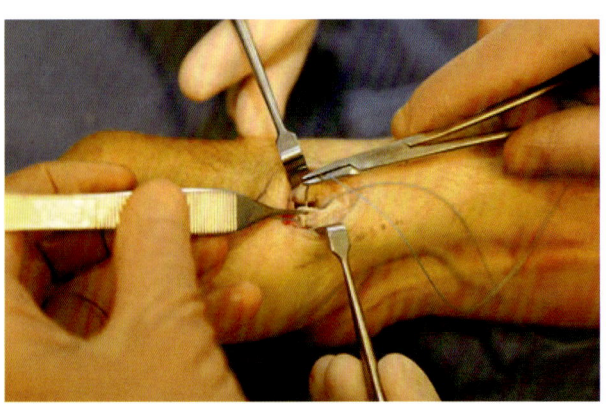

▲ 图 14-16　关节囊一期封闭

（四）术后护理

拇指放在衬垫夹板上或打上石膏 2 周，同时让拇指指间关节保持自由，以防止肌腱粘连。术后 2 周，安装可拆卸的拇指夹板，康复从温和的主动活动范围练习开始（图 14-17）。在术后 6 周，可以丢弃夹板，如果需要，可以开始被动活动范围的练习，以进一步增加活动度。在这个阶段允许恢复正常的日常活动，尽量建议患者在 3 个月内避免拇指负重（表 14-5）。

五、讨论

对于 CMC 骨性关节炎的外科治疗，已经提出了很多种手术方式，每种方式都有其固有的优点和缺点。比较不同治疗方案的研究不能证明一种治疗方案的优越性[23, 24, 33, 45, 60-63, 72, 73]。这使决策变得复杂，最终的治疗将取决于特定的患者因素和外科医生的偏好。

基于现有的文献，由于缺乏定性的长期随访数据，间置式或半关节置换术的论据有限。使用 PyroDisk 进行关节置换术可能是一种潜在的选择，但需要对 LRTI 和 TJA 进行更多的比较研究，以确定其在 CMC 骨关节炎治疗中的地位[44, 45, 74]。有关现代 TJA 的数据更具说服力，具有良好的临床结果和长期存活率（表 14-4）。

如前所述，TJA 可以更快地恢复，改善功能，更好地恢复拇指排列和美容（图 14-18）。与黄金标准相比，在 TJA 后的第 1 年，恢复速度更快、力量更强的情况最为明显。超过 1 年后，与 LRTI[33, 61, 63] 相比，活动范围和握力仍将增加。这些潜在的好处需要与患者讨论，并权衡植入性关节置换术增加的成本和明显更高的并发症风险（表 14-6）。

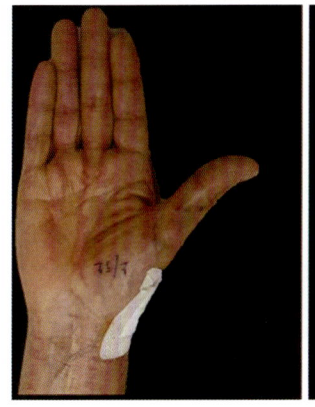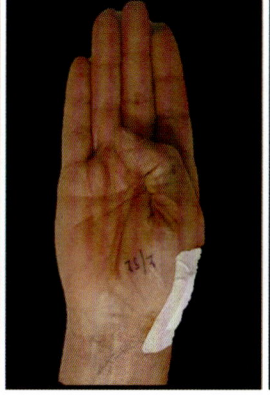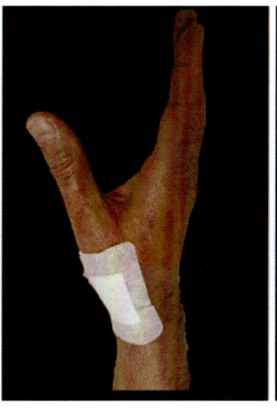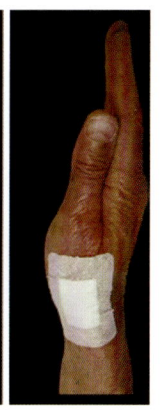

◀ 图 14-17 全关节置换术后 2 周的典型患者，疼痛轻微，活动范围接近正常

表 14-5　全关节置换术的技巧和窍门

- 充分释放第一掌骨以允许不受限制地进入大多角骨
- 对大多角骨进行最低限度的切除，保留足够的骨量以稳定嵌塞大多角骨杯
- 完全切除腕掌关节周围的所有骨赘以防止撞击和不稳定
- 使用透视确定大多角骨铰刀的正确起点
- 纠正杯定位和方向，防止不稳定
- 在植入最终部件之前，确认头颈部不同假体的无限制活动范围和完全稳定性
- 稳定固定关节囊以增加稳定性并使其早日恢复功能

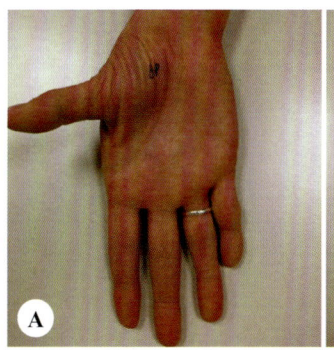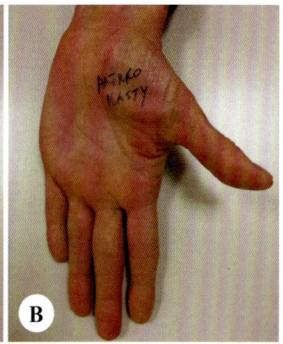

▲ 图 14-18　接受韧带重建和肌腱间置（A）及全关节置换术（B）患者的术后临床图像，注意拇指长度和良好的美容效果

表 14-6　为什么（不）考虑腕掌全关节置换术

优　点	缺　点
• 疼痛较少 • 功能恢复早 • 更好的抓捏力量 • 更大的运动弧线 • 更好地恢复拇指长度和良好的美容效果 • 稳定掌指过度伸展畸形 • 良好的中远期疗效 • 能够转而行大多角骨切除术	• 植入物更贵 • 技术需求[68] • 学习曲线（30 例） • 并发症发生率高：脱位、松动 • 远期存活率不确定

最近一项详细的系统回顾比较了大多角骨切除的综合失败率和所有已发表的植入物的失败率。这些数据显示，与大多角骨切除术相比，所有植入性关节置换术的患者年翻修率总体更高。TJA 的翻修率比人工关节置换术和人工股骨头置换术更有利。失败的标准与患者的预后无关，而是取决于进行过翻修手术的事实。这一标准值得商榷，因为它可能影响了结论。关节置换术后的翻修选择很简单，通常包括植入物取出和梯形切除，其结果与初次梯形切除相当[75, 76]，而梯形切除后的翻修选择有限，结果不可预测，因此不太常进行手术。不同类型植入物翻修率的差异可能归因于手术技术错误或植入物设计缺陷，因为一些植入物已被证明具有较高的早期失败率。

全关节置换术是一项技术要求很高的手术，错误会导致并发症和不良结果（图 14-19）。该过程中比较关键的步骤之一是大多角骨部件的精确和稳定定位。关于理想的假体杯方向的指导方针是有限的。Lussiez 等在使用第二掌骨作为参考时，术后 X 线显示了高达 22% 的杯错位[77]。Brauns 等研究了假体定位对全关节假体稳定性的影响。这些作者证明，平行于大多角骨近关节面的定位是一种可靠且可重复性的方法。杯的中立位允许关节的生理活动范围，并将脱位的风险降至最低。在所有活动中，拇指内收和对位使假体头向背侧脱位的风险高，而这种风险随着杯背倾角的增加而增加[71, 78]。目前的植入物设计基本上是非解剖的，将双凹鞍状关节转变为球窝关节[79]。这已被证明是一个成功的设计，但引入了一些固有的问题，如可能的不稳定，大多角骨组件的固定问题和有限的翻修选择。骨科关节置换术有一个明显的趋势，即通过有限的骨切除和韧带平衡来恢复正常的解剖和生物力学。虽然已经尝试在 CMC 关节置换术中模拟这种方法，但结果尚未成功。使这种方法复杂化的一些具体因素是高负荷和复杂的生物力学、相对较小的大多角骨、显著的骨赘形成、韧带磨损和关节畸形[80]。

脱位、关节杯松动和聚乙烯磨损是全关节置换术中最大的问题。新一代的全关节植入物试

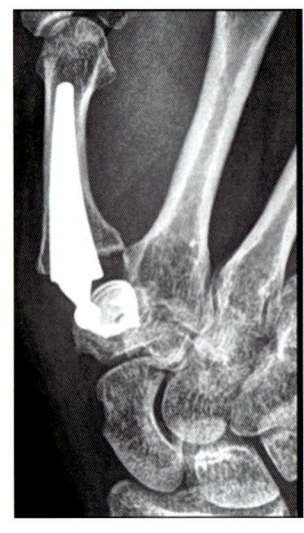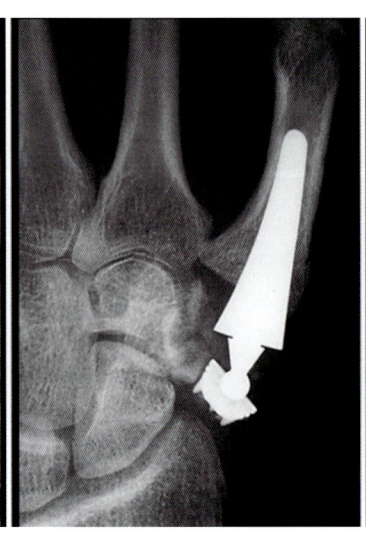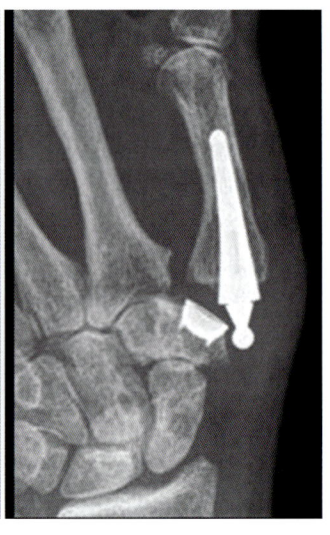

◀ 图 14-19　全关节置换术是一个技术要求很高的手术操作，错误将会导致并发症的发生

图通过使用双向活动接口来解决这些问题。这一概念在髋关节置换术中应用已久，并具有一些潜在的优势。由于头部较大，离假体脱位的距离增大。它减少了梯形植入物的应力和磨损，因为负荷由两个关节共同分担。小关节和大关节的结合导致了更大的运动弧度[81]。首次报道的Moovis®（Stryker）双向移动性植入物的4年结果显示，97%的生存率和0.5%的脱位[82]。理论上的优势是否能转化为更好的临床结果和更长的生存期还有待观察。在髋关节置换术中，最新的设计和PE质量尚未证实活动时聚乙烯磨损增加的担忧[83, 84]。另一个要考虑的因素是梯形杯的金属成分。钛传统上被用在这里是因为它的生物相容性。在双移动性概念中，杯体的内部成为轴承表面，钛可能由于磨损特性差而不太有效。市场上最新的设计之一，Touch®假体（KeriMedical，Geneva，Switzerland），因此在杯的生产中以钛代替了不锈钢。杯衬聚乙烯磨损偶见于随访时间较长的患者，特别是在进行重型活动时，它可能导致疼痛和不稳定，并最终加速部件的松动。聚乙烯交联、维生素E扩散和纳米材料的加入是未来增强聚乙烯和减少磨损的潜在方法[85]。

由于许多设计因高失败率而不得不撤回，广泛使用国家登记处将对密切监测结果大有裨益。它不仅可以及早追踪失败情况，而且还有助于收集大量患者的可靠长期结果数据，这在一些国家的髋关节和膝关节置换随访中已被证明是成功的。

结论

没有外科手术被证明总体上是优越的，高质量的结果研究也是缺乏的。传统上，梯形切除联合间置和韧带重建是最常见的手术方式，并发症发生率和费用最低。然而，TJA已成为一种有效的治疗选择。它可以缩短康复时间，而且有证据表明，它能带来更好的功能恢复、活动范围和力量。中长期研究表明，选定的一组植入物具有良好的功能效果和存活率。然而，超过15年的寿命还有待确定。患者和植入物的选择、完美的外科技术是获得最佳效果的关键。当因并发症需要及时处理时，转行大多角骨切除术是可能的，其结果类似于一期梯形切除术。新的植入物设计试图解决目前CMC关节置换术的一些缺点，但还需要进一步的研究和更长时间的随访。

参考文献

[1] Sodha S, Ring D, Zurakowski D, Jupiter JB. Prevalence of osteoarthritis of the trapeziometacarpal joint. J Bone Joint Surg. 2005;87:12.

[2] Becker SJE, Briet JP, Hageman MGJS, Ring D. Death, taxes, and Trapeziometacarpal Arthrosis. Clin Orthop Relat Res. 2013;471(12):3738–44.

[3] Armstrong AL, Hunter JB, Davis TRC. The prevalence of degenerative arthritis of the base of the thumb in post-menopausal women. J Hand Surg. 1994;19(3):340–1.

[4] Riley N, Vella-Baldacchino M, Thurley N, Hopewell S, Carr AJ, Dean BJF. Injection therapy for base of thumb osteoarthritis: a systematic review and meta-analysis. BMJ Open. 2019;9:e027507.

[5] Day CS, Gelberman R, Patel AA, Vogt MT, Ditsios K, Boyer MI. Basal joint osteoarthritis of the thumb: a prospective trial of steroid injection and splinting. J Hand Surg. 2004;29(2):247–51.

[6] Khan M, Waseem M, Raza A, Derham D. Quantitative assessment of improvement with single corticosteroid injection in thumb CMC joint osteoarthritis? Open Orthop J. 2009;3(1):48–51.

[7] Villafañe JH, Valdes K, Pedersini P, Berjano P. Thumb carpometacarpal osteoarthritis: a musculoskeletal physiotherapy perspective. J Bodyw Mov Ther. 2019;23(4):908–12.

[8] AJ-DJM B. Reduction in the need for operation after conservative treatment of osteoarthritis of the first carpometacarpal joint: a seven year prospective study. Scand J Plast Reconstr Surg Hand Surg. 2001;35(4):415–7.

[9] Tuffaha SH, Quan A, Hashemi S, Parikh P, O'Brien-Coon DM, Broyles JM, et al. Selective thumb carpometacarpal joint denervation for painful arthritis: clinical outcomes and cadaveric study. J Hand Surg. 2019;44(1):64.e1–8.

[10] Loréa PD. First carpometacarpal joint denervation: anatomy and surgical technique. Tech Hand Upper Extrem Surg. 2003;7(1):26–31.

[11] Wong CW Yee, Ho P Cheong. Arthroscopic management of thumb carpometacarpal joint arthritis. Hand Clin . W.B. Saunders. 2017. Vol 33 p. 795–812.

[12] Hofmeister EP, Leak RS, Culp RW, Osterman AL. Arthroscopic hemitrapeziectomy for first carpometacarpal arthritis: results at 7-year follow-up. Hand. 2009;4(1):24–8.

[13] Hobby JL, Lyall HA, Meggitt BF. First metacarpal osteotomy for trapeziometacarpal osteoarthritis. J Bone Joint Surg Series B. 1998;80(3):508–12.

[14] Chou FH, Irrgang JJ, Goitz RJ. Long-term follow-up of first metacarpal extension osteotomy for early CMC arthritis. Hand. 2014;9(4):478–83.

[15] Goubau JF, Ackerman P, Kerckhove D, van Hoonacker P, Berghs B. Addition–subtraction osteotomy with ligamentoplasty for symptomatic trapezial dysplasia with metacarpal instability. J Hand Surg Eur Vol.

2012;37(2):138–44.
[16] Rizzo M, Moran SL, Shin AY. Long-term outcomes of trapeziometacarpal arthrodesis in the management of trapeziometacarpal arthritis. J Hand Surg Am. 2009;34(1):20–6.
[17] Gervis WH. Excision of the trapezium for osteoarthritis of the trapeziometacarpal joint. J Bone Joint Surg. 1949;31–B(4):537–9.
[18] Burton RI, Pellegrini VD. Surgical management of basal joint arthritis of the thumb. Part II. Ligament reconstruction with tendon interposition arthroplasty. J Hand Surg Am. 1986;11(3):324–32.
[19] Weilby A. Tendon interposition arthroplasty of the first carpometacarpal joint. J Hand Surg Br. 1988;13(4):421–5.
[20] DelSignore JL, Accardi KZ. Suture suspension arthroplasty technique for basal joint arthritis reconstruction. Tech Hand Up Extrem Surg. 2009;13(4):166–72.
[21] DeGeorge BR, Chawla SS, Elhassan BT, Kakar S. Basilar thumb arthritis: the utility of suture-button suspensionplasty. Hand. 2019;14(1):66–72.
[22] Avisar E, Elvey M, Wasrbrout Z, Aghasi M. Long-term follow-up of trapeziectomy with abductor pollicis longus tendon interposition arthroplasty for osteoarthritis of the thumb carpometacarpal joint. J Orthop. 2013;10(2):59–64.
[23] Vermeulen GM, Slijper H, Feitz R, Hovius SER, Moojen TM, Selles RW. Surgical management of primary thumb carpometacarpal osteoarthritis: a systematic review. J Hand Surg. 2011;36(1):157–69.
[24] Vandenberghe L, Degreef I, Didden K, Fiews S, de Smet L. Long term outcome of trapeziectomy with ligament reconstruction/tendon interposition versus thumb basal joint prosthesis. J Hand Surg Eur Vol. 2013;38(8):839–43.
[25] Spekreijse KR, Vermeulen GM, Kedilioglu MA, Slijper HP, Feitz R, Hovius SE, et al. The effect of a bone tunnel during ligament reconstruction for trapeziometacarpal osteoarthritis: a 5–year follow-up. J Hand Surg. 2015;40(11):2214–22.
[26] Lerebours A, Marin F, Bouvier S, Egles C, Rassineux A, Masquelet AC. Trends in trapeziometacarpal implant design: a systematic survey based on patents and administrative databases. J Hand Surg. 2020;45:223–38.
[27] Learmonth ID, Young C, Rorabeck C. The operation of the century: total hip replacement. Lancet. Elsevier. 2007;370:1508–19.
[28] de La Caffiniere JY, Aucouturier P. Trapezio-metacarpal arthroplasty by total prosthesis. Hand. 1979;11(1):41–6.
[29] Degeorge B, Dagneaux L, Andrin J, Lazerges C, Coulet B, Chammas M. Do trapeziometacarpal prosthesis provide better metacarpophalangeal stability than trapeziectomy and ligamentoplasty? Orthop Traumatol Surg Res. 2018;104(7):1095–100.
[30] Poulter RJ, Davis TRC. Management of hyperextension of the metacarpophalangeal joint in association with trapeziometacarpal joint osteoarthritis. J Hand Surg Eur Vol. 2011;36(4):280–4.
[31] Toffoli A, Teissier JMAÏA.. Trapeziometacarpal joint arthroplasty: clinical and radiological outcomes of 80 patients with more than 6 years of follow-up. J Hand Surg. 2017;42(10):838.e1–8.
[32] Miller NJK, Davis TRC. Palmar plate capsulodesis for thumb metacarpophalangeal joint hyperextension in association with trapeziometacarpal osteoarthritis. J Hand Surg Eur Vol. 2014;39(3):272–5.
[33] Robles-Molina MJ, López-Caba F, Gómez-Sánchez RC, Cárdenas-Grande E, Pajares-López M, Hernández-Cortés P. Trapeziectomy with ligament reconstruction and tendon interposition versus a trapeziometacarpal prosthesis for the treatment of thumb basal joint osteoarthritis. Orthopedics. 2017;40(4):e681–6.
[34] Robert M. The classic: radiography of the trapeziometacarpal joint. Degenerative changes of this joint. Clin Orthop Relat Res. 2014;472(4):1095–6.
[35] Wolf JM, Oren TW, Ferguson B, Williams A, Petersen B. The carpometacarpal stress view radiograph in the evaluation of trapeziometacarpal joint laxity. J Hand Surg Am. 2009;34(8):1402–6.
[36] Saltzherr MS, van Neck JW, Muradin GSR, Ouwendijk R, Luime JJ, Coert JH, et al. Computed tomography for the detection of thumb base osteoarthritis: comparison with digital radiography. Skelet Radiol. 2013;42(5):715–21.
[37] Eaton R, Glickel S. Trapeziometacarpal osteoarthritis. Staging as a rationale for treatment. Hand Clin. 1987 [cited 2020 Apr 17];3(4):455–71.
[38] Dell PC, Brushart TM, Smith RJ. Treatment of trapeziometacarpal arthritis: results of resection arthroplasty. J Hand Surg. 1978;3(3):243–9.
[39] Ladd AL, Messana JM, Berger AJ, A-PC W. Correlation of clinical disease severity to radiographic thumb osteoarthritis index. J Hand Surg Am. 2015;40(3):474–82.
[40] Kennedy AM, Barker J, Estfan R, Packer GJ. The use of the RegJoint™implant for base of thumb osteoarthritis: results with a minimum follow-up of 2 years. Hand Surg Rehabil. 2020;39(1):53–8.
[41] Vitale MA, Taylor F, Ross M, Moran SL. Trapezium prosthetic arthroplasty (silicone, artelon, metal, and pyrocarbon). Hand Clin. 2013;29(1):37–55.
[42] Clarke S, Hagberg W, Kaufmann RA, Grand A, Wollstein R. Complications with the use of Artelon in thumb CMC joint arthritis. Hand. 2011;6:282–6.
[43] van Royen K, Kestens B, van Laere S, Goubau J, Goorens C. Short-term results after total trapeziectomy with a poly-L/D-Lactide spacer. J Wrist Surg. 2018;07(05):394–8.
[44] Smeraglia F, Barrera-Ochoa S, Mendez-Sanchez G, Basso MA, Balato G, Mir-Bullo X. Partial trapeziectomy and pyrocarbon interpositional arthroplasty for trapeziometacarpal osteoarthritis: minimum 8–year follow-up. J Hand Surg Eur Vol. 2020;175319342090680:27.
[45] Oh W-T, Chun Y-M, Koh I-H, Shin J-K, Choi Y-R, Kang H-J. Tendon versus pyrocarbon interpositional arthroplasty in the treatment of trapeziometacarpal osteoarthritis. Biomed Res Int. 2019;2019:1–10.
[46] Swanson AB. Disabling arthritis at the base of the thumb: treatment by resection of the trapezium and flexible (silicone) implant arthroplasty. J Bone Joint Surg Am. 1972;54(3):456–71.
[47] Krukhaug Y, Lie SA, Havelin LI, Furnes O, Hove LM, Hallan G. The results of 479 thumb carpometacarpal joint replacements reported in the Norwegian Arthroplasty Register. J Hand Surg Eur Vol. 2014;39(8):819–25.
[48] Phaltankar PM, Magnussen PA. Hemiarthroplasty for trapeziometacarpal arthritis-A useful alternative? J Hand Surg Br. 2003;28B(1):80–5.
[49] de Aragon JSM, Moran SL, Rizzo M, Reggin KB, Beckenbaugh RD. Early outcomes of pyrolytic carbon hemiarthroplasty for the treatment of trapezial-metacarpal arthritis. J Hand Surg Am. 2009;34(2):205–12.
[50] Caudwell M, Bayne G, Page RS. Anatomic pyrocarbon hemiarthroplasty for thumb carpometacarpal osteoarthritis in patients under 65 years: mid term results. J Hand Surg (Asian-Pac Volume). 2018;23(04):469–73.
[51] Pritchett JW, Habryl LS. A promising thumb basal joint hemiarthroplasty for treatment of trapeziometacarpal osteoarthritis. Clin Orthop Relat Res. 2012;470(10):2756–63.
[52] Marinello PG, Shreve M, Evans PJ. Outcomes of a cementless thumb basal joint hemiarthroplasty for the treatment of trapeziometacarpal osteoarthritis. Oral Presentation at AAHS Annual Meeting. 2016.
[53] Van RJ, Kimmenade D, Bullens PH, Raven EE. Short term results of the Ascension?Nugrip™Cmc implant for thumb carpometacarpal osteoarthritis. Internet J Orthop Surg. 2014;22(1):1–7.
[54] Florez GB, Rubio F. Carpometacarpal hemiarthroplasty. Oper Tech Orthop. 2018;28(1):43–8.
[55] Klahn A, Nygaard M, Gvozdenovic R, Boeckstyns MEH. Elektra prosthesis for trapeziometacarpal osteoarthritis: a follow-up of 39 consecutive cases. J Hand Surg Eur Vol. 2012;37(7):605–9.
[56] Thorkildsen RD, Johansson CB, Hogmalm J, Johansson PH, Røkkum M. Early cup loosening after metal-on-metal total joint replacement

[57] Goubau J, Goubau L, Goorens C, van Hoonacker P, Kerckhove D, Vanmierlo B, et al. De Quervain tenosynovitis following trapeziometacarpal ball-and-socket joint replacement. J Wrist Surg. 2015;04(01):035–42.

[58] Giddins G. Functional outcomes after surgery for thumb carpometacarpal joint arthritis. J Hand Surg Eur Vol. 2020;45(1):64–70.

[59] Ganhewa AD, Wu R, Chae MP, Tobin V, Miller GS, Smith JA, et al. Failure rates of base of thumb arthritis surgery: a systematic review. J Hand Surg. 2019;44(9):728–741.e10.

[60] Huang K, Hollevoet N, Giddins G. Thumb carpometacarpal joint total arthroplasty: a systematic review. J Hand Surg Eur Vol. 2015;40(4):338–50.

[61] Cebrian-Gomez R, Lizaur-Utrilla A, Sebastia-Forcada E, Lopez-Prats FA. Outcomes of cementless joint prosthesis versus tendon interposition for trapeziometacarpal osteoarthritis: a prospective study. J Hand Surg Eur Vol. 2019;44(2):151–8.

[62] Ulrich-Vinther M, Puggaard H, Lange B. Prospective 1-year follow-up study comparing joint prosthesis with tendon interposition arthroplasty in treatment of trapeziometacarpal osteoarthritis. J Hand Surg. 2008;33(8):1369–77.

[63] Thorkildsen RD, Røkkum M. Trapeziectomy with LRTI or joint replacement for CMC1 arthritis, a randomized controlled trial. J Plast Surg Hand Surg. 2019;53(6):361–9.

[64] Vissers G, Goorens CK, Vanmierlo B, Bonte F, Mermuys K, Fils JF, et al. Ivory arthroplasty for trapeziometacarpal osteoarthritis: 10-year follow-up. J Hand Surg Eur Vol. 2019;44(2):138–45.

[65] Tchurukdichian A, Guillier D, Moris V, See LA, Macheboeuf Y. Results of 110 IVORY® prostheses for trapeziometacarpal osteoarthritis with a minimum follow-up of 10 years. J Hand Surg Eur Vol. 2020;0(0):1–7.

[66] Cootjans K, Vanhaecke J, Dezillie M, Barth J, Pottel H, Stockmans F. Joint survival analysis and clinical outcome of total joint arthroplasties with the ARPE implant in the treatment of trapeziometacarpal osteoarthritis with a minimal follow-up of 5 years. J Hand Surg. 2017;42(8):630–8.

[67] Martin-Ferrero M. Ten-year long-term results of total joint arthroplasties with ARPE® implant in the treatment of trapeziometacarpal osteoarthritis. J Hand Surg Eur Vol. 2014;39(8):826–32.

[68] Dumartinet-Gibaud R, Bigorre N, Raimbeau G, Jeudy J, saint Cast Y. Arpe total joint arthroplasty for trapeziometacarpal osteoarthritis: 80 thumbs in 63 patients with a minimum of 10 years follow-up. J Hand Surg Eur Vol. 2020;0(0):1–5.

[69] Johnston P, Getgood A, Larson D, Chojnowski AJ, Chakrabarti AJ, Chapman PG. De la Caffinière thumb trapeziometacarpal joint arthroplasty: 16–26 year follow-up. J Hand Surg Eur Vol. 2012;37(7):621–4.

[70] Duerinckx J, Perelli S, Caekebeke P. Short report letter: cortical contact is unnecessary to prevent stem subsidence in cementless trapeziometacarpal arthroplasty. J Hand Surg Eur Vol. 2018;43(1):98–9.

[71] Brauns A, Caekebeke P, Duerinckx J. The effect of cup orientation on stability of trapeziometacarpal total joint arthroplasty: a biomechanical cadaver study. J Hand Surg Eur Vol. 2019;44(7):708–13.

[72] Yuan F, Aliu O, Chung KC, Mahmoudi E. Evidence-based practice in the surgical treatment of thumb carpometacarpal joint arthritis. J Hand Surg. 2017;42(2):104–112.e1.

[73] Jager T, Barbary S, Dap F, Dautel G. Analyse de la douleur postopératoire et des résultats fonctionnels précoces dans le traitement de la rhizarthrose. étude prospective comparative de 74 patientes trapézectomie-interposition vs prothèse MAIA® Chir Main. 2013;32(2):55–62.

[74] Barrera-Ochoa S, Vidal-Tarrason N, Correa-Vázquez E, Reverte-Vinaixa MM, Font-Segura J, Mir-Bullo X. Pyrocarbon interposition (PyroDisk) implant for trapeziometacarpal osteoarthritis: minimum 5-year follow-up. J Hand Surg Am. 2014;39(11):2150–60.

[75] Lenoir H, Erbland A, Lumens D, Coulet B, Chammas M. Trapeziectomy and ligament reconstruction tendon interposition after failed trapeziometacarpal joint replacement. Hand Surg Rehabil. 2016;35(1):21–6.

[76] Kaszap B, Daecke W, Jung M. Outcome comparison of primary trapeziectomy versus secondary trapeziectomy following failed total trapeziometacarpal joint replacement. J Hand Surg. 2013;38(5):863–871.e3.

[77] Lussiez B, Atlan F. Analyse radiologique de deux types de cupules de prothèse trapézo-métacarpienne. À propos de 50 cas Chirurgie de la Main. 2012;31(6):395.

[78] Duerinckx J, Caekebeke P. Trapezium anatomy as a radiographic reference for optimal cup orientation in total trapeziometacarpal joint arthroplasty. J Hand Surg Eur Vol. 2016;41(9):939–43.

[79] D'Agostino P, Dourthe B, Kerkhof F, Vereecke EE, Stockmans F. Impact of osteoarthritis and total joint arthroplasty on the kinematics of the trapeziometacarpal joint: a Pilot study. J Hand Surg. 2018;43(4):382. e1–382.e10.

[80] D'Agostino P, Dourthe B, Kerkhof F, Harry Van Lenthe G, Stockmans F, Vereecke EE. In vivo biomechanical behavior of the trapeziometacarpal joint in healthy and osteoarthritic subjects. Clin Biomech. 2017;49:119–27.

[81] Lussiez B. Prothèses trapézométacarpiennes à double mobilité – principes biomécaniques. Chir Main. 2015;34(6):388–9.

[82] Tchurukdichian A, Gerenton B, Moris V, See LA, Stivala A, Guillier D. Outcomes of double-mobility prosthesis in Trapeziometacarpal joint arthritis with a minimal 3 years of follow-up: an advantage for implant stability. Hand. 2019;0(0):1–7.

[83] di Laura A, Hothi H, Battisti C, Cerquiglini A, Henckel J, Skinner J, et al. Wear of dual-mobility cups: a review article. Int Orthop. 2017;41(3):625–33.

[84] Boyer B, Neri T, Geringer J, di Iorio A, Philippot R, Farizon F. Long-term wear of dual mobility total hip replacement cups: explant study. Int Orthop. 2018;42(1):41–7.

[85] Yousef S. Polymer nanocomposite artificial joints. In: Carbon nanotubes-current progress of their polymer composites: IntechOpen, London, UK; 2016. p. 253–73.

[86] Benaiss S, Dunaud J-L, Gueriat F, Henry L, Hornstein S, Laterzaleroy C, et al. La prothèse trapézo-métacarpienne rubis 2 : résultats à plus de dix ans à propos de 61 implantations. Chir Main. 2011;30(6):435.

[87] Dehl M, Chelli M, Lippmann S, Benaissa S, Rotari V, Moughabghab M. Results of 115 Rubis II reverse thumb carpometacarpal joint prostheses with a mean follow-up of 10 years. J Hand Surg Eur Vol. 2017;42(6):592–8.

[88] Semere A, Vuillerme N, Corcella D, Forli A, Moutet F. Results with the Roseland® HAC trapeziometacarpal prosthesis after more than 10 years. Chir Main. 2015;34(2):59–66.

第 15 章 翻修 / 失败的腕掌指关节置换术
Revision/Failed Carpometacarpophalangeal Joint Arthroplasty

Maria Yan　Nicole Zelenski　Samyd S. Bustos　Doga Kuruoglu　Steven L. Moran　著
吴一芃　译

拇指腕掌关节置换术是治疗拇指腕掌关节炎的首选方法。这是美国排名第三位的常见手部外科手术，腕管松解和扳机手指松解则更为常见[1]。拇指 CMC 关节置换术的总体目标是解决疼痛和保留功能。已经描述了几种治疗拇指 CMC 关节炎的方法，包括关节融合术、大多角骨切除加或不加软组织间置和韧带重建、悬吊关节置换术和 CMC 假体置换术[2-6]。尽管有多种选择，软组织关节置换术（由大多角骨切除、韧带重建和肌腱间置组成的手术）仍是美国治疗 CMC 关节炎最常见的手术[7]。

第一腕掌关节的初次软组织置换术一般耐受性好，并发症少，疼痛缓解效果可靠；然而，少量患者在随访过程中出现持续性疼痛或复发症状[8]。保守治疗，如夹板和类固醇注射，在许多情况下都可以成功；然而，在持续疼痛或拇指功能受限的情况下，可能需要进行翻修手术。总体而言，初次 CMC 手术后再手术的发生率报道在 2.5%～5%[8-10]。Mattila 检查了 1142 例大多角骨掌骨关节置换术，发现年轻患者（定义为年龄小于 55 岁）进行翻修手术的风险增加[8]。

总体而言，CMC 关节置换术的失败可以分为三大类：①未能解决潜在的病理问题；②手术或植入物的机械故障；③手术引起的医源性疼痛。机械故障，如 CMC 融合、撞击或下沉的掌骨和假体松动，与医学性神经性并发症相比，翻修手术后通常有更好的结果[11]。据报道，再次手术最常见的原因是掌骨下沉，由于掌骨和舟状骨之间的接触而引起疼痛[8]。其他不太常见的翻修手术原因包括桡神经浅支神经炎，不完全大多角骨切除，以及未经治疗的舟状骨关节炎[10]。

虽然这些情况并不常见，但这些患者的治疗可能会因既往手术瘢痕和长期残疾而变得复杂。几项研究已经描述了各种翻修技术，包括带或不带软组织介入的再切除关节置换术、韧带重建和融合。本章将着重于识别持续性疼痛的原因及其外科治疗。

一、评估与诊断

临床评估

在首次 CMC 关节置换术后持续疼痛的情况下，应遵循系统的诊断计划。初次手术后的前 3～6 个月内的疼痛应考虑为手术残余疼痛，并采用活动调整和夹板固定等保守措施进行治疗。如果疼痛持续超过 6 个月，则应进行进一步调查，以确保最佳结果。首先应排除关节置换术的技术错误和拇指疼痛的其他原因。了解失败的原因是成功治疗的必要条件；然而，由于瘢痕和术后解剖的改变，这很难识别。因此，我们遵循以下步骤以避免误诊[11]。

1. 病史和体检

体检应包括拇指活动范围、握力和稳定性。应排除拇指掌指关节过度伸展、畸形和持续疼痛不稳。研磨试验呈阳性可提示掌骨疼痛下沉。应仔细触诊第一和第二掌骨根部之间的间隙及 STT

关节，以排除第二掌骨基底部残留导致疼痛的骨赘、假体关节置换术中的 STT 关节炎，或大多角骨切除术中未经治疗的舟状骨 – 大多角骨关节炎。同时，基底部拇指疼痛的其他病因，如 de Quervain 滑膜炎、拇指狭窄性腱鞘炎（扳机拇指）和 FCR 肌腱炎应被排除。

表明 CMC 关节置换术失败的机械症状通常表现为深度疼痛、磨痛或夹握不稳感。患者可出现掌骨基底部下沉及不稳定。有症状性下沉的患者表现为影像学上的下沉，以及拇指底部的压痛，紧握和捏捏会加重。通过检查拇指 CMC 关节在舟状骨外侧边缘的位置，以及它是否保持稳定，或在轻度受力下是否容易移位或半脱位，可以评估韧带重建的稳定性（图 15-1）。

症状性捏或抓无力也可能是未能纠正 MCP 过度伸展畸形的原因（图 15-1）。应评估患者是否有 MCP 关节过度伸展或退行性改变，以确保这不是持续性症状的原因。诊断性注射可以帮助确定这些复杂患者的疼痛产生因素。

掌骨底部的过度限制可能表现为第一蹼空间的外展挛缩，并导致手掌和拇指不能平放在检查台上。它可能会导致第一掌骨底部与梯形或第二掌骨相撞，触诊这些区域通常会引起疼痛。在使用肌腱或缝合悬吊技术进行悬吊术后，可能会导致过度限制。

最后，神经源性疼痛可由桡神经浅支（superficial branch of the radial nerve，SBRN）或前臂外侧皮神经终末支（lateral antebrachial cutaneous nerve，LABC）的损伤或刺激引起。疼痛通常被描述为弥漫性和灼热性，但可能表现为瘢痕内或瘢痕附近的离散性神经瘤。患者经常触觉过敏。神经瘤上可能会出现 Tinel 征。对于这些病例，我们发现 LABC 和（或）SBRN 的近端选择性神经阻滞可以帮助识别受损的神经，并建议是否需要手术探查[12]。

2. 放射学检查结果

X 线有助于识别下沉、舟状骨关节炎、MCP 关节病或 STT 关节炎。X 线还将识别假体植入失败、半脱位或金属化的证据。X 线应包括拇指和手腕的后前位、侧位和斜位。聚焦的拇指 CMC 关节显影应采用真正的前后位或 Robert 切面，包括将前臂置于最大旋前，拇指背侧放在 X 线盒上[13]。其他视图包括真正的侧位视图或 Bett 视图，它允许在没有重叠的情况下可视化所有大多角骨关节[14]。这需要将前臂放在中立的位置，拇指外展，手腕尺侧偏斜，尺偏和拇指外展切面也可以用来评估 STT 病理[15]。

可以通过基底关节应力视图来评估动态不稳定性。这是一个前后视图，可以通过要求患者将拇指按在一起来获得。这一观点对于指征手术前拇指 CMC 关节半脱位的评估是很好的，但也可以作为持续性疼痛的原因来评估残余的不稳定或动态的植入物半脱位[13, 16]。为了评估掌骨下沉，推荐使用夹点侧位片。患者被要求将拇指按在弯曲的示指上，机器的光束以 CMC 关节为中心[16, 17]。

虽然 X 线一直是诊断和评估关节置换术后持续 CMC 疼痛的主要成像技术，但也可以使用其他成像方式。计算机断层扫描有助于检测导致撞击的梯形或骨赘的残余碎片。CT 扫描在热解碳植入后疼痛的情况下尤其有价值，在这种情况下，

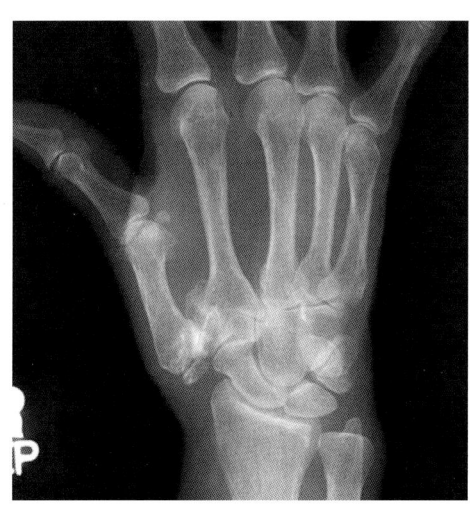

▲ 图 15-1 68 岁女性，既往行半梯形切除术和肌腱间置检查时，她表现为有症状的掌骨基底部疼痛下沉。患者还患有症状性掌指关节过伸，在掌骨基底部和掌指关节按压时产生疼痛

微小的大多角骨骨折可能会被植入物本身遮盖（图15-2）。骨扫描可以帮助区分骨骼和关节疼痛与神经源性或瘢痕相关的疼痛，但我们发现选择性神经注射更有价值。

二、失败原因

（一）保留大多角骨

在Cooney对154例CMC关节置换术的研究中，保留的大多角骨就像在半月形切除术和关节镜下大多角骨切除术中看到的那样，是导致疼痛复发的一个明显的危险因素。因为大多角骨与周围的5块骨头相连，所以在保留的大多角骨与舟状骨、小多角骨、第二掌骨或第一掌骨之间可能存在持续性疼痛发生点。Cooney显示移除了剩余的大多角骨，以缓解疼痛和改善功能（图15-3）。其他选择当然可以包括间置关节置换术和大多角骨去神经[18]。

（二）下沉

一些研究人员报道掌骨下沉是大多角骨切除术[9]后最常见的并发症。它可垂直或背侧放射状侵犯相邻舟状骨、第二掌骨基底或小多角骨[19]。如果不使用假体，大多数CMC关节置换术后都会出现一定程度的下沉[20]；然而，下沉并不总是产生疼痛，在没有临床症状学的放射学下沉并不是翻修的指征，掌骨-舟骨/小多角骨撞击相关性疼

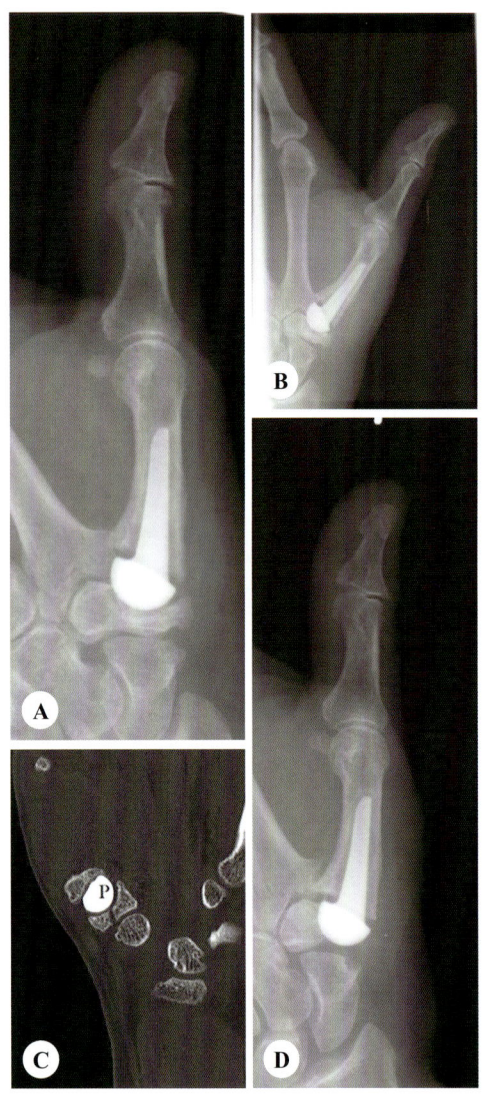

▲ 图15-2　A. 65岁女性，在腕掌关节炎前3年接受热解碳半关节置换术。患者跌倒后出现拇指根部疼痛。B和C. 平片并未显示与先前的X线片（B）相比有明显变化；然而，CT扫描（C）显示大多角骨骨折，这是患者疼痛的原因。D. 患者改行大多角骨切除术，热解碳现在可以无痛地与舟状骨连接。患者完全恢复功能

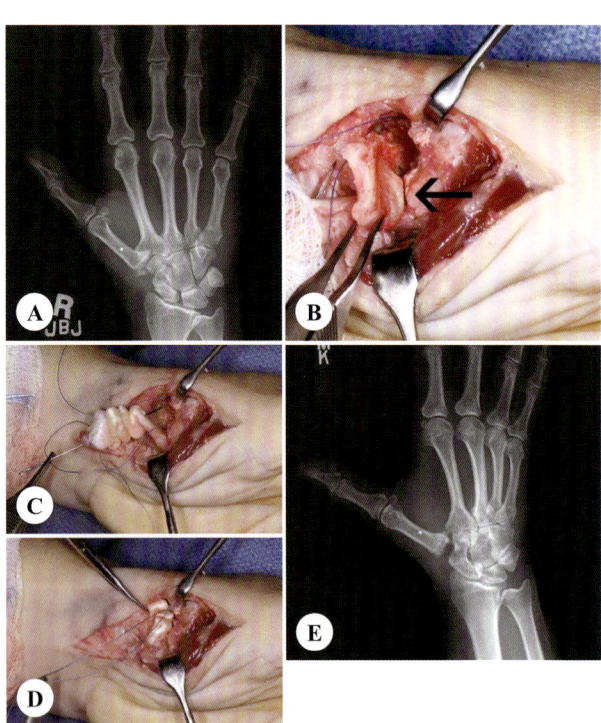

▲ 图15-3　大多角骨切除术后拇指持续性疼痛患者的大多角骨部分保留影像

A. 前后位片显示大多角骨切除部位不透明；B. 显示被切除的近端大多角骨（箭）被保留；C和D. 桡侧腕屈肌的剩余部分用于进行韧带重建和肌腱间置；E. 前后位片显示影像学改善和拇指运动的临床恢复

痛或继发性掌舟骨关节炎是翻修的主要原因。

目前几乎没有高水平的比较论证来描述处理下沉导致疼痛性撞击的最佳方法[21-23]。到目前为止，前瞻性和回顾性研究尚未明确显示任何翻修手术在功能、疼痛缓解、握力或任何结果测量方面与单纯的大多角骨切除术相比都更胜一筹[20, 23-32]。

许多外科医生建议采用另一种悬架技术或更新的骨间悬架缝合线[33]来处理下沉。Sadhu及其同事的研究表明，与初次关节置换术[34]相比，继发LRTI倾向于产生更糟糕的结果。除了经典的LRTI可以用来悬吊或稳定掌骨外，还介绍了几种技术，其中包括ECRL或APL肌腱[35]滑移。也可以使用脱细胞真皮基质或其他形式的插入材料来填充梯形空洞，防止掌骨进一步下沉[22]。对于顽固性病例，Jones及其同事也证明了使用焦炭CMC植入剩余掌骨，并与舟骨远端连接，以解决下沉症状（图15-2）[36]。

（三）遗漏的关节炎

多角骨周围关节炎会导致CMC关节置换术后的残余疼痛[37]。在大多角骨切除手术中，手术时未能解决舟状骨关节炎可能会导致持续性的疼痛，这种关节应该总是在指数手术之前（和期间）进行评估[38]。这种关节通常很难在检查中分离出来，应该在手术前用尺骨偏斜和拇指外展切面进行评估，并在每次大多角骨切除术时进行肉眼检查[15, 37]。舟状骨关节炎的存在是CMC植入性关节置换术的禁忌证，因为该手术不能解决关节炎，而关节炎可能是植入性关节置换术后持续性的症状或疼痛的原因。一系列针对大多角骨掌骨关节炎的第二代人工关节置换术表明，STT关节炎是最常见的翻修原因[6]。

非充分的大多角骨切除或残留骨赘也可能导致这些患者的持续性疼痛，这可以通过完整切除来纠正。在Cooney[9]的研究中，17个翻修病例中有3个是由大多角骨初次半切除软组织关节置换术后残留的关节炎引起的。建议在初次手术和翻修手术时探查第一和第二掌骨基底部之间的隐窝。在Cooney和Megerle的研究中，作者指出掌骨底部的骨赘是持续性疼痛的原因，应该在翻修过程中移除[9, 10]。

（四）邻近关节关节炎进展

进展性关节炎最常发生在多角骨掌骨关节融合术后，但也可能发生在假体置换术后（图15-4）。拇指CMC关节融合可能加速退行性骨关节炎的进展，并导致舟骨、大小多角骨之间的关节炎。在Rizzo等[39]的回顾性研究中，作者对126例拇指多角骨腕关节融合术患者进行了平均11.2年的随访。作者报道说，39例（31%）出现舟骨-大小多角骨关节炎的放射学进展，其中8例（6%）有症状，2例需要额外手术。在另一项平均随访近8

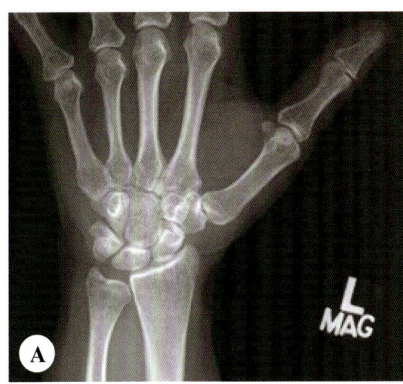
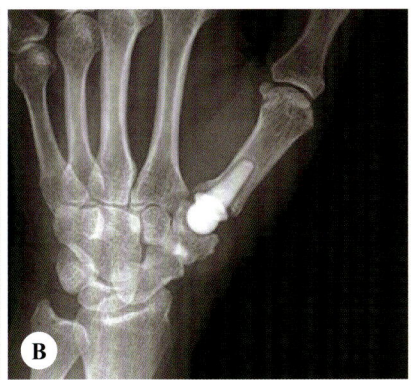
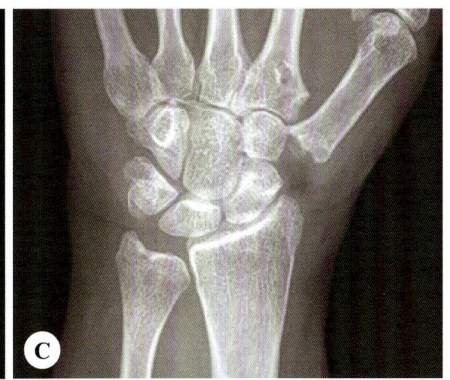

▲ 图15-4 A. 如前后位片所示，63岁的活动性女性患有腕掌关节炎。患者接受了第二代热解碳植入物的治疗，恢复了良好的运动和力量。B. 18个月时，患者开始抱怨舟骨-多角骨关节底部掌侧疼痛。热解碳植入物植入2年的术后X线显示有舟骨多角骨关节炎的证据。C. 改行斜方切除Thompson悬吊术，症状缓解

年的研究中，Damen 等指出，与未手术的对侧拇指相比，融合拇指发生 STT 关节炎的放射学进展更快[40]。其他研究显示多角骨周围关节炎的发生率较低，可能是随访时间较短的结果[41, 42]。应该对患者进行有关多角骨周围关节炎的潜在发展的问诊，如果考虑将多角骨 – 掌骨融合术作为初次 CMC 关节置换术的补救手段，可能需要随后的手术干预。

（五）神经炎与复杂区域疼痛综合征

前臂外侧皮神经损伤和继发性神经炎是 CMC 关节置换术后最常见的两种并发症（Megerle 2011）。在第一个 CMC 关节的标准入路中，会遇到桡神经浅感觉支，应对含有该神经的厚皮瓣加以识别和保护。在考虑手术干预之前，症状应该在最初的脱敏治疗后至少进行 6 个月的非手术治疗。可以对 SBRN 或 LABCN 进行神经松解或修复。在严重的情况下，靶向肌肉再支配（targeted muscle reinnervation，TMR）或再生周围神经接口（regenerative peripheral nerve interfaces，RPNI）可能在这种情况的治疗中发挥作用。

复杂区域疼痛综合征（complex regional pain syndrome，CRPS）是一种自主神经感觉功能障碍，可能提示存在或不存在神经损伤。其特征是疼痛、肿胀、活动范围受限、血管运动不稳定、皮肤改变和片状分布的骨脱矿[43]。它可能是直接神经损伤的结果，也可能是由对手术的交感神经反应所致。在将疼痛归因于 CRPS 之前，应确保疼痛不是由神经损伤引起的。选择性神经阻滞通常可以识别神经损伤。当排除神经损伤和压迫时，CRPS 的治疗应包括患者教育，并应避免多学科团队方法和翻修手术[44]。

（六）掌指关节过伸

无法解决 30°~40° 的过度伸展可能导致 MCP 关节置换术后疼痛和功能减弱[45, 46]。理想情况下，MCP 的过度伸展应在手术前评估，并在指征过程中处理。MCP 关节置换术后无处理的过度伸展可能导致掌骨内收畸形并导致撞击。残留的夹捏或抓握无力提示 MCP 过度伸展尚未解决。可能很难区分 MCP 过度伸展是失败的原因或是掌骨塌陷的自然进展；不管是什么原因，已知超过 10% 的需要 CMC 关节置换术翻修的患者存在这种情况[47]。

（七）植入性关节置换术安装中的特殊考虑

假体 CMC 关节置换术存在一个有问题的历史。早期金属植入物设计，主要用于欧洲，无菌杯松动、金属病和脱位的发生率很高，导致植入物拔除率高得令人难以接受[48-51]。较新的设计避免了金属对金属的关节置换，失败率在 4%~11%[52-54]。大多数失败的假体 CMC 关节置换术可以转化为大多角骨切除，切除大多角骨及多角骨假体，在某些情况下摘除掌骨干[55]。

在过去的 20 年里，美国和欧洲使用金属或热解碳进行半关节置换术越来越受欢迎。尽管采用了较新的材料和植入物设计，但这些半关节置换术的并发症发生率仍然高于首次大多角骨切除术加或不加悬吊术[6]。半脱位是半关节置换术后最常见的并发症，也是植入物失败的主要原因。在热解碳半关节置换术治疗的 54 个拇指 CMC 关节中，de Aragon 报道了 15 个失败病例中有 10 个是由于掌骨半脱位或脱位[56]。作者将高半脱位率归因于浅多角骨杯的形状。

在半关节置换术中，充分切除掌骨底部，使用较大的植入物，在大多角骨内集中放置假体，以及强有力的关节囊重建是预防术后不稳定和背侧半脱位的关键[56, 57]。通过可吸收的骨间缝合线或克氏针[24, 56, 57]，可以在关节囊愈合的早期阶段保持植入物的位置。

第二代热解碳植入物的使用降低了症状性半脱位的发生率。在接受 CMC 人工关节置换术的 47 名患者中，只有 3.5% 的患者因不稳定而需要翻修。在本系列中，最常见的翻修或植入物取出的原因是 STT 关节炎的发展。有趣的是，植入关节置换术和大多角骨切除悬吊术的下沉率相似

（13%）[58]。感染、无菌性松动和大多角骨骨折也被描述为 CMC 半关节置换术的罕见并发症。这些并发症可能需要移除植入物并转换为完整大多角骨切除术[56]。

三、治疗

如果患者在初次 CMC 关节置换术后出现症状，并且保守治疗失败，如果可以确定潜在的病理，应该考虑 2 次手术或翻修关节置换术。诊断的准确性是成功的翻修手术的关键。翻修手术可以克服机械性并发症，包括掌骨下沉、半脱位、植入失败和持续的关节炎。在翻修手术前，患者不应该抱有太大的期望值[34]。

有几种翻修 CMC 关节置换术的外科技术，没有一种技术被证明是优越的。翻修手术应该根据初次手术失败的原因个体化，处理所有的病理部位[59]。最终，目标是减轻疼痛，重建运动，恢复握力，恢复手的整体功能[60]。Papatheodorou 等[59]描述了拇指 CMC 关节置换失败翻修手术的三个组成部分：①保留掌骨和舟状骨两侧的间隙；②识别和处理任何潜在的舟骨多角骨关节的关节炎；③治疗 MCP 过度伸展。

（一）悬吊或不悬吊翻修的间置关节置换术

通过软组织翻修关节置换术可以克服机械性疼痛或体检时出现疼痛的困难[9]。在拇指根部和 MCP 关节下沉的情况下，过度伸展、重复悬吊加或不加软组织间置入和 MCP 融合术均可获得成功的结果[8]。另外，在检查中发现器质性不稳定的患者也应该接受韧带重建[59]。

对于翻修手术，我们倾向于从 CMC 关节的背侧显露。做纵向切口，从第一掌骨中干穿过第一背侧间室延伸至桡骨茎突。注意识别和保护浅层皮肤神经。确定 SPRN，如果神经被瘢痕组织包裹，则进行神经松解术，因为这可能是神经病理性疼痛的原因。识别并活动桡动脉深支和 APL 肌腱。APL 和 EPB 之间的间隔用于进入关节。如有必要，可借助透视确定手术部位的位置。一旦到达 CMC 关节切除的位置，检查之前大多角骨切除或肌腱间置形成的空洞，寻找液体或滑膜炎的证据。我们评估外部和内部肌腱结构的完整性，并确认先前放置的自体或同种异体肌腱间置物是否移位。应仔细检查和触诊第一和第二掌骨基底部之间的间隙，以检查是否残留骨碎片。然后，我们系统地移除所有剩余的大多角骨，第一掌骨的尺侧"足趾"，以及第二掌骨底部的任何骨赘。最后，评估舟骨交界处是否有关节病的证据，如果有的话，用骨刀将大多角骨近端的 2~3mm 进行大幅切除（图 15-5）。在这一点上，外科医生必须决定他们是否希望继续进行软组织植入或重复悬吊。如果有症状性的术前不稳定，我们建议再次暂停。

有几种技术用于初级 CMC 悬吊置换术，也可用于翻修悬吊[10]。LRTI 失败后，FCR 肌腱剩余的完整部分仍可用于二次手术[61]。但如果没有肌腱，则可以使用 ECRL、APL 或桡侧腕短伸肌（extensor carpi radialis brevis，ECRB）（图 15-6）。据报道，外展拇长肌移植是一种快速可靠的技术，供区发病率极低（图 15-7）。我们倾向于使用 APL 的一

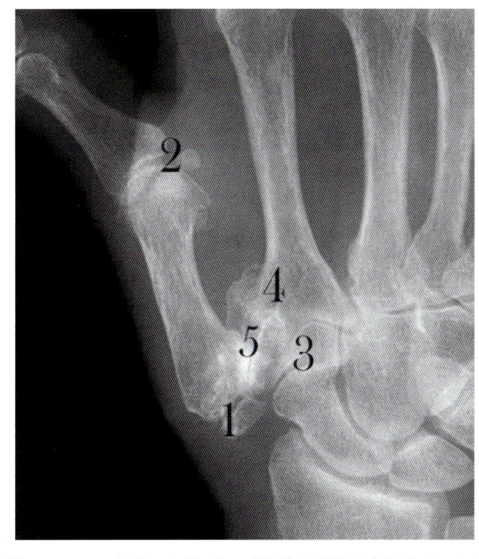

▲ 图 15-5 腕掌手术后可导致持续机械性疼痛和撞击的区域
1. 保留的大多角骨；2. 掌指关节过伸或掌指关节炎；3. 大多角骨-小多角骨关节炎；4. 第二掌骨基底骨赘；5. 第一掌骨基底骨赘。翻修时应对所有区域进行评估

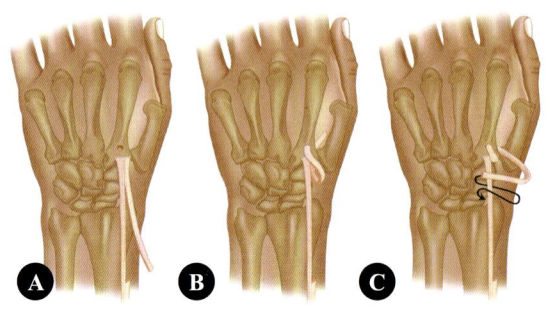

▲ 图 15-6 艺术家描绘的以 ECRL 作为间置移植物和悬吊置换术处理的初次腕掌关节置换术失败
A. 桡侧 1/3～1/2 的 ECRL 可通过第二掌骨基底部的钻孔；B. 肌腱穿过第一掌骨基底部；C. 肌腱可作为插入垫片置入大多角骨所留下的间隙或绕过拇长展肌，并返回到 ECRL 插入物以悬吊掌骨（Mayo Clinic 版权所有）

个滑脱来进行 Thompson 改良的悬吊置换术[62]。APL 的远端滑移从桡背侧到掌侧和尺侧[11]通过第一掌骨基底。肌腱随后通过第二掌骨轴的斜隧道，形成掌侧、桡侧到第二掌骨基底 ECRL 插入处的掌骨背侧。图示 APL 肌腱滑移处于张力状态，悬浮掌骨基底。用骨锚固定或将肌腱编织到 ECRL 肌腱的插入处。如果外科医生愿意，可以将多余的肌腱放入被切除的大多角骨留下的空隙中。

另一种选择是取一部分 ECRL，将肌腱置于第一掌骨和第二掌骨之间的掌侧，并缝回自体上，Kakinoki 等[63]报道了一例成功的第一和第二掌关节间韧带重建的二期悬吊关节置换术，该患者在韧带重建和肌腱间置失败后发生撞击。

如果没有合适的局部肌腱可用，可以考虑采用游离肱三头肌腱鹰嘴骨移植进行悬吊置换术。小心挖掘拇指基底部，留下完整的骨皮质边缘。将鹰嘴骨塞放入腔内。接下来，使用螺钉进行干涉固定。在第二掌骨底部钻一个洞，肱三头肌腱移植物穿过它，随后自体编织，作为第二掌骨和第一掌骨基底之间的间隔物。作者报道了令人满意的结果，供区发病率低[64]。肌腱的替代方法包括使用第一和第二掌骨之间的缝合悬吊术；如果 LRTI[35]翻修后仍存在不稳定性，则可采用基于肌腱的悬吊置换术对该结构进行加固。

替代悬吊的方法包括简单的血肿牵张关节置

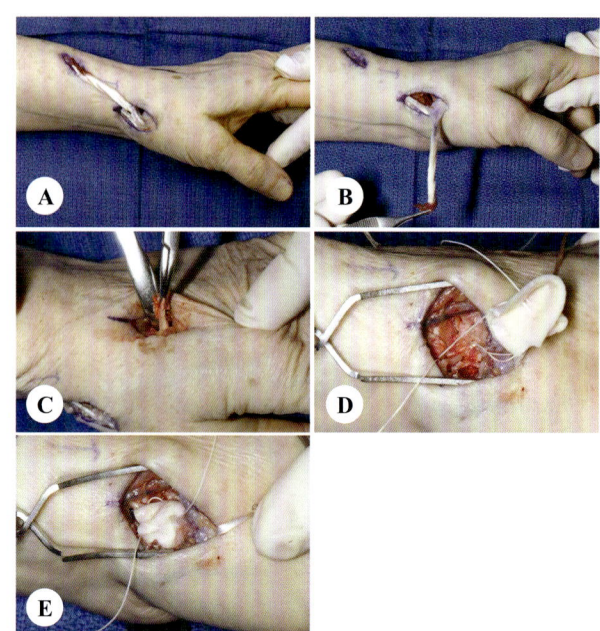

▲ 图 15-7 A 至 C. 改进的 Thompson 悬架置换术与图 15-6 中描述的桡侧腕伸肌长头（ECRL）肌腱手术相似；然而拇长展肌（A 和 B）通过第一掌骨基底，然后通过第二掌骨基底（C）来悬挂第一掌骨。D 和 E. 在本例中，将额外的脱细胞真皮缝入大多角骨空洞残留空隙，通过更多的软组织进一步防止下沉

换术或在掌骨和舟状骨之间放置间隔结构。脱细胞真皮基质可以折叠，以补充先前的植入物，增加体积和支撑（图 15-7）。大多角骨上的钻孔可以用来在肌腱悬吊上从梯形到掌骨底部的缝合，以固定之前由大多角骨占据的这个空间内的间隙[65]。脱细胞真皮基质的替代物包括阔筋膜张肌肌腱移植。软组织间置也可以增加到以上任何一种悬吊方法中。

（二）腕掌人工关节置换术的翻修

随着植入性关节置换术的继续普及，翻修手术将变得更加普遍[6]。失败的原因可能包括反复 / 持续性疼痛、脱位、松动和感染。在极少数情况下，脱位可能适合闭合复位和固定；然而，大多角骨骨折、侵蚀或植入物严重失败通常需要取出植入物（如果可能），并转换为完整的大多角骨切除和韧带间置或悬吊置换术。

1. 植入物挽救

如果植入物半脱位没有其他原因，则可以移除之前的植入物，并使用圆钻加深大多角骨杯以

第 15 章 翻修 / 失败的腕掌指关节置换术
Revision/Failed Carpometacarpophalangeal Joint Arthroplasty

利于植入物的位置和稳定（图 15-8）。一旦形成合适的轮廓，就用克氏针在掌骨背侧基部和大多角骨上钻孔。植入物被替换，然后一个大重量的可吸收缝合线通过钻洞以八字形缝合线为基础。缝合线弯曲与第一掌骨系在一起。这种缝合方法有助于预防术后早期再次发生半脱位和脱位。在假体上缝合关节囊。如果关节囊有缺陷，APL 的滑移可用于加固关节囊。术后固定需持续 4~6 周。

如果 STT 关节炎发生在位置良好的半关节置换术中，可以考虑选择间置性 STT 关节置换术。我们采用背侧入路，保护好桡动脉，显露舟骨关节。打开关节囊，去除大多角骨的近端关节表面，以无细胞真皮或阔筋膜取代。修复包膜，并将拇指固定 2 周。另一种选择是去除大多角骨进行热解碳半关节置换术，热解碳近端部件可以连接在舟状骨上（图 15-2）。

2. 修改为 LRTI（韧带重建肌腱植入术）

植入性关节置换术失败的一种选择是通过原切口取出植入物，将 APL 的囊膜或肌腱折叠并内陷到取出的植入物留下的空腔中[66, 67]。上面列出的任何翻修 LRTI 技术也可以在植入物移除后用于抢救和悬吊剩余的掌骨。克氏针可以通过从第一掌骨钻到第二掌骨来增加悬浮力，以稳定第一掌骨的底部 4~6 周。如果植入物取出后第一掌骨持续内收挛缩，肌肉上的筋膜和内收肌与第一掌骨的附着处应该分开[60]。此外，如果存在远端指间关节过度伸展，则应予以处理[66, 67]。

（三）拇指与示指融合（图 15-9）

拇指示指掌骨关节融合术旨在为顽固性患者提供无痛、稳定的第一掌骨基底，但其缺点是活动范围减少，受累拇指短缩，需要长时间固定才能实现愈合。尽管如此，关节融合术仍可保持拇指的骨性基础，对于体力劳动者等工作要求高的患者可能是有益的[68]。

在第一和第二掌骨 / 腕掌骨关节之间做一个切口。小心保护桡神经的感觉分支，识别、拉开和保护桡动脉。深部剥离至掌骨间间隙和之前的大多角骨切除术部位。如果曾行间置术和悬吊置换术，则将其切除以显露第一掌骨的基底部。

在第一掌骨尺背侧缘做一个切口，以显露示指 - 大多角骨掌骨间隙。显露整个大多角骨和示指 CMC 关节，以及拇指根部。直到骨端清晰可见，第二掌骨的大多角骨、桡骨面和第一掌骨的基底部就准备好了。良好的轮廓需要与空间相匹配，就像"杯和柄"的一部分。用刮匙进行细致的清创，然后通过软骨下骨穿孔，显露出约 70%

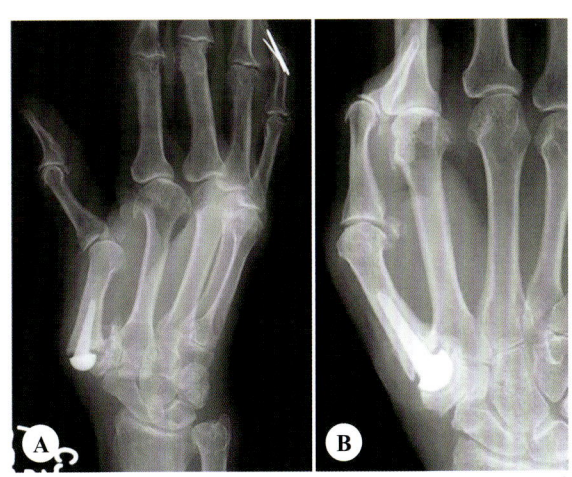

▲ 图 15-8 **A.** 前后位 X 线片显示第一代热解碳腕掌半关节置换术脱位，并伴有拇指远端指间关节过度伸展。未解决拇指远端过度伸展问题可能是造成拇指远端之间关节脱位的原因之一。通过加深大多角骨杯和掌指关节掌侧钢板折叠术解决掌指关节过度伸展问题，挽救了患者。**B.** 显示翻修手术后 1 年的前后位 X 线片

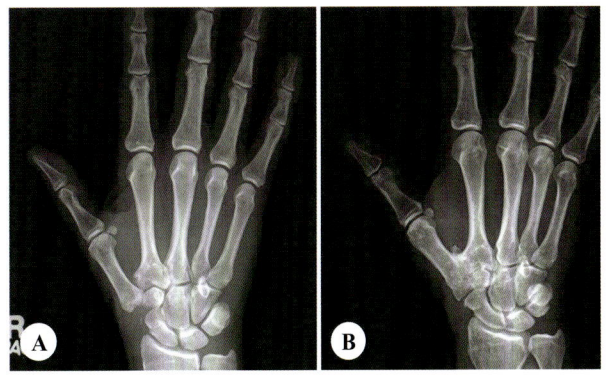

▲ 图 15-9 **A.** 前后位 X 线片显示 50 岁体力劳动者假体置换失败，改行大多角骨切除。患者主诉持续疼痛和握物无力。为了提供单靠大多角骨切除不能提供的更强握力，患者接受了第一掌骨与第二掌骨基底的融合，以减轻疼痛并恢复握力。**B.** 显示关节融合术成功的前后位 X 线片

或 80% 的骨松质准备良好的融合面。重要的是，要保持少量的骨皮质岛，以减少下沉。外科医生可酌情选择髂骨或桡骨远端取骨植骨。

拇指置于旋前和外展的位置，克氏针穿过融合部位进入第一掌骨。检查拇指的位置是否可接受桡侧和掌侧外展。如果骨支撑较差，可使用克氏针固定。如果骨质量好且融合部位足够大，可使用螺钉、钉或小型钢板进行固定。重新评估拇指的被动运动，以确保拇指远端到手指的按压仍然是可能的。拇指用拇指角形夹板或石膏固定，直到骨愈合（通常 8 周）。

四、结果

CMC 关节置换翻修手术的结果是相互矛盾的。大部分证据来自于小的回顾性案例系列。Conolly 等[60] 报道，翻修关节置换术后的成功率相对较低。他们回顾了 17 例 CMC 人工关节置换术失败的患者，其中 12 例是初次硅胶假体置换术；他们报道了 53% 的患者效果良好，18% 的患者效果一般，29% 的患者效果不佳[60]。他们发现，失败的植入性关节置换术的翻修手术失败率很高。此外，LRTI 后有症状性撞击的 4 名患者中有 3 名接受了硅胶植入物的治疗，但效果不佳[60]。

Papatheodorou 等[59] 报道的成功率更高。他们报道了 32 例 CMC 关节置换术失败后接受伴或不伴韧带重建的软组织间置和牵张穿针手术治疗，结果显示 84.4% 优，15.6% 良。所有患者疼痛减轻，力量增强。Cooney 等[9] 也报道了良好的结果，他们回顾了 17 例关节置换术后患者中因机械性疼痛需要翻修的 15 例患者，结果显示 76% 的翻修手术结果良好，12% 结果可，12% 结果不佳。作者在他们的论文中排除了神经病理性疼痛的患者。

Renfree 等[64] 研究了 15 名因 CMC 关节置换术后持续疼痛而进行翻修的患者。总体而言，75% 的患者报告较好的功能和进行日常生活活动的能力；然而，50% 的患者继续抱怨中度或重度疼痛和手无力。每位患者平均接受 4.5 次手术，总的并发症发生率为 27%[64]。

Mattila 有最大的系列报道，在 1142 名患者中有 50 名患者进行了 65 次翻修。根据 Connolly-Rath 评分，54% 的患者认为他们获得了一般的功能疗效，而只有 8% 的患者感觉良好，10% 的患者效果不佳。不管这些结果如何，大多数患者都报告说他们从翻修手术中获益[8]。

人工关节置换术的挽救措施似乎效果更好。Kaszap 及其同事报道了 15 名假肢置换失败的患者。研究中使用了各种假体，包括 De la Caffiniére（Howmedica, Inc.Newbury, UK）、带螺丝杯的 Elektra（Stryker Inc，Kalamazoo，MI，USA）、Elektra 和聚乙烯杯（Stryker，Inc.），以及 Moje Acamo（Moje, Inc.，Petersberg，Germany）装置。一项比对分析是在抢救假体置换的患者和初次梯形切除的患者之间进行的，分析的结果是，接受了人工关节置换术的患者与初次大多角骨切除术的患者相比。在摘除大多角骨和假体后，活动范围、Kapandji 评分、疼痛评分和 DASH 评分与接受初次大多角骨切除术的患者没有显著差异。尤其是强度测试结果，两组间无显著差异。这项研究认为在大多角骨掌骨关节置换术失败后，二期大多角骨切除术可以达到一期大多角骨切除术同样的治疗效果[69]。

当外科医生治疗持续的机械性疼痛时，软组织翻修关节置换术的成功率更高。周围神经损伤后神经源性疼痛的治疗具有挑战性，并且与不良预后相关[64]。在一系列的 16 名患者中，4 名 SBRN 型神经病患者接受了神经松解术，所有患者的效果都很差[10]。

总体而言，文献显示当机械性的病因可以解决时，大多数患者从翻修手术中受益；然而，应该认为患者症状的改善是可变的[10, 34]。仔细诊断反复疼痛的原因，可以达到合理的功能和缓解疼痛。如果改用大多角骨切除术，假体置换者似乎可以获得更好的效果。虽然通常只需要一次翻修，但重复翻修手术并不少见，也不会对结果产生负面影响[8, 9]。

参考文献

[1] Van Heest AE, Kallemeier P. Thumb carpal metacarpal arthritis. J Am Acad Orthop Surg. Published online 2008. https://doi.org/10.5435/00124635-200803000-00005.

[2] Gervis WH. Excision of th trapezium for osteoarthritis of the trapeziometacarpal joint. Postgrad Med J. Published online 1948. https://doi.org/10.1136/pgmj.24.271.262.

[3] Vadstrup LS, Schou L, Boeckstyns MEH. Basal joint osteoarthritis of the thumb treated with weilby arthroplasty: a prospective study on the early postoperative course of 106 consecutive cases. J Hand Surg Eur Vol. Published online 2009. https://doi.org/10.1177/1753193409105084.

[4] Yao J. Suture-button suspensionplasty for the treatment of thumb carpometacarpal joint arthritis. Hand Clin. Published online 2012. https://doi.org/10.1016/j.hcl.2012.08.013.

[5] Manrique OJ, Rajesh A, Asaad M, et al. Surgical outcomes after abdominoperineal resection with Sacrectomy and soft tissue reconstruction: lessons learned. J Reconstr Microsurg. 2020;36(1):064-72. https://doi.org/10.1055/s-0039-1697629.

[6] Vitale MA, Taylor F, Ross M, Moran SL. Trapezium prosthetic arthroplasty (silicone, artelon, metal, and pyrocarbon). Hand Clin. Published online 2013. https://doi.org/10.1016/j.hcl.2012.08.020.

[7] Garcia-Elias M, Tandioy-Delgado FA. Modified technique for basilar thumb osteoarthritis. J Hand Surg Am. Published online 2014. https://doi.org/10.1016/j.jhsa.2013.11.024.

[8] Mattila S, Waris E. Revision of trapeziometacarpal arthroplasty: risk factors, procedures and outcomes. Acta Orthop. 2019;90(4):389-93. https://doi.org/10.1 080/17453674.2019.1599253.

[9] Cooney WP, Leddy TP, Larson DR. Revision of thumb trapeziometacarpal arthroplasty. J Hand Surg Am. Published online 2006. https://doi.org/10.1016/j.jhsa.2005.10.018.

[10] Megerle K, Grouls S, Germann G, Kloeters O, Hellmich S. Revision surgery after trapeziometacarpal arthroplasty Arch Orthop Trauma Surg. Published online 2011. https://doi.org/10.1007/s00402-010-1128-x.

[11] Hess DE, Drace P, Franco MJ, Chhabra AB. Failed thumb carpometacarpal arthroplasty: common etiologies and surgical options for revision. J Hand Surg Am. Published online 2018. https://doi.org/10.1016/j.jhsa.2018.03.052.

[12] Mackinnon SE, Dellon AL. The overlap pattern of the lateral antebrachial cutaneous nerve and the superficial branch of the radial nerve. J Hand Surg Am. Published online 1985. https://doi.org/10.1016/S0363-5023(85)80076-9.

[13] Clancey GJ. Radiograph assessment of the basal thumb joint. Orthop Nurs. Published online 1989. https://doi.org/10.1097/00006416-198907000-00021.

[14] Patel TJ, Beredjiklian PK, Matzon JL. Trapeziometacarpal joint arthritis. Curr Rev Musculoskelet Med. Published online 2013. https://doi.org/10.1007/s12178-012-9147-6.

[15] Degeorge BR, Pulos N, Shin AY. Obtaining a reliable scaphotrapeziotrapezoid radiograph: pronation, ulnar deviation, and thumb abduction. Tech Hand Up Extrem Surg. Published online 2018. https://doi.org/10.1097/BTH.0000000000000199.

[16] Barron OA, Eaton RG. Save the trapezium: double interposition arthroplasty for the treatment of stage IV disease of the basal joint. J Hand Surg Am. Published online 1998. https://doi.org/10.1016/S0363-5023(98)80114-7.

[17] Melville DM, Taljanovic MS, Scalcione LR, et al. Imaging and management of thumb carpometacarpal joint osteoarthritis. Skeletal Radiol. Published online 2015. https://doi.org/10.1007/s00256-014-1997-0.

[18] Tuffaha SH, Quan A, Hashemi S, et al. Selective thumb carpometacarpal joint denervation for painful arthritis: clinical outcomes and cadaveric study. J Hand Surg Am. Published online. 2019; https://doi.org/10.1016/j.jhsa.2018.04.030.

[19] Duncan SFM. Reoperative. Hand Surg. 2012; https://doi.org/10.1007/978-1-4614-2373-7.

[20] Gangopadhyay S, McKenna H, Burke FD, Davis TRC. Five-to 18-year follow-up for treatment of trapeziometacarpal osteoarthritis: a prospective comparison of excision, tendon interposition, and ligament reconstruction and tendon interposition. J Hand Surg Am. Published online 2012. https://doi.org/10.1016/j.jhsa.2011.11.027.

[21] Kadiyala RK, Gelberman RH, Kwon B. Basal joint arthrosis: radiographic assessment of the trapezial space before and after ligament reconstruction and tendon interposition arthroplasty. J Hand Surg (British Eur Vol). Published online 1996. https://doi.org/10.1016/S0266-7681(96)80093-3.

[22] Downing ND, Davis TRC. Trapezial space height after trapeziectomy: mechanism of formation and benefits. J Hand Surg Am. 2001;26(5):862-8. https://doi.org/10.1053/jhsu.2001.27761.

[23] Field J, Buchanan D. To suspend or not to suspend: a randomised single blind trial of simple trapeziectomy versus trapeziectomy and flexor carpi radialis suspension. J Hand Surg Eur Vol. Published online 2007. https://doi.org/10.1016/j.jhsb.2007.02.005.

[24] Bakri K, Moran SL. Thumb carpometacarpal arthritis. Plast Reconstr Surg. 2015;135(2):508-20. https://doi.org/10.1097/PRS.0000000000000916.

[25] Davis TRC, Brady O, Dias JJ. Excision of the trapezium for osteoarthritis of the trapeziometacarpal joint: a study of the benefit of ligament reconstruction or tendon interposition. J Hand Surg Am. Published online 2004. https://doi.org/10.1016/j.jhsa.2004.06.017.

[26] Kriegs-Au G, Petje G, Fojtl E, Ganger R, Zachs I. Ligament reconstruction with or without tendon interposition to treat primary thumb carpometacarpal osteoarthritis: a prospective randomized study. J Bone Jt Surg-Ser A. Published online 2004. https://doi.org/10.2106/00004623-200402000-00001.

[27] Salem H, Davis TRC. Six year outcome excision of the trapezium for trapeziometacarpal joint osteoarthritis: is it improved by ligament reconstruction and temporary Kirschner wire insertion? J Hand Surg Eur Vol. Published online 2012. https://doi.org/10.1177/1753193411414516.

[28] Davis TRC, Pace A. Trapeziectomy for trapeziometacarpal joint osteoarthritis: is ligament reconstruction and temporary stabilisation of the pseudarthrosis with a Kirschner wire important? J Hand Surg Eur Vol. Published online 2009. https://doi.org/10.1177/1753193408098483.

[29] De Smet L, Sioen W, Spaepen D, van Ransbeeck H. Treatment of basal joint arthritis of the thumb: trapeziectomy with or without tendon interposition/ligament reconstruction. Hand Surg. Published online 2004. https://doi.org/10.1142/S0218810404001942.

[30] Tägel M, Kopylov P. Swanson versus APL arthroplasty in the treatment of osteoarthritis of the trapeziometacarpal joint: a prospective and randomized study in 26 patients. J Hand Surg Am. Published online 2002. https://doi.org/10.1054/jhsb.2002.0836.

[31] Belcher HJCR, Nicholl JE. A comparison of trapeziectomy with and without ligament reconstruction and tendon interposition. J Hand Surg Am. Published online 2000. https://doi.org/10.1054/jhsb.2000.0431.

[32] Davis TRC, Brady O, Barton NJ, Lunn PG, Burke FD. Trapeziectomy alone, with tendon interposition or with ligament reconstruction?: a randomized prospective study. J Hand Surg Eur Vol. Published online 1997. https://doi.org/10.1016/S0266-7681(97)80426-3.

[33] Song Y, Cox CA, Yao J. Suture button suspension following trapeziectomy in a cadaver model. Hand. Published online 2013. https://doi.org/10.1007/s11552-012-9473-6.

[34] Sadhu A, Calfee RP, Guthrie A, Wall LB. Revision ligament reconstruction tendon interposition for trapeziometacarpal arthritis: a case-control investigation. J Hand Surg Am. 2016;41(12):1114–21. https:// doi.org/10.1016/j.jhsa.2016.09.005.

[35] Jones DB, Rhee PC, Shin AY, Kakar S. Salvage options for flexor carpi radialis tendon disruption during ligament reconstruction and tendon interposition or suspension arthroplasty of the trapeziometacarpal joint. J Hand Surg Am. Published online 2013. https:// doi.org/10.1016/j.jhsa.2013.06.014.

[36] Sonoda LA, Jones NF. Failed suture button suspensionplasty of the thumb carpometacarpal joint salvaged using pyrocarbon arthroplasty. J Hand Surg Am. Published online 2017. https://doi.org/10.1016/j. jhsa.2017.03.017.

[37] Irwin AS, Maffulli N, Chesney RB. Scapho-trapezoid arthritis. A cause of residual pain after arthroplasty of the trapezio-metacarpal joint. J Hand Surg Am. Published online 1995. https://doi.org/10.1016/S0266-7681(05)80092-0.

[38] Tomaino MM, Vogt M, Weiser R. Scaphotrapezoid arthritis: prevalence in thumbs undergoing trapezium excision arthroplasty and efficacy of proximal trapezoid excision. J Hand Surg Am. Published online 1999. https://doi.org/10.1053/jhsu.1999.1220.

[39] Rizzo M, Moran SL, Shin AY. Long-term outcomes of trapeziometacarpal arthrodesis in the management of trapeziometacarpal arthritis. J Hand Surg Am. Published online 2009. https://doi.org/10.1016/j. jhsa.2008.09.022.

[40] Damen A, Dijkstra T, Van der Lei B, Den Dunnen WFA, Robinson PH. Long-term results of arthrodesis of the carpometacarpal joint of the thumb. Scand J Plast Reconstr Surg Hand Surg. Published online 2001. https://doi.org/10.1080/028443101317149372.

[41] Carroll RE, Hill NA. Arthrodesis of the carpo-metacarpal joint of the thumb. J Bone Joint Surg Br. Published online 1973. https://doi. org/10.1302/0301–620x. 55b2.292.

[42] Ishida O, Ikuta Y. Trapeziometacarpal joint arthrodesis for the treatment of arthrosis. Scand J Plast Reconstr Surg Hand Surg. Published online 2000. https://doi.org/10.1080/02844310050159828.

[43] Bruehl S. An update on the pathophysiology of complex regional pain syndrome. Anesthesiology. Published online 2010. https://doi. org/10.1097/ ALN.0b013e3181e3db38.

[44] Perez RS, Zollinger PE, Dijkstra PU, et al. Evidence based guidelines for complex regional pain syndrome type 1. BMC Neurol. Published online 2010. https:// doi.org/10.1186/1471–2377–10–20.

[45] Armbruster EJ, Tan V. Carpometacarpal joint disease: addressing the metacarpophalangeal joint defor-mity. Hand Clin. Published online 2008. https://doi. org/10.1016/j.hcl.2008.03.013.

[46] Poulter RJ, Davis TRC. Management of hyperextension of the metacarpophalangeal joint in association with trapeziometacarpal joint osteoarthritis. J Hand Surg Eur Vol. Published online 2011. https://doi. org/10.1177/1753193411400359.

[47] Munns JJ, Matthias RC, Zarezadeh A, et al. Outcomes of revisions for failed trapeziometacarpal joint arthritis surgery. J Hand Surg Am. Published online 2019. https://doi.org/10.1016/j.jhsa.2018.10.025.

[48] Søndergaard L, Konradsen L, Rechnagel K. Long– term follow–up of the cemented caffinière prosthesis for trapezio–metacarpal arthroplasty. J Hand Surg (British Eur Vol. Published online 1991. https://doi. org/10.1016/0266–7681(91)90019–K.

[49] de la Caffiniere JY, Aucouturier P. Trapezio-metacarpal arthroplasty by total prosthesis. Hand. Published online 1979. https://doi.org/10.1016/S0072–968X(79)80007–8.

[50] Hansen TB, Homilius M. Failed total carpometacarpal joint prosthesis of the thumb: results after resection arthroplasty. J Plast Surg Hand Surg. Published online 2010. https://doi.org/10.3109/02844311.2010. 483126.

[51] Kaszap B, Daecke W, Jung M. High frequency failure of the Moje thumb carpometacarpal joint arthroplasty. J Hand Surg Eur Vol. Published online 2012. https:// doi.org/10.1177/1753193412454252.

[52] Badia A, Sambandam SN. Total joint arthroplasty in the treatment of advanced stages of thumb carpometacarpal joint osteoarthritis. J Hand Surg Am. Published online 2006. https://doi.org/10.1016/j.jhsa.2006.08.008.

[53] Bricout M, Rezzouk J. Complications and failures of the trapeziometacarpal Maia® prosthesis: a series of 156 cases. Hand Surg Rehabil. Published online 2016. https://doi.org/10.1016/j.hansur.2016.02.005.

[54] Cootjans K, Vanhaecke J, Dezillie M, Barth J, Pottel H, Stockmans F. Joint survival analysis and clinical outcome of total joint arthroplasties with the ARPE implant in the treatment of trapeziometacarpal osteoarthritis with a minimal follow-up of 5 years. J Hand Surg Am. Published online 2017. https://doi. org/10.1016/j.jhsa.2017.05.007.

[55] Froschauer SM, Holzbauer M, Hager D, Schnelzer R, Kwasny O, Duscher D. Elektra prosthesis versus resection-suspension arthroplasty for thumb carpometacarpal osteoarthritis: a long-term cohort study. J Hand Surg Eur Vol. Published online 2020. https:// doi.org/10.1177/1753193419873230.

[56] de Aragon JSM, Moran SL, Rizzo M, Reggin KB, Beckenbaugh RD. Early outcomes of pyrolytic carbon hemiarthroplasty for the treatment of trapezial-metacarpal arthritis. J Hand Surg Am. Published online 2009. https://doi.org/10.1016/j.jhsa.2008.10.018.

[57] Swanson AB, Swanson G de G, Watermeier JJ. Trapezium implant arthroplasty: long-term evaluation of 150 cases. J Hand Surg Am. Published online 1981. https://doi.org/10.1016/ S0363–5023(81)80165–7.

[58] Vitale M, Hsu C, Rizzo M, Moran S. Pyrolytic carbon arthroplasty versus suspensionplasty for trapezial-metacarpal arthritis. J Wrist Surg. Published online 2016. https://doi.org/10.1055/s-0036–1593735.

[59] Papatheodorou LK, Winston JD, Bielicka DL, Rogozinski BJ, Lourie GM, Sotereanos DG. Revision of the failed thumb carpometacarpal arthroplasty. J Hand Surg Am. Published online 2017. https://doi. org/10.1016/j.jhsa.2017.07.015.

[60] Conolly WB, Rath S. Revision procedures for complications of surgery for osteoarthritis of the carpometacarpal joint of the thumb. J Hand Surg Am. 1993;18(4):533–9. https://doi.org/10.1016/0266–7681(93)90166–D.

[61] Eaton RG, Littler JW. Ligament reconstruction for the painful thumb carpometacarpal joint. J Bone Jt Surg-Ser A. Published online 1973. https://doi.org/10.2106/00004623–197355080–00010.

[62] Diao E. Trapezio-metacarpal arthritis: trapezium excision and ligament reconstruction not including the LRTI arthroplasty. Hand Clin. Published online 2001;17(2):223–36.

[63] Kakinoki R, Hashimoto K, Tanaka H, Akagi M. Suspension arthroplasty combined with ligament reconstruction of the thumb carpometacarpal joint to salvage two failed arthroplasties: a case report. J Orthop Case Rep. 2017;7(1):50–3. https://doi.org/10.13107/jocr.2250–0685.684.

[64] Renfree KJ, Dell PC. Functional outcome following salvage of failed trapeziometacarpal joint arthroplasty. J Hand Surg Am. Published online 2002. https://doi.org/10.1054/jhsb.2001.0648.

[65] Kokkalis ZT, Zanaros G, Weiser RW, Sotereanos DG. Trapezium resection with suspension and interposition arthroplasty using acellular dermal allograft for thumb carpometacarpal arthritis. J Hand Surg Am. Published online 2009. https://doi.org/10.1016/j. jhsa.2009.03.001.

[66] Weilby A. Tendon interposition arthroplast of the first carpo-metacarpal joint. J Hand Surg Am. Published online 1988. https://doi.org/10.1016/0266–7681(88)90171–4.

[67] Weilby A, Søndorf J. Results following removal of silicone trapezium metacarpal implants. J Hand Surg Am. 1978;3(2):154–6. https://doi.org/10.1016/ S0363–5023(78)80064–1.

[68] Shah A, Ellis RD. Thumb-index metacarpal arthrodesis for stabilization of the flail thumb. J Hand Surg Am. Published online 1994. https://doi.org/10.1016/0363–5023(94)90060–4.

[69] Kaszap B, Daecke W, Jung M. Outcome comparison of primary trapeziectomy versus secondary trapeziectomy following failed total trapeziometacarpal joint replacement. J Hand Surg Am. Published online 2013. https://doi.org/10.1016/j.jhsa.2013.01.030.

第六篇 掌指关节置换术
Metacarpophalangeal Joint Arthroplasty

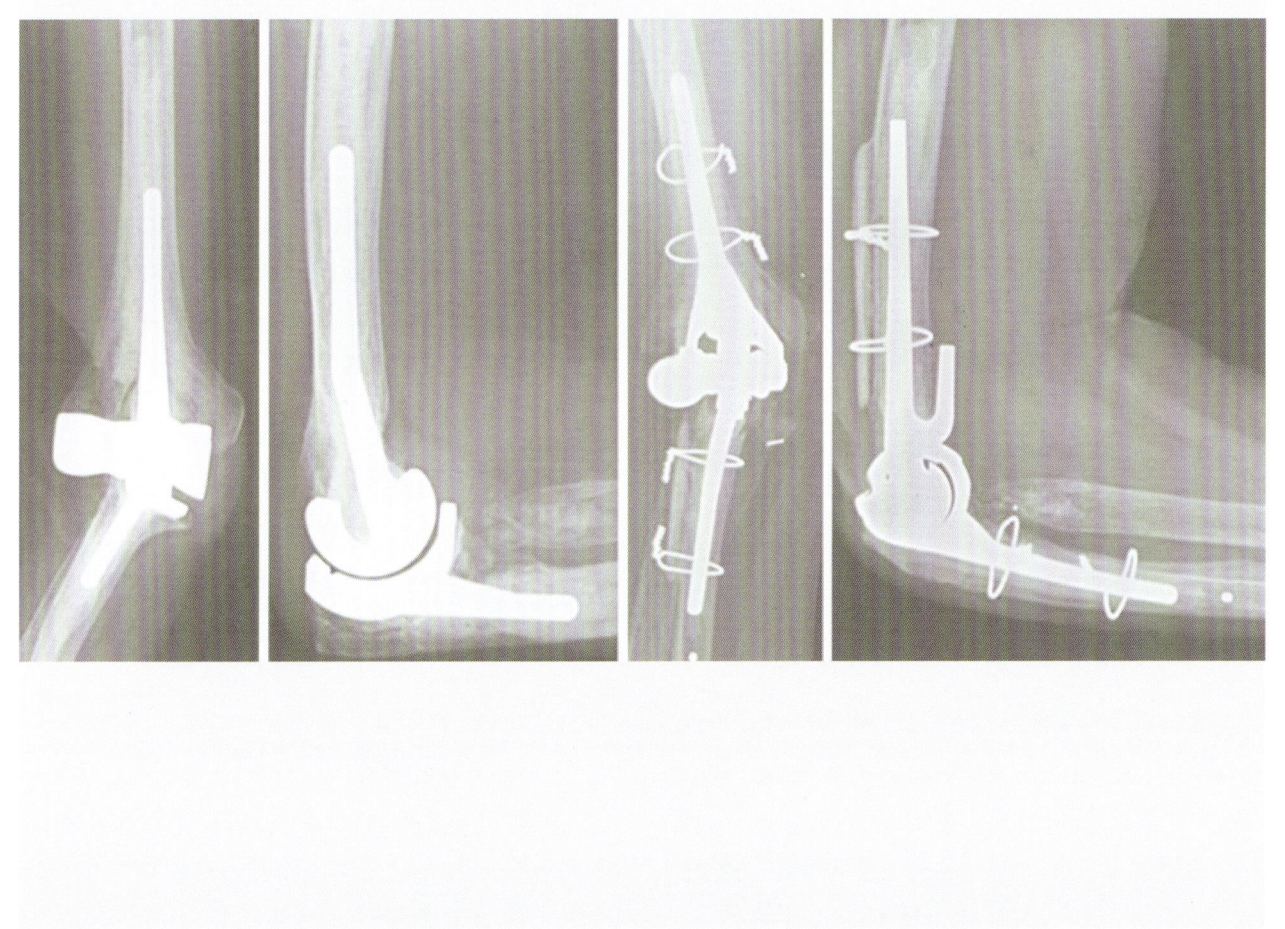

第 16 章 掌指关节置换术的设计考量
Design Considerations for Metacarpophalangeal Joint Arthroplasty

Robert D. Beckenbaugh　William F. Ogilvie　Jerome Klawitter　著

李国栋　译

掌指关节是手部连接掌骨和近端指骨的动（滑）球窝关节。掌骨头呈凸面近球形，与近节指骨基底浅凹面相匹配。掌指关节主要有三个活动方向：前屈后伸、内收外展（桡侧 – 尺侧）、旋前旋后（旋转）。关节稳定性、对线和运动主要是由骨性关节面、关节囊、韧带、肌肉、肌腱来共同维持的。球窝型关节面是防止半脱位、脱位和实现前屈后伸、内收外展（桡侧 – 尺侧）、旋前旋后（旋转）活动的基础。关节囊、侧副韧带、手掌侧韧带、伸肌腱帽构成具有维持关节对线、防止关节半脱位、脱位作用的关节囊韧带系统。前臂浅层肌肉延伸至手部的伸屈肌腱和手内在肌构成了具有提供手指运动和力量作用的关节肌肉肌腱系统。

一、临床需求

手外科医生治疗患肢时主要考虑减轻疼痛、矫正畸形、恢复功能和改善掌指关节外观。类风湿关节炎、骨性关节炎、经历创伤等因素是造成掌指关节疼痛、畸形、功能障碍的原因。

（一）类风湿关节炎

掌指关节类风湿关节炎是一种慢性、进展性炎性疾病，早期关节内滑膜炎常引起疼痛、肿胀等症状。随着病情进展，可引起骨、软骨、囊韧带、肌肉肌腱系统病变，导致关节畸形和功能障碍。关节囊、韧带的损害、尺侧屈肌腱的移位、内在肌挛缩、腕关节塌陷及其伴随的掌骨桡倾导致手指尺侧畸形。当几乎没有脱位的尺侧屈肌腱增加脆弱的关节囊压力时，手掌的压力会施加到屈肌腱上，这时类风湿关节炎患者会出现掌指关节脱位导致的手掌半脱位畸形。疾病进展会导致掌指关节挛缩和旋转畸形。其他手指的不稳定和移位会加重掌指关节畸形。类风湿关节炎患者往往有渐进性的手部肌力丧失，此外还有疾病相关的畸形。

（二）骨性关节炎

骨性关节炎导致关节软骨破坏和退行性变，造成掌指关节软骨骨性摩擦引起掌指关节疼痛。骨性关节炎患者骨头、关节囊、韧带、肌腱接近正常。骨性关节炎患者手指畸形程度轻，活动和肌力趋于正常。功能障碍主要与手指活动时产生的疼痛有关。

（三）创伤性关节炎

创伤后关节炎主要是由掌指关节损伤引起的。创伤性关节炎和骨性关节炎类似，活动和肌力趋于正常，功能障碍主要与手指活动时产生的疼痛有关。

二、手术步骤和术后处理

对类风湿关节炎引起的关节疼痛和功能障碍常采取外科治疗，包括放射性滑膜切除术、软组织松解、关节融合术、软组织关节置换术和采用各种类型假体的关节置换术。保守治疗无效，缓解疼痛和改善功能往往需要关节固定（融合）术和关节置换术。关节固定术虽然能有效减轻疼痛，但会限制关节功能性活动。相比切除性关节置换术、软组织置换术，假体关节置换术更可取[1]。人工关节的掌指关节置换术有3个不同步骤。

（一）骨的外科处理

植入假体装置前需要对骨组织进行外科处理。进行截骨术，切除掌指关节表面病变的骨组织，为植入骨髓腔的假体提供足够的空间。要精确、细致切除骨末端，以便与植入装置精确匹配。除进行截骨术外，还要用旋转毛刺和拉刀，准备好掌骨和指骨的骨髓腔，形成与植入大小和形状有关的髓内柄。

（二）软组织处理

在关节置换术中，软组织处理主要包括重建关节囊韧带、肌肉肌腱系统，常常用来纠正类风湿关节炎患者反复发生的畸形。软组织的重建有助于植入假体的关节术后恢复合适的关节对线和稳定性。这在类风湿关节炎的情况下尤为重要，因为维持关节对线和稳定性的软组织受到损害。

有时，关节置换术后可能需要额外的软组织重建手术。这种额外的软组织手术是为了纠正反复出现的畸形，通常与类风湿关节炎的持续存在和进展有关。

（三）术后护理和康复

术后护理和康复主要是指关节置换术后在医生指导下进行伤口护理、夹板固定、功能锻炼。夹板固定和功能锻炼会因为患者和医生的不同而变化。抛开这些因素，一个指导性的术后康复规划对患者关节置换术后康复是非常必要的。掌指关节术后护理和康复一般需要12周的时间甚至更长。

三、文献回顾

一篇医学文献回顾报道了假体关节置换术后的效果和并发症。期待的效果包括：①缓解疼痛；②改善功能；③复位或矫正畸形；④改善手部外观；⑤远期疗效。并发症包括：①假体断裂；②不良的假体磨损；③植入部位感染；④不良的骨骼改变（骨折、骨质吸收、囊肿形成）；⑤假体移位；⑥排斥反应；⑦假体翻修。

（一）掌指关节假体

许多不同的假体已设计应用于掌指关节。各种铰链（限制性）假体、单叶柔性硅胶假体、双叶半限制性假体已经被应用。文献报道基本上所有的掌指关节假体，依赖于骨髓柄，无论是否使用骨水泥，都可进行假体的固定。

1. 铰链掌指关节假体

1953年，Brannon和Klein将第一个假体植入掌指关节[2]。Brannon和Klein设计的假体是一种金属铰链植入物，用途非常有限。Brannon和Klein之后，Flatt[3]、Steffee[4]、Schultz[5]、Nicolle[6, 7]、KY Alumina[8, 9]、Isoelastic[10]等设计了许多其他铰链掌指关节假体。Brannon和Klein假体为固定铰链、单轴植入物，仅限于屈伸运动。固定铰链、单轴设计演变为两部分，合页、连接植入物，如Steffee和Schultz假体，允许多轴运动，但限制屈曲-伸展、外展-内收、旋前-旋后程度。今天已不再使用固定铰链、单轴和多轴、半限制、铰链掌指关节假体，因为它们都有许多的缺点，总结如下。

(1) 骨吸收导致假体下沉、角度偏移、骨皮质穿孔、松动[2-4, 7, 10]。

(2) 假体柄、轴、铰链部位经常发生骨折[3-5]。

(3) 术后掌骨和指骨骨折[10]。

(4) 关节周围骨赘形成导致关节活动度减小[5]。

(5) 手指复发畸形包括尺偏、半脱位、前凸、旋前和旋后[2-5, 7, 10]。

(6) 感染和愈合不良[3, 7, 10]。

(7) 僵硬和关节活动受限[2, 5, 7, 9, 10]。

(8) 截肢[3]。

2. 柔性硅胶假体

铰链假体的失效导致医用硅胶材料用于制造柔性掌指关节假体。Swanson 假体是第一个植入掌指关节的柔性硅胶装置。一般来说，柔性硅胶掌指关节假体是由髓内柄保持对线的单件装置，可阻止骨间隔部骨端相互接触。今天在美国临床使用和市面销售的柔性硅胶假体主要有四种，具体如下。

- 由 Wright 医疗科技公司生产的 Swanson 掌指关节假体。
- 由 Stryker 骨科诊所生产的 Stryker 掌指关节硅胶假体。
- 由 DePuy 合成公司生产的 NeuFlex® 假体。
- 由 Integra 生命科学公司生产的 Integra® 掌指关节假硅胶体。

(1) Swanson 掌指关节柔性硅胶假体：Swanson 掌指关节柔性硅胶假体的研制始于 1962 年[11]，1966 年报道了最早的使用[12]。Swanson 将柔性硅胶掌指关节假体描述为动态间距器，在充当模具的同时保持关节内部的间距和对线，以支持周围的囊韧带系统[13-15]。Swanson 柔性硅胶掌指关节假体是一种不需要骨水泥固定的假体，关节的稳定主要是通过髓内柄、手术重建囊韧带和肌肉肌腱系统，用致密纤维组织包裹假体的方式来实现的。据报道称，硅胶掌指关节假体的髓内柄可在髓腔内自由移动（活塞），通过降低应力强度增加活动范围，从而延长假体寿命[16, 17]。1975 年，用于生产原 Swanson 柔性硅胶掌指关节假体的医用有机硅材料被"高性能"的有机弹性硅胶取代，旨在提高耐磨损和抗变形能力。1986 年，又引进了另一种被称为"HP100"的有机硅材料，以进一步增强耐磨损性能[18]。1987 年，增加了金属钛铬，以免硅胶假体与尖锐的骨缘接触而产生磨损[11]。

(2) Stryker 掌指关节柔性硅胶假体：Stryker 掌指关节柔性硅胶假体是参照 Niebauer 于 1968 年报道的 Niebaue 硅胶涤纶假体设计的一体式无须骨水泥硅胶弹性假体[19]。Niebauer 假体具有矩形骨间铰链，该铰链中用涤纶布增强的硅胶弹性体制成。由于高骨折率和骨吸收问题，已停止使用 Niebauer 硅胶涤纶假体[1, 20]。20 世纪 80 年代中期，Sutter 公司对原有 Niebauer 假体的设计进行了改进，形成了一种保留 Niebauer 假体铰链设计的全硅胶假体。Sutter 掌指关节假体现在由 Stryker 公司生产，被称为 Stryker 硅胶假体。Stryker 掌指关节假体与 Swanson 主要存在以下两个方面差异：① Stryker 硅胶假体的骨内间隔部分为长方形，提供宽阔的髓内脂肪面与掌骨和近节指骨的末端（截骨面）匹配；② Stryker 硅胶假体的旋转中心比 Swanson 硅胶假体更靠近掌侧，因此相比于 Swanson，伸展力矩增大，屈曲力矩减小[21]。Stryker 掌指关节硅胶假体的柄是光滑的，具有矩形截面，可在髓腔内做类似于 Swanson 掌指关节硅胶假体的活塞运动。有两种柄型结构，一种是直柄，另一种是预弯 30° 的柄。30° 预弯设计旨在接近手休息位时的解剖位置，减少完全屈曲时关节铰链的应力。

(3) NeuFlex® 掌指关节硅胶假体：NeuFlex® 掌指关节硅胶假体是一种单叶、无须骨水泥、柔性硅胶假体，骨间铰链部分类似于 Stryker 假体。NeuFlex® 假体的柄屈曲 30°，以模仿掌指关节休息位的位置。

(4) Integra® 掌指关节假硅胶体：Integra® 掌指关节硅胶假体是一种单叶、无须骨水泥、柔性硅胶假体，其骨间铰链部分类似于 Stryker、NeuFlex® 掌指关节硅胶假体。Integra 假体的假体柄在植入时需将掌指关节置于屈曲 30° 的休息位置。骨间铰链部分和髓内柄的几何形状与 Integra® 热解碳全掌指关节假体相同，可互换使用。本章后面将详细讨论 Integra® 热解碳全掌指关节假体的设计。

（二）掌指关节柔性硅胶假体的疗效

1. 关节疼痛

掌指关节置换术术前、术后疼痛的评估往往

比较复杂，因为很多患者存在多个关节病变，术前和术后都在使用抗炎或镇痛药物治疗。此外，疼痛的评估是一种主观判断，往往采用不同的评估方法对结果进行比较。Mannerfelt 等在 50 例类风湿关节炎患者中植入 144 枚 Swanson 假体，平均随访 30 个月（18～42 个月）[22]。术前 36 例疼痛：轻度疼痛 10 例，中度疼痛 19 例，重度疼痛 7 例。术后 44 例无疼痛，6 例轻微疼痛。Blairdengren 等对 28 例患者的 115 枚 Swanson 假体进行了平均 54 个月的随访，71% 的患者疼痛明显缓解[3]。Vahvanen 和 Viljakka 报道的 32 例患者中，16% 术后轻度疼痛，平均随访 44.5 个月（12～200 个月）[23]。Kirschenbaum 等报道，在接受 144 个 Swanson 掌指关节硅胶假体置换的 27 例患者中，有 1/3 的患者术前有疼痛，术后均得到缓解[24]。Olsenet 等对植入 60 例假体的 16 例类风湿关节炎的患者进行了随访，术后平均 7 年（5～10 年），报道 16 例患者中 8 例疼痛缓解是能接受的[25]。Gellman 等在 264 例患者中植入 901 枚 Swanson 假体，平均随访 8 年，报道术前平均疼痛为 2.9 分（0～10 分），评分 10 分为最大疼痛程度，术后疼痛评分平均下降至 1 分。9% 的患者术后疼痛轻微加重，20% 疼痛轻微减轻，71% 疼痛较术前减轻[26]。Hansraj 等对 170 枚 Swanson 假体进行了平均 5.2 年（2～10 年）的随访，发现术后关节疼痛程度 4% 为重度，3% 为中度，39% 为轻度，54% 未出现疼痛[27]。Simmen 和 Gschwend 等对 207 枚 Swanson 假体进行了平均 56 个月的随访，其中 87% 无疼痛，12% 轻度疼痛，1% 中度疼痛[28]。Poulenus 等对 188 枚假体进行了平均 108 个月随访，其中 99% 无疼痛[29]。

2. 掌指关节运动

关节活动受限是掌指关节置换术的适应证之一，掌指关节置换术的目标：①增加运动弧度；②减少伸展受限，即将关节运动弧度从一个无功能的位置调整到一个功能更强的位置。表 16-1 汇总了 14 种掌指关节运动数据，报道了 2935 枚 Swanson 硅胶假体，平均随访时间为 30～116 个月。表 16-1 的数据表明，使用 Swanson 柔性硅胶假体进行掌指关节置换，相比于增加运动弧度更有效地减少了伸展滞后。

3. 掌指关节畸形

Blair 等在 28 例患者中植入了 115 枚 Swanson 假体，平均随访 54 个月，发现 43% 的患者术前尺侧畸形复发，27% 的患者最终出现了旋前畸形[3]。Ferlic 等对 44 例患者植入的 162 枚 Swanson 柔性硅胶假体进行了平均 38 个月的随访，发现 9% 的患者出现了 25°～44° 范围的复发性尺侧畸形[36]。Kay 等报道，在 34 例术前有尺偏畸形的患者中，13 例（42%）在使用 Swanson 假体的掌指关节置换术后完全或中度改善，18 例（58%）无变化[37]。Wilson 等对 77 名患者植入的 375 枚 Swanson 假体进行了平均 115.2 个月的随访，发现 43% 的患者尺偏畸形复发角度大于 20°[32]。Kischenbaum 等对 27 例患者植入的 144 例 Swanson 假体进行了平均 102 个月的随访，发现术前尺侧偏移平均 28°，术后降至 7°[24]。Bieber 等对在 46 例患者植入 210 个 Swanson 假体进行了 63 个月的随访，发现尺偏畸形从术前的 25° 减少到术后的 12°[30]。Kay 等报道 94% 的患者术前有掌指关节半脱位，62.5% 的患者经 Swanson 掌指关节置换关节术治疗后好转[37]。Blair 等报道 28% 的 Swanson 假体的手指存在持续性伸肌腱半脱位或脱位[3]。Wilson 等报道使用 Swanson 假体掌指关节置换的患者，术后 17% 的掌指关节发生半脱位[32]。Beckenbaugh 等报道，在 403 枚 Swanson 假体置换术后，11.3% 的患者出现反复畸形，包括尺偏、半脱位和手指旋转[31]。Rothwell 等对 92 枚 Swanson 假体进行了平均约 30 个月随访，发现尺偏畸形从术前的 33° 变化到术后的 4°[34]。Sollerman 等[35] 报道平均随访 54 个月后的患者，术后出现 10° 的尺偏畸形。Poulenus 等[29] 报道平均随访 108 个月后，88 枚 Swanson 假体出现 11° 的尺偏畸形。Poulenus 也报道 7% 植入的 Swanson 发生脱位[29]。Simmen 和 Gschwend

表 16-1 Swanson 柔性硅胶假体的运动范围

作 者	假体数量	平均随访时间（个月）	术前运动弧度（°）	术后运动弧度（°）	术前伸展滞后（°）	术后伸展滞后（°）
Kirschenbaum[24]	144	102	27	44	63	16
Gellman[26]	901	96	40	50	50	10
Hansraj[27]	170	62	38	27	45	28
Blair[3]	115	54	26	43	60	13
Bieber[30]	210	63	17	39	56	22
Swanson[17]	170	70	46	38	26	6
Beckenbaugh[31]	186	32	—	38	—	10
Vahvanen[23]	107	44	—	34	—	7
Wilson[32]	185	116	—	29	—	21
Fleming[33]	339	66	—	47	—	—
Simmen[28]	207	56	37	32	36	13
Rothwell[34]	92	30	34	35	46	16
Sollerman[35]	21	54	—	42	—	11
Poulenus[29]	88	108	—	32	—	15
共计	2935					

对 207 枚 Swanson 假体进行了平均 56 个月的随访，发现 11% 的患者发生了持续性的掌侧半脱位，82.6% 的患者尺偏畸形小于 10°，16.4% 小于 30°，1% 大于 30°[28]。

4. 手部力量和功能

Blair 等对 28 例使用 115 枚 Swanson 假体进行掌指关节置换术的患者进行了手部力量和功能测试[3]。功能测试包括客观测量捏力和握力，用问卷对患者日常生活活动 22 项任务的执行能力进行测定。在使用 Swanson 假体的掌指关节置换术后，没有明显的客观指标显示捏力、握力或日常生活活动能力的改善。然而，当被要求主观地用 5 分量表评定对手功能的满意度时，68% 的患者感觉手功能得到了很大改善。Fleming 等报道，79% 接受 Swanson 假体治疗的患者主观感觉好一些，15% 感觉改善不大，6% 感觉功能下降[33]。Olsen 等报道，只有 45% 的患者接受 Swanson 假体治疗后，认为他们的手功能比术前好，他的诊所已经放弃使用 Swanson 硅胶假体[25]。Mannerfelt 和 Andersson 报道使用 Swanson 硅胶假体行掌指关节置换术后，患者的手部肌力和捏力无明显增长，但主观上 58% 的患者认为功能优良，38% 的患者认为自身有所改善，4% 的患者认为病情不变[22]。Kay 等对患者的日常活动进行了主观评价，得到 84% 的满意评分和 16% 的功能受限评分[37]。Gellman 等报道虽然大多数患者没有可测量的力量增加，但大多数患者主观上认为其功能得到改善[26]。Bieber 等报道，对 46 例放置 210 枚 Swanson 掌指关节硅胶假体的假体进行了客观测试，发现握力和捏力无变化[30]。然而，患者对功能的主观印象评分从 0 分提高到 5 分，从术前平均 1.9 分提高到术后平均 3.9 分。Beckenbaugh 等报道，42% 的患者认为掌指关节硅胶假体置换术后手部力量增强，26%的患者认为手部力量减弱。Beckenbaugh继续报道，60%的患者感觉功能改善，26%感觉功能不变，14%感觉功能变差[31]。Rothwell等对92枚Swanson假体进行了约30个月的随访，采用Baltimore（UEFT）评分评估掌指关节置换术后功能，术前评分71分（范围为15~92分），术后评分90分（范围为47~96分）。上肢功能测试评分为90分，被认为是达到能进行多种日常工作的"功能性"评分[34]。

5. 患者满意度

Olsen报道，56%的患者对Swanson掌指关节硅胶假体置换术的效果不满意[25]。Vahvanen和Viljakka报道，11%的患者对Swanson硅胶假体掌指关节置换术的效果不能接受[23]。Fleming等报道，91%的受访患者对Swanson硅胶假体掌指关节置换术的结果感到满意，85%的患者表示他们愿意再次接受同样的手术[33]。Kirschenbaum等报道了一项长期研究，其中所有27名患者在行Swanson硅胶假体掌指关节置换术后，手的功能和外观都令人满意[24]。Beckenbaugh等报道说，60%的患者认为他们的双手外观有所改善，72%的患者认为他们的双手外观明显改善[31]。Beckenbaugh所治疗的患者中，66%的患者表示他们愿意再次接受手术，20%的人说他们不会，14%的人尚未决定。Blair等报道行Swanson假体掌指关节置换术后患者满意度较高，认为"尽管腕指关节活动受限，手指畸形复发率高，手功能改善不明显，但我们的患者仍然对该手术满意，体现在疼痛缓解满意，手外形改善满意方面，86%的患者表示愿意再次手术"[3]。

6. 假体断裂

Swanson硅胶假体的骨折已有多篇文献报道。表16-2列出了14份出版物中每种出版物中假体

表16-2 Swanson假体的断裂率

作 者	病例数量	随访时间（个月）	断裂率	疑似断裂率	断裂和疑似断裂率
Blair[3]	115	54	21%		21%
Swanson[17]	170	70	3%		3%
Ferlic[36]	162	38	9%		9%
Olsen[25]	60	84	18%		18%
Mannerfelt[22]	144	30	3%		3%
Kay[37]	34	60	50%	32%	84%
Vahvanen[23]	107	44	4%	10%	14%
Gellman[26]	901	96	14%		14%
Kirschenbaum[24]	144	102	10%		10%
Hansraj[27]	170	62	7%		7%
Hagert[12]	62	42	11%		11%
Bieber[30]	210	63	0%		0%
Fleming[33]	339	55	4%		4%
Beckenbaugh[31]	186	30	17%	10%	27%
共计	2804				

断裂的数量占假体总数的百分比，共 2804 个假体，平均随访时间为 30～102 个月。Hagert 等对 62 枚 Swanson 硅胶假体在术后 9 个月至 5.5 年期间的机械损伤进行了详细的调查，并确定了 3 种损伤类型：①表面破损；②假体中段断裂或碎裂；③假体柄断裂。Hagert 等报道，4.8% 的假体出现表面破损，13.5% 的假体中部出现断裂和碎裂，10.6% 的假体出现断裂。表 16-2 汇总了 Swanson 硅胶假体的断裂率，范围为 0%～84%。

7. 感染

Blair[3] 等报道 3 例（2.6%）接受 Swanson 硅胶假体掌指关节置换术的患者发生感染，1 例需要截肢，1 例需要取出假体。Fleming 等[33] 研究了这一问题。Ferlic 等[36] 报道，Swanson 掌指关节硅胶假体的感染率为 0.03%。Ferlic 等报道感染率为 1.2%。Mannerfelt[22] 等报道感染率为 0.7%。Beckenbaugh 等报道感染率为 0.6%[31]。Bieber 等报道感染率为 0.9%[30]。Jensen 等报道感染率为 2.7%[38]。Maurer 等报道感染率为 3.6%[39]。Wilson 等报道感染率为 1.3%[32]。

8. 骨质改变

Blair 等报道，41% 的 Swanson 掌指关节硅胶假体柄部处的骨皮质侵蚀，35% 的假体周围肥大骨形成[3]。Hagert 等报道说，在 Swanson 假体与骨接触的区域，发现 25% 的关节掌骨有侵蚀，22% 的近端指骨有侵蚀，53% 的掌骨、指骨都有侵蚀[12]。Hagert 研究发现，64% 的关节处掌骨掌端有增生性骨刺形成[12]。Olsen 和 Sonne-Holm 报道，用 Swanson 假体的手指中有 17.6% 发现近节指骨侵蚀[25]。Kay 等对 9 例植入 Swanson 关节硅胶假体的患者进行了为期 5 年的术后随访，发现有数例患者出现了掌骨骨干骨皮质的放射状侵蚀，尤其是示指[37]。Vahvanen 和 Viljakka 报道，在 24% 的病例中 Swanson 掌指关节假体的柄和铰链部分周围有骨溶解和骨丢失，9% 的病例铰链处骨过度生长[23]。Wilson 等报道，14% 接受 Swanson 掌指关节硅胶假体治疗的患者因假体柄撞击导致骨皮质侵蚀[32]。Kirschenbaum 等报道了掌指关节间隙某种程度的塌陷，在所有 144 例关节置换术的最后一次随访中观察到掌骨和指骨的侵蚀[24]。Hansraj 等报道，8% 的 Swanson 掌指关节硅胶假体周围出现骨吸收，48% 出现骨硬化[27]。Beckenbaugh 等报道，55% 的掌指关节经硅胶假体置换后出现过度骨吸收或增生性骨刺形成[31]。

9. 软组织反应

Hirakawa 等报道，在植入失败的硅胶假体周围发现了数十亿个硅胶颗粒（大部分小于 1μm），可能与炎症和骨吸收有关[40]。Hansraj 等对 170 枚 Swanson 掌指关节硅胶假体进行了平均 5.2 年的随访，其中 7% 的掌指关节出现了的严重滑膜炎，25% 的关节出现了中度滑膜炎，17% 的关节出现了轻微滑膜炎，51% 的关节没有滑膜炎[27]。假体植入后引起的滑膜炎表现为反复疼痛、滑膜增厚、关节周围红斑，因疼痛引起的运动受限，和（或）非触痛性淋巴结肿大。人们很好地认识了在类风湿关节炎患者中由硅胶颗粒引起的滑膜反应[31, 36, 41-43]。同时，与硅胶假体植入相关的淋巴结病变也有报道[41, 44-47]。然而，在使用硅胶假体进行掌指关节置换术后，很少有组织学上滑膜炎的报道，说明使用硅胶假体的掌指关节置换引起的滑膜炎并不常见[3, 23-25, 37]。Wanivenhaus 等研究了 126 个硅胶假体，其中 49% 为掌指关节假体，平均随访 116 个月（方差为 54.8 个月）[48]。进行 X 线检查，41% 的假体形成了完整的骨床，其于 59% 的假体表现为假体骨床不同程度的破坏。假体骨床内有骨溶解和骨囊肿形成的报道，距假体位置较远的骨内也有囊肿形成的报道。11 例假体组织学检查可见异物巨细胞包绕的有机硅颗粒，主要发生在聚乙烯磨屑引起的组织反应中。在植入硅胶假体 1～3 年的患者中，在原来植入的位置，发现 14% 的患者有巨大的骨床溶解，而在超过 5 年的患者中，发现了有 55% 的患者有巨大的骨床溶解。Wanivenhaus 等未报道由硅胶引起的滑膜炎或淋巴结病变的病例，并指出硅胶假体植入术后观察到的滑膜炎是在原发疾病 – 风湿性关节炎的基础上发展而来。Wanivenhaus 等的结论是，硅胶磨损颗粒导致组织细胞反应，导致假体骨床的溶解和邻近骨囊肿的形成。他们建议硅胶植假体仅在没有其他替代方案的情况下使用。

10. 翻修

Gellman 等报道对 901 枚 Swanson 硅胶假体进行了平均 96 个月的随访，6% 因骨折而进行翻修，1% 因感染而进行翻修[26]。Wilson 等报道，有 1.06% 的 Swanson 柔性硅胶硅假体被更换，1.9% 被移除但未更换[32]。Hansraj 等报道，在平均 5.2 年的随访期内，6.5% 的 Swanson 硅胶假体进行了翻修，采用 Kaplan 和 Meier 精算方法，10 年生存率为 90%[27]。

描述其他柔性硅胶掌指关节假体结局的文献较 Swanson 掌指关节假体更为有限。Bass 等报道对植入 168 枚 Stryker 掌指关节假体的 34 例患者，进行了平均 27 个月的随访[18]；20% 的假体在随访期内发生断裂，45% 的假体在随访 3 年以上发生断裂。在最后的随访检查中，未断裂的假体平均尺偏角为 11°，在断裂假体中为 23°。Bass 等报道，假体断裂与患者满意度没有相关性，80% 的患者表示将再次接受手术。但 Bass 等指出，由于假体断裂发生率较高，他们已放弃使用 Stryker 掌指关节硅胶假体。McArthur 和 Milner 报道了 41 枚 Stryker 掌指关节硅胶假体和 31 个 Swanson 掌指关节硅胶假体在术后 6 个月和 12 个月的短期随机比较[21]。在 Swanson 组中，12 个月的随访评估中发现运动弧度从术前的 29° 增加到 36°，而在 Stryker 组中，手术前后的运动弧度没有显著差异。在 12 个月的随访中，Swanson 假体的伸展受限降低了 24°，Stryker 假体的伸展受限降低了 16°。Swanson 组和 Stryker 组术前握力无显著性差异。在 12 个月后，Swanson 组的平均握力从平均 3.0kgf 显著增加到 6.0kgf。术后 12 个月，Stryker 组握力由术前的 4.5kgf 增加至 6.5kgf，但差异无统计学意义。每组使用 5 分制线性模拟量表对疼痛、功能和外观进行主观评估。患者认为疼痛减轻，功能改善，对外观非常满意，两组之间没有差异。Delaney 等报道了一项比较 Swanson 和 NeuFlex 柔性硅胶掌指关节置换的双盲临床试验结果[49]。Swanson 组 37 枚假体，NeuFlex 组 40 枚假体。术前至术后 2 年进行了运动范围、握力和手功能评估。两组掌指关节运动范围、尺偏、握力和随访时 SODA 功能测试均无差异。两组前屈有显著差异，Swanson 假体平均主动前屈 59°，NeuFlex 假体平均主动前屈 72°。两组在屈曲方面有显著差异，主要体现在平均主动屈曲值上。Escott 等报道了一项比较 Swanson 和 NeuFlex 柔性硅胶假体掌指关节置换术后运动和功能的前瞻性随机临床试验结果[50]。共有 33 名类风湿关节炎的患者在 40 只手中接受了所有 4 个手指的初次掌指关节置换术；20 例接受 Swanson 假体，20 例接受 NeuFlex 假体。主要测量关节主动屈曲，其次对掌指关节主动伸展、运动弧度、尺侧偏移、握力进行测量和使用 Michigan 手问卷进行评估。两组在主动掌指关节伸展、尺侧偏移和复合屈曲方面没有显著差异。功能结果在两组间没有差异。NeuFlex 假体与 Swanson 假体相比，掌指关节主动屈曲幅度明显更大。据报道植入 Swanson 假体患者的 Michigan 手问卷调查，在功能和外观满意度方面评分更高。Boe 等报道了连续 325 次掌指关节硅胶假体置换术的长期结果（植入类型未报道）[51]。平均随访 7.2 年，掌指关节硅胶假体置换术后疼痛和活动度明显改善，握力无改善。在 14 年的研究中，44 枚假体（13.5%）需要进行翻修手术。作者认为，硅胶假体关节置换术是改善疼痛、活动范围和短期尺侧偏移的可靠方法，翻修率较低。但作者建议，应告知患者远期假体断裂和畸形的进行性复发是可预见的，尤其是对骨关节炎和创伤性关节炎患者。

11. 摘要

掌指关节柔性硅胶假体

据报道使用柔性硅胶掌指关节假体的掌指关节置换术可以减轻疼痛、改善手的外观、减轻伸展障碍。同时，使用柔性硅胶掌指关节假体会导致较高的畸形复发率、较高的假体断裂率、不良的骨骼变化、手部功能微小可测量的变化。其局限性有以下几点。

①柔性硅胶掌指关节假体是一种不能完全保留掌指关节的运动学和关节生物力学的间质体。

②柔性硅胶掌指关节假体适用于有严重畸形的老年患者，但对于年龄较小、握力较高、预期寿命较长的患者，植入假体尚有疑问。

③硅胶磨屑引起组织细胞反应，导致骨溶解和骨囊肿形成。

Beevers 和 Seedhom 发表的综述[52]对过去和现在的掌指关节假体的临床效果进行了总结，得出了几个值得重申的结论。

①柔性假体不能传导较高的应力，仅对握力较小的类风湿关节炎患者使用时效果可靠。对于握力较高（正常）的类风湿性或骨关节炎患者，发生断裂的可能性较大。

②一些硅胶或铰链假体可能对有严重畸形的老年患者效果是满意的，但对于握力较高、有50岁以上预期寿命的年轻患者来说，肯定不适合植入，因为植入后假体断裂会很快发生。一些进展较轻的类风湿性或创伤性关节炎患者，进行恢复关节解剖的表面假体置换是有利的。重要的是关节周围的韧带和肌肉仍具有功能，以提供关节的稳定性。

③手术干预往往推迟到手部严重变形时。在手术时发现掌指关节处的结构往往受到非常严重的影响，只能进行补救手术，以至于充其量只能恢复很少的功能和外观。如果能够在关节炎早期给予手术干预，则可以使用掌指关节表面假体，更准确地恢复关节的解剖结构。然后，掌指关节的自然生物力学将得到恢复，可以在没有骨折的情况下传导高应力，使关节功能正常。

（三）双组件半限制掌指关节假体

双组件半限制性掌指关节假体由独立的、非链接的掌骨和指骨近端组件组成，利用髓内固定，它们通常是恢复关节解剖结构的关节表面置换，允许全方位、不受限制的关节生理性运动。文献回顾了四种双组件、非链接掌指关节假体：① WEL 掌指关节假体；② DJOA 掌指关节假体；③ Stryker SR 掌指关节假体；④ Integra® PyroCarbon（热解碳）掌指关节假体。

1. WEL 掌指关节假体

WEL 掌指关节假体有一个不锈钢的掌骨组件，其有一个球形的头部和一个长柄，在掌骨截骨后压入髓质骨床。指骨组件由类似不锈钢的材料制成，压入指骨内。有关节面轮廓的杯状高密度聚乙烯指骨组件与掌骨组件头部匹配。文献报道1例患者使用了1枚WEL掌指关节假体。1976年9月，Welsh 对1名患有类风湿关节炎的17岁女孩的环指植入1枚 WEL 掌指关节假体[53]。1982年，他发表了一份病例报道，该患者术后4年关节稳定，无痛苦。尚未发现有使用 WEL 掌指关节假体的其他报道。

2. DJOA 掌指关节假体

DJOA 假体由一个不锈钢掌骨组件组成，该组件具有涂有聚乙烯的带槽柄。掌骨组件的关节面为圆柱形，在其中心处有一环形突起。指骨组件由聚乙烯制成，关节面设计与不锈钢掌骨头匹配。虽然两个组件没有连接在一起，但掌骨头上的突起与指骨组件上的凹槽相匹配，限制外展内收和旋前-旋后运动[54]。DJOA 假体是在没有骨水泥的情况下植入的，并且依赖于初始固定的压配。Rittmeister 等报道对9例患者植入的19枚 DJOA 假体，进行了平均66个月的随访[55]。术后，DJOA 假体植入的掌指关节有15°的伸展受限和29°的运动幅度。

3. Stryker SR 掌指关节假体

Stryker SR 掌指关节假体是一种半限制性假体，可微创切除受影响的掌指关节和保留侧副韧带。近端组件由钴铬制成，远端组件由聚乙烯制成，需用骨水泥植入。Stryker SR 掌指关节假体在美国作为一种人道主义使用器械销售。人道主义使用是针对美国每年不到 4000 人次的情况或疾病。

4. 热解碳掌指关节假体

热解碳掌指关节假体是一种热解炭涂层石墨基质的两组件装置。掌骨部分有一个球状的关节头和一个具有矩形横截面的茎柄，在掌骨截骨后按压入掌骨床。指骨部分有一个杯状关节面，与球状掌骨头匹配，一个矩形截面的柄压配入近节指骨的骨床。Cook 等报道了动物实验结果[56]，Beckenbaugh 报道了第一代热解碳全关节置换设计，初步临床试验的有利结果[57]，Cook 等报道长达 11.7 年随访的临床试验结果[58]。第一代热解碳全掌指关节置换作为本章后面描述的第二代设计的基础。

5. 摘要

双组件半限制掌指关节假体

半限制、双组件掌指关节假体可以减轻疼痛、改善外观、重建功能和增加关节活动。要实现这些功能，半限制、双组件掌指关节假体必须具有以下属性。

(1) 假体应建立正常的掌指关节几何结构（大小和形状）并保持关节面和骨的对线。

(2) 假体应具有足够的强度和耐久性（耐磨性和抗疲劳性），以承受正常掌指关节的生物力学力。

(3) 假体应达到稳定、长期固定。

(4) 假体应要求最少的骨切除以保留和维持掌指关节的关节囊韧带和肌腱系统。

(5) 假体材料应是与骨和软组织生化、生物力学相容的材料。

四、掌指关节生物力学

掌握手部和掌指关节生物力学知识，对于设计能够承受植入物作用力的关节置换物至关重要。关节置换术后的骨性关节炎和创伤性关节炎患者有恢复正常手部功能的潜能，掌指关节置换后要能承受健康手部关节活动时所承受力的大小和方向。

掌指关节是一个非承重关节。Napier[59] 和 Landsmeer[60] 将手的基本活动分为有力的抓握功能和捏的精确操作功能。在高强度抓捏过程中手的力量来自于前臂肌肉的等长收缩。通过文献回顾：①正常手与病变手的握力和捏力；②由等长抓捏动作所产生的掌指关节反作用力的大小、方向；③在手指动态运动时，作用于掌指关节的反作用力。

（一）手的肌力

Swanson[61] 等对 50 名正常男性和 50 名正常女性进行了手部握力和指腹捏力进行了测试。测试结果见表 16-3。

表 16-3 Swanson 假体手部等长肌力测试结果

功能状态	手指	男性（N）	女性（N）	女/男（%）
指腹捏	示指	52	35	67%
抓握		466	241	52%
均值				60%

Walker[62] 报道了对一个正常的群体进行了手部握力和指腹捏力测试。测试结果见表 16-4。

表 16-4 Walker 手部等长肌力测试结果

功能状态	手指	男性（N）	女性（N）	女/男（%）
指腹捏	示指	73.5	55.5	76%
	中指	65	48.8	75%
	环指	46.7	34	73%
	小指	37.2	25.1	67%
抓握		153.2	79.4	52%
均值				69%

Chao[63] 等报道了对一个正常的群体（18 名男性和 22 名女性）进行了手部握力、指尖捏和指腹捏力测试。测试结果见表 16-5。

Weightman[64] 报道了对 11 名女性掌指关节屈曲 20°～52° 手指不同的 5 个姿势的捏力测试。结果见表 16-6。

表 16-5　Chao 手部等长肌力测试结果

功能状态	手指	男性（N）	女性（N）	女/男（%）
指尖捏	示指	62.2±9.8	46.7±10.5	75%
	中指	62.5±18.8	45.1±12.0	72%
指腹捏	示指	63.7±13.1	44.0±8.9	69%
	中指	61.6±14.3	44.2±8.9	72%
抓握		363.1±84.1	215.9±60.8	59%
均值				70%

表 16-6　Weightman 手部等长肌力测试结果

功能状态	掌指关节弯曲角度（°）	捏力（N）
示指捏持姿势	15	35.8
	20	33.5
	29	34.8
	34	34.2
	52	34.3
均值		34.5

Boatwright[65]等报道了将男性和女性人群分为小于 60 岁和大于 60 岁两组正常人群的握力。结果见表 16-7。

表 16-7　Boatwright 手部等长肌力测试结果

功能状态	年龄（岁）	男性（N）	女性（N）	女/男（%）
抓握	<60	537±91	332±54	62%
	>60	333±98	207±61	62%
均值		435±95	269±57	62%

Josty[66]等报道了不同职业男性的握力。结果见表 16-8。

Swanson[61]、Walker[62]、Chao[63]也报道了单个手指的捏力。结果见表 16-9。

表 16-8　Josty 手部等长肌力测试结果

功能状态	职业	男性（N）
抓握	职员	446
	技工	508
	农民	520
均值		491

表 16-9　手部等长肌力测试结果汇总（捏力）

研究者	性别	示指	中指	环指	小指
Swanson	男	100%	104%	71%	43%
	女	100%	105%	69%	47%
Walker	男	100%	88%	64%	51%
	女	100%	88%	61%	45%
Chao	男	100%	97%	不适用	不适用
	女	100%	100%	不适用	不适用
均值	男	100%	96%	68%	47%
	女	100%	98%	65%	46%
	男或女	100%	97%	66%	47%

表 16-3 至表 16-9 数据显示，正常女性手的握力和捏力为正常男性的 60%～70%。前面 6 个表格表明，对于正常男女性，示指和中指的强度基本相同，而环指和小指的强度分别为示指的 67% 和 47%。

除了研究正常手的肌力，几位研究人员报道了伤肢的肌力。Linscheid[67]报道伤肢捏力为 5～10N，Hagert[68]报道伤肢捏力为 20N，Walker[62]报道在关节炎患者中伤肢指腹捏力为 13N。

（二）结论

1. 正常男性优势手的平均抓握力量约为 320N。
2. 正常男性优势手示指平均捏力约为 60N。
3. 正常女性手平均握力约为男性的 60%。
4. 正常男性和女性手指相对力量：示指 1.00，中指 1.00，环指 0.67，小指 0.47。

5. 已观察到病变关节炎手的捏力为 5～20N，为正常强度的 10%～30%。

（三）掌指关节反作用力

1. 等长运动时的手功能

Weightman[64]、Chao[69] 和 Berme[70] 报道了测定等长抓捏运动时掌指关节反作用力大小和方向的生物力学分析。生物力学分析基于骨骼的形状，以及肌腱、韧带和肌肉的结构和功能，适用于男性和女性的手。Chao 使用的掌指关节骨坐标系见图 16-1。为了统一和便于比较，Berme 和 Weightman 报道的数据将采用 Chao 的坐标系来命名表示（图 16-1）。

Chao 等报道了手捏和抓握功能的三维受力分析，该分析用多个连接手骨的机械组件测定了肌腱和肌肉的活动力。在特定的功能姿势时向手指施加单位负荷进行分析，由此计算得到的关节反作用力为单位外力的倍数。Chao 的结果见表 16-10。

Berme 等对示指的掌指关节进行了三维生物力学分析，并测定了 4 个手指捏姿势的掌指关节反作用力。虽然 Berme 没有明确捏持姿势是指尖捏还是指腹捏，但他的论文正文中呈现的一个插图表明使用了指腹捏。Berme 报道了施加在示指上的外力大小，并计算了由此产生的关节反作用力的分量。为了便于比较，Berme 报道的关节反作用力由牛顿（N）转化为单位外力的倍数，结果见表 16-11。Weightman 进行了二维生物力学分析，以确定 5 种不同捏持姿势产生的掌指关节反作用力，每种捏持姿势具有不同的掌指关节屈曲角度。Weightman 将掌指关节反作用力报道为单位外力的倍数，结果见表 16-12。

如表 16-11 和表 16-12 所示，Chao、Berme 和 Weightman 等进行的生物力学分析表明，示指（男性或女性）捏持功能的无单位掌指关节反作用力相对恒定，均值分别为女性 4.3（指尖捏）和 4.9（指腹捏），男性 5.5（指腹捏）和 4.4（指尖捏）。Chao 和 Berme 的三维生物力学分析表明，捏持时掌指关节反作用力主要位于 X-Y 平面。Weightman 将他的二维分析结果与 Chao 和 Berme 的三维分析结果进行了比较，得出了用二维（屈伸）分析可以精确表示抓握功能的结论。Chao 的分析结果还表明，抓握时产生的联合反作用力本质上位于 X-Y（屈伸）平面。设想夹持和抓握是二维函数，可以描述关节力的大小和方向（图 16-2）。

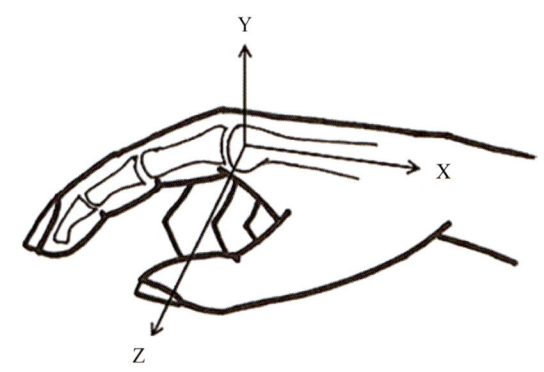

▲ 图 16-1 Chao 使用的掌指关节骨坐标系统

表 16-10 Chao 对掌指关节反作用力的测试结果 [a]

功能状态	弯曲角度（°）	单位作用力的倍数			
		X	Y	Z	合力
指尖捏	48	−3.5～−3.9	2.1～2.3	0.1～0.2	4.3
指腹捏	48	−4.0～−4.6	2.2～2.4	0.1～0.2	4.9
抓握	62	−3.2～−3.7	2.9～3.1	0.3～0.4	4.6

a. 无单位的掌指关节反作用力：示指

表 16-11　Berme 对掌指关节反作用力的测试结果[a]

姿势	弯曲角度(°)	单位作用力的倍数			
		X	Y	Z	合力
姿势 1	40	4.6	1.7	0	4.9
姿势 2	60	4.9	5.6	0	7.4
姿势 3	35	5.1	1.6	0	5.4
姿势 4	35	2.8	2.9	0	4.1
均值		4.3	3.1	0	5.5

a. 无单位的关节反作用力；示指捏

表 16-12　Weightman 对掌指关节反作用力的测试结果[a]

姿势	弯曲角度(°)	合力：单位作用力的倍数
姿势 1	20	5.6
姿势 2	52	4.8
姿势 3	34	4.3
姿势 4	29	3.9
姿势 5	15	3.5
均值		4.4

a. 无单位的关节反作用力；示指捏

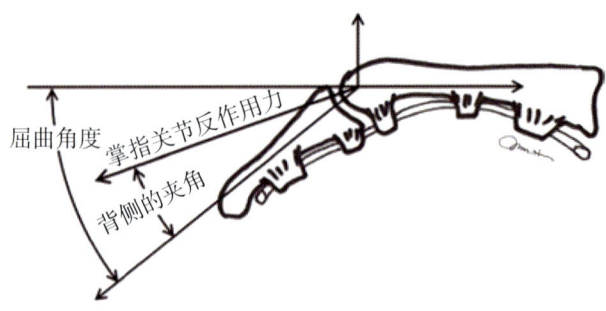

▲ 图 16-2　掌指关节反作用力二维分析

表 16-13　掌指关节反作用力的角度结果汇总

手指功能状态	掌指关节弯曲角度(°)	关节反作用力角度(°)
Chao		
指尖捏	48	17
指腹捏	48	20
抓握	62	21
Berme		
姿势 1	40	20
姿势 2	60	11
姿势 3	35	18
姿势 4	35	19
Weightman		
姿势 1	20	15
姿势 2	52	20
姿势 3	34	20
姿势 4	29	20
姿势 5	15	20
均值		18.4

生物力学分析表明，作用于掌指关节的反作用力主要有以下几部分：①使掌骨和指骨在一起的正常力量；②使指骨发生掌侧半脱位的骨干剪切力。Chao 和 Berme 报道的掌指关节反作用力的组成确定了掌指关节反作用力的范围。正角度关节反作用力（图 16-2）是指施加在手指上的背侧方向力。Weightman 的生物力学分析设置了关节反作用力方向为 15° 的一个夹持姿势和 20° 其他四个夹持姿势。表 16-11 总结了 Chao 和 Berme 报道了由关节反作用力 X-Y 向量计算出来的掌指关节屈曲角度和相应的关节反作用力角。Weightman 报道的关节反作用力角度见表 16-13。

数据表明，掌指关节反作用力向背侧的角度平均约为 18.5°，实施捏握功能时掌指关节屈曲角度恒定在 15°～62°。从以上的生物力学分析得出，掌指关节实施捏握功能时关节反作用力主要有以下特点：①关节反作用力主要在屈伸平面；②大约是施加在手指上外力的 5 倍；③以大约 20° 的恒定背侧角度向指骨倾斜。从特定手功能姿势的生物力学建模中获得的无单位关节反作用力可以通过将无单位的关节反作用力乘以实验测定的手部力量的适当值转换为以牛顿表示的关节反作用力。手部力量的测量，之前在这篇文章中提过，如一个健康的男性示指捏力约为60N，60N捏力乘以5倍数的单位外力，那么在一个健康的成年男性示指捏持时的关节反作用力约300N。同样，示指捏持时所产生的关节反作用力不能直接从握力测试中得出，因为握力是与其他手指综合作用的结果。然而，Chao[69]设计了一种测量每个手指对整体握力贡献的方法（表16-14），报道了示指在进行手部握力测试时用牛顿单位表示的关节反作用力。表16-14还报道了指尖捏和指腹捏时的关节反作用力数据。Chao所测的关节反作用力大小数据可用于假肢关节设计和制定，还可用于制定小型实验标准，对植入的人工手指关节假体进行实验评估。Chao所测的掌指关节作用力可用于确定手指关节假体的强度要求，示指指腹捏为258N的关节反作用力上限，进行握力测试时为320N的较大值。258N的指腹捏关节反作用力值基本上小于从文献值汇编中用健康男性示指捏力和无单位的关节反作用力计算出来的300N。基于这些数据，认为健康成年男性示指抓握时，掌指关节的最大关节反作用力是350N。350N的掌指关节反作用力比Chao测量的更大，为假体关节设计的强度要求。

通过测量健康成年男性示指的掌指关节的最大关节反作用力，可以估算健康成年男性和女性手其他手指的最大掌指关节反作用力。所有掌指关节的关节反作用力的估算是基于：①其他手指肌力相比于示指的肌力，中指为1，环指为0.66，小指为0.47；②女性肌力约为男性的70%。表16-15报道了健康男性和女性掌指关节的最大关节反作用力估算值。

2. 手部动态功能

测定手部等长运动时的最大掌指关节反作用力有助于确定人工关节的强度要求。在人工关节的动态功能测定中，很多人有兴趣做掌指关节反作用力的实验室测试来评估人工关节更换的磨损。Beevers和Seedhom[71]报道，当掌指关节进行屈伸时，掌指关节仅有很小的负荷。Tamaiet[72]等报道在肌肉力量平衡的中立位维持关节时，掌指关节处约有14N的压缩力，在屈曲45°时掌指关节处约有20N的压缩力。Sible和Unsworth[73]报道手指在运动时受力较轻，运动时掌指关节处的压缩力小于10N。Stoke[74]报道了利用电缆模拟屈伸肌腱，固定和活动滑轮模拟腱鞘，来进行掌指关节屈伸运动模拟器的研制。在关节屈曲10°～90°时，模拟器产生的关节力大小为10～15N。除了运动过程中作用在掌指关节上的力外，Dumbleton[75]报道掌指关节表面的滑动速度可高达200mm/s。

（四）结论

文献报道了手捏握功能的生物力学评价，以确定一种适合于掌指关节假体设计和测试强度要

表16-14 Chao对掌指关节反作用力的测试结果 [a]

功能状态	弯曲角度（°）	关节反作用力（N）			
		X	Y	Z	合力
指尖捏	48	175～196	104～116	7.7～8.7	204～228
指腹捏	48	199～228	107～121	3.8～5.8	226～258
抓握	62	219～253	198～213	21～25	296～332

a. 有单位的掌指关节反作用力：示指

表 16-15 掌指关节最大反作用力的估算值 [a]

性别	关节反作用力（N）			
	示指	中指	环指	小指
健康男性	350	350	232	163
健康女性	245	245	162	114

a. 有单位的最大掌指关节反作用力

求的掌指关节反作用力，包括其大小和方向。抓握是最需要的手功能。符合假体设计准则的掌指关节反作用力的特点如下。

1. 掌指关节等长抓握时的角度为 60°。
2. 掌指关节等长抓握时的关节反作用力大小为 350N。
3. 掌指关节反作用力的方向为背侧 20°。
4. 动态功能运动时掌指关节反作用力大小为 20N。
5. 掌指关节滑动的最大速度为 200mm/s。

五、全掌指关节置换术

如何设计和实施一台术后患者功能健全持久耐用的全掌指关节置换术是一个复杂和多方面的问题，涉及解剖学、生物相容性、生物力学和手术方面的考虑。从功能角度考虑机械设计，包括组件的关节运动范围、应力传导能力和耐磨性。解剖学问题涉及肌腱和韧带的嵌入部位、旋转中心、关节面和髓内通道的大小和形状，以及适合绝大多数人工关节置换术患者的一系列假体尺寸。手术考虑包括需要方便准确截骨的器械，以达到最少骨切除、保存支撑软组织和实现假体的准确放置。

设计的第二代全掌指关节将被用来说明假体设计原则和过程。目的是开发一种假体来替代患病和受损的掌指关节，以缓解疼痛并恢复力量和运动。为了实现这一目标，制定了一个全面的产品开发和质量保证计划，用于开发满足解剖学、运动学和生物力学需求，功能健全和持久耐用的全掌指关节假体。

（一）热解碳全掌指关节

热解碳掌指关节假体的开发始于 20 世纪 70 年代末。当时，美国 Tulane 大学的研究人员对于将热解碳作为骨科关节置换材料很感兴趣，因为它在人造机械心脏瓣膜中的成功历史证明了该材料具有生物相容性、高强度、抗疲劳和耐磨损等特性。同时，当时梅奥诊所的手外科医生 Robert Beckenbaugh 医学博士对改进掌指关节置换术感兴趣，设计了由热解碳制成的球窝式假体全掌指关节置换术。1977 年，Beckenbaugh 博士在杜兰大学与 Jerome Klawitter 博士合作制作原型并植入狒狒体内。动物实验的结果是有利的，并证明了热解碳全掌指关节置换术的潜力[56]。基于动物研究，在梅奥诊所启动临床试验。1979—1987 年，在 53 名患者中植入了 151 枚与动物实验中使用相同设计的热解碳全掌指关节假体。在 53 名患者的 151 枚假体中，26 名患者（71 枚假体）在植入后平均 11.7 年（10.1～16.0 年）可供复查。3 例患者（11 枚假体）失访，20 例患者（51 枚功能性假体）死亡，平均 7.2 年后假体仍在原位，11 例患者的 18 枚假体进行了翻修。临床试验结果表明，热解碳是一种符合生物力学、生物相容性好、耐磨、耐用的全掌指关节置换材料[58]。动物实验和临床试验中使用的热解碳假体由 Carbo Medics 公司生产。Carbo Medics 公司正在生产热解碳心脏瓣膜，对开发用于骨科的热解碳不感兴趣，只生产足够的热解碳掌指关节假体用于临床试验。

（二）第二代热解碳全掌指关节置换术

1996 年，Beckenbaugh 博士开始与 Ascension Orthopedics 公司合作，开发并商业化第二代热解碳掌指关节置换假体。在第一代热解碳掌指关节假体临床试验期间获得的临床经验确定了设计中存在的缺陷，Beckenbaugh 博士与 Ascension Orthopedics 公司合作，完善了第二代热解碳掌指关节假体的设计。第二代的热解碳掌指关节假体的开发遵循以下设计控制原则：①确定用户需求；②进行风险评估；③确立设计投入；④实施设计过程；⑤验证设计输出；⑥使设备满足用户需求。图 16-3 为第一代热解碳掌指关节假体和第二代热解碳掌指关节假体的形状。表 16-16 给出了两种假体的尺寸。第二代热解碳掌指关节假体目前主要是由 Integra 生命科学公司生产和发行的 Integra 热解碳全掌指关节假体。

临床试验中使用的第一代热解碳掌指关节假体和第二代热解碳掌指关节假体均为双组件、非限制性球窝设计。第二代热解碳掌指关节假体的设计改良是基于解剖学、运动学、生物力学、装置强度和耐久性、手术方面的考虑。设计过程结合了过去的手术和临床经验，进行了多次体外尸体实验测试手和掌指关节的结构和功能，并发表这些数据以评估其形态和功能。

1. 尺寸

如图 16-4 所示，第二代热解碳掌指关节假体有 6 种尺寸，能够适应广泛的外科解剖需求。6 种尺寸最大限度地减少了相邻尺寸之间的差异，允许更精确的解剖匹配。尺寸的数量和大小是基于过去的手术经验，以及公开发表的描述人体掌指关节大小和形状的数据。表 16-17 所示为 Unsworth 和 Alexander 报道的掌指关节尺寸[76]。

2. 关节韧带的保留

第二代热解碳掌指关节假体掌骨组件的关节面终止于关节颈处。相比之下，临床试验中设计的掌骨领组件由相交的平面组成。这就要求外科医生创建两个精确相交的截骨平面，与假体交配，对手术技术提出了苛刻的要求。单一平面的

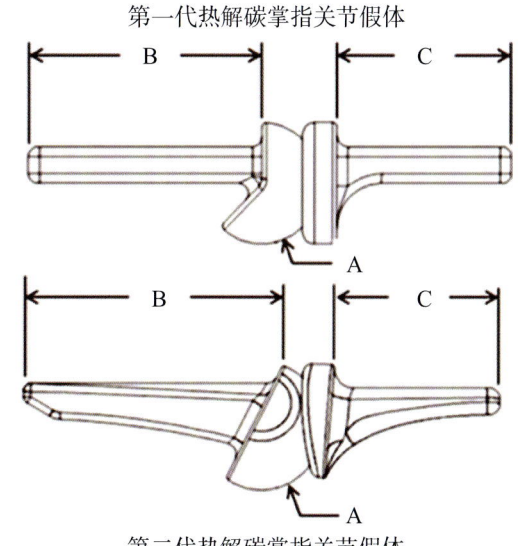

▲ 图 16-3　第一代热解碳掌指关节假体和第二代热解碳掌指关节假体的形状

表 16-16　第一代热解碳掌指关节假体和第二代热解碳掌指关节假体的三维尺寸

设　计	型　号	A 位置大小（mm）掌骨头直径	B 位置大小（mm）掌骨干长度	C 位置大小（mm）指骨柄长度
第一代热解碳掌指关节假体	小号	8.2	25.0	17.8
	中号	10.2	25.0	18.0
	大号	12.8	25.0	19.3
第二代热解碳掌指关节假体	5 号	9.8	16.5	14.1
	10 号	9.8	19.3	15.6
	20 号	11.3	23.0	16.7
	30 号	12.9	26.6	18.3
	40 号	14.6	30.2	21.2
	50 号	16.4	33.7	22.8

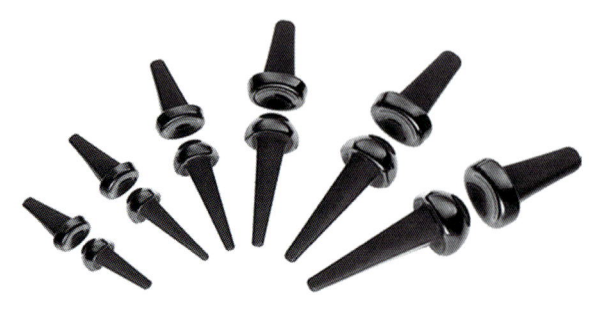

▲ 图 16-4 第二代热解碳掌指关节假体的 6 种尺寸

关节领大大简化了截骨。关节领向假体长轴倾斜 118°，向掌部倾斜 85°（图 16-5）。如图 16-6 所示，斜领的设计可尽量减少切除掌骨颈背侧和近端指骨颈掌侧，以保留侧副韧带的起止点。此外，在掌骨关节面的尺背侧和桡背侧设计有补救平面，为侧副韧带提供一条自由、无干扰的通道。

表 16-17 常见掌指关节假体尺寸

手 指	髓腔相对于掌骨旋转中心的距离（mm）							
	矢状面				横断面			
	掌骨		指骨近端		掌骨		指骨近端	
	背侧		背侧		尺侧		尺侧	
	均值	方差	均值	方差	均值	方差	均值	方差
示指	2.18	0.97	0.89	1.23	0.55	1.91	0.16	1.02
中指	2.67	0.74	1.35	1.67	0.33	1.91	0.28	2.14
环指	2.58	0.59	1.62	1.07	0.66	0.93	0.02	1.58
小指	2.46	0.44	0.90	1.35	0.16	1.48	−0.14	0.59

手 指	掌骨头在矢状面和横断面的半径（mm）							
	男（36 例）				女（24 例）			
	矢状面		横断面		矢状面		横断面	
	均值	方差	均值	方差	均值	方差	均值	方差
示指	8.20	0.67	7.02	0.54	7.57	0.99	6.96	0.61
中指	7.67	0.56	8.52	0.93	7.19	0.67	7.77	1.21
环指	7.48	0.59	7.48	0.65	6.68	1.00	6.96	0.43
小指	7.00	0.52	7.28	1.30	6.01	0.86	6.15	0.43

| 手 指 | 掌骨头宽度（mm） ||||
| | 男（36 例） || 女（24 例） ||
	均值	方差	均值	方差
示指	17.47	1.34	16.89	2.38
中指	17.35	1.27	15.82	1.88
环指	14.95	1.27	13.69	1.20
小指	14.40	1.02	12.76	0.68

(续表)

掌骨部平均长度（mm）				
手 指	男（36例）		女（24例）	
	均值	方差	均值	方差
示指	70.4	2.1	67.0	4.5
中指	70.1	2.4	66.0	6.8
环指	58.4	4.8	56.6	4.8
小指	55.9	2.0	53.1	4.3

近节指骨部分平均长度（mm）				
手 指	男（36例）		女（24例）	
	均值	方差	均值	方差
示指	43.7	2.0	42.4	2.3
中指	48.3	2.0	45.0	3.0
环指	45.0	1.5	41.7	1.8
小指	36.0	1.3	33.5	1.8

3. 指骨背侧突起

如图 16-7 所示，第二代热解碳掌指关节假体指骨组件的一个特点是近侧边缘在关节领倾斜 10°，近侧边缘的倾斜提供了一个背侧凸起以抵抗掌侧半脱位。在与倾斜 85° 的关节领交界处，减少假体倾斜近缘掌部的大部分指骨组件，以免干扰侧副或掌韧带的路径。

4. 球形旋转中心和柄的设置

第二代热解碳掌指关节掌骨组件中球形中心相对于假体柄长轴向掌侧方向偏移，用于重建关节的解剖旋转中心。同时，指骨组件中柄的位置也发生类似的偏移。如表 16-18 所示，柄偏移量随着假体尺寸的增大而增大。在尸体实验中，通过评估伸展滞后和过伸的原型设计，来建立柄偏移量的大小。

5. 运动范围

第二代热解碳掌指关节假体组件的准确放置旨在重建全置换关节的功能运动学。如图 16-8 所示，所有尺寸假体的运动范围为：过伸 20° 至屈曲 90°，尺偏和桡偏 ±15°。

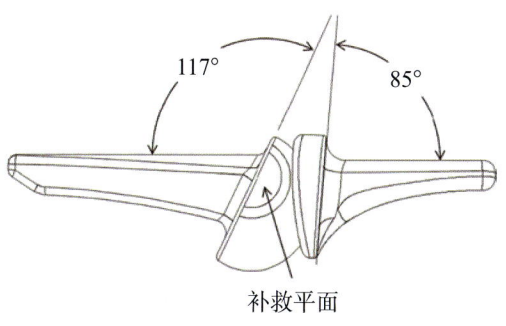

▲ 图 16-5 假体关节领二维平面

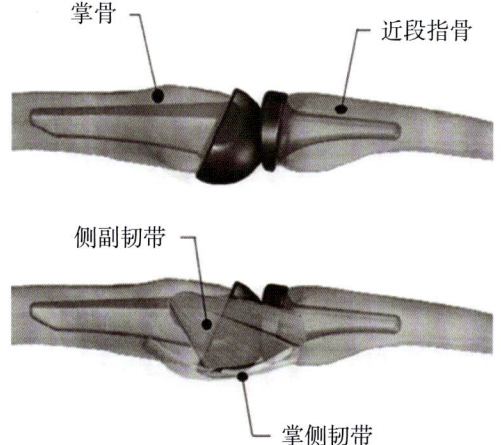

▲ 图 16-6 保留的韧带止点

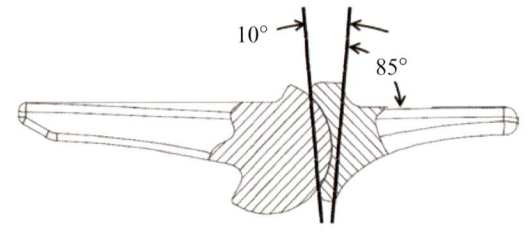

▲ 图 16-7　指骨背侧突起

表 16-18　不同型号第二代热解碳掌指关节假体柄的偏移量

型　号	偏移量（mm）
5 号	0.2
10 号	0.2
20 号	0.4
30 号	0.5
40 号	0.6
50 号	0.7

6. 固定

第二代热解碳掌指关节假体的无骨水泥固定最初是通过压配实现的。假体柄的设计符合髓内腔的解剖形状[77, 78]，并通过压实骨松质来实现压配。掌骨柄具有倒梯形横截面，宽的基部朝向柄通道的背面。假体柄从关节领处一个宽阔的部分逐渐变细成为窄而短的柄末端，这样设计可以填充一半长度的髓内通道。指骨柄横断面呈梯形，梯形宽基部朝向髓内通道的掌侧。与掌骨组件一样，它从关节领处的宽切面逐渐变小成为柄尖处的窄切面，目的是填补近节指一半长度的髓内通道。

动物研究表明，热解碳假体的长期固定是通过直接植骨及假体周围存在的薄而稳定的纤维组织膜来实现的[79-82]。在梅奥诊所临床患者的长期随访中，Cook[58] 报道的放射学评估显示假体周围放射可透性较低，热解碳假体周围有一轮硬化骨边缘，提示假体与的骨整合。虽然初步观察到下沉，但随着时间的推移，下沉并没有明显进展。关键的因素是良好的对线以尽量减少非生理应力，精心的骨骼准备以尽量减少热损伤和压实骨髓腔

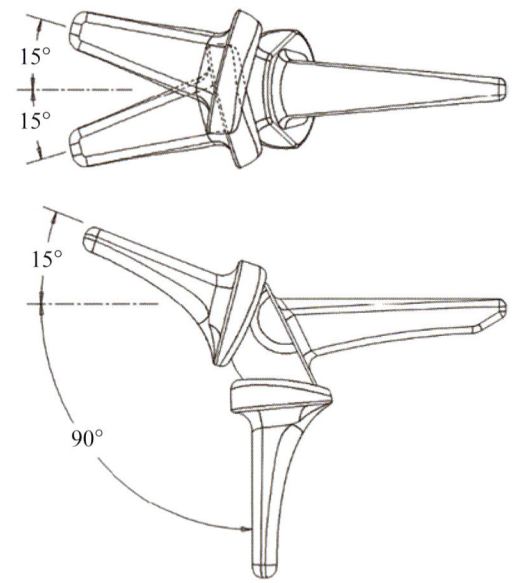

▲ 图 16-8　第二代热解碳掌指关节假体运动范围

内的间隙。当骨松质缺乏时，应采用冲击植骨，以达到初步稳定的压配。

六、高温石墨材料加工和属性

（一）材料加工

热解碳是由烃类气体如甲烷、丙烷、乙炔等热分解产生的一系列合成碳材料的统称。作为生物材料使用的热解碳形态是在液化床反应室中产生的高密度、均质的热解碳形态，称为热解碳。第二代热解碳掌指关节假体由包覆在精密加工石墨基体上的热解碳层构成。热解碳层厚度约为0.5mm，在液化床反应室中将悬浮石墨基质加热至1400℃时产生。该床由氧化锆等高温陶瓷材料的细颗粒组成，由惰性气体和丙烷的混合物液化而成。丙烷在高温下发生热解，与产生的无碳自由基结合并沉积在石墨基体上，形成一层热解碳。按照涂层工艺，零件经过打磨、清洗和检验，以确保符合规范。图 16-9 为热解碳液化床沉积过程示意图。

（二）材料性能

在确定热解碳的物理机械性能和制造条件对性能的影响方面，进行了大量的研究。表 16-19 中报道的热解碳性质与反应室温度、总气体流量、

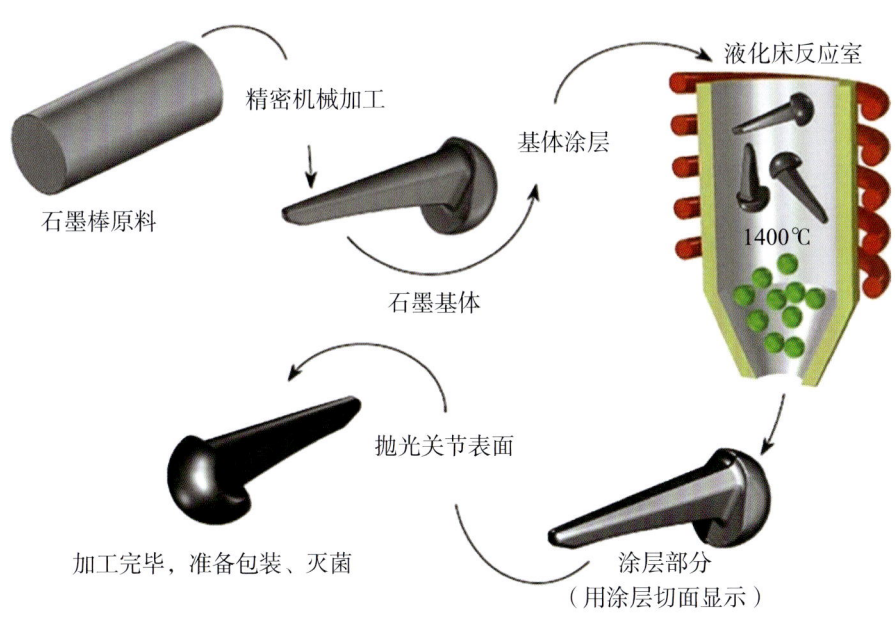

◀ 图 16-9 热解碳制造过程

烃类气体浓度、液化床表面积等沉积工艺参数直接相关[83]。

More 给出了涂层工艺的详细描述[83]。热解碳的弹性模量（29.4GPa）与骨皮质（21GPa）[84]相近，小于钛（114GPa）和钴铬合金（200GPa）。像骨骼一样的弹性模量有助于生物力学兼容并减少应力遮挡[85]。关于表面抛光，当从涂层机中取出时，热解碳具有表面粗糙度约为 Ra=500nm 的微孔表面。掌骨和指骨组件的关节表面被抛光为表面粗糙度约 Ra=20nm 的镜面。每个假体的柄部分保留微孔表面，以促进组织黏附。

（三）放射学检查

由于热解碳的 X 线吸收较差，在 X 线上不易被看到。在石墨基底材料中加入了少量（10个重量百分比，约 1 个原子百分比）的细钨颗粒，使假体在 X 线上可见。然而，0.5mm 厚的纯热解碳涂层仍保持透光性，图 16-10 所示为透光层。将柄周围透亮的疏松缝作为评价假体松动的标志必须考虑到焦炭涂层的透光性。

（四）强度和疲劳性

通过体外验证试验，评估了第二代热解碳掌指关节假体的三个显著特性：①负荷－失效强度

表 16-19 热解碳材料特性与工艺参数

特　性	值
抗弯强度（MPa）	493.7±12
扭转失效（%）	1.58±0.03
杨氏模量（GPa）	29.4±0.4
维氏硬度，500gm 负荷	235.9±3.3
密度（gm/cm³）	1.93±0.01

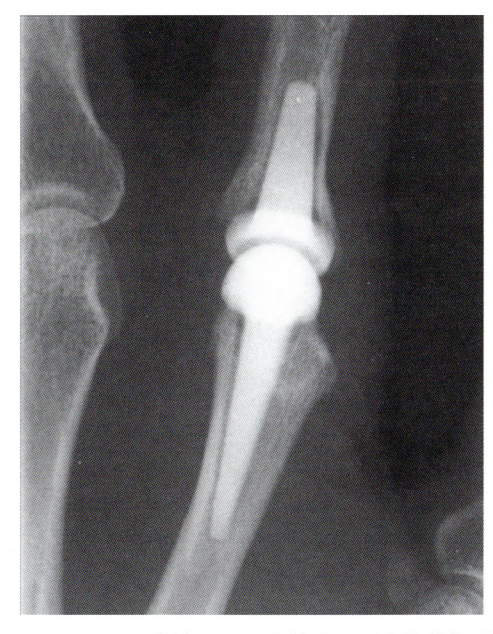

▲ 图 16-10　X 线片显示石墨基体和透光的热解碳层

实验；②循环疲劳耐久性实验；③循环磨损实验。根据掌指关节生物力学确定的最坏情况下的支撑和负荷条件，进行了强度和疲劳实验。图 16-11 说明了负荷是如何施加到掌骨构件上的。支撑条件为在 60° 屈曲的掌指关节，关节反作用力以 20° 的背侧角作用于近节指骨中心线，该姿势时手具备最大的捏力和握力。此外，近端假体柄的 1/3 失去近端骨支持。在同样的最坏情况下来测试指骨组件。

对近端和远端组件的强度和疲劳性能要求为 80 磅（36kg）的最小断裂强度，其代表男性示指的最大生物力学关节力。所有尺寸的假体必须满足男性示指的强度要求，因为任何尺寸的假体都可以放置在其他任何手指上。分别对 10 号、30 号、50 号掌指骨组件进行了强度实验。对 10 号假体进行了每周期负荷范围为 8～80 磅（3.6～36kg）的 1000 万个周期循环耐力实验。表 16-20 所示的强度和疲劳实验汇总结果表明，各尺寸均满足性能要求。

（五）磨损测试

在室温条件下以灭菌的牛血清作为润滑剂，在关节模拟器中对第二代热解碳掌指关节假体进行了 14 磅（6kg）负荷，±45° 运动范围的 1000 万次循环磨损测试。将钴铬合金球形关节头组件和与其相连的超高分子量聚乙烯关节杯作为对照。远端热解碳组件未检查到可测量的磨损，超高分子聚乙烯组件如预期的那样可观察到穿透性磨损。

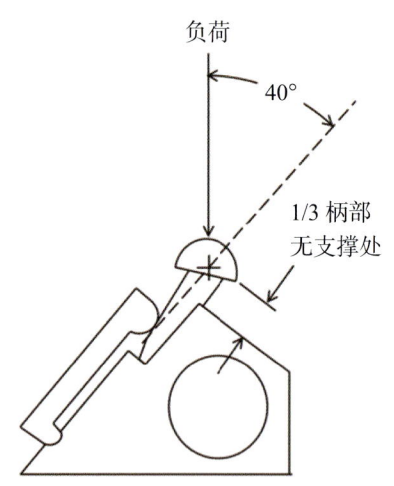
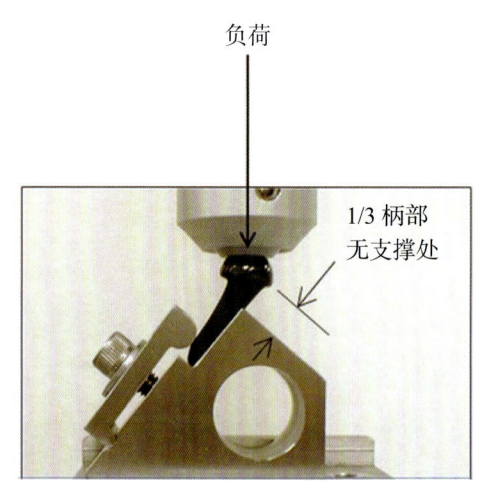

◀ 图 16-11 对掌骨组件进行强度和疲劳实验

表 16-20 力学实验结果汇总

实 验	条 件	型号和组件	断裂负荷
强度实验	最小 80 磅（36kg）负荷	10 号近端组件	（279±46）磅［（127±21）kg］
		30 号近端组件	（351±56）磅［（159±25）kg］
		50 号近端组件	（454±64）磅［（206±29）kg］
		10 号远端组件	（186±22）磅［（84±10）kg］
		30 号远端组件	（234±31）磅［（106±14）kg］
		50 号远端组件	（353±64）磅［（160±29）kg］
循环疲劳实验	承受 1000 万次 8～80 磅（3.6～36kg）的负荷周期	10 号近端组件	无失效发生
		10 号远端组件	

图 16-12 显示掌指关节接头磨损测试机，图 16-13 所示为磨损测试结果。

（六）手术器械

为了实现第二代掌指关节热解碳假体的精确手术植入，研发了很多手术器械。进行 X 线检查以协助确定合适的假体和手术器械（图 16-14），包括骨锥、纵轴对线导向器、截骨导向器、髓内铰刀、尺寸测试和提取器、假体加压器。在手术中，用截骨导向器辅助，以适当的角度切除掌骨和指骨，因此假体领将与骨的切割面精确匹配。用髓内铰刀压实骨松质，形成一个比假体小的空腔，以达到紧密的压配。

（七）验证实验

通过尸体实验进行了第二代热解碳掌指关节假体的验证。多名外科医生使用该手术器械对男性和女性植入了大号和小号第二代热解碳掌指关节假体，采用的手术技术如前所述。验证结果

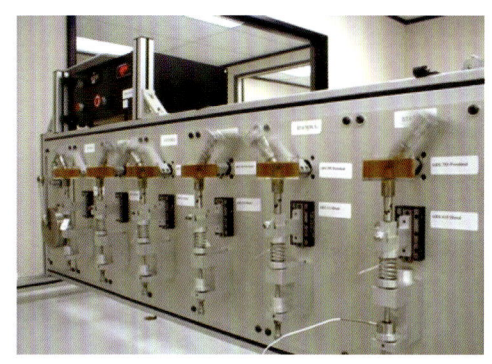

▲ 图 16-12　掌指关节接头磨损测试机

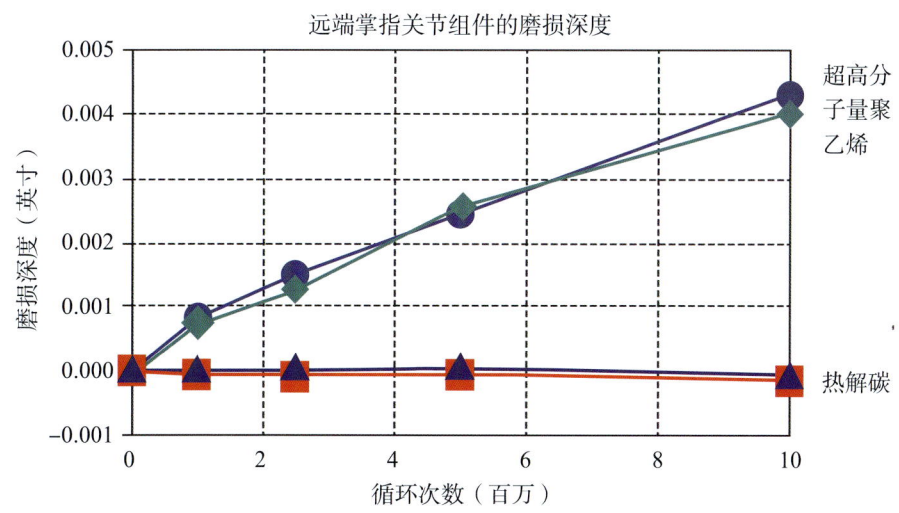

◀ 图 16-13　磨损测试结果

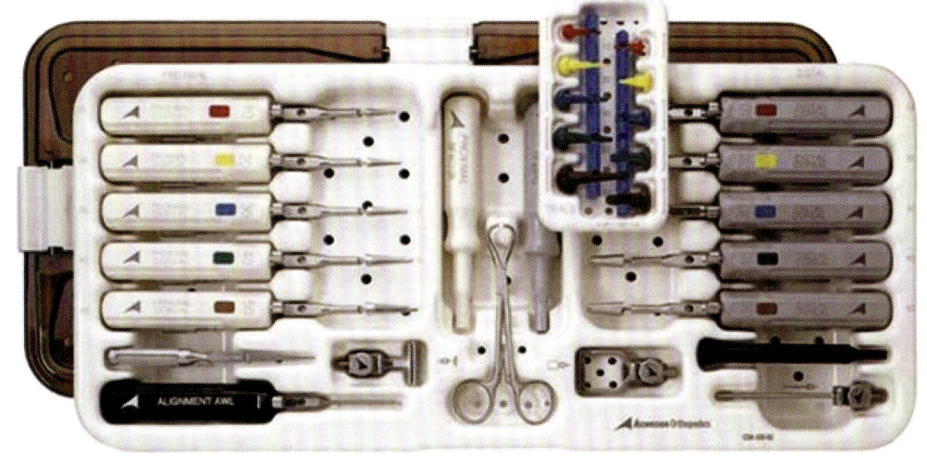

◀ 图 16-14　第二代掌指关节热解碳假体手术器械包

证明，该器械满足了用户对全掌指关节置换术的需求。第二代热解碳掌指关节假体于 1999 年获得 CE Mark 认证，2001 年获得 FDA 预销售许可（PMA）。自注册审批以来，公司记录显示植入了大约 25 000 枚第二代热解碳掌指关节假体。第二代热解碳掌指关节假体由 Integra 生命科学公司制造和销售，现更名为 Integra® 热解碳掌指关节假体。

七、Integra 硅胶掌指关节假体

在引进和使用第二代热解碳掌指关节假体后，据报道，在手术中偶尔会发现不需要进行全关节置换。认识到术前评估植入全关节假体可能在手术时受到质疑，决定研制出与第二代热解碳假体形状相同的单叶柔性硅胶假体。这允许在手术过程中的任何时候用硅胶假体替换整个关节假体。研制的第二代热解碳假体手术器械同样适用于硅胶假体。硅胶掌指关节假体的研制采用有限元分析强度和疲劳实验结果，以优化设计，使其持久耐用[86]。2002 年，该掌指关节硅胶假体获得了监管许可，现以 Integra® 掌指关节硅胶假体之名进行制造和销售。图 16-15 所示为 Integra® 掌指关节硅胶假体与 Integra® 掌指关节热解碳假体的比较。

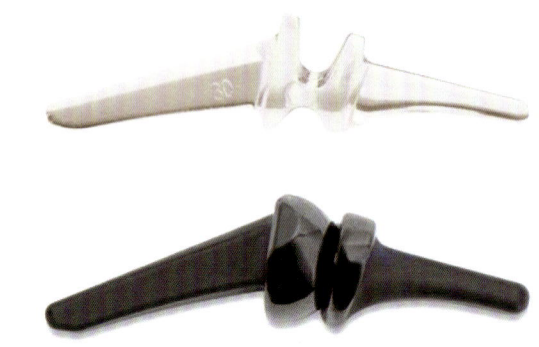

▲ 图 16-15　Integra® 掌指关节硅胶假体与 Integra® 掌指关节热解碳假体

参考文献

[1] Beckenbaugh R, Linscheid R, Arthroplasty in the hand and wrist, Operative hand surgery, ed. by Green D, 3rd edition, New York, NY: Churchill Livingstone, 1988.

[2] Brannon EW, Klein G. Experiences with a finger-joint prosthesis. J Bone Joint Surg. 1959;41A(I):87–102.

[3] Blair WF, Shurr DG, Buckwalter JA. Metacarpophalangeal joint arthroplasty with a metallic hinged prosthesis. Clin Orthop Relat Res. 1984;184:157–63.

[4] Steffee AD, Beckenbaugh RD, Lincheid RL, Dobyns JH. The development, technique, and early clinical results of the total joint replacement for the metacarpophalangeal joint of the fingers. Orthopedics. 1981;4(2):175–80.

[5] Adams BD, Blair WF, Schurr DG. Schultz metacarpophalangeal arthroplasty: a long-term follow-up study. J Hand Surg. 1990;15A(4):641–5.

[6] Griffiths RW, Nicolle FV. Three years' experience of metacarpophalangeal joint replacement in the rheumatoid hand. Hand. 1975;7(3):275–83.

[7] Varma SK, Milward TM. The Nicolle finger joint prosthesis: a reappraisal. J Hand Surg. 1991;13A(2):187–90.

[8] Doi K, Kuwata N, Kawai S. Alumina ceramic finger implants: a preliminary biomaterial and clinical evaluation. J Hand Surg. 1984;9A(5):740–9.

[9] Minami M, Yamazaki J, Kato S, Ishii S. Alumina ceramic prosthesis arthroplasty of the metacarpophalangeal joint in the rheumatoid hand: a 2–4-year follow-up study. J Arthroplasty. 1988;3(2):157–66.

[10] Vermeiren JAH, Dapper MML, Schoonhoven LA, Merx PWJ. Isoelastic arthroplasty of the metacarpophalangeal joints in rheumatoid arthritis: a preliminary report. J Hand Surg. 1994;19A(2):319–24.

[11] Swanson AB, de Groot-Swanson G, Ishikawa H. Use of grommets for flexible implant resection arthroplasty of the metacarpophalangeal joint. Clin Orthop Relat Res. 1997;(342):22–33.

[12] Hagert CG, Eike O, Olsson NM, Ashcan W, Moving A. Metacarpophalangeal joint implants. Scand J Plast Reconstr Surg. 1975;9:147–57.

[13] Swanson AB. Flexible implant arthroplasty for arthritic finger joints: rationale, technique, and results of treatment. J Bone Joint Surg. 1972;54A:435–55.

[14] Swanson AB. Flexible implant arthroplasty in the hand and extremities. St. Louis: CV Mosby; 1973.

[15] Swanson AB, de Groot-Swanson G, Leonard J. Post-operative rehabilitation programs in flexible implant arthroplasty of the digits. In: Hunter J, Schneider L, Mackin E, Callahan A, editors. Rehabilitation in the hand. 4th ed. St. Louis: CV Mosby; 1995. p. 1351–75.

[16] Beevers RD, Seedhom BB. Metacarpophalangeal joint prostheses. A review of the clinical results of past and current designs. J Hand Surg. 1995;20B:125–36.

[17] Swanson AB. Silicone rubber implants for replacement of arthritic or destroyed joints of the hand. Clin Orthop Relat Res. 1997;(342):4–10.

[18] Bass RL, Stern PJ, Nairus JG. High implant fracture incidence with Sutter silicone metacarpophalangeal joint arthroplasty. J Hand Surg. 1996;21A(5):813–8.

[19] Niebauer JJ, Shaw JL, Doren WW. The silicone-Dacron hinge prosthesis: design, evaluation and application. J Bone Joint Surg. 1968;50A:634.

[20] Goldner JL, Gould JS, Urbaniak JR, McCollum DE. Metacarpophalangeal joint arthroplasty with silicone-Dacron prostheses (Niebauer type): six and a half years' experience. J Hand Surg Am. 1977;2(3):200–11.

[21] McArthur PA, Milner RH. A prosoective randomizes comparison of Sutter and Swanson Silastic spacers. J Hand Surg. 1998;23–B(5):574–7.

[22] Mannerfelt L, Andersson K. Silastic arthroplasty of the metacarpophalangeal joints in rheumatoid arthritis. J Bone Joint Surg.

1975;57–A(4):484–9.
- [23] Vahvanen V, Viljakka T. Silicone rubber implant arthroplasty of the metacarpophalangeal joint in rheumatoid arthritis: a follow-up of 32 patients. J Hand Surg. 1986;11A(3):333–9.
- [24] Kirschenbaum D, Schneider LH, Adams DC, Cody RP. Arthroplasty of the metacarpophalangeal joints with use of silicone implants in patients who have rheumatoid arthritis. J Bone Joint Surg. 1993;75–A(1):3–12.
- [25] Olsen I, Gebuhr P, Sonne-Holm S. Silastic arthroplasty in rheumatoid MCP-joints. Acta Orthop Scand. 1994;65(4):430–1.
- [26] Gellman H, Stetson W, Brumfield RH, Costigan W, Kuschner SH. Silastic metacarpophalangeal joint arthroplasty in patients with rheumatoid arthritis. Clin Orthop Relat Res. 1997;(342):16–21.
- [27] Hansraj KK, Ashworth CR, Ebramzadeh E, Todd AO, Griffin MD, Ashley EM, Cardilli AM. Swanson metacarpophalangeal joint arthroplasty in patients with rheumatoid arthritis. Clin Orthop Relat Res. 1997;(342):11–5.
- [28] Simmen BR, Gschwend N. Swanson silicone rubber interpositional arthroplasty of the wrist and of the metacarpophalangeal joints in rheumatoid arthritis. Acta Orthop Belg. 1988;54(2):196.
- [29] Poulenus L, Simonetta C, Egloff DV. Long-term results from metacarpophalangeal arthroplasty. Ann Chir Main. 1983;2(2):160.
- [30] Bieber EJ, Weiland AJ, Volenec-Dowling S. Silicone implant arthroplasty of the metacarpophalangeal joint for rheumatoid arthritis. J Bone Joint Surg. 68–A(2):206–9.
- [31] Beckenbaugh RD, Dobyns JH, Linscheid RL, Bryan RS. Review and analysis of silicone- metacarpophalangeal implants. J Bone Joint Surg. 1976;58A:483–7.
- [32] Wilson YG, Sykes PJ, Niranjan NS. Long-term follow-up of Swanson's Silastic arthroplasty for the metacarpophalangeal joints in rheumatoid arthritis. J Hand Surg. 1993;18B(1):81–91.
- [33] Fleming SG, Hay EL. Metacarpophalangeal joint arthroplasty eleven-year follow-up study. J Hand Surg. 1984;9–8(3):300–2.
- [34] Rothwell AG, Greig KJ, O'Neill JB. Hand function following Silastic arthroplasty of the metacarpophalangeal joints in the rheumatoid hand. J Hand Surg. Feb 1997;22B(1):90.
- [35] Sollerman CJ, Geiger M. Polyurethane versus silicone for endoprosthetic replacement of the metacarpophalangeal joints in rheumatoid arthritis. Scand J Plast Reconstr Surg Hand Surg. 1996;30:145–50.
- [36] Ferlic DC, Clayton ML, Holloway M. Complications of silicone implant surgery in the metacarpophalangeal joint. J Bone Joint Surg. 1975;57–A(7):991–4.
- [37] Kay AGL, Jeffs JV, Scott JT. Experience with Silastic prostheses in the rheumatoid hand. Ann Rheum Dis. 1978;27:255–8.
- [38] Jensen CM, Boeckstyns MEH, Kristiansen B. Silastic arthroplasty in rheumatoid MCP-joints. Acta Orthop Scand. 1986;57:138–40.
- [39] Maurer RJ, Ranawat CS, MacCormack RR, Inglis AE, Straub LR. Long-term follow-up for the Swanson MP arthroplasty for rheumatoid arthritis. J Hand Surg. 1990;15A(5):810–1.
- [40] Hirakawa K, Bauer TW, Culver JE, Wilde AH. Isolation and quantitation of debris particles around failed silicone orthopedics implants. J Hand Surg. 1996;21A(5):819–27.
- [41] Christie AJ, Weinberger KA, Detrich M. Silicone lymphadenopathy and synovitis complications of silicone elastomer finger joint prosthesis. JAMA. 1977;237:1463–4.
- [42] Ekfors TO, Arc HM, Maki J, Aho AJ. Cystic osteolysis induced by silicone prosthesis. Arch Pathol Lab Med. 1984;108:225–7.
- [43] Gordon M, Bulloch PG. Synovial and osseous inflammation in failed silicone prosthesis. J Bone Joint Surg. 1975;57A:991–3.
- [44] Bernstein SA, Strickland RW, Lazarus E. Axillary lymphadenopathy due to Swanson implant. J Rheumatol. 1993;20:1066–9.
- [45] Kircher T. Silicone lymphadenopathy: a complication of silicone elastomer finger joint prosthesis. Hum Pathol. 1980;11:240–4.
- [46] Murakata LA, Rangwala AF. Silicone lymphadenopathy with concomitant malignant lymphoma. J Rheumatol. 1989;16:1480–3.
- [47] Paplanus SH, Payne CM. Axillary lymphadenopathy 17 years after digital silicone implants: study with x-ray analysis. J Hand Surg. 1988;13A:411–2.
- [48] Wanivenhaus A, Lintner F, Wurnig C, Missaghi-Schinzl M. Long-term reaction of the osseous bed around silicone implants. Arch Orthop Trauma Surg. 1991;110:146–50.
- [49] Delaney R, Trail IA, Nuttall D. A comparative study of outcomes study of outcome between the NeuFlex and Swanson metacarpophalangeal joint replacements. J Hand Surg Br. 2005;30(1):3–7.
- [50] Escott BG, Kara R, Judd M, et al. NeuFlex and Swanson metacarpophalangeal implants for rheumatoid arthritis: prospective randomized, controlled clinical trial. J Hand Surg Am. 2010;35(1):44–51.
- [51] Boe C, Wagner E, Rizzo M. Long-term outcomes of silicone, metacarpophalangeal arthroplasty: a longitudinal analysis of 325 cases. J Hand Surg Eur Vol. 2018;43(10):1076–82.
- [52] Beevers DJ, Seedhom BB. Metacarpophalangeal joint prostheses, a review of the clinical results past and current. J Hand Surg. 1995;20B(2):125–36.
- [53] Welsh RP, Hastings DE, White R. Resurfacing arthroplasty for the metacarpophalangeal joint. Acta Orthop Belg. 1982;48(6):924–7.
- [54] Condamine JL, Benoit JY, Comtet JJ, Aubriot JH. Proposed digital arthroplasty, critical study of the preliminary results. Arthoplatie Digitale. 1988;7(4):282–97.
- [55] Rittmeister M, Porsch M, Starker M, Kerschbaumer F. Metacarpophalangeal joint arthroplasty in rheumatoid arthritis: results of Swanson implants and digital joint operative arthroplasty. Arch Orthop Trauma Surg. 1999;119:190–4.
- [56] Cook SD, Beckenbaugh RD, Weinstein AM, Klawitter JJ. Pyrolite carbon implants in the metacarpophalangeal joints of baboons. Orthopedics. 1983;6(8):952–61.
- [57] Beckenbaugh RD. Preliminary experience with a noncemented nonconstrained total joint arthroplasty for the metacarpophalangeal joints. Orthopedics. 1983;6(3):962–5.
- [58] Cook SD, Beckenbaugh RD, Redondo J, Popich LS, Klawitter JJ, Linscheid RL. Long term follow-up of pyrolytic carbon implants in the metacarpophalangeal joint. J Bone Joint Surg. 1999;81–A(5):635–48.
- [59] Napier JR. The prehensile movements of the hand. J Bone Joint Surg. 1956;34B(4):286–92.
- [60] Landsmeer JMF. Power grip and precision handling. Ann Rheum Dis. 1962;21:164.
- [61] Swanson AB, Matev IB, deGroot G, The strength of the hand, Bull Prosthet Res. 1970 Fall;XIII:1.
- [62] Walker E. Clinical evaluation of finger joints. In: Human joints and their artificial replacements. Springfield: C.C. Thomas; 1977. p. 348–51.
- [63] Chao, et al. Chapter 5: Hand strength functional assessment and its clinical application. In: Biomech of the hand; 1989.
- [64] Weightman B, Amis AA. Finger joint force predictions related to design of joint replacements. J Biomed Eng. 1982;4:197–205.
- [65] Boatright JR, Kiebzak GM, O'Neil DM, et al. Measurement of thumb abduction strength: normative data and a comparison with grip and pinch strength. J Hand Surg. 1997;22A(5):843–8.
- [66] Josty IC, Tyler MPH, Sewell PC, Roberts NH. Grip and pinch strength variations in different types of work. J Hand Surg. 1977;22B(2):266.
- [67] Linscheid RL, Dobyns JH. Total joint arthroplasty – the hand. Mayo Clin Proc. 1979;54:516–26.
- [68] Hagert CG. Advances in hand surgery: finger joint implants. Surg Annu. 1978;10:253–75.
- [69] Chao, et al. Chapter 3 Muscle and joint forces in the hand. In: Biomech of the hand; 1989. Teanneck, NJ: World Scientific Publishion.
- [70] Berme JP, Purves WK. A biomechanical analysis of the metacarpophalangeal joint. J Biomech. 1977;10:409–12.
- [71] Beevers DJ, Seedhom BB. Design of a non-constrained, non- cemented,

[72] Tamie K, et al. Three-dimensional geometric analysis of the metacarpophalangeal joint. J Hand Surg. 1998;13A(4):521–9.

modular metacarpophalangeal. Proc Inst Mech Eng H. 1995;209:185–95.

[73] Sibly F, Unsworth A. Wear of cross-linked polyethylene against itself: a material suitable for surface replacement of the finger joint. J Biomed Eng. 1991;13:217–20.

[74] Stoke SM, Unsworth A, Viva C, Haslock I. A finger function simulator and the laboratory testing of Swanson prostheses. Proc Inst Mech Eng H. 1990;204:233–40.

[75] Dumbleton JH. Tribology of natural and artificial joints, Chapter 3. Amsterdam: Elsevier Scientific Publishing Co.; 1981. p. 52.

[76] Unsworth A, Alexander WJ. Dimensions of the metacarpo-phalangeal joint with particular reference to joint prostheses. Mech Eng. 1979;8(2):75–80.

[77] Lazar G, Schulter-Ellis FP. Intramedullary structure of human metacarpals. J Hand Surg Am. 1980;5(5):477–81.

[78] Schulter-Ellis FP, Lazar GT. Internal morphology of human phalanges. J Hand Surg Am. 1984;9(4):490–5.

[79] Anderson RC, et al. An evaluation of skeletal attachment to LTI pyrolytic carbon, porous titanium, and carbon-coated porous titanium implants. Clin Orthop Relat Res. 1984;182:242–57.

[80] Cook SD, et al. Quantitative histologic evaluation of LTI carbon, carbon-coated aluminum oxide and uncoated aluminum oxide dental implants. J Biomed Mater Res. 1983;17(3):519–38.

[81] Kent JN, et al. A clinical comparison of LTI carbon, alumina, and carbon-coated alumina blade-type implants in baboons. J Biomed Mater Res. 1982;16(6):887–99.

[82] Thomas KA, et al. The effect of surface treatments on the interface mechanics of LTI pyrolytic carbon implants. J Biomed Mater Res. 1985;19(2):145–59.

[83] More RB, Haubold AD, Bokros JC. Pyrolytic carbon for long-term medical implants. In: Biomaterials science: Elsevier Inc., Academic Press; 2013. p. 209–22.

[84] Rho JY, Ashman RB, Turner CH. Young's modulus of trabecular and cortical bone material: ultrasonic and microtensile measurements. J Biomech. 1993;26(2):111–9.

[85] Huiskes R, Weinans H, van Rietbergen B. The relationship between stress shielding and bone resorption around total hip stems and the effects of flexible materials. Clin Orthop Relat Res. 1992;274:124–34.

[86] Podnos E, et al. FEA analysis of silicone MCP implant. J Biomech. 2006;39(7):1217–26.

第 17 章 初次掌指关节置换术
Primary MCP Arthroplasty

Marco Rizzo　Peter M. Murray　著

冯凡哲　译

无痛、稳定、活动良好的掌指关节对良好的手功能非常重要。MCP 关节最常见的是炎性关节炎，但创伤后关节炎和骨关节炎也很常见，可导致严重疼痛和功能障碍。保守治疗包括制动、夹板固定、局部使用和口服抗炎药及类固醇注射。对于保守治疗失败，出现慢性疼痛、畸形和功能丧失的患者，可考虑手术治疗。

MCP 关节炎最常见的手术选择包括关节置换术和关节融合术。虽然成功的关节融合术可以缓解疼痛，并且是拇指 MCP 关节炎的首选外科治疗方法，但对其他手指则不太理想。除了失去关节的屈曲和伸展功能外，手指不能外展和内收也会导致手功能减弱，尤其是当进行一个以上的掌指关节融合时。

Swanson 于 1962 年推出的硅胶 MCP 关节置换术一直是 MCP 关节炎外科治疗的金标准，尤其是类风湿关节炎患者[1]。然而，在过去的二三十年中，表面滑动植入物已经成为传统硅胶植入物的替代品。美国的主要选择包括热解碳（Integra Life Sciences，Austin，TX）和金属塑料表面置换关节（Stryker，New Jersey）。与硅胶相比，这些植入物具有良好的材料性能。然而，它们是组配式、非约束性的，需要更多有效的软组织来维持关节的稳定性。

本章的目的是回顾在 MCP 关节炎的外科治疗中，初次 MCP 关节置换术的适应证、技术和结果。

一、硅胶掌指人工关节置换术

设计特点

硅胶 MCP 人工关节置换术已经使用了近 60 年。最初由 Swanson 介绍，它们是一体式髓内假体，提供一些固有的稳定性，并具有允许运动的柔性铰链[1-3]。原始设计有许多变化，但总体设计特征相似（图 17-1）[4-7]。

植入后，新的关节囊在植入物周围形成[8]。过度的植入物固定或胶结已被证明会限制该植入物的寿命[3]。事实上，少量的鱼际肌张力和微动是有利的，可以减轻植入物的负担，最终提高成功率。与所有植入物一样，有效的骨和软组织关节稳定将分担负荷，提高稳定性，最终提高成功率。

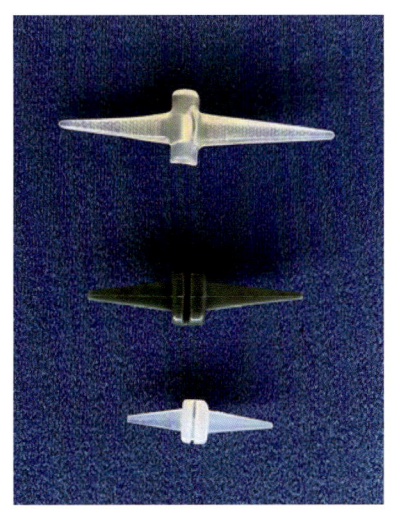

▲ 图 17-1　硅胶掌指关节植入物
Swanson 植入物（上）、Stryker 硅胶植入物（中）和 Integra 硅胶植入物（下）

短期和一些长期的主观和客观结果令人鼓舞。可惜的是，硅胶植入物并不耐久，假体断裂和复发畸形已经被报道。此外，与植入物磨损相关的碎屑可能会产生炎症反应，在某些情况下甚至会导致淋巴结病，导致硅胶滑膜炎和进一步的骨和关节破坏[9, 10]。

二、适应证/禁忌证

硅胶关节置换术适用于 MCP 关节炎性和非炎性关节炎。虽然一些较新的模块化植入物被考虑用于治疗非炎症性关节炎，但对于大多数外科医生来说，硅胶仍然是治疗炎症性关节炎的首选植入物。即使缓解病情抗风湿药取得了成功，许多 MCP 关节炎病例的病因仍然是炎症性的。因此，硅胶植入物仍然是治疗 MCP 关节炎的主要手段。

硅胶 MCP 关节置换术的禁忌证包括肌肉组织功能不全、骨量不足、神经肌肉功能丧失和感染的患者。

三、技术（图 17-2）

硅胶 MCP 关节置换术是从背侧入路进行的。如果有多个手指，可以在 MCP 关节上使用横向皮肤切口，也可在 MCP 关节上使用纵向皮肤切口。对于非类风湿关节炎患者，我们更倾向采用肌腱劈裂的方法，这是一种类似于后文中描述的模块化 MCP 植入的技术。

在炎性关节炎的病例中，我们更倾向于采用分离径向矢状带的方法。这允许收紧矢状带以使伸肌肌腱集中。背囊纵向劈开，露出关节，然后进行截骨。首先切除掌骨头。这些切口垂直于掌骨轴线，或在冠状面上有轻微的径向倾斜，以抵消尺侧漂移复发的趋势。在矢状面上，切口垂直于掌骨轴，或与掌骨轴略微成直角。小心地进行近端指骨头截骨，仅移除 2～3mm 的骨骼，切口在冠状面和矢状面上与指骨轴线垂直。进行扩髓，直至达到最大尺寸。进行试验以评估稳定性和运动性。良好的匹配是指植入物可微动，并且有足够的分离，以避免任何类型的骨表面撞击。插入最后一个组件。

炎性关节炎患者的这一过程通常是软组织和骨性的。对于腕掌侧半脱位的患者，掌侧钢板和软组织松解术有助于维持关节置换术后的稳定和防止复发性关节半脱位。冠状面畸形可根据需要通过桡侧副韧带紧缩和尺侧副韧带松解来矫正。尺侧松解甚至交叉固有移位都可以改善屈曲和尺侧偏移。通过紧缩桡侧矢状带和（如有必要）松解尺侧矢状带，可以实现伸肌腱的集中。

术后，MCP 关节保持中立位固定 4 周，允许 IP 运动。或者，对于严重尺侧偏移的患者，可以使用伸支夹板，该夹板允许被动伸展和主动屈曲。术后 4 周，患者可以开始使用可拆卸夹板，并开始功能锻炼和日常生活活动。术后 3 个月开始强化。图 17-3 反映了 1 例成功进行硅胶 MCP 关节置换术治疗骨关节炎的病例。

四、模块化表面置换植入物（热解碳和金属塑料）

（一）热解碳植入物（Integra Life Sciences, Inc., Austin, TX, USA）

热解碳是一种独特的材料，使我们拥有了二维到三维的碳基体。它最初被引入并在心脏瓣膜置换中使用多年[11]。它是由烃类气体热解而成，石墨被加热到 1300℃，这一过程产生了一种机械性能介于石墨和金刚石之间的材料。

它的弹性模量与骨皮质非常相似，是一种极好的负荷分散材料，最大限度地减少应力屏蔽。热解碳植入物也表现出优异的抗磨损性能，在重复循环负荷下具有最小的特殊碎屑。此外，由于其生物惰性，这些植入物产生的微小颗粒碎片不太可能产生硅胶和塑料颗粒所能看到的免疫介导反应。但是，这些植入物的骨长入性能很差，主要依靠植入物周围的骨的同位生长来帮助提供稳定性。动物研究还表明，与钴铬相比，热解碳是一种"软骨友好"关节面[12]。在一个半髋关节置

第 17 章 初次掌指关节置换术
Primary MCP Arthroplasty

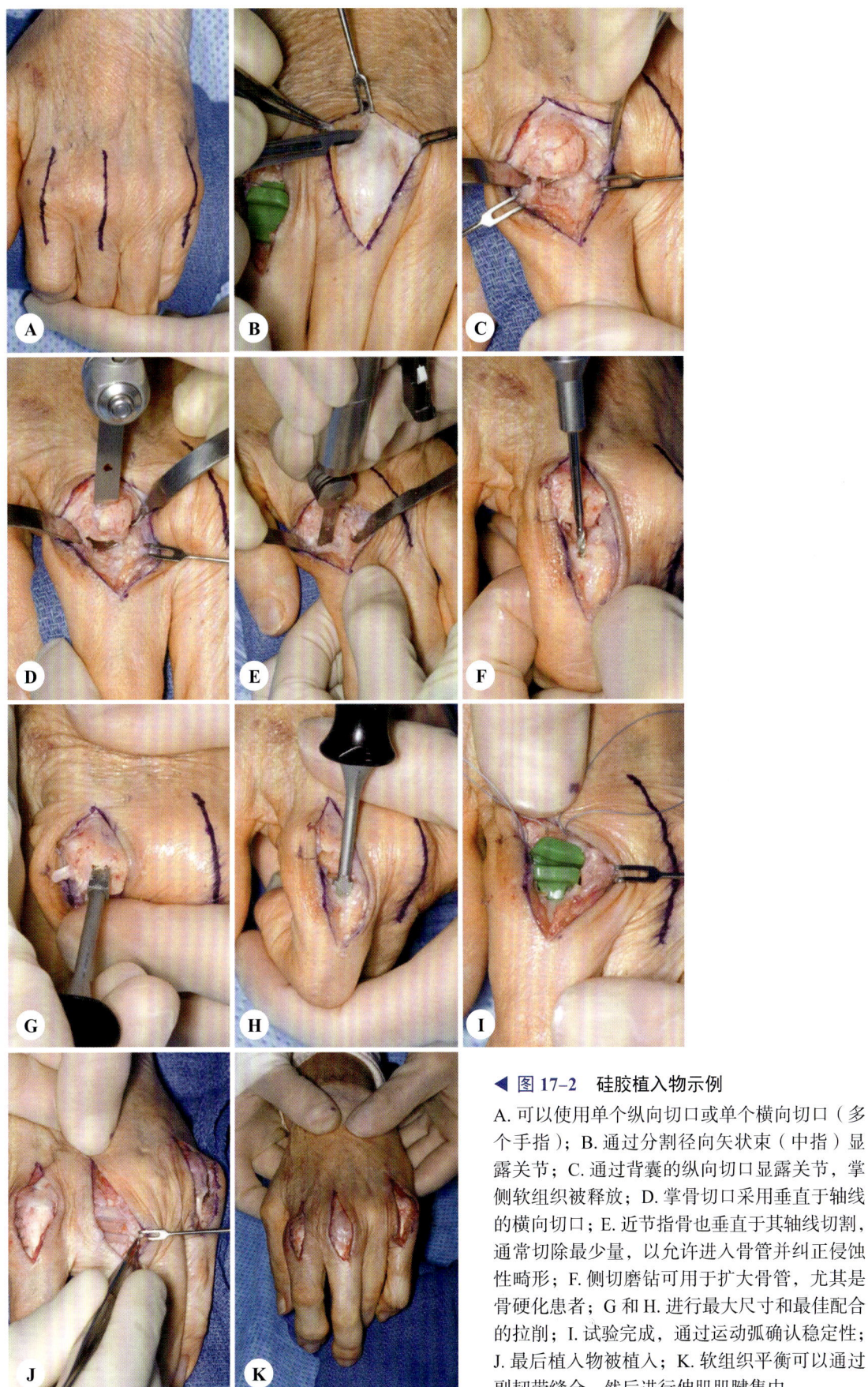

◀ 图 17-2 硅胶植入物示例

A. 可以使用单个纵向切口或单个横向切口（多个手指）；B. 通过分割径向矢状束（中指）显露关节；C. 通过背囊的纵向切口显露关节，掌侧软组织被释放；D. 掌骨切口采用垂直于轴线的横向切口；E. 近节指骨也垂直于其轴线切割，通常切除最少量，以允许进入骨管并纠正侵蚀性畸形；F. 侧切磨钻可用于扩大骨管，尤其是骨硬化患者；G 和 H. 进行最大尺寸和最佳配合的拉削；I. 试验完成，通过运动弧确认稳定性；J. 最后植入物被植入；K. 软组织平衡可以通过副韧带缝合，然后进行伸肌肌腱集中

205

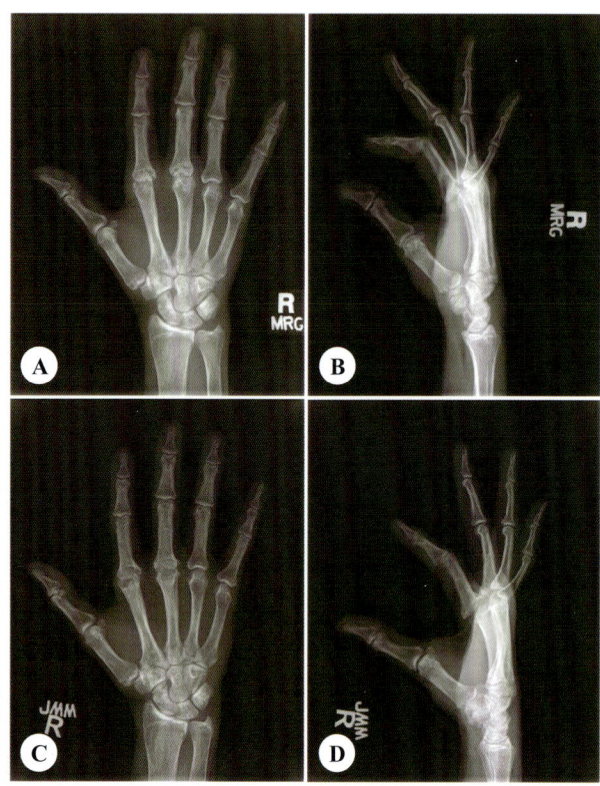

▲ 图 17-3　A 和 B. 68 岁女性，患有示指和中指掌指关节疼痛和晚期关节炎；C 和 D. 术后 4 年的后前位和侧位片显示有一定程度的下陷，但关节整体稳定

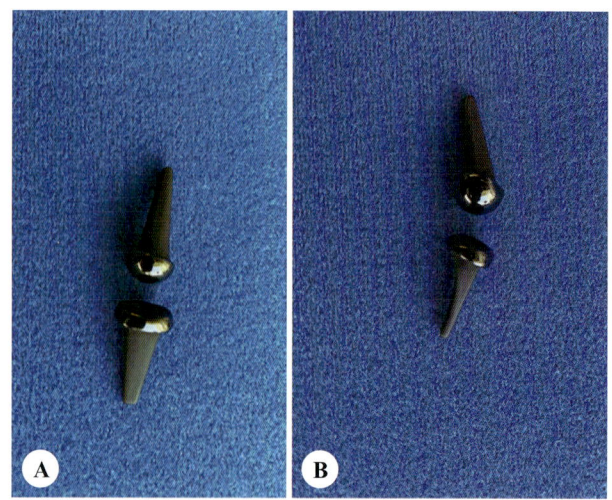

▲ 图 17-4　热解碳植入物
A. 侧面观；B. 上面观

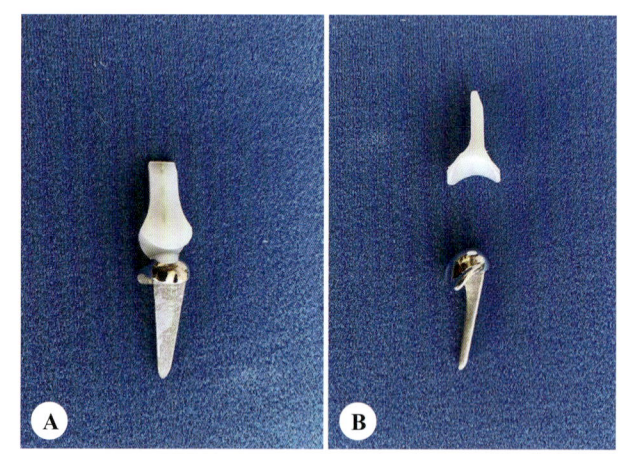

▲ 图 17-5　金属塑料植入物
A. 上面观；B. 侧面观

换犬模型中，与钴铬合金相比，热解碳没有产生炎症反应，产生较少的表面裂纹，并促进更多的纤维软骨再生，这表明热解碳作为对半关节置换具有一定的良好作用。

1979 年，热解碳最初被研究用于小关节置换[13]。随着应用初始设计一直进行着改进。目前的设计是一个抛光的热解碳球和窝接头，在解剖学和运动学上模拟原生 MCP，保持其旋转中心和曲率弧，其髓内柄光滑且带有钨涂层（图 17-4）。

（二）金属塑料植入物（Stryker Inc., Kalamazoo, MI，USA）

金属塑料（SRA）植入物是一种钴铬塑料植入物，具有多孔涂层、钛掌骨组件和全塑料指骨组件（图 17-5）。最初由 Ronald Linscheid 设计，早于热解碳植入物。与热解碳植入物一样，它是一种球窝设计，比硅胶植入物更能模拟原生 MCP 关节的解剖和运动学。掌骨头设计有曲度，从背部到掌侧变窄，这有助于在 MCP 屈曲和伸展时提供稳定性。此外，与热解碳不同的是，桡尺侧倾斜旨在提供冠状面稳定性，抵抗手指的桡侧和尺侧偏移趋势。近端组件钛柄具有抗旋转的喇叭形，便于插入。远端组件均为塑料，需要进行固定。近端组件可以压配或胶结。因此，与热解碳植入物相比，SRA 植入物的固定效果要好得多。

尽管 SRA 植入物缺乏热解碳良好的材料性能和磨损特性，但它在关节置换术中经受了时间的考验，塑料交联的研究进展也使磨损碎片最小化。虽然钛的弹性模量与热解碳相比，同骨皮质差异更大，但它是一种可靠的负荷分担材料，并且能够将应力屏蔽降至最低。

使用骨水泥有助于固定，但在移除植入物时会带来挑战，切除骨水泥成分会导致移除过程中的骨量丢失。

五、适应证/禁忌证

表面滑动植入物如热解碳和SRA植入物的适应证类似于硅胶，包括骨关节炎、创伤后关节炎和炎症性关节炎。考虑到约束较少的设计，它需要更多的软组织来保证稳定性。由于许多骨关节炎患者具有更好的软组织稳定性，因此表面滑动植入物是治疗该类型关节炎的一个极好选择。图17-6显示了1例骨关节炎患者因中指MCP关节炎接受热解碳MCP关节置换术。图17-7显示了1例接受SRA关节置换术的患者。

然而，大多数MCP关节炎患者为炎症性关节炎。这些患者的软组织条件较差，术后易复发畸形、失稳、脱位。在这些患者中，无约束表面滑动MCP植入物的作用尚不清楚。轻度和（或）控制良好的炎症性关节炎患者可能是更好的候选者。

热解碳和SRA植入物的禁忌证包括控制不良的炎性关节炎、严重畸形、持续感染或感染史（相关）、肌肉功能不全、神经功能受损、骨存量/质量差、软组织功能不全和期望过高。

术前X线对于确定表面滑动植入物的可行性至关重要。严重炎症性关节病患者中，MCP关节半脱位和脱位的患者不太可能选择热解碳植入物或SRA植入物。此外，慢性不稳定会导致背侧近节指骨的骨丢失，而显著的骨丢失使得任何植入性关节置换术都是一个挑战，更不用说限制较少的植入物了。此外，MCP植入物明显的尺侧偏移与桡侧副韧带和矢状带功能不全有关，这会降低滑动植入物的成功率。较轻微的骨丢失和韧带/软组织松弛使得表面滑动植入物具有更大的可行性。

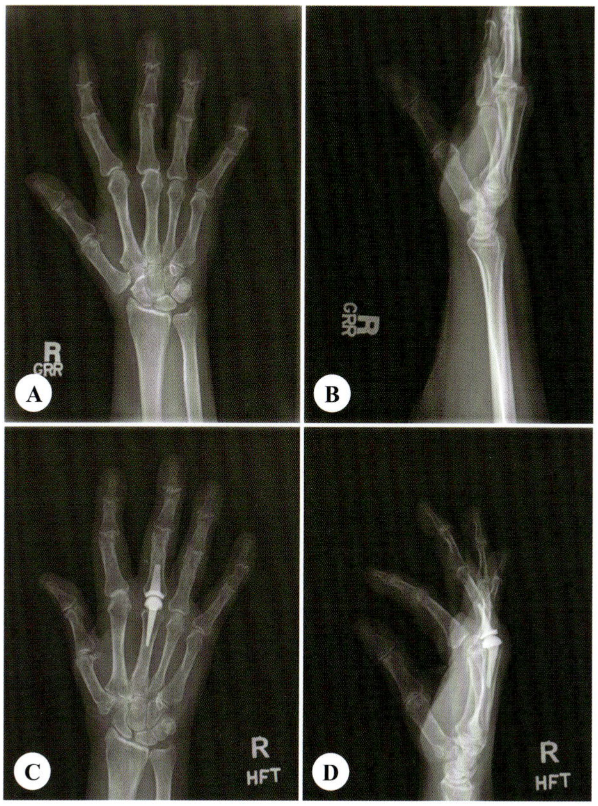

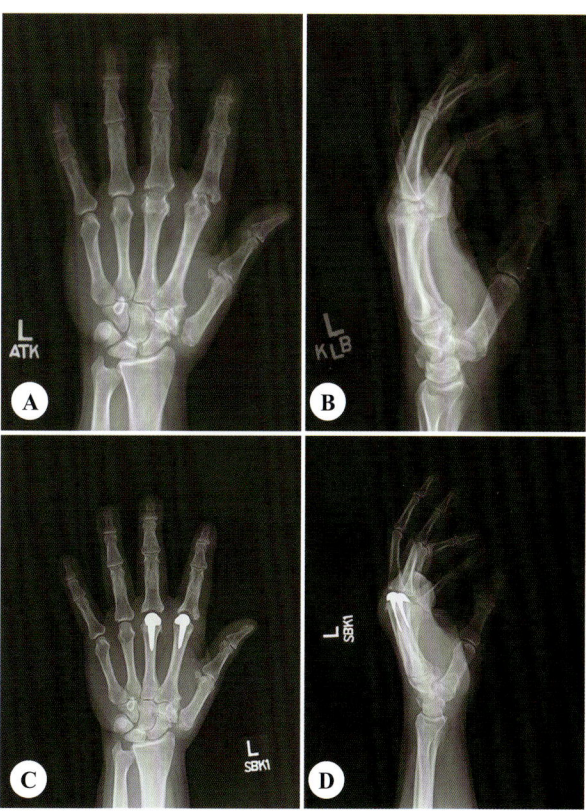

▲ 图17-6 A和B. 73岁女性，患有明显的中指掌指关节炎；C和D. 她接受了热解碳掌指关节置换术，术中桡侧副韧带松弛

▲ 图17-7 A和B. 70岁男性，患有拇指和示指掌指关节的晚期关节炎，他接受了金属塑料掌指关节置换术；C和D. 术后6个月X线片显示植入物稳定

由于其颇具吸引力的生物学特性和良好的磨损特性，热解碳 MCP 关节置换术的一个新的适应证是用于急性/亚急性创伤。在这些情况下，它可以用于全关节置换术和半关节置换术。事实上，即使在关节病的情况下，热解碳半关节置换术也被证明是一种有效的选择，适用于各种关节，包括腕关节、肩关节、掌指关节及指间关节[14-20]。

六、技巧

关节植入手术方法类似于硅胶植入物，可以使用背侧（单指和多指）或横向（多指）切口。在炎性关节炎患者中，放射状劈开矢状带以显露关节囊，然后关节囊被纵向分开以显露关节。这使得闭合时伸肌肌腱可以对合关闭。对于骨关节炎患者，肌腱劈开入路是合适的，植入后可以简便地重新对合关闭。屈曲 MCP 关节，露出掌骨头。在掌骨头的背侧 1/3 处，用 k 线来确定截骨点。将植入物纵向插入掌骨管，并通过透视确认其位置正确。这也有助于确定掌骨对齐和截骨点。

对于热解碳植入物，放置截骨导向器并进行远端掌骨截骨。取下导向器，徒手切除其余部分。临床上，这是切除整个掌骨头而保留副韧带的斜切口。对于 SRA 植入物，掌骨切口的制作方式与硅胶植入物的截骨方式类似，在骨-软骨界面处与掌骨冠状面轴线垂直或略微呈放射状倾斜。掌骨头切除时应注意保护副韧带附着点。

掌骨头切除允许显露近节指骨关节面和掌板。如果需要，可以进行掌板挛缩松解术。对于金属塑料和热解碳植入物，近端指骨切口垂直于指骨轴线。这可以用 SRA 技术徒手完成。对于热解碳植入物，将截骨导向器插入第三节点处。进行透视评估，有助于确认截骨的适当位置。导向器定位完成后，进行近节指骨处的切开，并在移除髓内导向器后徒手完成。

在进行截骨后，进行最大尺寸的扩髓，以适合植入物插入。侧方毛刺状扩髓器械的使用有助于最大程度扩髓，使其最大限度地适合患者，尤其是骨皮质较厚或骨骼较健康的患者。可以对植入物进行插入试验，并评估关节的活动范围，也可以在冠状面和矢状面上评估稳定性。如有需要，可对软组织进行调整，如收紧副韧带（图 17-6）和进一步掌侧松解，然后可以进行关节再试验，为永久插入做准备。

如果在进行表面滑动试验后关节不够稳定，则热解碳植入物可进行硅胶植入物试验，以匹配截骨面，作为备用选项。SRA 植入物的制造商也有硅胶植入物，如果表面滑动植入物不可行，可以使用硅胶植入物。放置最终组件后，将重新评估运动和稳定性。完成软组织平衡，修复或闭合伸肌腱。

康复方案根据残疾和疾病的诊断和严重程度而有所不同。对于类风湿关节炎患者，手术后的前 3~4 周，使用基于前臂的夹板固定 MCP 关节，同时允许 IP 运动。此后，为患者制作低轮廓静态夹板，并设计短期 MCP 运动方案，在随后的 4~6 周内每周或每 2 周增加运动。在术后 2~3 个月，可开始强化锻炼。

骨关节炎患者和那些具有更可靠的软组织稳定剂的患者能够更快地进行治疗。根据关节稳定性和副韧带的状态，可在 2 周内开始受保护的早期运动。如果需要收紧副韧带或保持软组织平衡，则应使用更长的固定时间（接近炎性关节炎患者的固定时间）。

七、文献中的结果

（一）硅胶

由于在过去 60 年中，硅胶在各种植入物之间的使用最多，因此，硅胶植入物用于 MCP 关节重建有着广泛的经验。Chung 等研究了手术干预（$n=70$）与医疗管理（$n=93$）在治疗类风湿关节炎（伴有或不伴有伸肌滞后）时的作用[21]。这些群体在年龄、性别、种族、教育程度和残疾方面都很匹配。在 1 年的随访中，手术治疗队列的主观和客观结果均得到改善。他们得出结论，虽然非手术治疗在1年的随访期内没有恶化，但手术可以矫正畸形并改善功能。

硅胶植入物在早期和中期随访中非常成功，包括疼痛、运动改善、伸肌滞后和冠状面对线不良的矫正[4, 22-29]。但是，长期结果显示出较高的植入物断裂率和畸形复发率[13-15]。尽管存在这些并发症，但这些植入物的翻修率出人意料地低，这表明植入物失败并不意味着普遍的不良结果[3, 10, 13, 15, 16]。

在类风湿关节炎和炎性关节炎的治疗中，有几个大的系列研究，数量可观，随访时间相对较长。Goldfarb和Stern发表了他们使用硅胶MCP植入物治疗208个关节的经验，平均随访期为14年[30]。他们的研究结果显示，在对线和MCP运动方面有短期改善，平均运动度从术前的30°提高到术后的46°。然而，随着时间的推移，在末次随访中，运动改善下降到36°。以类似的方式，术后早期伸展功能缺陷明显改善（从术前57°到术后立即11°），并随着时间的推移略微恶化到最终随访时的23°。尺侧偏移同样随着时间的推移而恶化，从接近中性的排列到平均16°。植入物断裂也很常见，63%的植入物断裂，植入物断裂与尺侧偏移增加有关（$P<0.001$）。主观上，在末次随访中，只有38%的患者对其手部功能感到满意，只有27%的患者手部没有疼痛。作者得出结论，硅胶MCP关节置换术治疗类风湿关节炎的长期疗效与早期良好的疗效相关，并且随着时间的推移会恶化。Trail等回顾了17年来381名患者接受硅胶MCP关节置换术后1336个植入物的结果[31]。末次随访时，他们的植入物断裂率为67%，与Goldfarb和Stern的断裂率相似。然而，总的翻修手术率不到6%。提高成功率的辅助手术包括软组织平衡、交叉固有转移和手腕重新排列。使用索环并不能防止植入物断裂。

我们检查了14年期间325个关节的经验，平均随访7年[32]。无翻修的5年、10年和15年成功率分别为98%、95%和95%。放射学检查，结果不太好，无放射性植入物断裂的5年、10年和15年生存率分别为93%、58%和35%。这似乎与尺侧复发性偏移有关，因为没有大于10°冠状面畸形的5年、10年和15年生存率分别为81%、37%和17%。临床上，患者术后疼痛程度和MCP运动度均有显著改善。我们得出结论，疼痛缓解和功能改善是可靠的，但硅胶MCP关节置换术随着时间的推移断裂率较高，这与尺侧复发性偏移有关。

（二）表面置换关节置换术

金属塑料SRA是用于MCP关节置换的硅胶替代品。不幸的是，关于它的使用，很少有人发表文章。由于它是由Linscheid博士设计的，我们在研究所对这种植入物有着丰富的经验，更多的是治疗炎症性关节炎，而不是非炎症性关节炎。

Claxton等回顾了梅奥诊所使用SRA植入物治疗类风湿关节炎的经验[33]。27名患者中的80个手指接受了SRA植入治疗，平均随访期为9.5年（至少2年）。疼痛缓解、握力和运动度显著改善。13指（16%）进行了翻修，29指（36%）需要再次手术。1年、5年、10年和20年成功率的Kaplan-Meier分析分别为100%、95%、85%和69%。再次手术分析显示，无再次手术的1年、5年、10年和20年成功率分别为89%、80%、65%和46%。并发症并不少见，包括31%的手指出现功能不稳定，伴或不伴关节半脱位。较不常见的并发症包括伤口愈合延迟、肌腱或韧带断裂、韧带松弛、异位骨化和滑膜炎。虽然结果在某种程度上令人担忧，但它可能与诊断比植入物更相关。在炎性关节炎患者中使用非约束性植入物，由于软组织约束较差，导致失败的风险更大。

关于SRA在非炎症性关节炎中的应用，目前尚无公开报道。我们的经验报道已经提交，正在等待审查。15例患者共18指，平均随访6.9年。疼痛缓解和功能改善是可以预测的，但总体患者满意度为72%。不幸的是，三个手指需要翻修手术，2年、5年、10年和15年生存率的Kaplan-Meier分析分别为89%、89%、76%和76%。五个关节需要再次手术，最常见的再次手术指征是关节僵硬，2年、5年、10年和15年再次手术的KM分析分别为72%、72%、62%和62%。

（三）热解碳

有许多出版物研究探讨了热解碳MCP关节置换术的结果[34-40]。Cook等首先公布了他们的研究结果，对26名患者进行了71例MCP热解碳人工关节置换术，平均随访时间为12年[41]。在作者的经验中，炎症性关节炎是最常见的诊断。Kaplan-Meier分析显示，5年成功率为82%，10年成功率为81%，预计年失败率为2%。临床上，疼痛缓解总体良好，MCP关节活动度改善16°。患者手部屈伸姿势理想，手部功能整体得到改善。放射学检查结果（71例中的53例）显示，94%的MCP关节复位。虽然随着时间的推移，尺侧偏移有复发的趋势，但在末次随访中，其复发并不比术前测量更严重。作者得出结论，在MCP关节炎的治疗中，热解碳关节置换术是一种可行的选择。

随后的系列研究也报道了令人鼓舞的结果，特别是在治疗骨关节炎方面。Parker等报道了130例MCP病例应用热解碳人工关节置换术，其中116例用于放射学分析，平均随访17个月[35]。大多数患者患有类风湿关节炎（96个关节），而患有骨关节炎的患者有20个关节。在早期随访中成功率99%，总体上有良好的临床效果和疼痛缓解，患者满意度也高于90%。在这些队列中，6%存在轻微并发症，9%存在严重并发症，RA组的并发症发生率更高，包括2例手功能障碍和需要重复软组织平衡的尺侧反复偏移，1例脱位，1例僵硬。OA组有两个主要并发症：一个是伸肌腱断裂，另一个是持续疼痛，需要移除植入物。放射学上，OA组的总体放射学表现基本稳定。然而，在炎性关节炎患者中，影像学分析更令人担忧。由于患者无症状，大部分未进行翻修，但脱位率为14%。此外，几乎所有患者（95%）的透光层增加，55%的患者出现轴向下陷，45%的患者出现假体周围侵蚀。

Kopylov等报道了他们在14名类风湿关节炎患者（40指）中使用热解碳植入物的结果[34]，最短随访期为3年。临床上，所有患者疼痛减轻，临床结果和活动度均获得改善。两个关节出现并发症，一名患者因过度松动而进行了矫正。

热解碳MCP人工关节置换术的结果对于骨关节炎很有希望。Wall和Stern对11例患者进行了至少2年的随访（平均4年）[38]。运动范围得到了改善，疼痛缓解也非常好，但握力并没有改善，患者预后指标总体上非常好，所有患者都能回到术前工作岗位。并发症包括一指伸肌腱半滑脱，另一指因持续疼痛而改行关节融合术。放射学上，虽然有平均3mm的沉降，但没有发生植入物移位、骨折或脱位。他们得出结论，对于骨关节炎患者，热解碳MCP关节置换术是一种良好的手术选择。

Nunez和Citron报道了在骨关节炎患者中使用热解碳MCP关节的短期经验[11]。7名患者10个MCP关节，平均随访2.2年（范围为1~4年），疼痛评分显著改善。放射学检查显示没有植入物失败或松动的证据。总体而言，患者满意度得分非常高。作者得出结论，热解碳MCP关节置换术是治疗骨关节炎的一种有前途的方法。Simpson White和Chojnowski回顾分析了10名接受热解碳MCP关节置换术治疗骨关节炎的患者，共18指，平均随访期约为5年[38]。疼痛评分和Quick DASH评分均得到改善，除一名患者外，其他患者均感到满意，运动范围也有所改善。1例因挤压不良改为硅胶MCP植入。在放射学上，作者也注意到植入物沉降（最高达5mm），但没有脱位或明显松动。与Walls和Stern相似，作者认为热解碳植入物是治疗MCP关节骨性关节炎的良好选择。

在迄今为止发表的最大型研究报道中，Dickson及其同事对36名骨关节炎患者（51指）的结果进行了检查，至少有5年的随访期（平均

103个月）[37]。作者指出，术后疼痛评分显著改善，平均VAS（1～10）最终疼痛评分为0.9分（范围为0～7分）。此外，MCP的平均运动范围为54°（范围为20°～80°），最终握力为25kg（范围为11～45kg）。最终的Quick DASH评分和患者评估指标（PEM）平均值分别为28.9（范围为0～56.8）和26.5（范围为10～54）。10年植入物成功率为88%，其中有3例发生脱位，他们的处理如下：一个在闭合复位后稳定，一个改为硅胶，第三个翻修扩髓，换用了大一号植入物。1例出现MCP关节半脱位，通过加大植入物的尺寸进行矫正；1例CRPS；2例出现僵硬，分别使用手法松解康复和经皮微创软组织松解；1例出现假体柄断裂，另外1例出现无菌性松动，这2例均改为硅胶植入物。有趣的是，所有的植入物修复都是在手术后的前18个月内进行的，作者将其归因于学习曲线，并认为这更多地反映了"技术问题"，而不是植入物的固有问题。他们得出结论，在非类风湿患者中，热解碳MCP关节置换术提供了良好的疼痛缓解、功能、运动和满意度。

由于其材料特性、耐用性和生物力学特性，热解碳植入物被认为是一种半关节置换术。这在拇指CMC和手指近端指间关节炎的治疗中已有描述[17, 19, 42]，这也适用于严重受损的MCP。Houdek等回顾了不可重建软骨缺失的创伤情况下的热解碳MCP关节置换术或半关节置换术的结果，平均随访间隔为4年[15]，7例10指在急性情况下接受了MCP关节置换术，其中4指为全MCP关节置换术，6指为半MCP关节置换术。在末次随访中，MCP的平均运动度为56°（范围为30°～70°）。总体疼痛缓解非常好，没有1例进行植入物翻修。无感染病例发生，植入物在影像学上保持稳定位置。肌腱松解术的再手术率为50%，这并不出乎意料，因为这些患者伴有肌腱损伤。作者得出结论，热解碳植入物是治疗急性关节内创伤伴软骨不可修复性损伤患者的可行选择。

八、讨论

在选择合适的植入物时，患者的选择非常重要。大多数外科医生认为硅胶是治疗MCP关节炎的金标准，尤其是炎性关节炎。缺乏有效的软组织稳定会导致反复畸形、半脱位和不稳定。对于炎性关节炎患者，这些非约束性植入物应首选轻度炎症和疾病控制良好的患者。然而，在骨关节炎和稳定的创伤后关节炎的治疗中，表面滑动植入物是硅胶的更优替代。当比较SRA和热解碳时，文献则更多报道了热解碳的使用经验。

良好的外科技术对于确保这些植入物的最佳效果至关重要。在炎性关节炎的情况下，了解"软组织"的平衡和稳定与骨骼手术同等重要（或许更为重要），这一点非常重要。这包括韧带平衡、掌侧关节囊松解、伸肌腱固定。

对于表面置换植入物，保护副韧带和保存骨量至关重要。沿掌骨远端背侧的骨软骨交界点将作为副韧带起点远端截骨面的起点。然而，这可能会因关节炎而改变，在做出这一决定之前，需要注意去除骨赘，因为这可能会导致过度截骨。在使用表面置换植入物时，掌板和软组织松解也是必要的，尤其是术前存在半脱位的情况下。此操作有助于确保适当尺寸的植入物放置，并有助于促进关节稳定。远端仅需切除近节指骨2～3mm，切除过多可能会对稳定性产生不良影响，并损害插入近节指骨掌侧的植入物。我们鼓励切除所有关节软骨，因为这可能导致炎症复发。在植入物试验时，实现一定程度的过伸（约10°）非常重要，我们发现伸指不良比屈曲受限更让患者沮丧。

掌侧骨赘并不少见，尤其是在严重的关节炎中，这些会限制手指的弯曲和（或）导致手指弯曲时的偏斜。重要的是，在进行试验时，移除它们并确认它们不会影响关节运动。在这些情况下，侧方扩髓非常有用，尤其是骨质硬化患者。如果需要，我们更倾向嵌塞式植骨，而不是使用骨水泥固定，嵌塞植骨有助于改善植入物的匹配和对位。

对于软组织，可以通过在远端掌骨的桡侧背侧或在掌骨头副韧带起点，用克氏针或 2mm 钻头钻孔来加固、收紧或修复韧带。根据组织质量、大小和松弛程度，使用可吸收或不可吸收缝合线进行修复，包括 3-0 Mersilene、3-0 Fiberwire、2-0 Ticron 或 3-0 Vicryl。重要的是在插入植入物之前将缝合线固定到位，并在放置植入物之后固定缝合线。如果试验时植入物的吻合度较差，则可能需要再次截骨扩髓，或使用大一号的植入物。此外，若组配式植入物不稳定，硅胶植入物可以作为补救措施。

治疗示指时需要特别注意：由于侧方挤压造成的 MCP 关节负荷，手术前后对示指的正确评估非常重要，这个关节的不稳定性可能非常具有挑战性，术前应谨慎评估稳定性。根据我们的经验，需经常使用桡侧副韧带加固术，并且 MCP 关节固定时间较长，轻微桡侧偏移的阈值更低。

最后，同样重要的是，适当的手部康复治疗对于良好的预后至关重要。术后治疗方案经过多年的发展，最终在我们单位得到了简化。根据术中的稳定性，手部用 MCP 伸展固定器，允许 IP 运动。1~4 周后，根据诊断和术中发现，患者逐渐过渡到一个可移动的矫形器，该矫形器也可保持 MCP 关节伸展，并允许 IP 运动，开始采用短弧型方案，每周逐渐增加 MCP 主动运动 10°~15°，直到达到 75°~80°。炎性关节炎患者需要提高对冠状面对齐的认识。术后 3 个月，患者可加强锻炼。

由于关节融合术的功能限制，关节置换术是治疗炎症性和非炎症性关节炎患者 MCP 关节炎的重要方法。硅胶仍然是 RA 患者的金标准和主要治疗方法。新型植入物，包括热解碳和金属塑料 SRA，材料特性更为有利，有可能成为非炎症性关节炎的首选选择。在我们的实践中，它们已经成为骨关节炎患者的首选。未来的进展和研究将进一步确定这种手术的作用和最佳治疗方案。

参考文献

[1] Swanson AB. Flexible implant resection arthroplasty. Hand. 1972;4(2):119–34.

[2] Swanson AB. Silicone rubber implants for replacement of arthritis or destroyed joints in the hand. Surg Clin North Am. 1968;48(5):1113–27.

[3] Swanson AB. Flexible implant arthroplasty for arthritic finger joints: rationale, technique, and results of treatment. J Bone Joint Surg Am. 1972;54(3):435–55.

[4] Escott BG, et al. NeuFlex and Swanson metacarpophalangeal implants for rheumatoid arthritis: prospective randomized, controlled clinical trial. J Hand Surg Am. 2010;35(1):44–51.

[5] Goldner JL, et al. Metacarpophalangeal joint arthroplasty with silicone-Dacron prostheses (Niebauer type): six and a half years' experience. J Hand Surg Am. 1977;2(3):200–11.

[6] McArthur PA, Milner RH. A prospective randomized comparison of Sutter and Swanson silastic spacers. J Hand Surg (Br). 1998;23(5):574–7.

[7] Moller K, et al. Avanta versus Swanson silicone implants in the MCP joint--a prospective, randomized comparison of 30 patients followed for 2 years. J Hand Surg Br. 2005;30(1):8–13.

[8] Swanson AB. *Finger joint replacement by silicone rubber implants and the concept of implant fixation by encapsulation*. Ann Rheum Dis. 1969;28(Suppl 5):47–55.

[9] Murakata LA, Rangwala AF. Silicone lymphadenopathy with concomitant malignant lymphoma. J Rheumatol. 1989;16(11):1480–3.

[10] Smith RJ, Atkinson RE, Jupiter JB. Silicone synovitis of the wrist. J Hand Surg Am. 1985;10(1):47–60.

[11] Haubold AD. On the durability of pyrolytic carbon in vivo. Med Prog Technol. 1994;20(3–4):201–8.

[12] Kawalec JS, et al. Evaluation of fibrocartilage regeneration and bone response at full-thickness cartilage defects in articulation with pyrolytic carbon or cobalt-chromium alloy hemiarthroplasties. J Biomed Mater Res. 1998;41(4):534–40.

[13] Beckenbaugh RD. Pyrolytic Carbon Implants. In: Simmen, editor. Hand Arthroplasties. London: Martin Dunitz; 2000. p. 323–7.

[14] Garret J, et al. Pyrolytic carbon humeral head in hemi-shoulder arthroplasty: preliminary results at 2–year follow-up. JSES Open Access. 2019;3(1):37–42.

[15] Houdek MT, et al. Metacarpophalangeal joint arthroplasty in the setting of trauma. J Hand Surg Am. 2015;40(12):2416–20.

[16] Kim K, Gong HS, Baek GH. Pyrolytic carbon hemiarthroplasty for avascular necrosis of the metacarpal head: a case report. J Hand Surg Asian Pac Vol. 2018;23(1):140–3.

[17] Pettersson K, Amilon A, Rizzo M. Pyrolytic carbon hemiarthroplasty in the management of proximal interphalangeal joint arthritis. J Hand Surg Am. 2015;40(3):462–8.

[18] Santos FL, et al. APSI scaphoid hemiarthroplasty – long-term results. Rev Bras Ortop. 2018;53(5):582–8.

[19] Vitale MA, et al. Pyrolytic carbon arthroplasty versus suspensionplasty for trapezial-metacarpal arthritis. J Wrist Surg. 2017;6(2):134–43.

[20] Bigorre N, et al. Intermediate term evaluation of the Eclypse distal radio-ulnar prosthesis for rheumatoid arthritis. A report of five cases.

Orthop Traumatol Surg Res. 2016;102(3):345–9.
[21] Chung KC, et al. A multicenter clinical trial in rheumatoid arthritis comparing silicone metacarpophalangeal joint arthroplasty with medical treatment. J Hand Surg Am. 2009;34(5):815–23.
[22] Beckenbaugh RD, et al. Review and analysis of silicone-rubber metacarpophalangeal implants. J Bone Joint Surg Am. 1976;58(4):483–7.
[23] Chung KC, et al. A prospective study comparing outcomes after reconstruction in rheumatoid arthritis patients with severe ulnar drift deformities. Plast Reconstr Surg. 2009;123(6):1769–77.
[24] Chung KC, Kotsis SV. Outcomes of hand surgery in the patient with rheumatoid arthritis. Curr Opin Rheumatol. 2010;22(3):336–41.
[25] Chung KC, et al. Outcomes of silicone arthroplasty for rheumatoid metacarpophalangeal joints stratified by fingers. J Hand Surg Am. 2009;34(9):1647–52.
[26] Delaney R, Trail IA, Nuttall D. A comparative study of outcome between the Neuflex and Swanson metacarpophalangeal joint replacements. J Hand Surg Br. 2005;30(1):3–7.
[27] Kirschenbaum D, et al. Arthroplasty of the metacarpophalangeal joints with use of silicone-rubber implants in patients who have rheumatoid arthritis. Long-term results. J Bone Joint Surg Am. 1993;75(1):3–12.
[28] Schmidt K, et al. Ten-year follow-up of silicone arthroplasty of the metacarpophalangeal joints in rheumatoid hands. Scand J Plast Reconstr Surg Hand Surg. 1999;33(4):433–8.
[29] Waljee JF, Chung KC. Objective functional outcomes and patient satisfaction after silicone metacarpophalangeal arthroplasty for rheumatoid arthritis. J Hand Surg Am. 2012;37(1):47–54.
[30] Goldfarb CA, Stern PJ. Metacarpophalangeal joint arthroplasty in rheumatoid arthritis. A long-term assessment. J Bone Joint Surg Am. 2003;85–A(10):1869–78.
[31] Trail IA, et al. Seventeen-year survivorship analysis of silastic metacarpophalangeal joint replacement. J Bone Joint Surg Br. 2004;86(7):1002–6.
[32] Boe C, Wagner E, Rizzo M. Long-term outcomes of silicone metacarpophalangeal arthroplasty: a longitudinal analysis of 325 cases. J Hand Surg Eur Vol. 2018;43(10):1076–82.
[33] Claxton MR, Wagner ER, Rizzo M. Long-term outcomes of MCP surface replacement arthroplasty in patients With rheumatoid arthritis. Hand (N Y). 2020:1558944720926631.
[34] Kopylov P, Tagil M. Ascension MCP metacarpophalangeal non-constrained pyrolytic carbon prosthesis in rheumatoid arthritis. J Hand Surg (Br). 2005;30B:61.
[35] Parker WL, et al. Preliminary results of nonconstrained pyrolytic carbon arthroplasty for metacarpophalangeal joint arthritis. J Hand Surg Am. 2007;32(10):1496–505.
[36] Syed MA, Smith A, Benjamin-Laing H. Pyrocarbon implant fracture after metacarpophalangeal joint arthroplasty: an unusual cause for early revision. J Hand Surg Eur Vol. 2010;35(6):505–6.
[37] Dickson DR, et al. Pyrocarbon metacarpophalangeal joint arthroplasty in noninflammatory arthritis: minimum 5-year follow-up. J Hand Surg Am. 2015;40(10):1956–62.
[38] Simpson-White RW, Chojnowski AJ. Pyrocarbon metacarpophalangeal joint replacement in primary osteoarthritis. J Hand Surg Eur Vol. 2014;39(6):575–81.
[39] Wall LB, Stern PJ. Clinical and radiographic outcomes of metacarpophalangeal joint pyrolytic carbon arthroplasty for osteoarthritis. J Hand Surg Am. 2013;38(3):537–43.
[40] Nunez VA, Citron ND. Short-term results of the ascension pyrolytic carbon metacarpophalangeal joint replacement arthroplasty for osteoarthritis. Chir Main. 2005;24(3–4):161–4.
[41] Cook SD, et al. Long-term follow-up of pyrolytic carbon metacarpophalangeal implants. J Bone Joint Surg Am. 1999;81(5):635–48.
[42] de Aragon JSM, et al. Early outcomes of pyrolytic carbon hemiarthroplasty for the treatment of trapezial-metacarpal arthritis. J Hand Surg Am. 2009;34(2):205–12.

第 18 章 翻修 / 失败的掌指关节置换术
Revision/Failed Metacarpophalangeal Joint Arthroplasty

Mohammed S. Hussain　Phillip R. Ross　Peter J. Stern　著

冯凡哲　译

终末期掌指关节炎性关节炎的治疗随着时间的推移而发展。与大关节类似，炎症性疾病可发展为关节僵硬、关节脱位、关节疼痛，限制日常功能[1]。如果不进行治疗，尺侧偏移和无法在 MCP 关节完全伸展手指，导致严重残疾，抓握无力和功能障碍[2]。MCP 关节也可能受到原发性骨关节炎的影响，尽管其发生率低于指间关节[3]。

当关节脱位、关节软骨破坏、软组织支持不足以维持关节稳定性时，需要进行初次 MCP 关节置换术，目标是矫正畸形、恢复功能和减轻疼痛[4]。早期关节置换术的一些尝试因不稳定和植入物设计缺陷而失败[5]。之后通过引入硅胶植入物，改良人工关节活动度、改善内部模具和关节垫片，获得了更好的结果。自 20 世纪 60 年代引入以来，硅胶植入物通过纤维包裹结合外科软组织再平衡实现稳定性[6]。可是，软组织常处于不良状态，这可能导致复发性 MCP 关节畸形和手指功能不良。单纯依靠纤维包裹和软组织覆盖稳定，使得硅胶植入物的翻修率高于平均水平。因此，失败 MCP 关节置换术后翻修，说明了目前面临的选择和治疗困境。

一、关节置换术背景

MCP 关节翻修必须考虑特定的初始植入物、周围软组织的状况、翻修术的手术适应证。MCP 置换的两种主要形式，硅胶和热解碳植入物，在治疗关节炎方面的作用不同，将分别讨论。

（一）硅胶关节置换术

硅胶通过纤维包裹发挥作用，平衡愈合与瘢痕组织（纤维包裹）的形成，并通过早期控制运动范围维持功能[7]。经过一段初始稳定包裹期后，植入物的完整性变得不如植入物周围的纤维囊那么重要，纤维包裹与软组织平衡（包括伸肌腱中心化）创造了一个稳定、活动、无痛的关节。

类风湿关节炎破坏关节滑膜，导致软骨破坏、关节脱位、关节屈曲畸形和手指尺侧偏斜，握力下降。硅胶植入物在治疗这些通常伴有严重畸形的疾病方面显示出良好的前景[8, 9]。尽管现代医学治疗降低了类风湿性疾病的严重程度和发病率，但硅胶 MCP 关节置换术一直是矫正畸形、缓解疼痛和改善功能的长期选择[10, 11]。与单纯内科治疗相比，采用硅胶关节置换术和内科治疗相结合的患者评分更高[2]。使用硅胶植入物矫正手指尺侧偏斜，特别是小指和环指，可以改善握力和整体功能[11]。此外，RA 中的硅胶 MCP 关节置换术有助于改善 MCP 的屈曲畸形，从而改善关节活动度[11]，但这也可能导致屈曲活动度减小[4]。

Swanson 硅胶植入物的不同改进型号，也可用于初次置换术和翻修手术。包括解剖弯曲在内的铰链设计在保持运动范围和改善职业功能评分的同时降低鱼际肌张力和降低翻修手术风险方面显示出良好的前景[3, 8, 12]。这些植入物掌侧旋转中心有卡环，以防止植入物脱出[13]，使用这些植入物治疗的患者可获得更大的屈曲范围[8]。然而，这些设计也容易发生植入物断裂和复发畸形[12]。这些硅胶替代植入物性能类似于原始的Swanson设计植入物[14]。

（二）热解碳人工关节置换术

相比之下，热解碳植入物通过不同的机制发挥作用。碳氢化合物气体的热化学分解产生具有类似于骨骼的合成弹性模量的植入物，从而减少应力遮挡[15]。这是一种非约束性植入物，设计用于MCP置换并保留副韧带，从而有助于维持关节完整性。因此，对于需求较高的患者，如骨关节炎患者，这些植入物可能是一种更可行的选择[16]。对于畸形较少且侧方韧带结构完整的患者，热解碳植入物可替代硅胶植入物[1]，需要足够的软组织张力来防止脱位；但是，张力过大会导致关节僵硬、异响和无菌性松动[9]。尽管有这些潜在的并发症，热解碳植入物可以在年轻患者群体中提供稳定的关节功能。

二、流行病学

MCP关节置换术翻修手术的发生率在不同的病例系列和硅胶和热解碳植入物的研究中均有报道[17]（表18-1）。使用硅胶植入物治疗MCP原发性关节骨关节炎已显示出良好的长期效果，在平均8.3年的随访中显示97%的成功率[18]。类似的一系列研究表明，7年成功率下降为88%，考虑到所有植入物断裂，则下降到68%[13]。类风湿关节炎患者中报道时间最长的一组，包括381名患者和1336个植入物，术后10年成功率为80%，17年生存率为63%[19]。失败定义为翻修手术或植入物断裂，2.9%的植入物进行了翻修。

热解碳植入物也被用于替换失败的硅胶植入物，61名患者进行了142个关节的关节置换术[16]。在这一研究中，与平均27个月随访的初次关节置换术相比，硅胶翻修手术导致了更高的主要并发症发生率，包括半脱位、脱位和软组织再平衡。另一项研究中，21例热解碳植入物，3例出现主要并发症包括伸肌腱断裂、植入物脱位和无法忍受的慢性疼痛最终需行截指。所有出现严重并发症的患者均有MCP手术史[20]（图18-1）。

三、关节翻修术

目前，还没有关于MCP关节置换术翻修适应证的正式指南。影像学检查、关节活动度和植入物完整性相关的测量可能与患者的满意度无关。

表18-1 报道的掌指关节硅胶或热解碳关节置换术后的翻修率

	关节数（病例数）	植入物	随访平均时间	翻修率（%）
Morrell 等[18]	40（35）	硅胶	8.3年	2.5
Stern 等[10]	208（36）	硅胶	14年	7
Simpson-white 等[15]	18（10）	热解碳	58.6个月	5.6
Neral 等[29]	38（30）	硅胶	56个月	11
Kimani 等[13]	66（237）	硅胶	7年	12
Rettig 等[31]	13（12）	硅胶	40个月	7.7
Trail 等[19]	1336（381）	硅胶	17年	5.7
Beckenbaugh 等[21]	530（119）	硅胶	2.5年	2.4
Derkash 等[32]	89（16）	硅胶	11.5年	12
Cook 等[33]	71（26）	热解碳	11.7年	12

如果在初次关节置换术后发生植入物断裂，植入物仍可在其假性关节囊内充当间隔物。在这种情况下，翻修往往是不必要的。

在类风湿关节炎患者中，经至少 10 年的长期随访，已显示屈曲/伸展活动度的单独减少[10]。在该研究中，患者也有尺侧偏移和 63% 的植入物断裂率（图 18-2）。然而，只有 7% 的患者进行了翻修，最常见的原因是植入物缺损。在另一份 530 例平均随访 2.5 年的关节置换术报道中，26% 的植入物断裂，11.3% 的畸形复发率[21]。继发于疼痛和功能障碍的复发性畸形的翻修也可能发生在晚期，其中 1 例在关节置换术后 30 年进行翻修[17]。硅胶植入物可引起颗粒性滑膜炎和异物反应，导致骨侵蚀和骨量丢失（图 18-3）。幸运的是，由于 MCP 关节的压缩负荷降低，这种并发症的发生率低于腕关节置换术[5]。

正如之前从其他研究中所看到的，植入物断裂并不意味着必须进行翻修手术。治疗原发性 MCP 骨关节炎的 40 个硅胶植入物中有 5 个植入物断裂；但是，都不需要进行翻修[18]。但总的来说，植入物断裂似乎与患者出现畸形复发相关[17]。某些因素可使硅胶植入物需进行翻修，包括术前畸形轻微，手术时精细的软组织再平衡同时调整腕关节[19]。

初次关节置换术时，近节指骨基底部和掌骨的术中骨折通常可以使用环扎钢丝进行治疗并愈合，而无须对原始植入物进行多余操作[15]。过度

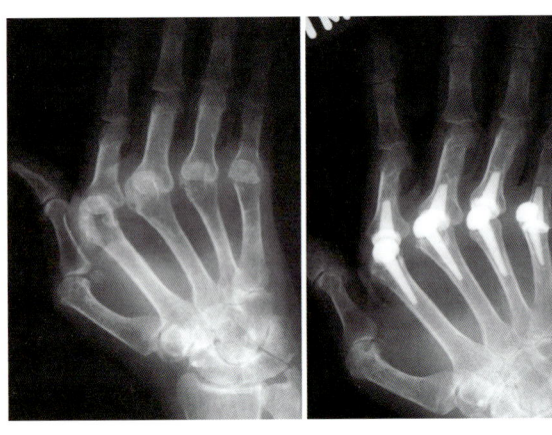

▲ 图 18-1　术前和术后 X 线片显示尺骨畸形和小指掌指关节脱位复发

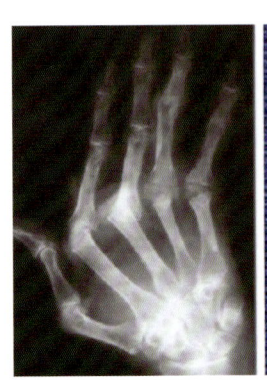 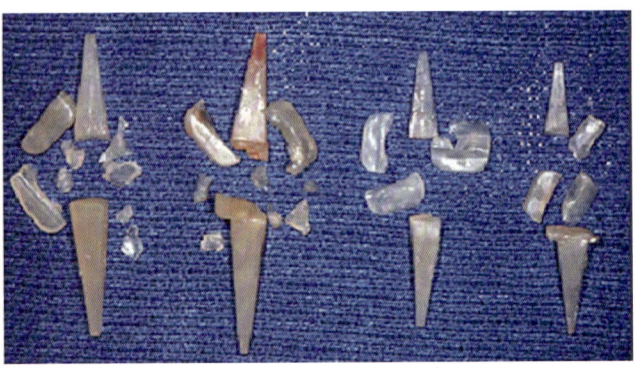

◀ 图 18-2　类风湿关节炎患者掌指关节硅胶关节置换术后复发畸形。翻修术中发现每个植入物都有断裂和破损

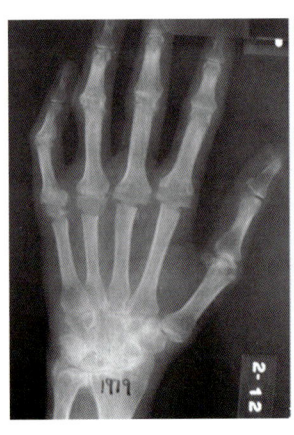 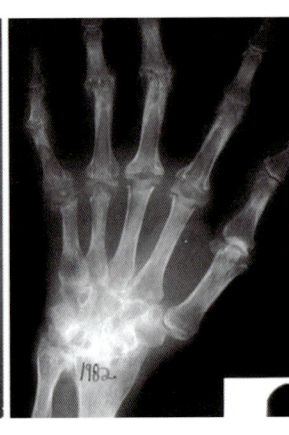 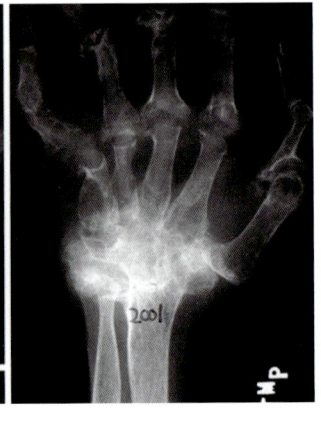

◀ 图 18-3　掌指关节硅胶关节置换术后的下沉和进行性骨溶解

扩髓、错位、应力遮挡和骨皮质打压过紧已被确定为该并发症的诱因。

感染虽然不是常见的并发症，但据报道，上肢植入物中感染率在 3%～4%。糖尿病、类风湿关节炎和 ASA 等级增加已被确定为危险因素。在植入物表面覆盖的细菌同血浆蛋白相互作用可形成生物膜，导致慢性感染[22]。患者可能缺乏明显的感染迹象，并因植入物松动而出现隐匿性疼痛和肿胀。但是，可能会出现红斑、红肿、肿胀和活动范围缩小（图 18-4）。

金属植入物可能出现金属溶解沉积，并导致软组织破坏。例如，早期使用的钴铬钼合金植入物会产生金属碎片，并未得到广泛应用[23]。随后，在硅胶植入物的近端和远端插入的金属环或金属垫圈也被发现会产生金属沉积，金属垫圈过去被认为可以防止硅胶植入物断裂和碎裂[24]，它可能发生旋转不良和移位。某些情况下，在较长的随访期内，这可能导致复发性畸形和金属沉积，需要进行翻修[25]（图 18-5）。

（一）患者检查和放射学检查

翻修术前的影像学检查：在开始进行 MCP 关节翻修术之前，必须仔细记录患者主诉和主要体征。在类风湿关节炎患者中，确定用药史，包括目前使用的缓解病情抗风湿药、生物制剂，这些是至关重要的。与接受初次关节置换术的患者相似，考虑翻修患者的检查包括评估皮肤完整性和神经血管状态。应获得畸形（尺侧偏移和近节指骨掌侧半脱位）的临床和影像学检查，以及基线运动测量和握力测量。尤其应注意伸肌腱的完整性和任何半脱位或关节不平衡。活动性感染和软组织覆盖不良是关节翻修术的禁忌证[9]。X 线是评估骨量和植入物完整性的必要手段。硅胶植入物断裂一般可直接观察到，并且与患者症状相关[10]。在某些情况下，通过间接测量，包括 MCP 半脱位或骨沉降，可以推断植入物的完整性。尺侧偏移大于 45°，MCP 处的平移大于 50%，掌骨和近节指骨的近端 – 远端重叠可作为植入物断裂的参考标志[19]。硅胶植入物周围的硬化可能表明 MCP 处

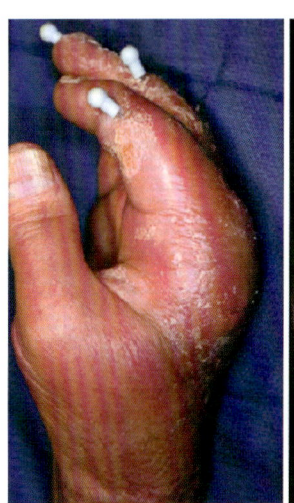
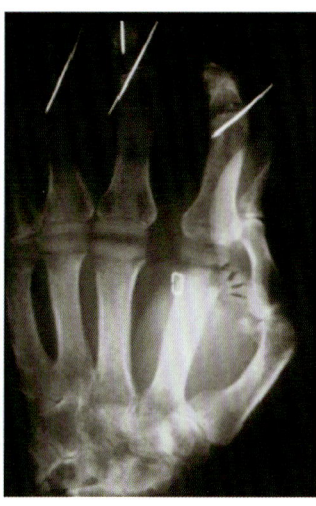

▲ 图 18-4 示指掌指关节硅胶关节置换术后感染的临床表现，注意掌骨头桡侧的骨溶解

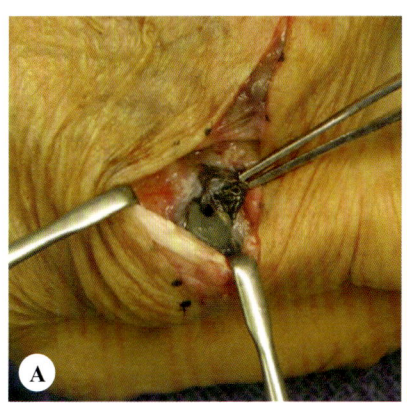
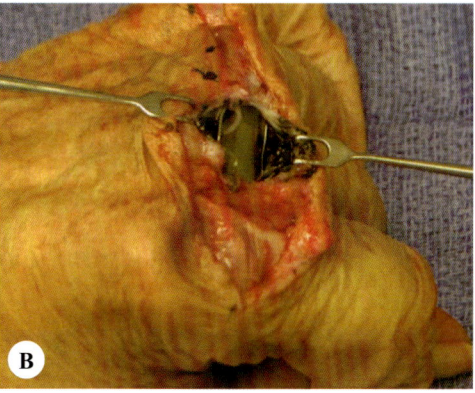
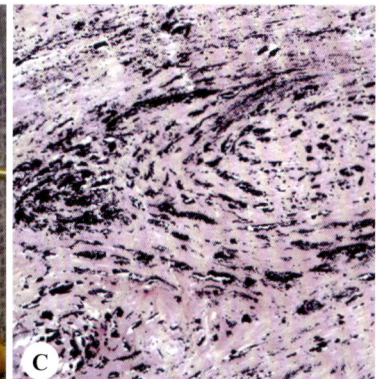

▲ 图 18-5 带金属垫圈硅胶植入物的中指掌指关节翻修术
A 和 B. 观察到软组织破坏和金属沉积；C. 假性滑膜组织中广泛金属颗粒沉积（HE 染色，200×）

的运动减少[9]。假体周围囊肿的形成也可能发生在硅胶假体周围[16]。

在评估感染时，X线可显示软组织肿胀和进行性骨溶解，骨髓炎可见骨皮质破坏[26]。与大关节置换术相比，假体周围感染可能缺乏全身表现。在需要进行手术清创的手部感染患者中，1/4的患者C反应蛋白没有升高，只有一半的患者红细胞沉降率升高[27]。细胞因子（如IL-6）在诊断隐匿性感染时有潜在价值，但目前的临床应用有限[22]。

（二）治疗

虽然在无症状的患者中可以看到疼痛加重、尺侧偏移和活动受限，但这些症状都只可能是翻修的指征。与大关节置换术类似，MCP翻修的成功取决于剩余软组织和韧带的完整性[28]。潜在风险包括骨量不足、复发性畸形和软组织（副韧带和伸肌腱）功能不全。

在植入物断裂并复发畸形的情况下，我们通过原切口接近关节。大多数植入物断裂发生在远端骨干连接处[19]，清创和取出硅胶碎片后，滑膜活检通常会显示异物反应、硅胶颗粒和巨细胞增生反应，这些都与颗粒性滑膜炎一致[6]。完成对剩余骨量的评估，MCP半脱位可导致骨质流失。对近节指骨和掌骨髓腔进行刮削，去除含有硅胶微粒的反应性外膜（类似于茧），然后进行最低程度的扩髓。这是为了去除残留的硅胶颗粒，并匹配翻修植入物。

在放置硅胶假体后，关闭假性囊，并闭合伸肌腱。我们对此发现MCP上的伸肌腱功能受损，建议钻孔将其固定在近节指骨基底部。通过被动活动屈曲伸展关节，以确保伸肌腱不会侧方滑移。桡侧副韧带重建很少需要进行，但该操作可进一步防止尺侧偏移的发生。

感染是一种罕见的并发症，但必须考虑到。据报道，小关节置换术后感染率不到1%[21, 26]。发生时间可以为几天到几周。微生物中最常见的是金黄色葡萄球菌，但也可包括假单胞菌和链球菌。

全身性脓毒症通常表现为隐匿，主要症状为局部发热、肿胀和活动范围内的疼痛。

在感染环境下对植入物进行翻修时，可采用清创保留植入物，再进行一期或两期翻修。如果担心翻修后复发感染，则可选择移除植入物[26]。以这种方式治疗的MCP关节可能会出现关节僵硬而无痛。

在急性感染的情况下（6~12周内），只需单独进行清创[9]。然而，在治疗伴有邻近软组织损伤和骨溶解的慢性感染时，如果不移除植入物，可能需要分期治疗。可以在克氏针周围制作抗生素间隔片，二期进行翻修手术。翻修植入物可能需要延长抗生素疗程。使用针对革兰阳性菌（葡萄球菌）的抗生素，这是手部感染相关的最常见微生物[27]。革兰阴性菌感染可能存在于免疫受损人群中。如有可能，与风湿科医生讨论停止应用DMARD，也可能有助于抗感染。在感染和类风湿关节炎患者中，常出现骨量不足，可能需要使用关节融合术[26]。

翻修术后的治疗方案与初次关节置换术相似。关节融合术可以解决软组织不足、骨量不足或严重复发畸形的情况[6]。然而，由于冠状面和矢状面运动范围的丧失，MCP关节融合可能导致更差的功能[9, 29]。小关节置换失败后的关节融合术已成功应用于桡骨远端植骨融合。Mikolyzk和Stern报道了一种技术，该技术涉及使用带Steinmann针的环扎线作为髓内植入物[30]（图18-6）。虽然他们在翻修PIP关节置换中使用了这种技术，但它可以成功地用于MCP融合。在他们的系列研究中，所有的关节都融合成功，预后满意。

四、预后

很少有关于MCP关节翻修术远期疗效的长期研究。Wagner研究了64名患者使用硅胶或热解碳进行的128例翻修手术[11]。翻修的最主要原因是脱位，次要原因包括硅胶滑膜炎、感染和植入物松动。该患者在术后疼痛和活动范围方面仍有改

第 18 章 翻修／失败的掌指关节置换术
Revision/Failed Metacarpophalangeal Joint Arthroplasty

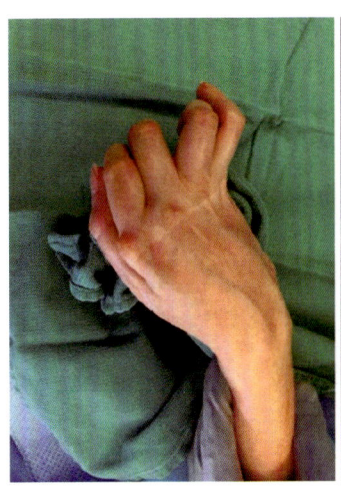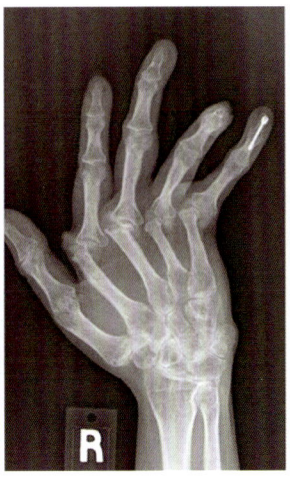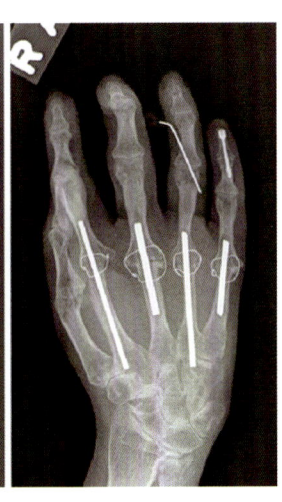

◀ 图 18-6 初次硅胶关节置换术后复发畸形
使用 Steinmann 针和环扎钢丝进行掌指关节融合术

善。近 1/5 的患者需要再次翻修，导致首次翻修后 5 年成功率为 81%。较差的结果与植入物脱位有关，术前 MCP 不稳定史增加了植入物失败的风险，翻修后的总 10 年成功率为 78%，糖尿病和吸烟与失败率增加有关。

在另一项研究中，类风湿关节炎患者 16 名，20 例手术中，76% 的初始植入物出现断裂。进行翻修的原因包括复发性畸形、疼痛、肌腱断裂和关节僵硬。在翻修术后至少 1 年的随访后，15 个植入物断裂，12 名患者满意，5 名患者表示不愿再次进行手术。尺侧偏移的不完全矫正与对翻修术的不满相关。在翻修前后也注意到类似的主诉。

总的来说，大多数翻修手术的患者均表示疼痛缓解，对手术感到满意[6]。

结论

处理失败的 MCP 人工关节置换术具有挑战性，结果通常不如大关节手术。翻修的适应证包括疼痛、复发性畸形、功能丧失、植入物失败和感染。最常见的选择是硅胶关节，有数个研究中使用非约束性热解碳植入物。对于不能进行再次关节置换术的患者，可以选择植入物移除和关节融合术。与翻修手术相比，该方法需谨慎选择，因为关节融合术后通常功能欠佳。

参 考 文 献

[1] Rizzo M. Metacarpophalangeal joint arthritis. J Hand Surg Am. 2011;36(2):345–53.

[2] Chung KC, Burns PB, Wilgis EFS, et al. A multicenter clinical trial in rheumatoid arthritis comparing silicone metacarpophalangeal joint arthroplasty with medical treatment. J Hand Surg Am. 2009;34(5):815–23.

[3] Namdari S, Weiss A-PC. Anatomically neutral silicone small joint arthroplasty for osteoarthritis. J Hand Surg Am. 2009;34(2):292–300.

[4] Bogoch ER, Escott BG, Judd MGP. Insufficient flexion of the metacarpophalangeal joint of the little finger following Swanson silicone arthroplasty for rheumatoid arthritis. Hand. 2008;3(1):24–9.

[5] Adkinson JM, Chung KC. Advances in small joint arthroplasty of the hand. Plast Reconstr Surg. 2014;134(6):1260–8.

[6] Burgess SD, Kono M, Stern PJ. Results of revision metacarpophalangeal joint surgery in rheumatoid patients following previous silicone arthroplasty. J Hand Surg Am. 2007;32(10):1506–12.

[7] Swanson AB, Leonard JB, de Groot Swanson G. Implant resection arthroplasty of the finger joints. Hand Clin. 1986;2(1):107–17.

[8] Delaney R, Trail IA, Nuttall D. A comparative study of outcome between the Neuflex and Swanson metacarpophalangeal joint replacements. J Hand Surg Br. 2005;30(1):3–7.

[9] Drake ML, Segalman KA. Complications of small joint arthroplasty. Hand Clin. 2010;26(2):205–12.

[10] Goldfarb CA, Stern PJ. Metacarpophalangeal joint arthroplasty in rheumatoid arthritis. A long-term assessment. J Bone Joint Surg Am. 2003;85(10):1869–78.

[11] Chung KC, Kotsis SV, Wilgis EFS, et al. Outcomes of silicone arthroplasty for rheumatoid metacarpophalangeal joints stratified by fingers. J Hand Surg Am. 2009;34(9):1647–52.

[12] Pettersson K, Wagnsjö P, Hulin E. NeuFlex compared with Sutter prostheses: a blind, prospective, randomised comparison of Silastic metacarpophalangeal joint prostheses. Scand J Plast Reconstr Surg Hand Surg. 2006;40(5):284–90.

[13] Kimani BM, Trail IA, Hearnden A, Delaney R, Nuttall D. Survivorship of the Neuflex silicone implant in MCP joint replacement. J Hand Surg Eur Vol. 2009;34(1):25–8.

[14] Parkkila T, Belt EA, Hakala M, Kautiainen H, Leppilahti J. Comparison of Swanson and Sutter metacarpophalangeal arthroplasties in patients with rheumatoid arthritis: a prospective and randomized

trial. J Hand Surg Am. 2005;30(6):1276–81.
[15] Simpson-White RW, Chojnowski AJ. Pyrocarbon metacarpophalangeal joint replacement in primary osteoarthritis. J Hand Surg Eur Vol. 2014;39(6):575–81.
[16] Parker WL, Rizzo M, Moran SL, Hormel KB, Beckenbaugh RD. Preliminary results of nonconstrained pyrolytic carbon arthroplasty for metacarpophalangeal joint arthritis. J Hand Surg Am. 2007;32(10):1496–505.
[17] Arai K, Ishikawa H, Murai T, Fujisawa J, Endo N. Revision metacarpophalangeal joint replacement 30 years after primary swanson flexible silicone implant arthroplasty in a rheumatoid patient: a case report. Hand Surg. 2009;14(1):25–9.
[18] Morrell NT, Weiss A-PC. Silicone metacarpophalangeal arthroplasty for osteoarthritis: long-term results. J Hand Surg Am. 2018;43(3):229–33.
[19] Trail IA, Martin JA, Nuttall D, Stanley JK. Seventeen-year survivorship analysis of Silastic metacarpopha- langeal joint replacement. J Bone Joint Surg Br. 2004;86(7):1002–6.
[20] Parker W, Moran SL, Hormel KB, Rizzo M, Beckenbaugh RD. Nonrheumatoid metacarpophalangeal joint arthritis. Unconstrained pyrolytic carbon implants: indications, technique, and outcomes. Hand Clin. 2006;22(2):183–93.
[21] Beckenbaugh RD, Dobyns JH, Linscheid RL, Bryan RS. Review and analysis of silicone-rubber metacarpophalangeal implants. J Bone Joint Surg Am. 1976;58(4):483–7.
[22] Edwards C, Sheppard NN. Prevention, diagnosis, and treatment of implant infection in the distal upper extremity. J Hand Surg Am. 2018;43(1):68–74.
[23] Burman MS. Vitallium cup arthroplasty of metacarpophalangeal and interphalangeal joints of fingers. Bull Hosp Joint Dis. 1940;1:79–89.
[24] Schmidt K, Willburger R, Ossowski A, Miehlke RK. The effect of the additional use of grommets in silicone implant arthroplasty of the metacarpophalangeal joints. J Hand Surg Br. 1999;24(5):561–4.
[25] Choudhry IK, Wilson JM, Stern PJ. Metallosis following silicone metacarpophalangeal joint arthroplasties with grommets: case report. Hand. 2012;7(2):207–9.
[26] Millender LH, Nalebuff EA, Hawkins RB, Ennis R. Infection after silicone prosthetic arthroplasty in the hand. J Bone Joint Surg Am. 1975;57(6):825–9.
[27] Houshian S, Seyedipour S, Wedderkopp N. Epidemiology of bacterial hand infections. Int J Infect Dis. 2006;10(4):315–9.
[28] Wagner ER, Houdek MT, Packard B, Moran SL, Rizzo M. Revision metacarpophalangeal arthroplasty: a longitudinal study of 128 cases. J Am Acad Orthop Surg. 2019;27(6):211–8.
[29] Neral MK, Pittner DE, Spiess AM, Imbriglia JE. Silicone arthroplasty for nonrheumatic metacarpophalangeal joint arthritis. J Hand Surg Am. 2013;38(12):2412–8.
[30] Mikolyzk DK, Stern PJ. Steinmann pin arthrodesis for salvage of failed small joint arthroplasty. J Hand Surg Am. 2011;36(8):1383–7.
[31] Rettig LA, Luca L, Murphy MS. Silicone implant arthroplasty in patients with idiopathic osteoarthritis of the metacarpophalangeal joint. J Hand Surg Am. 2005;30(4):667–72.
[32] Derkash RS, Niebauer JJ Jr, Lane CS. Long-term follow-up of metacarpal phalangeal arthroplasty with silicone Dacron prostheses. J Hand Surg Am. 1986;11(4):553–8.
[33] Cook SD, Beckenbaugh RD, Redondo J, Popich LS, Klawitter JJ, Linscheid RL. Long-term follow-up of pyrolytic carbon metacarpophalangeal implants. J Bone Joint Surg Am. 1999;81(5):635–48.

第七篇　近端指间关节置换术
Proximal Interphalangeal Joint Arthroplasty

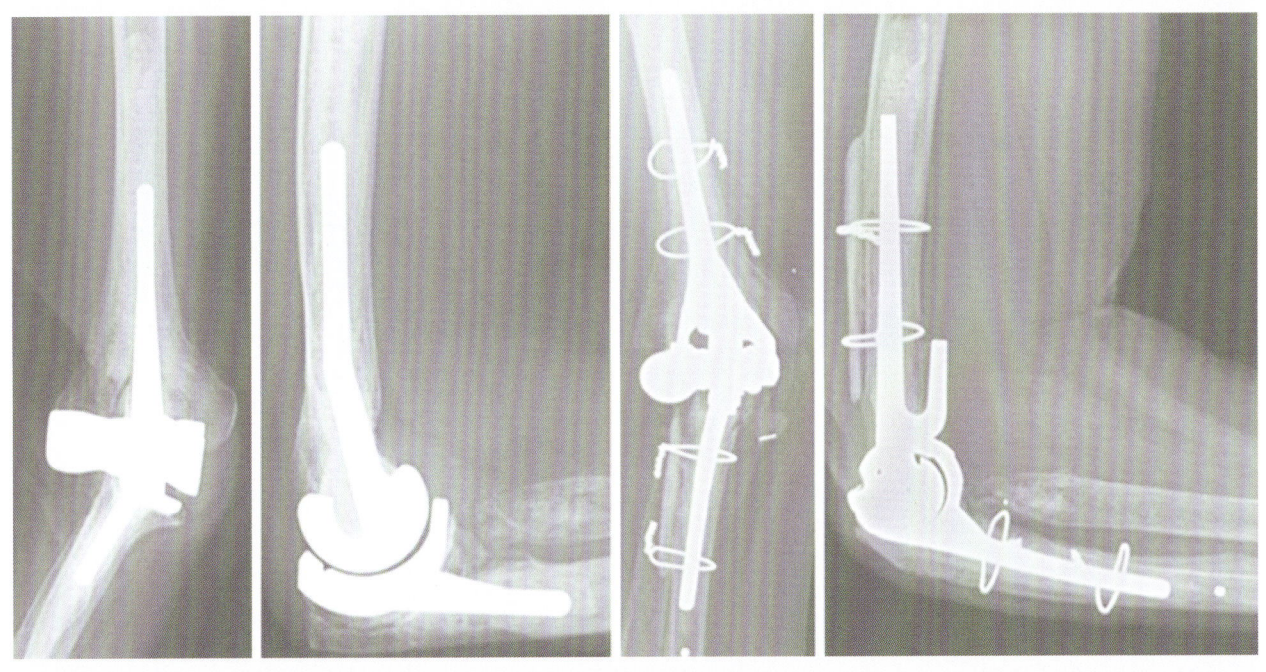

第 19 章 近端指间关节置换术的设计考量
Design Considerations for Proximal Interphalangeal Joint Arthroplasty

Yoshitaka Minamikawa 著

杨 曦 译

Swanson 推出的硅胶植入假体曾广受欢迎，但由于硅胶假体的缺点而衰落。这些缺点包括磨损引起的骨溶解、植入物的破坏/沉降、囊肿形成等组织反应，以及复发性力线对位不良、与微粒滑膜炎相关的病理性骨折[1,2]。在硅胶出现问题后，人们对开发新一代指间关节假体充满了热情。所有的设计中，只有 Linscheid 设计的指间关节表面置换术受到国际关注[3,4]。保留软组织附着的关节假体具有良好稳定性的生理结构，有望克服指间关节置换术后并发症。研究中提出了几个问题，包括运动丧失和植入物松动等重要的并发症[4]。尽管对 Swanson 近端指间关节置换术进行长期随访的研究表明，存在假体断裂、下陷、松动、活动减少、畸形和总体并发症高的问题，但硅胶假体仍然是指间关节置换术的标准。手指假体材料的选择有限，目前唯一广泛使用的是热解碳，以及由多家公司开发不同的硅胶植入物，最近有较大的市场占比。

尽管生物制剂的使用使类风湿关节炎引起的手指畸形有所减少，但类风湿关节炎及骨关节炎患者的需求也在增加。全指间关节假体置换的需求比以往任何时候都要大得多[5]。Flatt 和 Fischer 在 1969 年提出了指间关节假体开发的标准：恢复功能性运动范围，足够的稳定性，具有正常机械轴线，提供抗旋转应力的坚固基座，易于置换，以及适应手指/关节的大小假体[6]。除此之外，Linscheid 还强调材料的生物相容性、足够的耐磨性和强度，以及容许软组织重建等特性。他还警示自己遇到的困难：关节尺寸小，存在运动铰链，复杂的软组织保留，以及相邻的线性关系[7]。不断丰富的手指关节解剖学和生物力学知识，以及植入材料和器械的发展改变了新型手指假体的研发。假体较小是指关节置换术的一个缺点；然而，在某些方面它可以被视为一种优势：可以为指骨引入螺钉式骨整合；如果需要，骨移植量可以更小；韧带重建或增强可以通过使用局部软组织或骨锚缝合线，甚至市场上提供的其他材料来实现。与大关节相比，早期的运动训练对于假体与骨接合界面的负荷小。在这一章中，作者重点介绍了近端指间关节置换术的历史，找出失败的原因，为未来的成功提供帮助。内在稳定性的获得依赖于假体内植物的特性。我们认为，手外科医生应该为每个病例选择合适的假体，同时必须重视软组织重建。

一、历史沿革

Brannon 和 Klein 于 1959 年完成了第一个金属铰链全指间关节假体[8]（图 19-1A）。这种植入物用于掌指关节和近端指间关节，但松动率高。Flatt 用韧性更好、更长的双柄对单柄进行了改进，以获得更好的固定效果（图 19-1B），并广泛用于类风湿患者。然而，磨损和松动或假体断裂是主要问题[9,10]。由于金属铰链关节的早期失效，指间关节假体只有两种设计，聚乙烯一体式垫片和

第 19 章 近端指间关节置换术的设计考量
Design Considerations for Proximal Interphalangeal Joint Arthroplasty

模仿成熟的髋关节组件的金属 - 聚乙烯限制性假体。Swanson[11] 和 Niebauer[12] 几乎同时开发了硅胶植入物，但在设计和机械概念上有所不同（图 19-2）。Swanson 的假体柄在髓腔内可活塞式运动，设计了一个更厚的 C 形中心能够稳定假体末端与骨分离部分，并提供内在延伸性[13]。Niebauer 介绍了一种涤纶涂层硅铰链，涤纶通过与髓内组织结合提供最终固定。Niebauer 的固定想法是成功的，但导致了假体植入后断裂率高发[14]。Cutter-Niebauer 设计已演变为 Sutter 和 Avanta 假体[14, 15]，具有矩形假体柄以提高旋转稳定性，减少假体柄 – 骨界面的运动，以及更大的关节垫片（"肩部"）以减少磨损 / 沉降（图 19-2）。随着在大关节人工关节置换术的成功，投资者们被激发去为手指创造类似的设计。随后出现了许多第二代铰链假体（图 19-3），但都未能在手指运动和可接受的并发症发生率方面产生持续性的改善[3, 7]。断裂、磨损、松动和复发性手指畸形是主要问题。大多数研究人员从这些失败中吸取了教训，转而采用限制性较少的设计。竞争性研发和先进植入物改进持续进行；除翻修或特殊情况外，无限制和限制性最小的表面植入物已成为大关节置换的标准选择。Linscheid[16] 和 Beckenbaugh[17] 在 20 世纪 70 年代早期开始在 MCP 和 PIP 上使用表面

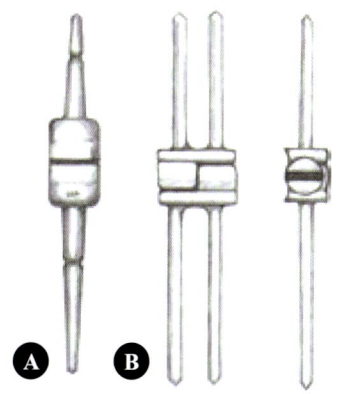

▲ 图 19-1　金属铰链假体

A. Brannon 和 Klein 于 1959 年完成的第一个金属铰链全指间关节假体，由钛制成，包括非骨水泥型的近端和远端柄，通过螺钉稳定的铰链连接；B. Flatt 用更灵活、更长的双柄对单柄进行了改进，以更好地固定金属铰链假体

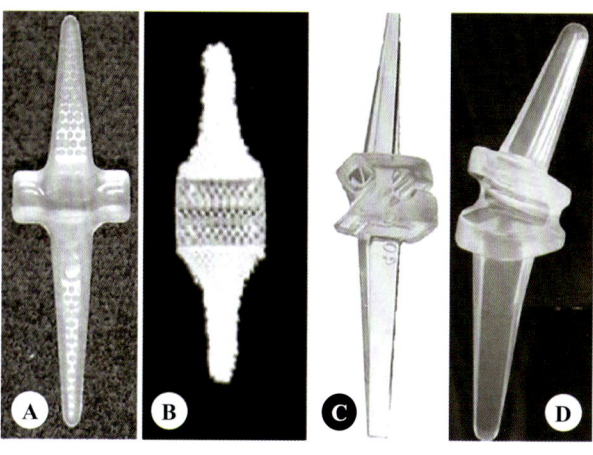

▲ 图 19-2　硅胶假体

A. Swanson：20 世纪 60 年代早期推出的一体式硅胶垫片；B. Niebauer：用于假体柄固定的涤纶薄涂层铰链硅胶植入物；C. Avanta：一种薄铰链硅胶装置，具有矩形横截面杆，用于旋转稳定性，扁平轮毂面用于骨界面固定；D. NewFlex：30° 预弯和铰链设计，用于模拟掌指关节的正常旋转中心，减少材料上的应力，提高运动功能范围，同时最大限度地减少磨损 / 碎屑形成（经许可转载，引自 Linscheid[7]；图片由 Dr.Arnold Peter Weiss 提供）

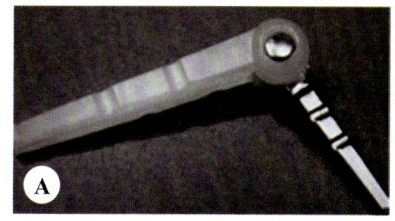 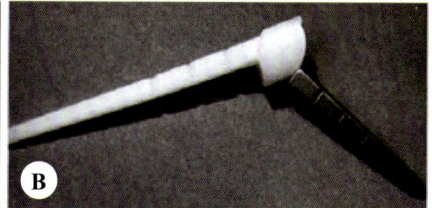 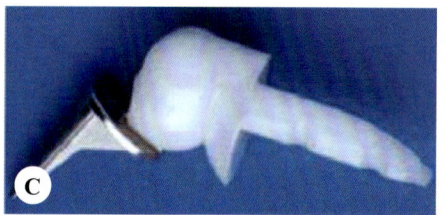

▲ 图 19-3　金属聚乙烯限制性假体

A. St.George Buchholz：早期的所谓"第二代"手指关节假体模型，近端柄由聚乙烯构成，与远端金柄属相连接，在后来的模型中，固定旋转中心，有或无桡 / 尺偏运动；B. Schultz：带有球窝关节的半张力骨水泥植入物通过在聚乙烯部件的关节中加入一个槽来改变旋转中心，从而允许远端金属关节在关节旋转时滑动；C. 1964 年，Steffee 设计了第一掌指关节的第一款型号。远端金属部件卡入近端部件，允许纯铰链屈曲和伸展。在型号 II 中，增加了 2 个修改，掌侧旋转中心偏移以增加伸肌力矩臂和更长的远端柄以抵消向前倾斜的趋势（经许可转载，引自 Linscheid.[7]）

植入物；然而，这些非限制设计并不能防止脱位，尤其是 MP。早期倾向开发一种同时适用于 MP 和 PIP 假体，但两个关节的解剖形状和生物力学行为不同。MP 关节需要人造协调和半限制机制。Linscheid 等[18] 报道了 65 例 PIP 置换的良好临床结果，平均随访 4.5 年。该假体符合关节的生理特性，通过最低程度的骨切除以保留副韧带来实现稳定性（图 19-4A）。然而，由于后来的假体柄固定失败，Linscheid 从骨水泥改为压配式 PIP SRA（Stryker Inc., Kalamazoo, MI, USA）（图 19-4B）。尽管如此，这些无骨水泥假体有更多的松动和更高的翻修率[19, 20]。在《手外科杂志》（*Journal of Hand Surgery*）（美国卷）2000 年 25 周年的报道中，Linscheid 撰写了《手部关节置换术：回顾性和前瞻性思考》（*Implant Arthroplasty of the Hand: Retrospective and Prospective Considerations*），这是有史以来最全面的手部关节置换术手稿[7]。他与梅奥集团的许多手外科医生的合作经历让人相信他首创的 PIP SRA 已经接近目标[20-24]。同年梅奥诊所的一位前研究员 Bodell 发表了一篇关于他自主发明的假体的有趣论文。他说："当我们进入下一个千年的时候，考虑到 20 世纪的进展，了解我们的未来，以及我们的成就可能带来的影响不仅是感性认识，重要的是要了解我们在哪里，以及我们如何到达目前的位置[21]。"关于手指人工关节置换术的研究和评论到 2020 年开始大量出现。大多数文章认为"尽管人工关节的设计有了实质性的改进，但结果多年来一直相对不变"[3, 5, 19, 20, 24-26]。然而，在过去 10 年中的欧洲，出现了一些将压配与远期骨整合相结合的创新型 PIP 表面置换假体[27-29]。

二、关节运动的稳定性与生理性

关节的稳定性定义为在生理应力下抵抗半脱位的特性，通常是骨关节轮廓、肌腱组件的动态支撑、关节囊韧带结构的静态弹性限制、表面覆盖组织和关节间隙之间的气压差的综合结果[7]。膝关节和近端指间关节的运动和关节协调性有相似之处，都是进行侧方稳定性的屈伸活动。从理论上讲，以铰链假体作为手指关节置换术的首次试验是一种合理的方法。更加明确的是，虽然 PIP 关节的运动近似于单轴铰链，但其功能活动环境下会产生显著的旋转力矩，需要如正常关节解剖提供更大的自由度[30]。1990 年，Pellegrini 将 Swanson 硅胶假体的 PIP 关节置换术、生物型骨水泥化关节置换术（限制性）和关节融合术进行比较，并认为手部骨水泥型指间关节置换术的位置仍存在问题[31]。建议将大多数患侧手指的指间关节融合术作为唯一的方法，将重要的握力恢复甚至超过对侧手的水平[31]。此后，大多数教科书和论文都表示同意。Minamikawa 研究了新鲜尸体标本中正常 PIP 关节的运动和稳定性。在示指屈曲时有 9° 的旋后，双髁关节表面的协调性主要通过侧副韧带张力提供侧方稳定性，但其他软组织、侧副 - 副韧带、外侧支持带、屈伸肌腱也在肌肉负荷中发挥重要作用[32]。Linscheid 的首个带骨水泥固定假体的目的是，进行最低程度的截骨和保留侧副韧带，非限制性表面置换将提供关节的生理性活

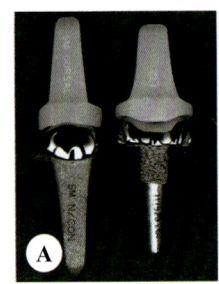 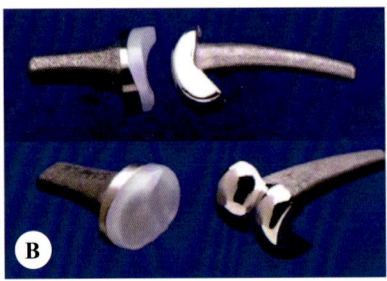

▲ 图 19-4 关节表面置换术

A. Linscheid 和 Dobyns 在 20 世纪 70 年代早期开发的掌指关节（左）和近端指间（PIP）关节（右）表面置换的早期模型。SR 掌指是一种半限制假体，设计用于最低程度地切除骨和保留副韧带。该假体由钴铬和聚乙烯制成，旨在同时植入骨水泥（Avanta Orthopedics, San Diego, CA）。近端成分为钴铬，远端成分为超高分子量聚乙烯。假体柄适于骨水泥或非骨水泥固定。B. 经过各种改进后，该假体被转化为 PIP-SRA（Small Bone Innovations Inc., Morrisville, PA），目前由美国 Stryker 公司所有，采用钛涂层，设计为压配式骨整合柄（A 经许可转载，引自 Jennings and Livingstone.[19]；B 经许可转载，引自 Linscheid[7]）

动[22]。与其他植入物相比，表面 PIP 关节置换术获得了合理的优异效果[3, 19, 20, 22]。Ashworth[33] 报道硅胶 PIP 植入假体的存活率为 81%，而 SR-PIP 的存活率为 89%[22]。硅胶型 PIP 的局限性包括在抓持过程中缺乏抵抗外翻负荷的能力（在示指和中指）。一般认为，保留副韧带的 SR-PIP 将获得更大的 PIP 稳定性[4, 7]。为了阐明这一点，Minamikawa 等在尸体上比较了表面置换和硅胶植入后 PIP 关节的横向稳定性。由于 SRA 设计复制关节面的解剖结构，其运动学行为与保留软组织的正常关节相似，认为 SRA 的侧方稳定性明显高于硅胶植入物[23]。

三、植入材料

（一）硅胶

铰链硅胶植入假体被有效地设计为间置体，依靠假体周围瘢痕（"假关节囊"）的形成和韧带平衡来维持稳定性[13]。Swanson 报道了 1966—1981 年手术的 812 个关节中的 424 个 PIP 假体关节置换术，其中 22 个（5.19%）关节发现假体断裂，平均随访期为 5.14 年（范围为 1~16 年）[34]。尽管硅胶 PIP 关节的预期假体断裂率和 10 年生存率相对较低，但与 MCP 植入物相比，PIP 纵向研究的报道较少。另外，硅胶 MCP 关节置换术显示假体断裂率高达 63%[35] 和 81%[36]。最近对 325 例 Swanson 硅胶 MP 关节置换术的研究，平均随访 7.2 年（范围为 2~18 年），显示无翻修的 5 年、10 年和 15 年生存率分别为 98%、95% 和 95%。无影像学假体断裂的 5 年、10 年和 15 年生存率分别为 93%、58% 和 35%。无冠状面畸形大于 10° 的 5 年、10 年和 15 年生存率分别为 81%、37% 和 17%[37]。骨折和渐进性畸形复发是预期发生的，而不是例外[2]。1985 年，在 Swanson 植入物的柄–活动中心接口处添加了金属垫圈，以试图抵消骨侵蚀和假体骨折，但是没有报道认为结果显著改善[38, 39]。NeuFlex（Depuy，Warsaw，USA）MCPJ 硅胶植入物于 1999 年上市，旨在改进 Swanson 的植入物，减少并发症，提高疗效。该植入物具有 30° 预弯曲和铰链设计，以模拟 MCPJ 的正常旋转中心，降低材料上的应力，改善功能运动范围，同时最大限度地减少磨损/碎屑形成[40, 41]。尽管硅胶 PIP 关节置换术后出现了侧方不稳定和渐进式影像学改变，但患者的满意度仍然很高，而且通常不需要进行额外的翻修手术[24, 25]。

得出结论，硅胶假体不能防止冠状面畸形的进展，且骨折率高[37]。术后活动范围减小和假体下沉是硅酮的常见并发症。假体柄周围的硅酮微粒炎症会持续直到关节强直或拔除假体；因此，与骨骼破坏相关的活动度减少是预期

（二）热解碳

热解碳是 1950 年开发的一种合成材料，其摩擦学性能和生物相容性，特别是与血液的相容性，使其在机械心脏瓣膜中的应用范围扩大[42]。1979 年，Bekenbaugh 开发了首个热解碳 MCP 关节植入物，作为硅胶的替代品[17]。目前使用的热解碳植入物是一种非限制性的解剖型假体，具有两个组件压配入髓腔[43]（图 19-5）。Cook 等报道了 53 名患者接受热解碳 MCP 植入物的大规模随访，平均随访 7.2 年，结果显示在 94% 的骨整合率和 80% 的存活率中没有畸形或骨吸收[44]。材料的弹性非常像骨皮质，因此最大限度地减少了应力遮挡现象。高压缩强度和更好的抗疲劳强度表明这是最好的植入材料[43]。Pequignot 和 Allieu[45] 提出了使用热解碳的插入式关节置换术和部分关节置换术的原理。这些原理应用于手和手腕的关节置换术，然后是肘部，最近是脚和肩膀的关节置换术[45-47]。然而，用于 PIP 关节的热解碳植入人工关节置换术相对较新，最初于 2000 年在欧洲引入。它于 2002 年被批准在美国使用[48]。Daecke 等将 PC-PIP 与硅树脂 PIP 关节进行了比较，发现 PC-PIP 脱位率为 17%，沉降率为 33%，而硅树脂关节置换术中均未出现上述并发症，39% 的热解碳关节

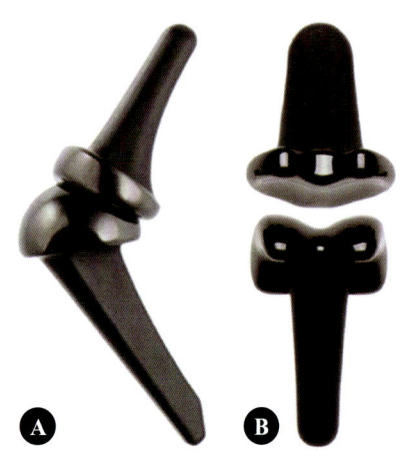

▲ 图 19-5 热解碳假体

A. 热解碳掌指关节：热解碳掌指关节假体由 Beckenbaugh 于 1979 年开发。Ascension® 热解碳掌指关节假体是第一个用于骨科的热解碳假体。压配式非骨水泥固定解剖型关节结构。B. 热解碳近端指间关节：解剖设计的热解碳近端指间关节最初于 2000 年在欧洲引入，并于 2002 年在美国被批准使用（经许可转载，引自 Bellemere.[43]）

置换术与 11% 的硅树脂关节置换术进行了二次手术[48]。Chan 的另一项系统比较研究表明，热解碳组不仅并发症较高，而且一些研究表明热解碳植入后生活质量较差[49]。此外，对 152 例尸体手指的热解碳 PIP 全关节进行了影像学分析表明，67% 的指骨出现植入物不良移位[50]。由于较少的病例研究，早期的结果是令人鼓舞的，主要是患者满意度和疼痛缓解。主要问题是渐进性活动度丢失，由植入物沉降、脱位、原因不明的明显异响声、骨 – 假体界面出现透亮线的骨整合不良等造成[51]。由于并发症发生率高，一些作者放弃了 PC-PIP[52, 53]。

（三）金属 – 聚乙烯

钴铬钼合金的作为手指关节置换术于 1940 年被报道[54]。此后，植入物设计为不锈钢刚性铰链结构，再后来 Brannon 采用钛合金材料。1959 年的文章重点报道了这些假体的骨吸收和迁移、下沉和松动问题[8]。钛易于与骨结合，弹性模量接近骨皮质，有利于骨 – 假体界面的负荷应力分担；然而，在关节表面不能很好地发挥其作用。20 世纪 70 年代，金属 – 聚乙烯设计开始流行，人们努力模仿大型关节置换术的成功经验。迄今为止，大关节髋关节和膝关节置换术是最成功和相当成熟的手术之一，常使用钴铬和超高分子量聚乙烯关节。Linscheid 和 Dobyn 是首次开发表面置换关节置换术的人，利用这种关节进行骨水泥固定，后来采用非骨水泥固定。

四、假体柄固定和更新设计

假体的稳定性是通过保留软组织结构、假体 – 骨界面整合和假体内在设计来实现的。保留先前描述的周围软组织结构可减少对假体的应力。目前，最有效地实现假体骨稳定性的是髓内柄设计，髓内柄设计可提供较大的接触表面积，分散可能导致假体松动的应力。理想的髓内柄应与髓腔的轮廓相匹配，并迅速与骨骼结合[7]。手指假体的最佳固定仍然存在争议。骨水泥（聚甲基丙烯酸甲酯）长期用于各种小型假体；然而，也存在技术问题和成本效益问题。根据瑞典关节置换注册中记录的循证医学的数据显示，"现代膝关节骨水泥技术"（MCT-Knee）在膝关节置换术中提供长期假体稳定性，解决了膝关节松动问题[55, 56]。截骨面准备：使用高压脉冲冲洗整个截骨表面，彻底清洁所有接受骨水泥的骨表面，以确保牢固的骨水泥固定；在黏滞期，尽早在假体上涂抹骨水泥；使用合适喷嘴的水泥枪，以将混杂空气和血液的风险降至最低，并实现足够的加压，力求穿透 3～4mm，以帮助确保最佳固定和应力分布。对于手指假体，可使用一次性注射器进行清洁，然后注射骨水泥，搔刮髓腔，并在黏合后加压，可通过透视确认对齐。这种多步骤骨水泥的精细操作需要相当大的成本。坚固的假体柄固定的另一种选择是最初为髋关节置换术设计的压配式骨整合。假体初始固定强度是通过压配实现的，假体柄和承重骨皮质之间有刚性接触。假体柄的设计其略大于通过拉削制备的股骨髓腔[57]。手指关节置换术又如何呢？根据 Linscheid 的说法，所有 SRA 假体的胶合有以下原因影响：骨内膜结构的变化，多孔内生材料不容易在超高分子量聚乙烯上应用，使用骨水泥更容易进行力线重塑[7]。在影像学上报告松动后，Linscheid 改为无水泥压配：类似于近端头采用钴－铬制成，假体柄带有钛涂层，远端金属支撑聚乙烯钛组件[19]（图 19-4B）。几项研究报道了骨水泥假体优于压配式假体[19, 20]。指骨的骨皮质厚度远小于股骨的骨皮质厚度，压配式机制的应用较困难。按照重锤敲打 THA 的柄的方式，手指关节的压配固定似乎是一种想象中的操作。尽管如此，最近对压配式表面 PIP 假体的研究显示出良好的短期效果（图 19-6）。MatOrtho-PIP（Mole Business Park，Leatherhead，UK）[27]和 TACTYS-PIP（Stryker-Memometal，Bruz，France）[28] 至少随访 2 年，CapFlex-PIP（KLS Martin Group，Tuttlingen，Germany）[29] 随访 1 年，均未发现假体松动或下沉。早些时候提出了不同的假体柄固定想法，但之后他们没有进行任何后续研究[7]（图 19-7）。Brånemark 等首次描述了使用骨整合螺钉实现金属假体与骨的长期固定[58]。Lundborg 和 Hagert 介绍了采用骨整合技术的 MP 关节置换术[59]。第一阶段将钛螺钉固定装置植入指骨髓腔内（Institute for Applied Biotechnology，Göteborg，Sweden），等待骨与螺钉融合，几周后放置硅树脂制成的关节结构（ATOS Medical，Hörby，Sweden）（图 19-8）。Lundborg 和 Hagert 等也进行了一期手术行骨整合 PIP 关节置换，报

道了 10 年的随访[60]。尽管有 68% 硅树脂垫片发生断裂，但观察到 94% 的 PC 柄骨整合。虽然实现了固定材料与骨结构的永久结合，但关节性能需要进一步改进[61, 62]。

五、新设计理念

对现有手指假体性能的不满促使许多研究小组利用复杂的技术和材料设计新的假体。硅

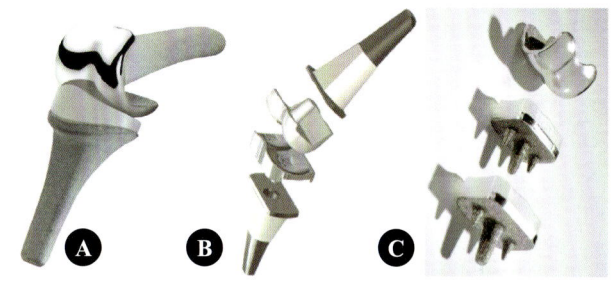

▲ 图 19-6　表面置换和压配固定的新方法
A. MatOrtho 近端指间（PIP）关节：该假体是一种无骨水泥的钴铬金属－聚乙烯、移动式支撑表面置换关节。植入中间指骨组件上的聚乙烯轴承植入组件在工厂完成预组装，可以允许在关节复位时进行最终旋转重塑，从而提高运动范围和假体寿命。B. TACTYS：TACTYS PIP 关节由 4 部分组成，包括钴铬合金头和超高分子量聚乙烯外托座，以及解剖型表面关节结构羟基磷灰石涂层的解剖压合钛柄。C. Gap-Flex-PIP：CapFlex-PIP 假体是一种模块化滑动面 PIP 关节假体，由 2 部分组成。近端部件为钴铬合金双髁帽，远端部件具有超高分子量聚乙烯关节面。这两种成分都有一个钛孔基底，带有短钉，用于无骨水泥的骨整合（经许可转载，引自 Flannery et al.[27]，Athlani et al.[28]，Schindele et al.[29]）

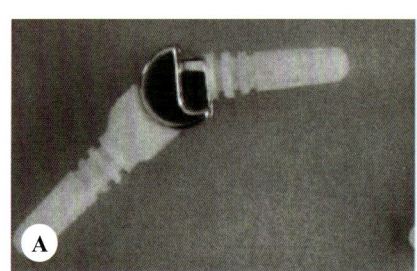 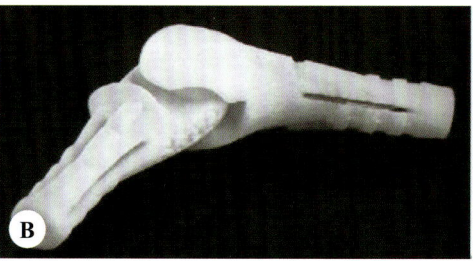 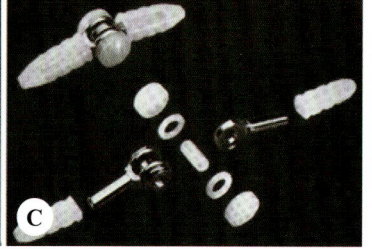

▲ 图 19-7　假体柄固定的新思路
A. DJOA3：Condamine 为掌指关节和近端指间（PIP）关节设计的 DJOA3 假体（Chaumont，Landos，France）使用楔入髓腔内的椭圆形聚乙烯柄进行弹性固定。B. Mathy：由聚酰基树脂近端组件和聚酯远端组件制成的假体，通过扭转操作将组件锁合在一起。一个有趣的特点是，假体柄设计为膨胀螺钉，用于髓内固定。C. DIGITOS：一种模块化的、限制性的 PIP 假体是为侧副韧带受损的不稳定关节设计的。插入聚乙烯套管的金属柄允许滑动和旋转运动，以减少柄和骨界面的应力。DIGITOS（OSTEO A.G.，Selzach，Switzerland）（经许可转载，引自 Linscheid.[7]）

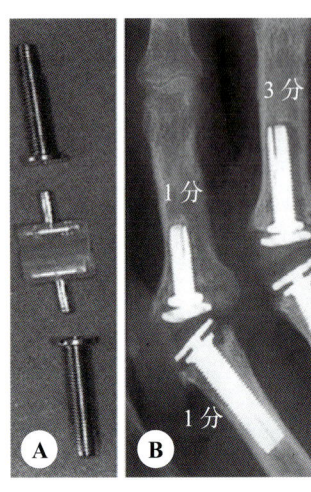
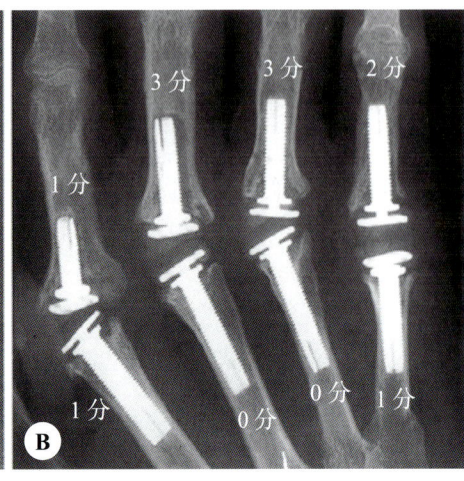

▲ 图 19-8　骨整合螺钉固定

A. 1986 年，Hagert 和 Brånemark 为 MP 关节设计了手指关节置换术的骨整合技术。手术分两个阶段进行，将钛金属螺钉固定装置放置在骨髓腔中，几周后，将一个可弯曲的限制性硅胶间置体连接到钛金属固定装置上。Lundborg 后来成功地将该技术作为一期手术应用于近端指间关节。B. 根据这些测量结果，每个固定装置的骨整合评分为 0～3 分。0 分为最小或无变化；1 分为关节连接处轻度骨吸收，沿不到假体长度的一半延伸；2 分为中度骨吸收，狭窄的骨吸收区延伸超过假体长度的一半，或宽阔的不规则的骨吸收区延伸至少假体长度的一半；3 分为明显的假体松动，假体周围有广泛的不规则吸收区，或无假体沉降，或 X 线上假体沉降超过 1mm，周围有或没有狭窄的再吸收区（经许可转载，引自 Möller et al.[62]）

胶™ 及其他硅树脂假体仍在广泛使用，临床效果良好，成本相对较低，患者满意度较高。小关节置换术的理想解决方案是最少的骨切除，保留关节周围的软组织附着，并保持软组织的张力。大多数 PIP 假体提供 4 种尺寸，有些使用特殊的试模工具来决定截骨量，通过试模组件的置入做最终确定。为了克服这一困难但最重要的问题，CapFlex PIP[29] 中尝试使用不同高度的聚乙烯托座，TACTYS-PIP[28] 中尝试使用了不同尺寸选择的模块化接头和托座。CapFlex PIP 假体是一种模块化滑动面 PIP 关节假体，由两部分组成。近端部件为钴铬合金双髁帽，远端部件为超高分子量聚乙烯关节面。这两种成分都有一个钛孔基底部，用于无骨水泥的骨整合。聚乙烯关节面高度的变化（2.1mm、3.0mm 和 4.4mm）允许根据术中测量结果对关节稳定性进行模块化调整，以提供理想的

副韧带张力（图 19-6C）。TACTYS PIP 由四部分组成：钴铬头和 UHMWPE 托座，具有解剖表面关节结构和解剖压合钛柄，带有羟基磷灰石涂层。近端柄有四种尺寸（XS、S、M、L），远端有柄三种尺寸（S、M、L）。每个柄适合两个不同尺寸的关节组件（S、M、L），远端托座在每个尺寸上有三个不同的高度（图 19-6B）。MatOrtho-PIP 也是一种经过精确设计的带羟基磷灰石涂层的解剖压配柄。近端部分有五种尺寸。该系统允许在需要时缩小中间部件的尺寸。解剖设计的关节组件保留侧副韧带，远端组件中的移动系统提供旋转稳定性。聚乙烯关节轴承嵌件在工厂预组装到中节指骨组件上（图 19-6A）。与以前的手指植入物相比，MatOrtho-PIP 关节似乎是最昂贵的植入物。Flannery 报道对 MatOrtho PIP 置换术进行了至少 2 年的随访。对 100 个假体进行了平均 47 个月（24～77 个月）的随访，未发现假体松动或下沉的迹象[27]。

自锁指关节：自锁指关节（Self Locking Finger Joint，SLFJ，Teijin Nakashima medical，Okayama，Japan）假体是为 MP 和 PIP 关节开发的，自 1999 年起在日本使用。SLFJ 假体是一种无骨水泥的关节表面置换假体，由关节固定器和膨胀式假体柄的髓内锁定系统组成，提供稳定的固定。此外，假体表面通过锥形螺钉锚定，允许外科医生调整假体的功能高度，在术中获得侧副韧带的合适张力。副韧带的张力可以通过具有有限的（一种尺寸）可调性的试模接头和托座进一步调整。在手术过程中测试运动和稳定性是使用这种假体的一大优势。SLFJ 假体由 6 个部分组成，为喷砂钛合金（Ti-6AI-4V 合金）关节锚定组件。锁定螺钉为钛合金（Ti-6AI-4V 合金）。关节接头为钴铬钼合金。接头托座为 UHMWPE（图 19-9）。

关节固定器（joint anchor，JA）是由带有两个长柱型支柱的自攻螺钉组成的锥形体。旋转 1 节螺纹（360°）可将 JA 插入髓内 0.8mm。JA 由钛制成，两条支柱相对较薄具有一定弹性；锁定

螺钉在髓腔内旋入，锚杆可膨胀并牢牢固定在髓腔内（图19-10A）。JA在没有骨水泥的情况下被拧入髓内管，因此，可以在术中确定JA的位置。由于关节部件和关节固定组件通过方形凹槽连接，因此JA可以每旋转90°定位一次。侧副韧带的张力通过JA上的螺钉0.2mm的旋入深度调整，即JA螺钉螺距（0.8mm）的1/4（图19-10B）。朝向骨骼的固定器表面粗糙（涂层），可促进骨整合。对近节指骨头进行最低程度的骨切除，在未对中节指骨近端进行表面切除的情况下，进行骨准备（使用锥形开髓铰刀）后，关节固定器完全置入髓腔。自锁指关节（self locking finger joint，SLFJ）可完全保存软组织附着物。

六、关节组件

有两个独立的关节组件，近端为钴铬合金关节头，远端为UHMWPE托座。JA的方形凹槽和头部/托座组件的方形突出部分设计用于将这些组件对齐连接起来（图19-9）。关节固定器有四种尺寸，接头表面配置有4种尺寸。在年轻类风湿病例或骨性关节炎或外伤病例中，髓内管通常狭窄，因此需要选择较小的JA。因此，每个关节组件都带有一个较小的突出部分，以适合较小的尺寸。因此，提供了7种不同的头和托座。

（一）头部

近端组件是一种金属钴铬合金，关节面具有对称的浅双髁（解剖）结构。为了在侧壁中保留

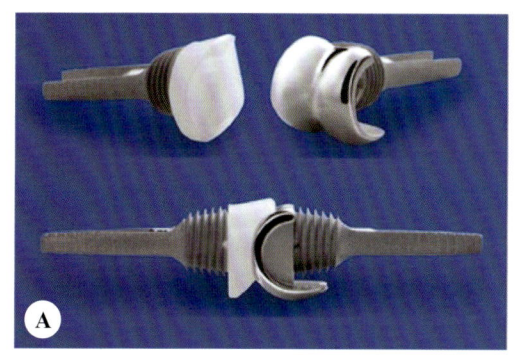
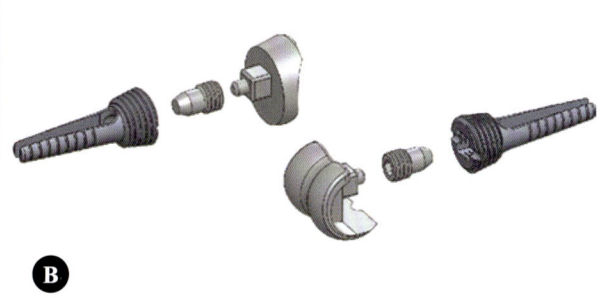

▲ 图19-9 近端指间关节的自锁指关节（SLFJ）植入物
A. 植入物全貌，具有双髁解剖关节的表面置换型假体；B. SLFJ植入物由6部分组成，为喷砂钛合金（Ti-6AI-4V合金）关节锚定组件。锁定螺钉为钛合金（Ti-6AI-4V合金）。关节接头为钴铬钼合金。接头托座为超高分子量聚乙烯

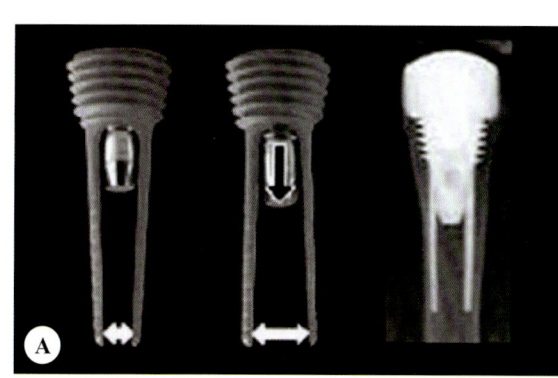
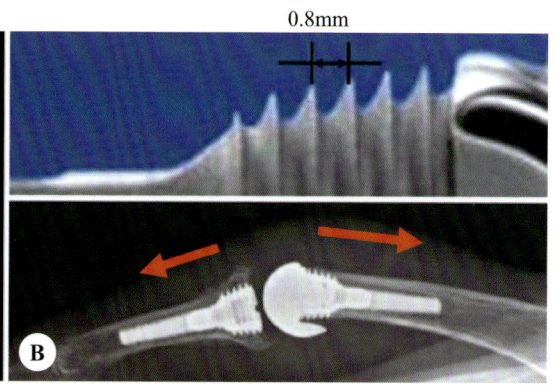

▲ 图19-10 关节固定器的机制
A. 锥形螺钉和可扩展支柱：拧紧锁定螺钉组件，2个关节固定支柱将在髓腔内扩展。B. 可调节的侧方压力：接头锚具有锥形自攻螺钉。旋转1节螺纹（360°）可将关节固定器插入髓内0.8mm，因此，每旋转90°将关节固定器的位置深插0.2mm，以调整侧方张力

尽可能多的骨支撑，薄凸面后方的常规材料已被移除（凹面）。JA 的设计与指骨头部切除水平深度相匹配，该切除深度为数毫米，位于副韧带附件的远端（图 19-11）。由于侧副韧带有侧壁凹陷（头部），即使关节固定器需要设置在更深的位置，副韧带始终保持稳定（图 19-12）。

（二）托座

远端组件由 UHMWPE 制成，关节面与近端组件表面一致。横截面附件的形状为圆形，与关节固定器的最宽主体部分相匹配。插座托座表面底部与托座连接面之间的间距为 1mm；因此，建议将远端 JA 定位在比原始关节表面深约 2mm 的位置。中节指骨的表面用托座表面铰刀开髓，能够与所选托座型号相匹配（图 19-13）。

七、手术步骤

虽然 SLFJ 可以通过背侧或手掌入路植入，但以下描述将通过背侧入路进行。术前，外科医生应使用提供的模板和患者的 X 线估计关节组件的大小。显露近节指骨头后，PIP 关节弯曲状态下辨别侧副韧带，并使用小骨锯垂直于侧副韧带远端的长轴切除头部。如果初始截骨线对附着组织无影响，则该截骨线无关紧要（图 19-11A）。锥形开口插入髓腔中心，或稍微偏背侧，深度足够，以便锥子被引导进入髓腔中心。此时，可以用 X 线确认正确的位置，然后开始从小到大插入锥形铰刀，直到铰刀到达骨皮质内壁。锥形铰刀的近端有一个缺口，应在此处定位固定器的实际尺寸。由于最初头部切除是最小化的，JA 需要比截骨线深 2~3mm（近端）（图 19-11B）。在对齐旋转位置时，可将 T 形扳手手柄停在垂直或平行于屈曲 - 伸展平面（轴）的位置，并推进锁定螺钉以展开髓内支撑柱（图 19-11D）。为了放置试模头组件，需要在关节固定器边缘移除背侧和掌侧边缘的骨皮质，同时保留有韧带附着的两侧骨皮质。掌侧的切割凿与方孔相匹配，精确切割掌侧头部骨质。然后，可以将与 JA 尺寸相同（或一个更大尺寸）的试模头安装到关节固定器方形槽中。此时，在不使用远端植入物的情况下对关节进行复位，应该可以评估侧副韧带的张力。如果张力过紧且难以复位关节，或运动受限，则可加深远端关节固定器或近端关节固定器的深度，以降低张力。远端关节表面不需要进行截骨，因此如果可能，首先去除软骨后粗糙化处理；否则，开口器方向容

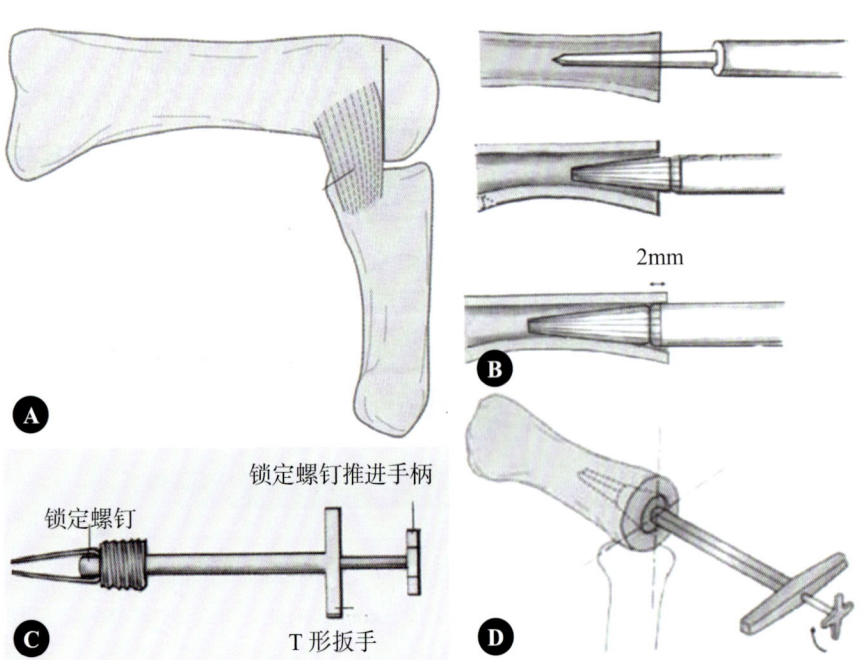

◀ 图 19-11 手术步骤：近节指骨
A. 在侧副韧带附着点以远 1~2mm 处切除头部；B. 近端髓腔准备：锥形开口，锥形铰刀从小到大，直至铰刀到达骨皮质内壁；C. 使用 T 形扳手放置关节固定器，关节固定器的位置比截骨边缘深约 2mm；D. 在对齐旋转位置时，T 形扳手手柄应停止在垂直于或平行于屈曲 - 伸展平面（轴向）的位置，并推进锁定螺钉使髓内支柱展开

易放置错误（图 19-13A）。锥形开口器小心地从关节面中心向髓内中心插入。在这个阶段可使用 X 线图像，因为如果不切除关节面，方向有时不准确，可能会导致植入物对线不良。锥形铰刀的使用方式与处理近端的 JA 相同，在近端头放置后，根据测试运动进行 JA 的调整。以近端植入物相同的方式检查旋转对位，然后使用托座铰刀使其形状与远端托座的尺寸相匹配（图 19-13B）。插入插座，然后重新插入试模头，复位关节，测试运动和韧带稳定性。

八、自锁指关节的发展与现状及案例分析

作者开始开发基于解剖型关节面的骨整合置换术。关节部件设计为模仿 Linscheid 的原始 SRA[4, 7]。对于纵向型螺钉的骨整合，用单独固定杆机制连接关节组件变得明显[59, 60]。有深部自攻螺钉的近端主体锥形设计用于抵消轴向加载的下沉压力。支撑柱的长度和宽度需要弹性以适应髓腔的内面。研究发现，支撑柱对骨骼的压力（无突出）是钛材料塑性变形的特征。在尸体标本试验后的 1999 年临床应用获得批准。在前 5 年大多数病例为类风湿关节炎患者的 MP 关节。根据临床使用经验，选择关节固定器的大小是稳定固定的最重要因素。在使用小得多的关节锚的病例中发现假体断裂和松动。2006 年对植入物进行了改进，以加强近端体部与支柱之间过渡部分的关节固定组件，并通过喷砂处理关节固定固件的光滑面使其变得粗糙，以促进骨整合。头部由钛改为钴合金。PIP 关节头部的纵向形状受到改进，使得指骨头的切除变得最小。改进后，观察到较少接关节固定器的断裂和松动。CE 认证于 2007 获得批准，在新加坡和中国开始销售。作者在 2007 年 9 月于华盛顿州西雅图举行的美国手外科学会第 62 届年会上的海报会议上提交了一份初步报告，即"无水泥表面手指植入关节置换术"。34 例类风湿患者共有 98 个关节（72 个手指 MP 和 12 个 PIP 加 14 个拇指 MP 关节），平均随访 5.5 年（范围为 4～6.5 年）。只有 3 个关节出现明显松动。在 7 个 MP 和 2 个 PIP 接头中发现关节固定组件断裂。发现一半的关节固定其牢固地固定在骨骼上。这些病历都使用了 SLFJ 的第一种模型。Komatsu 等报道了 17 例原发性或创伤后骨关节炎患者使用 SLFJ 植入物进行 26 次 PIP 关节置换术。他们的平均随访期为 44 个月（范围为 24～76 个月）。平均主动 PIP 关节活动弧度从术前的 36° 提高到术后的 44°。患者总体满意度为 94%。90% 的植入物显示骨整合，无移位或松动的影像学迹象[63]。根据制造商（Teijin Nakashima Med.Co.Okayama,

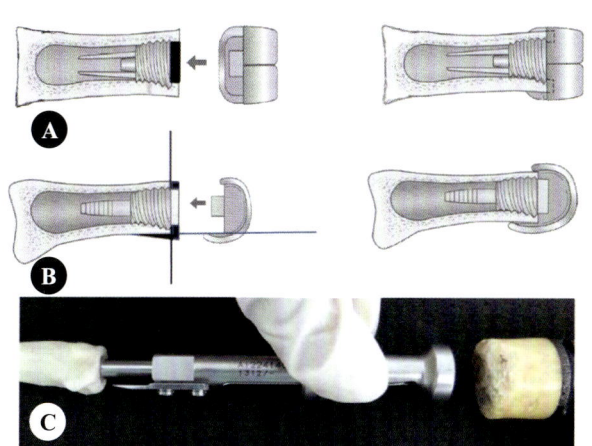

▲ 图 19-12　手术步骤：头部放置
A. 背侧和掌侧骨皮质切除：为了放置试模头组件，需要在关节固定器边缘移除背侧和掌侧边缘的骨皮质，同时保留有韧带附着的两侧骨皮质；B. 切除头部掌侧部分，以适应头部背侧部分；C. 掌侧的切割凿放置在泡沫骨模型上，显示掌侧骨质的精确切割

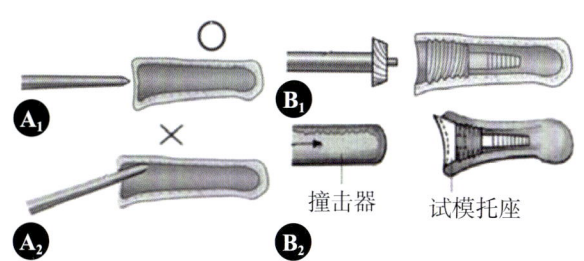

▲ 图 19-13　手术步骤：中节指骨的准备
A. 中节指骨：小心地从关节面的中心向髓腔的中心插入锥形开口器，先去除软骨；在这个阶段使用 X 线透视是可取的，因为如果不切除关节面，方向时常不准确，可能会导致植入物对齐不良。B. 使用托座铰刀使其形状与远端托座的尺寸相匹配。试模托座有压配器

Japan）的记录，1999—2019 年，日本和其他亚洲国家的 457 家机构共对 2552 名患者的 3890 个关节（2127 个 PIP 和 1632 个手指 MP 加 131 个拇指 MP）进行了手术。我们小组目前正在进行一项关于 SLFJ 存活率的多中心研究。由于过去 10 年的广泛使用，人们认为 SLFJ 的骨整合已经常见，现在甚至有人提出了在必要时如何取出 SLFJ 的问题。移除 JA 很困难：我们建议先移除锁定螺钉，然后使用强力线锯截骨并折断 JA 的主体。在这个过程中，需要移除近端骨质以显露 JA；一旦主体和支撑柱分开，支撑柱就相对容易分离和移除。JA 的粗糙表面没有强烈的骨整合；然而，两点附着部分，近端锥形螺钉和远端支撑柱拔除困难。在长期病例中很少观察到骨吸收。JA 的一个独特机制是支撑组件相对较弱（弹性）的附着，将更多的负荷分配给近端螺钉。髋关节中的应力屏蔽效应发生在较强骨整合的远端干，近端骨负荷减少，导致近端骨吸收。对 10 年以上患者（病例 1 至病例 4）的长期随访显示，骨吸收的发生率较低。以前认为 PIP 关节置换术的禁忌证需要重新评估。不稳定关节可以通过移植肌腱或其他软组织来加强副韧带的稳定（病例 2 至病例 5）。骨缺损可用骨移植治疗。骨干和骨皮质周围发生重塑，并没观察到假体松动（病例 3 至病例 5）。

在选择适应证时必须考虑具体需要（病例 4 和病例 5）。关节融合术认为是桡侧手指较为合适的选择；然而，我们发现关节融合术应该作为最后的选择。严重脱臼的挛缩的关节可以通过分期手术治疗，首先使用外固定器和软组织重建。功能不良的预后可能归因于假体本身，如假体断裂或松动。运动减少和不良结果通常取决于手术方法和术后治疗[20, 26, 64-66]。全关节置换的作用正如它的名字一样，是将关节的受损部分替换为人工部件。如果疼痛和残疾是由于局部炎症引起而没有关节破坏，则应使用抗炎药或局部类固醇注射。创伤性关节病或退行性疾病的病理学取决于严重

程度，并从关节表面损伤开始，是植入性关节置换术的最佳（容易）选择。因为只有需要新的关节部件时，任何假体都可以获得良好的效果；因此，表面植入物最有利于长期耐久（病例 1）（图 19-14）。畸形、类风湿或不稳定关节有两个病理问题：关节破坏和软组织损伤。尽管需要一个新的关节，韧带 / 组织重建也应该加入到治疗中。同样，伴有骨缺损的关节破坏应被视为两个病理问题：关节破坏和骨折、畸形或不愈合等骨性问题。在许多患者中已经使用骨移植物对 JA 进行了安全固定，用于大量骨缺损；成功的关键是在扩孔扩髓前使用大块骨移植物重建指骨（病例 4 和病例 5）（图 19-17 和图 19-18）；对于骨吸收或小骨块丢失，在植入前填充骨松质（病例 2 和病例 3）（图 19-15 和图 19-16）。伴有软组织丢失的不稳定关节，即使有畸形和骨质丢失，也不是植入该关节的绝对禁忌证。

九、结果

作者认为，如果要保持一定的活动度，手指关节置换术是缓解严重疼痛和严重畸形并伴有日常生活活动障碍的最佳机会。表面型人工关节置换术具有坚固、稳定的假体柄固定，是长期重建的理想组合。硅胶假体易于进行，技术要求低；我们认为，它们应限于优先考虑短期结果而非长期预期的情况。一种新的假体要在全世界范围内有几个问题，要获得每个国家的许可是困难的，而且往往不符合成本效益。"世界其他地方"的使用有时可能受到语言限制的影响，过去许多日本植入物的结果从未以英文发表过[67-70]，有些植入物报道仅用法语写成[71]。增加特殊机构和准备不同尺寸和（或）插入件以适应模块化会增加成本。除了新假体本身的价值之外，所有周围组件都使得制造商很难进入一个已经存在的很小的市场。作者坚信 Linscheid 在 20 世纪 70 年代早期提出的方向[7, 16]仍然有效，短期结果已经证明，通过骨整合可稳固、安全地固定股骨柄[27-29, 63]。耐用的

第 19 章 近端指间关节置换术的设计考量
Design Considerations for Proximal Interphalangeal Joint Arthroplasty

解剖型全 PIP 假体确实是每个人都想要的，应该准备好进入国际市场。

十、病例展示

病例 1：一名 55 岁女性患骨关节炎的中指 SLFJ PIP 假体关节置换术（图 19-14）。

病例 2：一名 31 岁女性患类风湿关节炎的不稳定示指和中指的 SLFJ PIP 假体关节置换术（图 19-15）。

病例 3：48 岁女性类风湿关节炎患者，中指硅胶假体断裂，采用 SLFJ 翻修 PIP 假体关节置换术（图 19-16）。

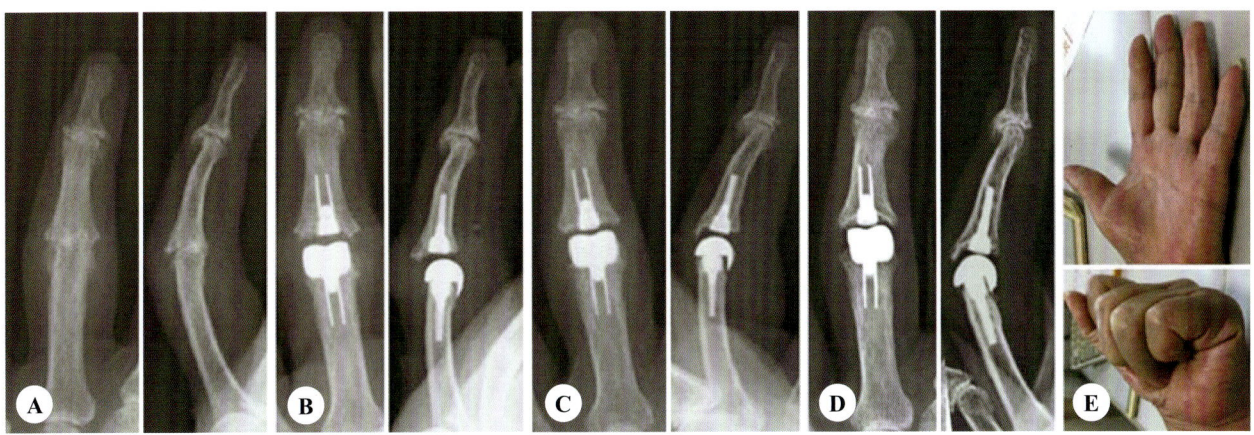

▲ 图 19-14 病例 1
A. 55 岁女性左中指近端指间关节疼痛性骨关节炎患者；B 至 D. 采用掌侧入路进行 SLFJ 植入性关节置换术，术后 3 年（C）和 12 年（D）的术后 X 线片（B）显示假体的位置完全相同，由于应力屏蔽效应，骨萎缩非常少；E. 最后一次随访是术后 12 年，患者背伸活动度下降 5°，屈曲几乎完全正常（图片由 Dr. Y. Hamada, Kansai Medical University, Osaka Japan 提供）

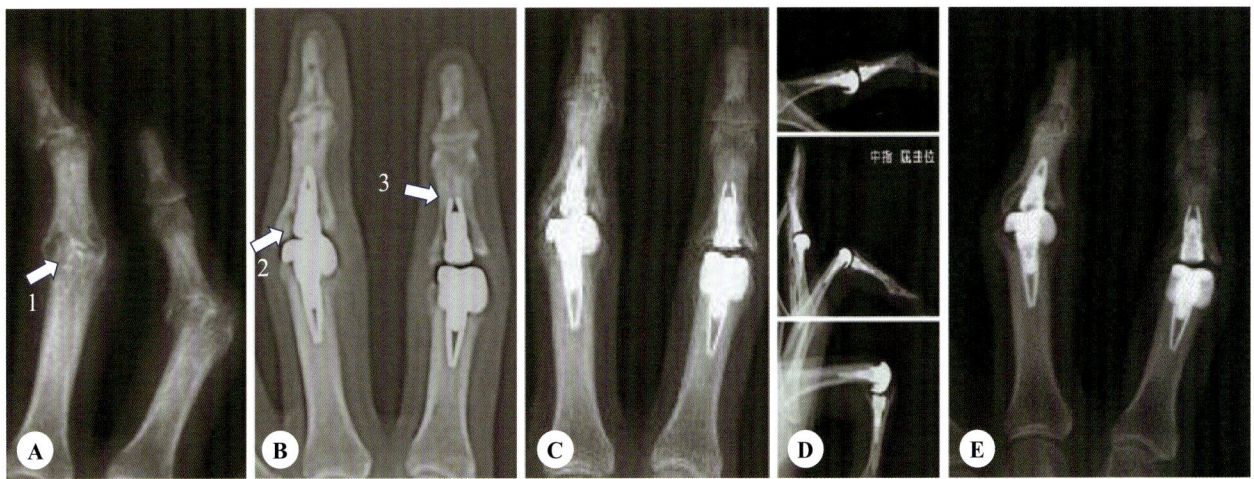

▲ 图 19-15 病例 2
31 岁女性类风湿关节炎患者，显示有尺偏的近端指间（PIP）关节，左示指和中指全方位活动（A. 术前；B. 术后；C. 术后 8 年；D. 术后 8 年侧位片；E. 术后 15 年）。虽然尺骨偏斜突出，但没有剧烈疼痛，活动范围没有限制，也不建议进行手术治疗。年轻女性无 ADL 障碍的进行性畸形强烈要求进行关节置换术。中指骨近端尺侧有骨丢失（A. 箭 1）。通过掌侧入路进行 PIP 关节的植入性关节置换术。在指骨根部行头部切除（B. 箭 2），在中指骨内行骨移植，并加强桡侧副韧带。由于中指骨的骨皮质很厚，髓腔又很窄，所以关节固定器支柱需要缩短（B. 箭 3）。关节固定器在每次 X 线检查中都保持相同的位置。示指和中指在 2 年时的运动范围分别为 0°～70° 和 0°～80°，在第 8 年时侧方 X 线测量时，运动甚至更好：示指为 0°～80°，中指为 0°～100°。在第 8 年时（C）观察到的预期骨吸收在第 15 年随访（E）时才发生变化（图片由 Dr.T.Hojo, Kyoto Prefectural University of Medicine 提供）

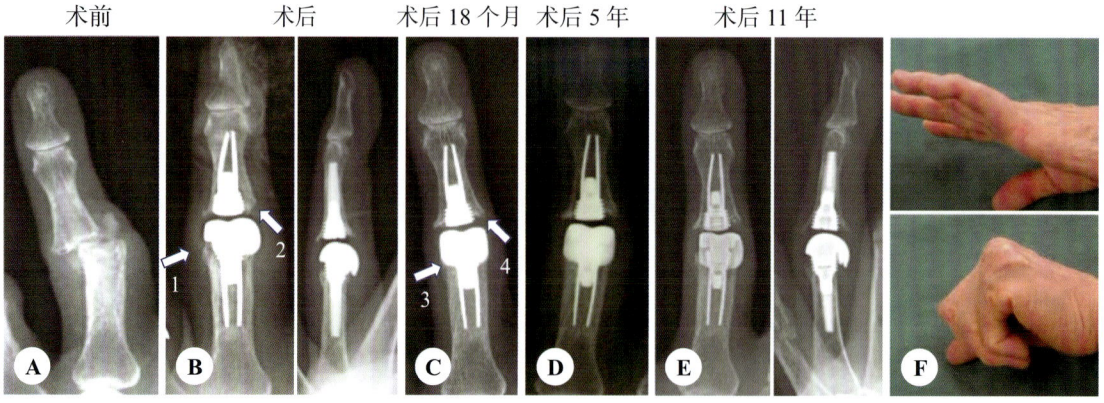

▲ 图 19-16 病例 3

48 岁类风湿关节炎女性患者，左中指出现疼痛的不稳定的近端指间（PIP）关节。她在会诊前 2 年有 Swanson 硅胶假体置换史（A. 术前；B. 术后；C. 术后 18 个月；D. 术后 5 年；E. 术后 11 年；F. 术后 11 年）。初次就诊时的 X 线片清楚显示植入物骨折和尺侧不稳定。采用 Chamay 背侧入路行翻修关节置换术，未观察到明显的骨丢失。桡侧副韧带加强。术后 X 线片显示移植骨位于中指桡侧（B. 箭 1）和近节指骨尺侧（B. 箭 2）。术后 18 个月的 X 线片显示移植骨重塑，无任何松动迹象（C. 箭 3 和箭 4）。直到最近第 11 年的随访，关节固定器的位置才改变。在前后位 X 线片中，中指尺侧的骨吸收最小，但侧位片显示关节固定器在骨皮质（E）内处于良好位置。第 11 年时保持 15°～75° 的运动范围（F）

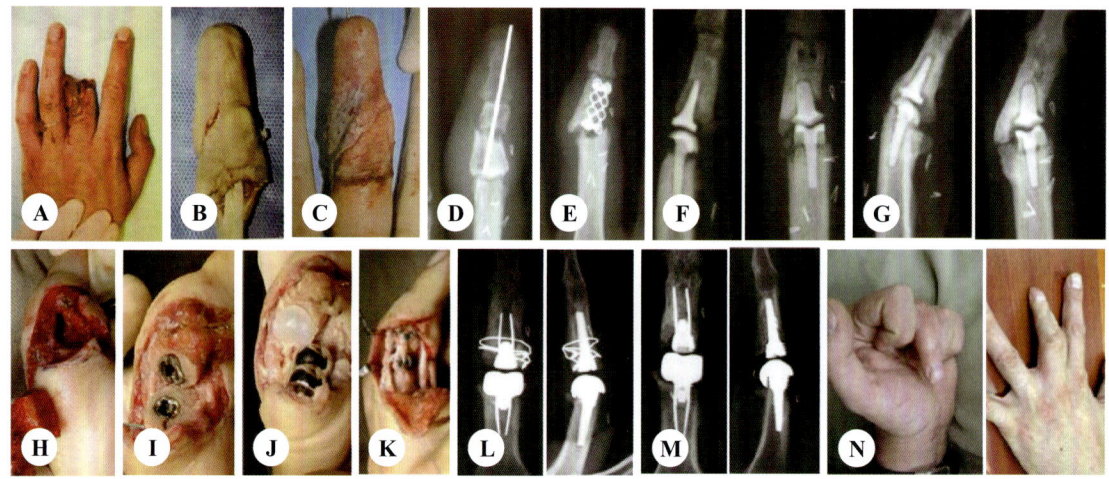

▲ 图 19-17 病例 4

37 岁中国香港男性职业飞行员在 2005 年 5 月国外汽车拉力赛中左手中指受伤。他的中指在中节水平处发生撕脱性离断，伴有近端指间关节（PIPJ）开放性脱位。在马来西亚成功地进行了显微外科再植，采用轴向克氏针固定和皮肤移植（A 至 D）。然而，患者发生了中指骨不愈合。2005 年 8 月，用钢板和骨移植进行了翻修手术。骨折愈合，但有进行性远端指间关节融合和 PIPJ 破坏，可能是由于细菌感染（E）。对感染进行了积极的治疗，最后于 2006 年 8 月进行了热解碳植入物的 PIPJ 关节置换术（F）。所有的治疗都是在国外进行的。他回到中国香港，继续他的工作。然而，他注意到中指逐渐出现桡偏畸形，伴有无力和疼痛，这妨碍了他飞行员的工作。X 线片显示无菌性松动和植入物移位，与关节置换术后中指骨桡侧底部的明显骨质丢失有关（G）。进行髂骨块移植，并附着骨膜（H）。按照 Minamikawa 的建议进行翻修性关节置换术。首先进行牢固的骨皮质骨松质骨移植，然后进行骨管的开髓（I 和 J）。桡侧副韧带用移植骨骨膜携带掌长肌腱移植重建（K）。术中及术后 X 线片（L）显示关节稳定性恢复良好。植骨融合良好，PIP 活动范围（ROM）恢复（20°～80°），畸形在翻修后 1 年 4 个月完全矫正。他能够继续他的工作，作为一名专业的航空公司飞行员，需要独立的左手指运动来握住和控制贯穿杆。关节置换术后 3 年进行钢丝取出和伸肌腱松解术。手指力线对齐和稳定性良好，患者对结果满意，无疼痛。术后 7 年的 X 线片显示假体排列良好，骨整合良好，尽管指骨明显吸收（M）。在关节置换术后 7 年的最后随访中，PIPJ 的 ROM 为 40°～90°（N）（病例于 ASSH meeting at Las Vegas, 2019 提出，图片由 P.C. Ho. Prince of Wales Hospital Hong Kong 提供）

第 19 章 近端指间关节置换术的设计考量
Design Considerations for Proximal Interphalangeal Joint Arthroplasty

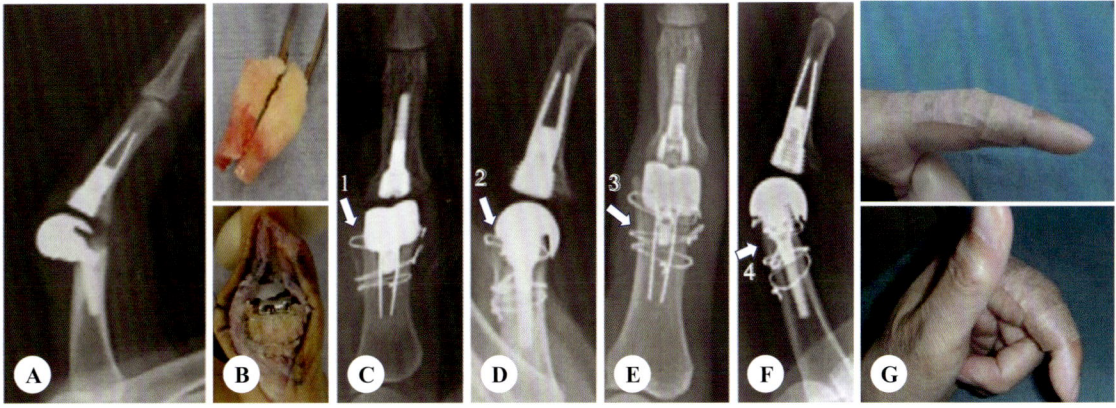

▲ 图 19-18 病例 5

62 岁女性类风湿关节炎患者出现左示指不稳定近端指间（PIP）关节疼痛。她在另一家医院接受了骨水泥表面植入术 10 年后，使用自锁指关节进行了翻修。翻修手术 2 年后，她被转诊进行第 3 次手术。X 线片显示关节固定器（JA）断裂，JA 头部背侧移位（A）。高度怀疑伸肌功能障碍，建议移除关节组件并进行关节融合术。然而，患者坚持再次进行翻修手术。由于疾病，她的第三跖骨头被侵蚀，可以进行骨移植。最终对患者进行了极具挑战性的手术，脱位的 JA 头部近端在受损的伸肌和外侧带之间很容易被切除了。远侧 JA 完全附着在中节指骨上，JA 近端根部需要小凿子才能与骨皮质分离。从受影响的第三趾上切下跖骨头，并将其分成两半（B），将跖骨头移植到基底指骨上，以保持指骨的长度。使用 2 根金属丝从外侧（B 和 C）完全固定基底节的远端部分。术后 X 线片显示金属丝指示移植骨的轮廓（C. 箭 1；D. 箭 2）。尽可能多地修复伸肌。术后，患者告知她是世界知名的日本职业琵琶（传统弦乐器）演奏家。虽然恢复的弧线仅限于 30°，但她仍然可以回归事业（G）。术后 6 个月，她已经回归教学和音乐表演。第二次翻修术后 9 年的 X 线片显示，移植骨重建良好（E. 箭 3；F. 箭 4），无松动

病例 4：一名 45 岁男性中指再植后翻修手术，使用热解碳制成的 SLFJ 进行 PIP 假体关节置换术（图 19-17）。

病例 5：一名 60 岁女性类风湿关节炎示指 SLFJ 失败的翻修手术，用 PIP 假体关节置换术（图 19-18）。

致谢

作者感谢 Clayton A. Peimer 博士（Adjunct Clinical Professor of Orthopaedic Surgery, Alpert School of Medicine, Brown University, Providence, RI），他的评论大大改进了手稿。

参考文献

[1] Peimer CA, Taleisnik J, Sherwin FS. Pathologic fractures: complication of microparticle induced synovitis. J Hand Surg Am. 1991;16A:835–43.

[2] Minamikawa Y, Peimer CA, Ogawa Howard C, Sherwin FS. In vivo experimental analysis of silicone implants on bone and soft tissue. J Hand Surg Am. 1994;19:575–83.

[3] Adkinson JM, Chung KC. Advances in small joint arthroplasty of the hand. Plast Reconstr Surg. 2014;134(6):1260–8.

[4] Linscheid RL, Dobyns JH. Total joint arthroplasty: the hand. Mayo Clin Proc. 1979;54:516–26.

[5] Herren DB. Current European Practice in the treatment of proximal interphalangeal joint arthritis. Hand Clin. 2017;33(3):489–500.

[6] Flatt AE, Fisher GW. Biomechanical factor in the replacement of rheumatoid finger joint. Ann Rheum Dis. 1969;28:36–41. (suppl).

[7] Linscheid RL. Implant arthroplasty of the hand: retrospective and prospective considerations. J Hand Surg Am. 19 J. Hand Surg. Am. 2000;25:796–816.

[8] Brannon EW, Klein G. Experiences with a finger-joint prosthesis. J Bone Joint Surg Am. 1959;41:87–102.

[9] Flatt AE. Restoration of rheumatoid finger-joint function: interim report of trial of prosthetic replacement. J Bone Joint Surg. 1961;43A:753–74.

[10] Flatt AE, Ellison MR. Restoration of rheumatoid finger joint function. 3. A follow-up note after fourteen years of experience with a metallic-hinge prosthesis. J Bone Joint Surg. 1972;54A:1317–22.

[11] Swanson AB. Silicone rubber implants for replacement of arthritis or destroyed joints in the hand. Surg Clin North Am. 1968;48:1113–27.

[12] Niebauer JJ, Shaw JL, Doren WW. Silicone-Dacron hinge prosthesis design, evaluation, and application. Ann Rheum Dis. 1969;28(suppl):56–8.

[13] Swanson AB. Finger joint replacement by silicone rubber implants and the concept of implant fixation by encapsulation. Ann Rheum Dis. 1969;28(5):47–55.

[14] Bass RL, Stern PJ, Nairus JG. High implant fracture incidence with Sutter silicone metacarpophalangeal joint arthroplasty. J Hand Surg [Am]. 1996;21(5):813–8.

[15] Möller K, Sollerman C. Avanta versus Swanson silicone implants in the MCP joint—a prospective, randomized comparison of 30 patients followed for 2 years. J Hand Surg Br. 2005;30:8–13.

[16] Linscheid RL, Dobyns JH. Total joint arthroplasty: the hand. Mayo Clin Proc. 1979;54:516–26.

[17] Beckenbaugh RD. Preliminary experience with a non-cemented no constrained total joint arthroplasty for the metacarpophalangeal joints. Orthopedics. 1983;6:962–5.

[18] Linscheid RL, Murray PM, Vidal MA, Beckenbaugh RD. Development of a surface replacement arthroplasty for proximal interphalangeal joints. J Hand Surg Am. 1997;22:286–98, 5–7.

[19] Jennings CD, Livingstone DP. Surface replacement arthroplasty of the proximal interphalangeal joint using the PIP-SRA implant: results, complications, and revisions. J Hand Surg Am. 2008;33:1565. e1–1565.e11.

[20] Johnstone BR, Fitzgerald M, Smith KR, Currie LJ. Cemented versus uncemented surface replacement arthroplasty of the proximal interphalangeal joint with a mean 5–year follow-up. J Hand Surg Am. 2008;33:726–32.

[21] Bodell LS, Champagne LP. Small joint arthroplasty: the journey is not yet complete. Orthopedics Today. 2000.

[22] Murray PM, Linscheid RL, Cooney WP, Baker V, Heckman MG. Long-term outcome of proximal interphalangeal joint surface replacement arthroplasty. J Bone Joint Surg Am. 2012;94:1120–8.

[23] Minamikawa Y, Imaeda T, Amadio PC, Linscheid RL, Cooney WP, An K-N. Lateral stability of proximal interphalangeal joint replacement. J Hand Surg Am. 1994;19A:1050–4.

[24] Srnec JJ, Wagner ER, Rizzo M. Implant arthroplasty for proximal interphalangeal, metacarpophalangeal, and trapeziometacarpal joint degeneration. J Hand Surg Am. 2017;42:817–825.4.

[25] Takigawa S, et al. Long-term assessment of Swanson implant arthroplasty in the proximal interphalangeal joint of the hand. J Hand Surg Am. 2004;29:785–95.

[26] Duncan SFM, Smith AA, Renfree KJ, Dunbar RM, Merritt MV. Results of the volar approach in proximal interphalangeal joint arthroplasty. J Hand Surg Asian-Pac Vol. 2018;23:26–32.

[27] Flannery O, Harley O, Badge R, et al. MatOrtho proximal interphalangeal joint arthroplasty: minimum 2–year follow-up. J Hand Surg Eur Vol. 2016;41:910–6.

[28] Athlani L, Gaisne E, Bellemère P. Arthroplastie de l'articulation interphalangienne proximale par prothèse TACTYS: résultats préliminaires avec un recul minimum de 2 ans. Hand Surgery and Rehabilitation. 2016;35:168–78.

[29] Schindele SF, Hensler S, Audige L, et al. A modular surface gliding implant (CapFlex-PIP) for proximal interphalangeal joint osteoarthritis: a prospective case series. J Hand Surg Am. 2015;40:334–40.

[30] Kuczynski K. The proximal interphalangeal joint. Anatomy and causes of stiffness in the fingers. J Bone Joint Surg Br. 1968;50(3):656–63.

[31] Pellegrini VD, Burton RI. Osteoarthritis of the proximal interphalangeal joint of the hand: arthroplasty or fusion? J Hand Surg Am. 1990;15:194–209.

[32] Minamikawa Y, Horii E, Amadio PC, Cooney WP, Linscheid RL, An K-N. Stability and constraint of the proximal interphalangeal joint. J Hand Surg Am. 1993;18A:198–204.

[33] Ashworth CR, Hansraj KK, Todd AO, Dukhram KM, Ebramzadeh E, Boucree JB, et al. Swanson proximal inter-phalangeal joint arthroplasty in patients with rheumatoid arthritis. Clin Orthop. 1997;342:34–7.

[34] Swanson AB, Maupin BK, Gajjar NV, et al. Flexible implant arthroplasty in the proximal interphalangeal joint of the hand. J Hand Surg Am. 1985;10A:796–805.

[35] Goldfarb CA, Stern PJ. Metacarpophalangeal joint arthroplasty in rheumatoid arthritis. A long-term assessment. J Bone Joint Surg Am. 2003;85–A(10):1869–78.

[36] Kay AG, Ljeffs JV, Scott JT. Experience with Silastic prosthesis in the rheumatoid hand: a five years follow up. Ann Rheum Dis. 1978;37:255–8.

[37] Boe C, Wagner E, Rizzo M. Long-term outcomes of silicone metacarpophalangeal arthroplasty: a longitudinal analysis of 325 cases. J Hand Surg Eur Vol. 2018;10:1076–82.

[38] Swanson AB, de Groot SG, Ishikawa H. Use of grommets for flexible implant resection arthroplasty of the metacarpophalangeal joint. Clin Orthop Relat Res. 1997 Sep;342:22–33.

[39] Schmidt K, Witt K, Ossowski A, Miehlke RK. Therapy of rheumatoid destruction of the middle finger metacarpophalangeal joint with a Swanson silastic implant stabilized resection arthroplasty: comparative study of long and intermediate term results with and without implantation of titanium grommets. Z Rheumatol. 1997;56(5):287–97.

[40] Erdogan A, Weiss APC. Metakarpophalangeale Arthroplastik mit der NeuFlex-Silastikprothese. Orthopade. 2003;32:789–93.

[41] Delaney ER, Trail IA, Nuttall D. A comparative study of outcome between the Neuflex and Swanson metacarpophalangeal joint replacements. J Hand Surg Br. 2005;30:3–7.

[42] Chaudhary R, Garg J, Krishnamoorthy P, Shah N, et al. On-X valve: the next generation aortic valve. Cardiol Rev. 2017;25:77–83.

[43] Bellemere P. Pyrocarbon implants for the hand and wrist. Hand Surg Rehabil. 2018;37–3:129–54.

[44] Cook SD, Beckenbaugh RD, Redondo J, Popich LS, Klawitter JJ, Linscheid RL. Long-term follow-up of pyrolytic carbon metacarpophalangeal implants. J Bone Joint Surg Am. 1999;81(5):635–48.

[45] Gauci MO, Winter M, Dumontier C, Bronsard N, Allieu Y. Clinical and radiologic outcomes of Pyrocarbon radial head prosthesis: midterm results. J Shoulder Elb Surg. 2016;25:98–104.

[46] Apard T, Casin C, Moubarak E, Bizot P. A novel pyrolytic carbon implant for hallux rigidus: a cadaveric study. Foot Ankle Surg. 2011;17:182–5.

[47] Garret J, Godeneche A, Boileau P, Molé D, Etzner M, et al. Pyrocarbon interposition shoulder arthroplasty: preliminary results from a prospective multicenter study at 2 years of follow-up. J Shoulder Elb Surg. 2017;26:1143–51.

[48] Daecke W, Kaszap B, Martini AK, Hagena FW, Rieck B, Jung M. A prospective, randomized comparison of 3 types of proximal interphalangeal joint arthroplasty. J Hand Surg Am. 2012;37(9):1770–9.

[49] Chan K, Ayeni O, McKnight L, et al. Pyrocarbon versus silicone proximal interphalangeal joint arthroplasty: a systematic review. Plast Reconstr Surg. 2013;131(1):114–24.

[50] Hohendorff B, Zhang W, Burkhart KJ, Müller LP, Ries C. Insertion of the Ascension Pyrocarbon PIP total joint in 152 human cadaver fingers: analysis of implant positions and malposition. Arch Orthop Trauma Surg. 2015;135(2):283–90.

[51] Hassler M. Other coming only used biomechanical coatings: pyrolytic carbon coating. In: Driver M, editor. Coatings fr biomedical applications. 1st ed. Cambridge, UK: Woodhead Publishing Limited; 2014. p. 75–105.

[52] Sweets TM, Stern PJ. Pyrolytic carbon resurfacing arthroplasty for osteoarthritis of the proximal interphalangeal joint of the finger. J Bone Joint Surg Am. 2011;93:1417–25.

[53] Herren DB, Schindele S, Goldhahn J, et al. Problematic bone fixation with Pyrocarbon implants in proximal interphalangeal joint replacement: short-term results. J Hand Surg Br. 2006;31:643–51.

[54] Burman MS. Vitallium cup arthroplasty of metacarpophalangeal and interphalangeal joints of fingers. Bull Hosp Joint Dis. 1940;1:79–89.

[55] Malchau H, et al. Prognosis of total hip replacement. The National Hip Arthroplasty Register. 1996:9–11.

[56] Malchau H, et al. The Swedish total hip replacement register. J Bone Joint Surg. 2002;84A:2–20.

[57] Parcells B. Stem: Press-fit in Hip & Knee book. 4 Jan 2017.

Hipandkneebook.com.

[58] Brånemark P-I, Hansson BO, Adell R, et al. Osseointegrated implants in the treatment of the edentulous jaw: experience from a 10-year period. Scand J Plast Reconstr Surg Hand Surg. 1977;16(suppl 16):1–132.

[59] Hagert C-G, Brånemark P-I, Albrektsson T, Strid K-G, Irstam L. Metacarpophalangeal joint replacement with osseointegrated endoprostheses. Scand J Plast Reconstr Surg. 1986;20:207–18.

[60] Lundborg G, Braênemark PI. Osseointegrated proximal interphalangeal joint prosthesis with a peplaceable flexible joint spacer- long term results. Scand J Plast Reconstr Hand Surg. 2000;34:345–53.

[61] Möller K, Sollerman C, Geijer M, Brånemark PI. Early results with osseointegrated proximal interphalangeal joint prostheses. J Hand Surg Am. 1999;24(2):267–74.

[62] Möller K, Geijer M, Sollerman C, Lundborg G. Radiographic evaluation of osseointegration and loosening of titanium implants in the MCP and PIP joints. J Hand Surg Am. 2004;29(1):32–8.

[63] Komatsu I, Arishima Y, Shibahashi H, Yamaguchi T, Minamikawa Y. Outcomes of surface replacement proximal interphalangeal joint arthroplasty using the self locking finger joint implant: minimum two years follow-up. Hand (N Y). 2018;13(6):637–45.

[64] Bouacida S, Lazerges C, Coulet B, Chammas M. Proximal interphalangeal joint arthroplasty with Neuflex implant: relevance of the volar approach and early rehabilitation. Chir Main. 2014;33:350–5.

[65] Yamamoto M, Malay S, Fujihara Y, Zhong L, Chung K. A systemic review of different implants and approaches for proximal interphalangeal joint arthroplasty. Plast Reconstr Surg. 2017;139:1139–51.

[66] Schneider LH. Proximal interphalangeal joint arthroplasty: the volar approach. Semin Arthroplast. 1999;2:139–47.

[67] Ishizuki M, Saito N, Wakabayashi Y, Shirota M, Ozawa H. Newly developed artificial joint of the finger joint. J Jpn Soc Surg Hand. 1998;15:188–91.

[68] Masada K. New finger implant. Jpn J Rheumatol. 1998;20:497–503.

[69] Nakamura K, Masada K, et al. Short-term results after metacarpophalangeal joint arthroplasty with MES finger prosthesis in rheumatoid arthritis: a multicenter study. J Jpn Soc Surg Hand. 2006;23:983–7.

[70] Sekiguchi M, Suguro T, Manome T, Ohikata Y, Yamamoto K. Development of total joint (FINE total finger joint system) and clinical application based on new concept. J Jpn Soc Surg Hand. 2005;22:666–70.

[71] Condamine JL, Benoit JY, Comtet JJ, Aubriot JH. Proposed digital arthroplasty: critical study of the preliminary results. Ann Chir Main. 1988;7:282–97.

第 20 章　初次近端指间关节置换术
Primary Proximal Interphalangeal Joint Arthroplasty

Ian A. Trail　著
宋慕国　译

一、背景

近端指间关节置换是继掌指关节之后的又一种置换术；然而，直到最近它才成为人们越来越感兴趣的焦点。这主要是因为功能位关节固定或融合术的相对成功。在掌指关节功能正常的情况下，将指间关节屈曲 30°～50° 间融合，可以让患者的关节无痛、稳定、抓握有力，从而很好地开展工作。然而，如果 MCP/DIP 关节本身存在病变，再行 PIP 关节融合可能会导致整根手指僵硬，功能受限。显然，在这种情况下，行某种术式的关节成形更为有利。事实上，即使这些关节相对正常，许多患者也更喜欢保留有运动功能的关节而不是完全僵硬的关节。Carroll 和 Taber 在 1954 年的一篇文章中首次意识到了这一点，当时他们报道了 30 名患者在不植入任何其他材料的情况下通过关节切除行 PIP 关节成形的治疗结果[1]。这些患者的治疗结果令人鼓舞。Pellegrini 和 Burton 在 1990 年的一篇文章中回顾分析了用于患者近端指间关节上的各种手术[2]。这些患者中的大多数患有某种形式的侵蚀性骨关节炎，他们进行了硅胶假体关节置换术或骨水泥假体关节置换术或关节固定术。所有骨水泥假体关节置换术平均术后 2.25 年出现失败。近端指间关节融合可承受最大的侧向挤压，而柔性硅胶假体置换后的关节平均屈曲度可达 56°，并且疼痛缓解令人满意。尽管无翻修报道，但术后 2 年时，35% 的病例有硅胶假体周围骨溶解的影像学表现。因此，作者无法明确哪种术式效果更好。

虽然保留一定的活动功能具有明显的优势，但也存在相应的风险。事实上，这些风险不仅手术时存在，而且随着时间的推移也会随之出现。原位关节成形的患者术后需要持续护理，而关节融合的患者通常可以出院。与所有假体置换手术一样，PIP 关节置换术的并发症包括脱位、感染和松动。然而，在这个时候，尤其是对于处于研究初期的新型分体式假体，这些并发症的确切发生率和后续处理尚不清楚。

PIP 关节置换术的历史很短。1961 年，Adrian Flatt 进行了指间关节金属假体置换试验[3]。虽然这种假体具有良好的稳定性及活动范围，但髓内固定柄的移位和松动却很常见。这款假体的设计不可行。

然而，与所有手部关节和腕关节置换术一样，Al Swanson 为我们更好地了解 PIP 关节置换术做出了重大贡献[4]。1973 年，作为他的 MCP 硅胶假体关节置换术的延伸，硅胶铰链假体被首次引入 PIP 关节。同时，Neibauer（1969 年）介绍了他含有涤纶芯的假体设计[5]。

除此之外，随后还引入了 MCP 关节的其他设计。其中包括 Sutter（Stryker，Kalamazoo，MI，USA）和 Neufex（DePuy，Warsaw，IN，USA）的设计，该设计的预成型角度为 15°，与 PIP 关节正常静息状态相似。

骨关节炎患者或骨折后患者的替代治疗方案包括关节面切除，并植入某种形式的软组织，其中最著名的是"掌板"关节置换术。来自澳大利亚的 Durham Smith 和 McCarten 在 1992 年报道了他们的手术效果[6]。71 例患者因关节骨折/半脱位行该术式治疗，随访 5 年以上。术后 2 个月内，62 例（87%）患者获得了稳定无疼痛的关节，活动范围为 5°～95°。患者满意度高（94%），并发症少见。2000 年 5 月，Dionysian 和 Eaton 报道了该术式的长期随访结果[7]。他们用该术式治疗了 17 例近端指间关节骨折脱位的患者，平均随访 11 年半。手术患者的年龄在 17—61 岁。总体而言，关节疼痛缓解令人满意，活动范围良好达 85° 以上。然而，他们发现伤后越早接受手术的患者，效果似乎越好。他们的结论是，在长期随访的基础上掌板关节置换术是有益的。2002 年 11 月，来自纽约罗切斯特的 Burton 等在研究了一系列骨关节炎患者后报道了类似的结果[8]。

1981 年，Johansson 和 Engkvist 首次介绍了软骨移植小关节重建术[9]。他们报道了 50 例该术式的结果，其中大多用于掌指关节和近端指间关节，同时介绍了该手术的技巧及术后的管理。其中 36 例关节随访超过 1 年，效果良好或极好占 75%。1984 年，来自俄克拉荷马城的 Seradge 等报道了更新的研究结果[10]。他们对行该术式的 36 名患者进行了回顾性研究，其中 20 例的手术部位是近端指间关节，并且最少随访 3 年。总体结果显示，55% 效果良好，15% 效果一般，30% 进行了翻修。所有针对脓毒症引起的关节炎的手术都失败了。此外，与高失败率相关的另一个因素是伴有肌腱修复。最后，40 岁以上患者的效果似乎更好。1992 年，来自日本的 Hasegawa 和 Yamano 报道说，使用肋骨-骨软骨连接处的切片（包括骨性部分）比单独使用肋软骨取得的效果更好[11]。1995 年，Katsaros 报道了另一系列的研究，结果令人鼓舞[12]。

最后，如果没有参考 1971 年英国 Harrison 和 1967 年美国 Lipscomb 的经典文献，本部分内容将不完整[13, 14]。Harrison 将适用于类风湿性近端指间关节的手术分为症状型、修复型或重建型。症状型手术适用于急性滑膜炎、增生性滑膜炎或纤维性滑膜炎，基本上采取滑膜切除的方式，本文详细描述了该术式。对于修复型，Harrison 的意思是矫正屈曲或背伸受限，在本文中指的是纽扣状畸形或"天鹅颈"畸形，并描述了具体的手术治疗。对于重建型，他建议行关节融合术或关节置换术。Lipscomb 还详细介绍了指间关节及第一掌指关节滑膜切除术。

二、手术技巧与康复

如前所述，近端指间关节置换术是一个分水岭，尚未被大多数手外科医生接受。在面对已经僵硬的手指，选择使用这些植入假体时，任何功能的保留似乎都是合乎逻辑的。关节融合术和关节置换术的适应证几乎相同，因为两者都能很好地缓解疼痛，改善力量和功能。显然，关节置换能保留关节的一些活动度，而关节融合则不能。我们的经验是，尽管需要持续的护理，并且有可能增加并发症，但患者仍更喜欢关节置换术。与此同时，我们机构的绝对禁忌是生活方式活跃的年轻患者、体力劳动者、有明显的骨量丢失或严重关节不稳或伴有感染的患者。

与所有手部植入物的手术一样，操作时严格无菌至关重要。虽然我们不穿"个人手术防护系统"（手术太空服），但手术一定要在有抗菌罩的洁净的层流手术室进行。至于麻醉，如果植入不止一个假体，通常建议选择全身麻醉。如果仅对一根手指进行手术，则可以选择神经阻滞或局部麻醉。但是，应提醒患者，手术可能需要 1h，因此他们需要在这段时间内适应止血带和手术室环境带来的不适。

基于关节入路的指导原则，手术入路分为掌侧、侧方和背侧三种。1991 年，美国的 Schneide 开始推广掌侧入路，试图克服背侧入路为了保护重建背伸肌腱而需要延长夹板固定时间的问题[15]。经掌侧切口，切断部分侧副韧带，于中节指骨前方显露整个屈肌腱鞘管和掌腱膜（图20-1）。保留侧副韧带背侧部分，予以修复后，关节稳定，适合早期活动。美国的Lin等（1995年）报道了他们利用该入路对36名患者实施了69例近端指间关节硅胶关节置换术的效果[16]，平均随访3.4年。回顾中，尽管总体主动运动与术前相比没有明显改善，但背伸能力下降的情况较前好转。此外，尽管大多数患者疼痛得到缓解，但冠状面畸形未矫正，并有5例出现了假体断裂。

侧方入路采用正中尺侧切口，切口中心位于关节处皮肤的中点。偏掌侧辨认并牵开血管神经束，切开伸肌支持带，向背侧牵开背伸肌腱，将侧副韧带从骨质上剥离，并保持其与掌腱膜的连续（图20-2），这样可使关节像书一样打开。闭合创面时，必须修复/缝合掌腱膜，尤其是侧副韧带。侧副韧带需重新缝合于其近节指骨髁上的起点处。

然而，毫无疑问，背侧入路是应用最广泛的，目前也是Wrightington医院的首选入路。皮肤切口选择斜切口，应避免近端指间关节上的直接纵切口（图20-3）。切开背伸肌腱，并向两侧牵开。背伸肌腱远端既可以做V形瓣（图20-4）切开，也可以沿肌腱纵轴切开中央束从中节指骨基底部予以剥离（图20-5）。此处，作者更倾向于选择第二种方法，因为这种方法似乎可以降低术后背伸功能的下降。然而，值得注意的是，无论采用哪种方法，背伸肌腱的重建都至关重要。将肌腱纵向剥离，可经穿过骨质的缝合线将两者重新固定于中节指骨基底部（图20-6）。利用4-0可吸收缝合线，缝合切开的背伸肌腱。采用该入路，必须切

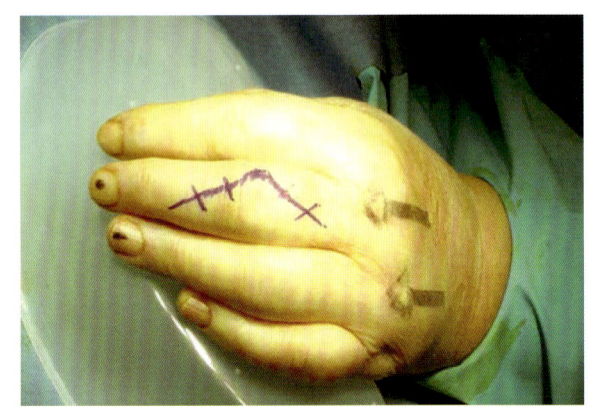

▲ 图20-3　近端指间关节背侧入路的皮肤切口

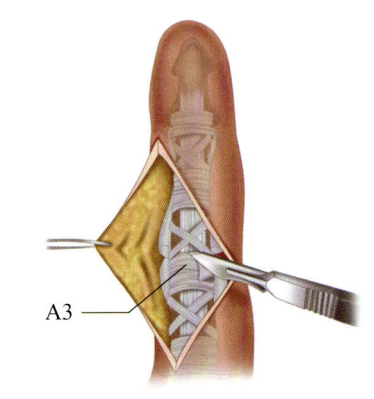

▲ 图20-1　近端指间关节掌侧入路

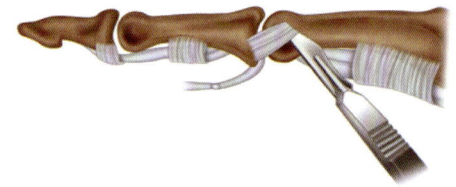

▲ 图20-2　近端指间关节的侧方入路

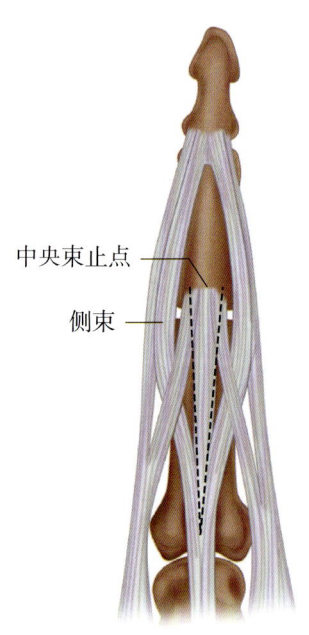

▲ 图20-4　背伸肌腱V形瓣

断侧副韧带的背侧 1/4 才能充分显露。此外，必要时适当松解掌腱膜，可改善显露或矫正畸形。一般来说，该方法可充分显露关节面，从而精确截骨，更好地对齐假体。有关这方面的更多详细介绍，请参阅相关制造商的说明。对于硅胶假体植入手术，值得再次强调的是，任何软组织的松解和随后的再平衡都极其重要。对于侧副韧带，作者认为，在严重畸形或僵硬时也应不惜一切代价予以保留，但可能需要松解。这些手术需要清楚而精细的解剖。侧副韧带起点处的纤维应通过连续的松解侧副韧带和部分骨膜组织来予以保留。

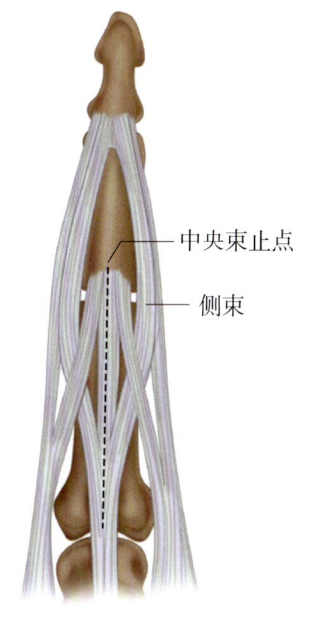

▲ 图 20-5　松解中央束

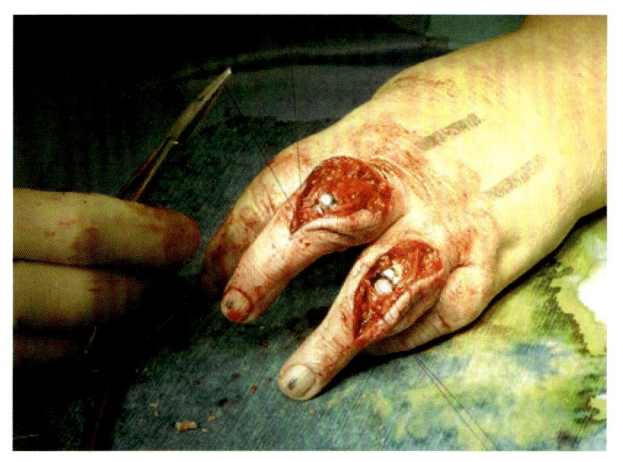

▲ 图 20-6　修复背伸肌腱

斜型截骨面有利于 Swanson 假体的植入，截骨面由远及近从背侧向掌侧成角，这样有利于屈曲活动。对于所有假体而言，去除锋利的骨质边缘或骨赘非常重要，因为这些可能导致假体磨损。如有必要，应清除所有滑膜组织，并在关节掌侧行软组织松解。如果术前存在屈曲挛缩，则需要特别注意这一点。做完上述操作，如果植入硅胶假体或分体式假体后，植入装置过紧，则会导致患指无法弯曲或抓握，此时行假体原位松解将非常重要。准确的判断假体的大小型号，合适的假体应紧密贴合关节，并且要足够宽，以衔接两个中段的骨端。对于任何重建，最好是将韧带与骨质缝合在一起。为了实现这一点，在植入之前，应在骨质上打孔以用来缝合，这将利于侧副韧带或背伸肌腱得到很好的修复，显然，将这些结构缝合回正常的解剖位置非常重要。对于纽扣状畸形的患者，应将中央束或侧束修复至指骨正中的位置，以防止挛缩复发。作者认为，通过单独的掌侧切口对指深屈肌腱进行松解也是有用的，尤其是术前存在肌腱移位的情况。

最后，2001 年 Fahmy 等描述了一种加强伸肌腱功能的替代方法[17]。实际上就是将伸肌装置中的外侧束与中央束分开，必要时将背伸肌腱短缩。关闭切口前，将侧束与中央束缝合。显然，这有利于早期主动活动，但近端指间关节的背伸功能改善有限。

三、术后管理

与所有手部和腕部的专业手术一样，强烈建议专业的手部康复师参与，尤其是管理这些复杂手术经验丰富的康复师。此类手术的目的是获得一个无痛稳定的关节，其屈曲功能可达到 60° 或更大。手术时，良好的软组织修复可以保证关节的稳定。一般来说，敷料包扎后，前臂、手腕和指尖需掌侧石膏托固定，保持腕关节中立位，掌指关节和近端指间关节轻度屈曲位。至关重要的是，术后抬高手臂以减轻肿胀，患者在此期间应接受充分镇痛。同时，常规应用三次抗生素，第一次在术前麻醉诱导时给药，后两次分别在术后 6h 和 12h 给药。

如果术毕时外科医生认为关节稳定且适合早期活动，则在第 2 天，可减少敷料，检查伤口并早期开始活动。能否早期活动还取决于是单指手术还是多指手术。然而，无论哪种情况，患指在活动期间，尤其是夜晚佩戴休息位夹板非常重要。夹板将腕关节和 MCP 关节固定于中立位，PIP 关节固定于屈曲 20°～30°（图 20-7）。鼓励患者主动屈曲 PIP 关节，每小时重复 10～20 次。锻炼时，保持 MCP 关节的制动非常重要。如果患者术前有纽扣状畸形，也可以在休息位夹板上加一个动态伸展夹板，以保持近端指间关节完全伸展。如果在外侧入路中修复了侧副韧带，则应在活动过程中使用侧方支具或"束带"进行保护。这种锻炼方法要持续 3～4 周。从一开始，如果屈曲较差，则可以进一步调整夹板，夜间将近端指间关节固定在屈曲位，白天辅助夹板增加屈曲度（图 20-8）。如果背伸较差，可以用夹板辅助背伸，夜间保持 PIP 关节完全背伸状态。在此期间，如果患者不愿行日常生活锻炼，有可能导致关节畸形，尤其是强直或屈曲。6 周时，可拆除防护夹板，但必要时可继续使用背伸 / 屈曲辅助夹板。夜间佩戴休息位夹板至少 3 个月，同时逐渐恢复手指的正常活动功能，但仍要避免重体力劳动。

最后，如果术中感觉关节不够稳定，无法早期自主活动，则可行"延迟活动"计划。患者需首先佩戴休息位夹板 3 周，然后再按上述康复方案开始活动。

四、评价

手术效果与诸多因素有关，特别是患指的术前状态、既往手术史、软组织的重建情况。对于专门从事手外科的大多数外科医生而言，背伸差 20° 或屈曲达不到 60°，即活动范围在 20°～60°，没有侧方成角和疼痛，被视为效果良好。活动范

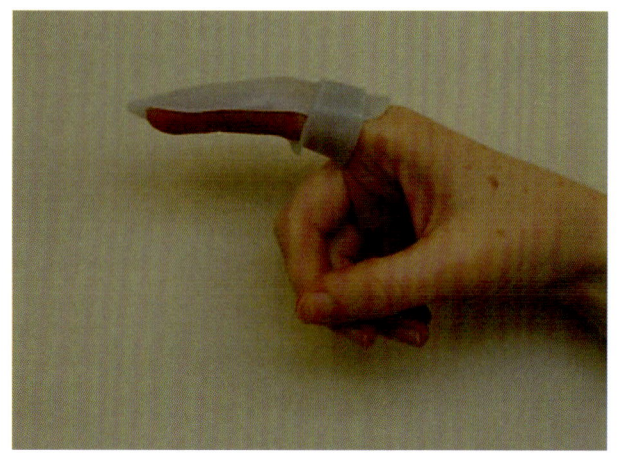

▲ 图 20-7　阻伸夹板

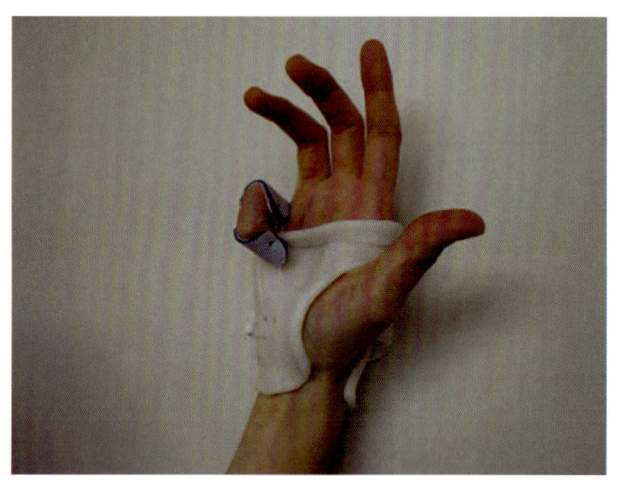

▲ 图 20-8　助屈夹板

围为 0°～75° 被视为效果极好。

由于手部其他关节特别是掌指关节与近端指间关节非常接近，故很难单独评估近端指间关节的手术效果。本地和全球评分系统也是如此。目前，虽然很少有人撰写，但可以肯定的是，在手术后使用 DASH 或 SF-36 作为单一评估工具并不合适。

一般来说，与所有此类评估系统一样，任何评估都应包括疼痛缓解、运动、稳定性、力量、最终功能改善情况。疼痛可以通过疼痛视觉模拟评分量表进行评估，该评估的优点是可以通过邮寄问卷的方式进行随访，而运动、力量和稳定性必须临床医生亲自检查。然而，功能改善情况也可以通过邮寄问卷的方式进行评估。评估功能的

理想系统，由基于日常生活及活动的一系列经过验证的问题组成。患者执行这些特定任务的能力可以通过视觉模拟评分进行反应。目前，有许多这样的评分量表可供使用，但没有一个专门用于PIP关节的。迄今为止，PIP关节置换术的效果已经以这样的方式进行了粗略的评估，但据作者所知，没有任何明确的评分或评价系统。

1979年，来自梅奥诊所的Linscheid等报道了他们开展的PIP关节置换术的结果，他们认为效果良好需满足屈曲达60°或以上，术前畸形矫正到小于10°，疼痛轻微和近端指间关节轻度活动受限等条件[18]。屈曲活动范围在30°～60°，术前畸形和不适轻度改善，为效果满意；屈曲活动范围≤30°且天鹅颈畸形或屈曲畸形＞60°，持续疼痛、成角复发，为效果不满意。关节活动明显丧失、成角反复或恶化、屈曲或背伸挛缩、调整假体后仍疼痛明显或翻修，为效果差。

1994年，美国洛杉矶的Adamson等认为，好的效果是近端指间关节无痛并具有功能范围的运动，一般的效果是关节无静息痛或运动达不到功能范围，而差的效果是关节静息痛或运动达不到功能范围[19]。他们认为，近端指间关节的活动范围在35°～85°。他们还报道了影像学评估，尽管这似乎尚未正式确定。事实上，从文献中同样可以看出，尽管他们已经注意到了各种放射学特征，但尚未对其进行系统评估。关于这些不同的X线表现，包括骨赘或新骨形成，往往与关节僵硬有关。此外，囊肿或骨皮质吸收通常被认为是松动或滑膜炎复发的表现。部分或整个假体周围的硬化线也不少见。这些已经针对硅胶假体进行了描述，也包括较新的热解碳假体。然而，目前它们的重要性尚不清楚，也可能代表了新骨的形成。最后，在连续X线上看到假体的移动过程被称为"沉降"。这意味着假体会在一段时间在骨质内下沉。不幸的是，有时，这会导致关节周围间隙变窄，并伴有运动丧失。

1995年，Iselin对许多接受Swanson硅胶假体植入术的患者进行了详细评估[20]。他们的评估包括通过量角仪测量的活动范围、通过Jamar握力器评估的握力、侧方稳定性和对线的评估、疼痛评分，最后进行放射学检查。他们认为，10°～15°的侧方移位可能对稳定性影响不大。对X线分析时可在少量假体周围看到骨质吸收或新骨形成。最后，他报道了患者满意度，即对患者效果的评估。据此他们将结果分为以下三组。

- Ⅰ组（良好）：达到了关节置换术的基本目标：主动屈曲超过50°且无痛，关节稳定性和对线良好，功能效果非常好，握力损失最小。
- Ⅱ组（一般）：主动屈曲小于50°，稳定性和对线良好，功能效果良好。
- Ⅲ组（差）：存在以下一种或多种情况：僵硬、疼痛、不稳定或对线不良。通常这些关节需要行翻修或关节融合术进一步治疗。

作者认为，在什么地方对最新的PIP关节置换术进行评估和详细检查是至关重要的。对于开展这些手术的新手外科医生来说，实施准确的结果评估也很重要。虽然上述所有评估模式都是有意义的，但疼痛的缓解和功能的改善尤为重要，并且人们更重视近端指间关节的主动运动。出于上述原因，作者认为，主动运动为30°～60°且没有成角和疼痛提示效果好。优秀的效果是没有成角和疼痛且运动范围更大。任何不符合上述条件的都应归为不满意或效果较差。

五、结果

（一）硅胶假体关节置换术

1973年，Swanson首次描述了硅胶假体关节置换术或人工关节置换术的初步结果[4]（图20-9）。这篇文章涉及了医学伦理、外科技术、术后处理及早期效果等。Swanson还详细介绍了合并有天鹅颈畸形及纽扣状畸形的治疗，并报道了118只手222个PIP关节置换术后随访1～6年的结果。这些患者主要是一些类风湿关节炎患者，平均活

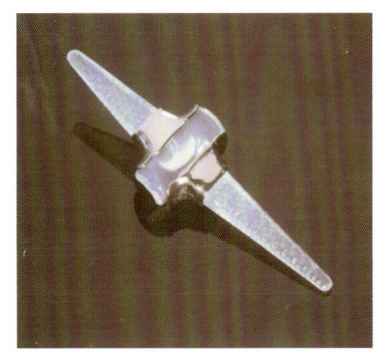

▲ 图 20-9 Swanson 硅胶近端指间关节假体

动范围为 4°~67°，术前的纽扣状畸形或天鹅颈畸形也有显著改善。并发症的发生率仅为 2.2%，其中骨折 5 例（2%）、半脱位 1 例（0.4%）、感染 1 例（0.4%）。

1985 年最新的结果报道了 812 个 PIP 关节假体；大多数病例活动范围大于 40°[21]，效果显著改善。大多数患者（98.3%）的疼痛明显缓解，放射学观察骨反应良好。在少数病例中，可以发现骨质增生。并发症的发生率为 5.2%，主要是假体断裂，原因是使用的老式硅胶，而不是现在用的最新成分的硅胶。天鹅颈畸形复发率为 21%，尺侧成角发生率为 3.7%。感染和脱位不常见，总翻修率为 10.9%。

从那时起，世界各地的单位都有许多关于这种特殊假体的报道，表 20-1 对这些情况进行了详细介绍。基本上，早期的关节炎患者（这可能是主要的适应证），大多数都能获得满意的疼痛缓解。

然而，通常情况下，与术前相比，活动度几乎没有改善。此外，术前合并有天鹅颈畸形或纽扣状畸形的患者往往会长期复发。尽管如此，但大多数作者报道说患者的功能有显著改善。然而，并发症仍有报道，主要涉及的是假体断裂。2004 年，Takigawa 等报道了 45% 的病例存在近节指骨和中节指骨的囊性变，硅胶滑膜炎成为一个特别令人担忧的发现[27]。假体用于创伤后的患者，最初的结果也是有利的。然而，据报道，最终的假体断裂和翻修率更高。最后要说明的是，很少有关于这种假体用于原发性骨关节炎患者的报道。

目前已经发表了许多与该假体相关的文章，下文将对此进行讨论。

（二）Sutter 假体

Sutter-PIP 关节假体的设计与 Sutter-MCP 关节假体相同，仅尺寸较小（图 20-10）。

1999 年，来自巴黎的 Mathoulin 和 Gilbert 报道了他们使用 21 个 Sutter 假体治疗创伤性关节炎并平均随访 2 年的经验[30]。18 例患者术后完全没有疼痛，关节活动度由术前的 15° 提升至术后的 55°。然而，有 2 例假体发生断裂。

（三）Neufex 假体

Neufex-PIP 关节假体是对 Swanson 关节假体进行的改良，为了模拟解剖中立位，进行了 15° 屈曲预弯。Merle 等（2011 年）发表的一篇文章回顾了 43 例患者的 51 例关节置换术，平均随访 36 个月[31]。活动度由术前的 38° 提高到术后的 63°。除此之外，尽管有 5 例（10%）需要进一步手术，但总的功能评分是有所改善的。特殊问题是侧方成角逐渐加重导致关节进行性不稳。

（四）骨整合假体

1999 年，来自瑞典哥登堡的 Moller 等首次报道了骨整合假体[32]。他们报道了 12 例主要患有类风湿关节炎的患者植入了 32 个假体的结果。该假体有两个钛螺钉固定装置，并由一个弹性硅胶垫片连接。大多数情况下，利用移植髂骨进行填充。随访时间较短，为 27 个月；平均运动范围为 11°~67°，平均主动活动度为 56°。22 个假体的 44 个钛螺钉固定装置中的 41 个在放射学上有骨整合。不幸的是，在 22 个假体中，有 4 个发生了硅胶垫片的断裂，并且畸形发生率为 27%。尽管如此，但患者的满意度还是很高，人们认为硅胶垫片的改进在一些方面还是可取的。

Lundborg 和 Branemark 在 2000 年报道了他们对 19 例患者进行的 25 个相同假体的植入结果[33]。

第 20 章 初次近端指间关节置换术
Primary Proximal Interphalangeal Joint Arthroplasty

表 20-1 Swanson 硅胶 PIP 关节置换术的结果

作 者	植入物数量	指 征	活动范围 / 结果	并发症
Iselin（1975）[22]	45	创伤后	• 9°～48°	• 失败 9 例（感染 1 例，僵硬 7 例）
Iselin（1984）[23]	120	创伤后	• 良好 66% • 一般 16% • 较差 18%	• 感染 13/22 • 休息位僵硬
Iselin（1995）[20]	238	创伤后（随访 5～23 年）	• 长期随访（长达 23 年）活动度 60° • 效果良好 67%	
Adamson（1994）[19]	40	炎性关节炎（随访 9 年）	• 活动度 26°（与术前相同） • 术前天鹅颈畸形好转 18° • 良好和一般 30/40 • 差 10/40	• 失败 2 例（1 例关节融合，1 例截肢）
Ashworth（1997）[24]	138	炎性关节炎（随访 5.8 年）	• 中度 / 重度疼痛 5% • 活动度术前 38°，术后 29°	• 10 例植入物断裂 • X 线硬化率 78%，吸收率 12%
Hage（1999）[25]	16	创伤后（随访 4 年）	• 健侧活动范围的 47% • 健侧握力的 75% • 疼痛缓解良好	
Herren & Simmen（2000）[26]	59	骨关节炎 / 炎性关节炎（＞1 年）	• 术后活动度 51°（掌侧入路）	
Takigawa（2004）[27]	70	以炎性关节炎为主（随访 6.5 年）	• 类风湿关节炎最重的组，活动度无变化 30° • 畸形矫正不良 • 疼痛缓解 70%	• X 线囊性变 45% • 11 例植入物断裂 • 9 例翻修
Bales（2014）[28]	38	骨关节炎	疼痛 0.4，活动度 50°	38 例植入物中 21 例断裂，3 例翻修
Proubasta（2014）[29]	36	早期骨关节炎	疼痛 0.4，活动度 72°	2 例植入物断裂，无翻修

手术指征主要是创伤性关节炎和原发性骨关节炎。平均随访 8.5 年，50 个钛固定装置中有 47 个骨整合。不幸的是，68% 的硅胶垫片出现断裂，必须多次更换。活动度为 41°。

根据 2004 年发表的进一步更新的放射学评估方法，对 86 名主要患有类风湿关节炎的患者的 27 个近端指间关节和 212 个掌指关节进行了评估，结果显示 94% 的患者存在骨整合[34]。作者还发现，在少数病例中，近端固定装置主要在术后 3 年内出现放射学的松动表现。他们同样认为更耐用的硅胶垫片是有利的。

（五）表面置换

20 世纪 70 年代末，人们对 PIP 关节置换术的效果普遍不满，随后，来自梅奥诊所的 Linscheid 等利用传统的钴铬合金及超高分子聚乙烯材料，研发出一款表面置换假体。该设计基本上是一款解剖学设计，假体柄分别插入近节和中节指骨

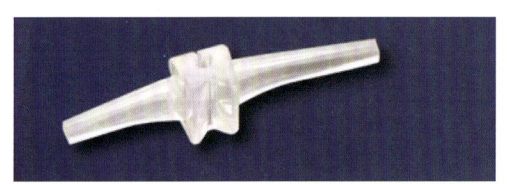

▲ 图 20-10　硅胶 Sutter- 近端指间关节假体

（图20-11），尾端超过指骨中段，利用骨水泥固定。作者认为，要想成功植入这款假体，需要精确对准，同时保留或修复软组织，才能获得最佳功能。

1979年，他们报道了14年间为47例患者植入66个假体的结果。骨关节炎37例，创伤性关节炎16例，类风湿关节炎13例。平均随访4.1年（1~14年）。根据他们自己先前描述的标准，效果好的为32例，一般的为19例，差的为15例。在尝试了所有手术入路后，他们得出的结论是背侧入路优于其他入路。此外，术前存在有畸形或极度骨/软组织丢失往往会导致不良结果。

来自澳大利亚的Johnstone（2001）在另一篇文章中报道了他对13例患者的20个关节的研究结果[35]。主要的适应证同样是骨关节炎或创伤性关节炎。20例患者中，有18例患者的活动度为73°，并且长期效果良好。Johnstone还认为，早期积极活动是最好的术后治疗方案。

此后，Jennings和Livingstone（2015年）发表了一篇文章，报道了39例随访9.3年的结果[36]。在最近一次随访中，平均活动度从术后的64°下降至56°。然而，没有明显的X线改变，也没有进行进一步的翻修。

（六）Ascension 热解碳 PIP 关节假体置换术的结果

热解碳是由碳氢化合物气体热解形成的合成材料。将该材料涂覆在高强度石墨基上，形成假体的基础。热解碳PIP关节假体的设计类似于非限制性的表面置换假体，将柄固定于近节和中节指骨。值得注意的是，该假体不用骨水泥固定。有一套专门的工具/截骨模具，用于保护软组织，特别是侧副韧带和掌腱膜，并协助标准的置入假体（图20-12）。

关于该假体所发表的第一篇文章是由德国的Schulz等撰写，他们报道了20例影响近端指间关节的特发性或创伤性关节炎患者的研究结果[37]。随访时间较短，为0.5~2.5年。大多数患者对疼痛缓解感到满意，平均活动度为50°。然而，X线确实发现了一些患者的假体周围有囊肿形成，并伴有假体近端和远端组件的潜在松动。但是，这些放射学观察到的结果与临床结果之间没有相关性。然而，有3个病例的假体置换最终改为了关节融合。总之，作者认为需要进一步的研究，以改善长期的放射学结果，特别是关于骨整合的问题。

2003年，在Wrightington召开的英国手部协会会议上，我们公布了自己的初步研究结果[38]，共展示了21例患者的32个关节的手术效果。同样的问题是随访时间较短，大多数患者要么患有骨关节炎，要么患有创伤性关节炎，要么患有类风湿关节炎。所有假体均利用专用器械通过背侧入路植入。其中也出现了一些并发症，2例患者的关节出现半脱位，另外2例患者出现了关节僵硬，这些患者均行了进一步的手术治疗，最后还有1例患者出现了浅表感染。术后运动功能显著改善，尤其是骨关节炎患者，术前活动度仅为30°，而最近一次随访时为55°。创伤性关节炎患者也有类似的改善，但类风湿关节炎患者的改善较少。总的来说，绝大多数患者都满意，并且没有放射学松动的表现。

此后，关于这种假体的研究结果发表了许多文章。表20-2汇总了这些数据，有效地展示了良好的临床效果及较低的再次手术率，以及最可能令人担忧的问题，即后期X线上的高沉降/移位率。

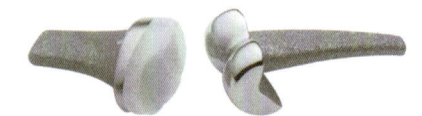

▲ 图 20-11　SR 非限制性近端指间关节假体

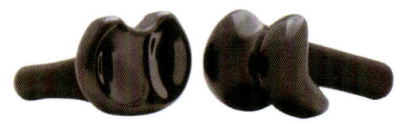

▲ 图 20-12　热解碳近端指间关节假体（Ascension）

第 20 章 初次近端指间关节置换术
Primary Proximal Interphalangeal Joint Arthroplasty

▲ 表 20-2 热解碳 PIP 关节假体置换术的结果

作　者	假体数量（随访时间）	指　征	活动范围 / 结果	并发症
McGuire 等（2011）[39]	57（27 个月）	骨性关节炎	• 66°（30°） • 高满意度 88%	• 僵硬 / 畸形 35% • 翻修 9%
Hutt 等（2012）[40]	18（6.2 年）	• 骨性关节炎 13 • 创伤性关节炎 5	• 疼痛缓解良好 • 活动度 45°	• 2 例假体移除 • X 线沉降 / 移位：10/18
Mashhadi 等（2012）[41]	24（3 年）	骨性关节炎	• 46°（36°）	• 9/24（再次手术 4）
Tägil 等（2014）[42]	65		• 疼痛缓解良好 • 54°（53°）	• 翻修 12% • 19 个组件周围骨溶解
Heers 等（2012）[43]	13（8.3 年）	骨性关节炎	• 部分持续疼痛 • 58°	• 显著的射线透亮影 50%
Reissner 等（2014）[44]	15（9.7 年）	骨性关节炎	• 疼痛缓解良好 • 36°	• X 线上移位率高
Storey 等（2015）[45]	57（7.1 年）	骨性关节炎（类风湿关节炎）	• 疼痛视觉模拟评分 0.3 • 平均活动范围 0°～60°	• 再次手术 3 例
Pettersson 等（2015）[46]	42（4～10 年）	骨性关节炎（类风湿关节炎）	• 疼痛改善 • 活动范围 / 握力无改善	• 翻修 4 例

（七）其他近端指间关节假体的设计

在引入纯表面置换假体之前，来自梅奥诊所的 Linscheid 和其他人进行了限制型单轴链接假体的实验。该假体用骨水泥固定，两个部件通过聚乙烯套管连接。在 1979 年的一篇文章中，同样是针对骨关节炎的患者，他们发现 67 个假体中有 47 个在 15 个月的随访中效果不理想或较差，其主要问题是部件松动。据作者所知，该假体已被淘汰。

1984，爱荷华大学的 Drand 等报道了他们在类风湿关节炎患者中应用 Flatt 假体（47 例）的结果。同样，这是一款限制型假体，由两个金属尖头固定到近节和中节指骨（图 20-13）。平均随访 6.2 年，Flatt 假体的活动范围为 28°～45°，主动屈曲为 15°。进一步的随访表明，随着时间的推移，这种假体的活动度逐渐降低。影像学上，该假体造成的骨皮质穿孔很常见。尽管如此，患者的满意度还是很高，但我们相信这款假体已不再商品化。

1997 年，来自法国的 Condamine 和其他人报

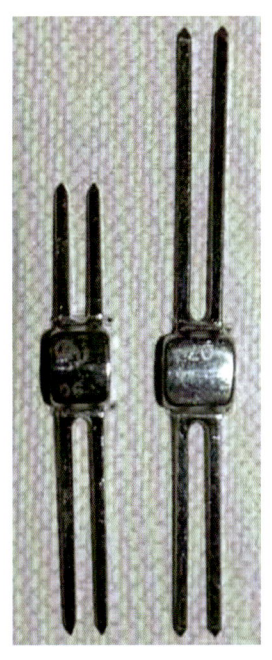

▲ 图 20-13　Flatt- 近端指间关节假体

道了 1985—1994 年专门用于骨关节炎患者的数字关节假体（digital joint arthroplasty，DJOA）置换术的结果[48]，其中近端指间关节置换 19 例。关节置换术后随访时活动范围仅略有改善，测量为

50°，背伸有所改善。然而，报道显示大多数患者疼痛缓解令人满意。放射学发现有关节周围骨化的晚期征象。当时，该假体进行了重新设计。

随后在 2000 年，德国 Ulm 大学的 Mentzel 报道了他们使用 DIGITOS 假体的经验[49]。这是一种利用骨水泥固定的模块化铰链假体，用于了 7 例骨关节炎患者的近端指间关节。随访 2 年，功能结果良好。活动度从术前的 51.5° 改善到术后 3 个月的 60.5°，术后 1 年时降至 53°，第 2 年年底降至 49.5°。放射学检查未发现假体松动，所有患者均无疼痛。这些患者在继续随访中。

LPM 假体的初步研究结果在 2005 年英国外科学会手部秋季会议上进行了公布。在一年的时间里，15 例患者植入了 21 个假体。平均活动度为 50°，较术前的 28° 有所改善。骨关节炎患者改善情况最大，创伤性和类风湿关节炎患者的改善较少。尽管一些参观学习的外科医生表示发现了一些问题，如假体近端部件周围早期至中期出现了失效性的骨溶解，但该项研究的团队表示没有出现术后并发症。随后，更多的类似问题被报告给了英国手部协会的评审委员会，因此，该假体现已被撤回。

2015 年，Schindele 等报道了 CapFlex-PIP 关节假体的研究结果[50]。10 例骨关节炎患者随访 12 个月。活动度从 42° 改善至 51°，统计学意义并不显著。然而，疼痛减轻，功能评分改善。其中 2 例患者行了有助于改善运动的肌腱松解术（图 20-14）。

最后，在 2016 年，Flannery 等报道了至少随访 2 年的 MatOrtho 近端指间关节假体置换术的结果[51]。该解剖型假体的设计基于 Lawrence 等（2004）发表的关于近端指间关节的形态学外观和测量的研究[52]。近节指骨组件由钴铬金属制成，中节指骨组件由可承受移动负荷的高密度聚乙烯制成。这两部分组件都有羟基磷灰石涂层，并且未连接在一起（图 20-15）。

最初的文章报道植入了 100 个 MatOrtho PIP 关节假体，并随访 2~6.5 年。该假体的 4 年生存率为 85%。然而，在第 1 年，因为关节僵硬、关节不稳和假体组件脱位进行了 13 例翻修。值得注意的是，术前即存在 PIP 关节僵硬或畸形的患者，其术后效果并不理想。

Fowler 等最近提交的一篇论文报道了通过侧方入路而非背侧入路植入该假体的结果[53]。通过侧方入路植入该假体可显著改善术后活动范围。

六、并发症及其处理

与所有植入物一样，潜在的并发症很多。然而，对于硅胶假体而言，通过文献回顾发现总的翻修率低于 10%。该假体的主要并发症是硅胶断裂（图 20-16）；实际上，钛 - 骨整合型假体的连接部分也存在断裂问题。最初发表的系列文章报道这种并发症的发生率在 5%~10%。然而，毫无疑问，随着随访时间的延长，这种并发症发生的可能性就越大。话虽如此，但这并不一定意味着

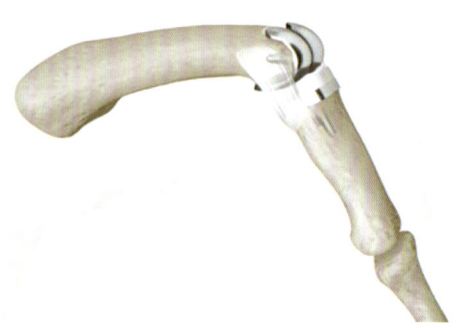

▲ 图 20-14　CapFlex- 近端指间关节假体

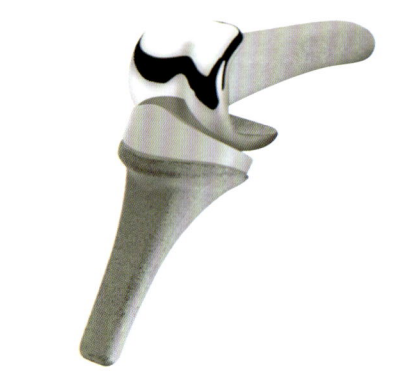

▲ 图 20-15　MatOrtho 近端指间关节假体

需要进行翻修手术，只有出现明显疼痛和畸形时才需要翻修。根据作者的经验，这种并发症的翻修可能需要重新植入一个新的硅胶假体或行关节融合或行切除性关节置换术等。

其他并发症包括感染，这显然是一个值得关注的问题。通常情况下，首先通过取出假体、刮除感染灶和长期使用抗生素进行治疗，然后在原关节已切除的基础上行关节成形、融合或再次植入分体或一体（硅胶）的其他假体。幸运的是，作者对这种并发症的经验很少，其所遇到的 3 个病例，均行的是切除性关节置换术。尽管患者的近端指间关节有些不稳定，但所有病例的感染均完全控制。幸运的是，完全没有疼痛，而且还保留了一些动作。因此，患者通常不愿意接受二次手术。然而，作者知道有一位患者在同事的护理下成功地再次植入了一个硅胶假体，这有助于关节的稳定，并且感染没有复发。

第三个最令人担忧的并发症是脱位或不稳。显然，植入分体式关节假体的患者更容易出现，并可能导致畸形和运动功能丧失。然而，有趣的是，它们通常不疼。关于治疗，作者认为，对于表面置换，预防各种复发性畸形至关重要。如果患者置换初期就出现明显的纽扣状畸形或天鹅颈畸形，以及明显的桡侧成角或尺侧成角，那么应考虑假体选择不当。更好的办法是选择关节融合或一体式假体。虽然软组织重建结合表面置换可行，但结果多不可预测。另外同样重要的是，如果手

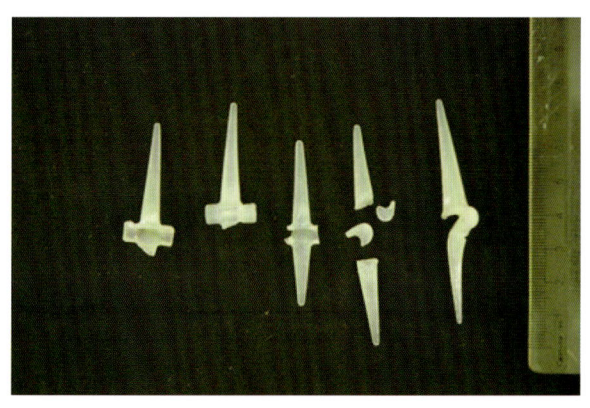

▲ 图 20-16　断裂的硅胶假体

术时外科医生担心新的关节可能不稳，那就建议在开始康复治疗前固定 3 周。固定的位置应使 PIP 关节保持在 10°～20° 的屈曲。尽管如此，如果确实出现了不稳，那么应考虑翻修。同样，可以考虑取出或替换植入新的假体，或者行关节融合。然而，也许在理想情况下，所有的翻修都应该通过软组织来增强稳定性。虽然这样可能会导致活动范围减小，但患者可以获得一个无痛的关节，并能处于良好的功能位，进行一些活动。这可比关节融合要好。

早期使用的一些一体式假体具有高松动率，造就了针对松动部件专业管理知识的增长。一般来说，假体松动最终会出现症状，导致其被取出，无论是否进行软组织重建，都需要要么融合，要么重新植入一个一体式（硅胶）或分体式假体。作者的经验是，重新植入硅胶假体并行软组织重建尤其有效。具体而言，手术通常比较容易，因为取出原假体后会在指骨内留有空间，新的硅胶铰链假体更容易植入。虽然这种假体利于关节的稳定，并能很好地缓解疼痛，但活动可能会受到限制。目前，作者掌握了 2 例植入后因松动而翻修的热解碳假体的相关信息。1 例是用更大的假体组件进行了翻修，也就是说，用更粗的柄并植骨，到目前为止效果一直良好。另外 1 例翻修行了植骨融合。此时，虽然关节尚未完全融合，但患者的手指没有疼痛，并处于良好的功能位。

另外的并发症是骨质增生和关节僵硬。Swanson 在其硅胶假体置换术后约 5% 的病例中报道了这些情况，但其他作者报道的发病率更高。这些情况在骨关节炎患者中比在类风湿关节炎患者中更为常见。有趣的是，虽然这种并发症确实导致运动功能的降低，但患者的关节几乎没有疼痛，并且其稳定性和功能也均令人满意。因此，许多患者不愿接受翻修手术。然而，如果要进行翻修，有效的方法包括重新修整截骨面、重新更换较大的部件及进一步松解软组织。

虽然硅胶假体也可能出现松动，但这种并发

症无疑是罕见的，其发生率远低于假体柄的断裂。放射学检查有时可以在硅胶假体周围发现囊肿。这主要是由硅胶滑膜炎引起的，这是一种巨细胞对硅胶微小碎屑的反应。许多作者报道了这一放射学发现，但令人惊讶的是，只有少数作者描述进行了各种翻修手术。然而，作者从未在 PIP 关节上针对这种并发症进行过任何手术。有人设想，治疗将视情况而定，包括取出硅胶假体、刮除囊肿、植骨和融合。

最后，考虑到潜在的并发症，应该再次注意的是，在几乎所有的回顾分析中，翻修的发生率不到 10%。即便如此，对于出现并发症的患者，仍有许多手术方式可以选择，最终可以获得无痛、稳定和有功能的关节。

参考文献

[1] Carroll RE, Taber TH. Digital arthroplasty of the proximal interphalangeal joint. J Bone Joint Surg. 1954;36A(5):912–20.
[2] Pellegrini VD, Burton RI. Osteoarthritis of the proximal interphalangeal joint of the hand: arthroplasty or fusion? J Hand Surg. 1990;15A:194–209.
[3] Flatt AE, Powers WR. Rheumatoid hand. Physical therapy following insertion of Flatt prosthesis. Phys Ther Rev. 1961;41:709–13.
[4] Swanson AB. Implant resection arthroplasty of the proximal interphalangeal joint. Orthop Clin North Am. 1973;4(4):1007–29.
[5] Neibauer JJ, Shaw JL, Doren WW. Silicone-dacron hinge prosthesis. Design, evaluation and application. Ann Rheum Dis. 1969;28(5:Suppl):56–8.
[6] Durham-Smith G, McCarten GM. Volar plate arthroplasty for closed proximal interphalangeal joint injuries. J Hand Surg (Br). 1992;17B:422–8.
[7] Dionysian E, Eaton RG. The long-term outcome of volar plate arthroplasty of the proximal interphalangeal joint. J Hand Surg. 2000;25A:429–37.
[8] Burton RI, Campolattaro RM, Ronchetti PJ. Volar plate arthroplasty for osteoarthritis of the proximal interphalangeal joint: a preliminary report. J Hand Surg. 2002;27A:1065–72.
[9] Johansson SH, Engkvist O. Small joint reconstruction by perichondrial arthroplasty. Clin Plast Surg. 1981;8(1):107–14.
[10] Seradge H, Kutz JA, Kleinert HE, Lister GD, Wolff TW, Atasoy E. Perichondrial resurfacing arthroplasty in the hand. J Hand Surg. 1984;9A(6):880–6.
[11] Hasegawa T, Yamano Y. Arthroplasty of the proximal interphalangeal joint using costal cartilage grafts. J Hand Surg (Br). 1992;17B:583–5.
[12] Katsaros J, Milner R, Marshall NJ. Perichondrial arthroplasty incorporating costal cartilage. J Hand Surg [Br]. 1995;20B(2):137–42.
[13] Harrison SH. The proximal interphalangeal joint in rheumatoid arthritis. Hand. 1971;3(2):125–30.
[14] Lipscomb PR. Synovectomy of the distal two joints of the thumb and fingers in rheumatoid arthritis. J Bone Joint Surg. 1967;49A(6):1135–9.
[15] Schneider LH. Proximal interphalangeal joint arthroplasty: the volar approach. Semin Arthroplasty. 1991;2(2):139–47.
[16] Lin HH, Wyrick JD, Stern PJ. Proximal interphalangeal joint silicone replacement arthroplasty: clinical results using an anterior approach. J Hand Surg. 1995;20A:123–32.
[17] Fahmy NR, Lavender A, Brew C. A conservative approach for proximal interphalangeal joint arthroplasty. J Hand Surg (Br). 2001;26B:235–7.
[18] Linscheid RL, Dobyns JH, Beckenbaugh RD, Cooney WP. Proximal interphalangeal joint arthroplasty with a total joint design. Mayo Clin Proc. 1979;54:227–40.
[19] Adamson GJ, Gellman H, Brumfield RH, Kuschner SH, Lawler JW. Flexible implant resection arthroplasty of the proximal interphalangeal joint in patients with systemic inflammatory arthritis. J Hand Surg. 1994;19A:378–84.
[20] Iselin F, Conti E. Long-term results of proximal interphalangeal joint resection arthroplasties with a silicone implant. J Hand Surg. 1995;20A(3:Part 2):95–7.
[21] Swanson AB, Maupin BK, Gajjar NV, de Groot Swanson G. Flexible implant arthroplasty in the proximal interphalangeal joint of the hand. J Hand Surg. 1985;10A:796–805.
[22] Iselin F. Arthroplasty of the proximal interphalangeal joint after trauma. Hand. 1975;7(1):41–2.
[23] Iselin F, Pradet G. Resection arthroplasty with Swanson's implant for posttraumatic stiffness of proximal interphalangeal joints. Bull Hosp Jt Dis Orthop Inst. 1984;44(2):233–47.
[24] Ashworth CR, Hansraj KK, Todd AO, Dukhram KM, Ebramzadeh E, Boucree JB, Hansraj MS. Swanson proximal interphalangeal joint arthroplasty in patients with rheumatoid arthritis. Clin Orthop Relat Res. 1997;342:34–7.
[25] Hage JJ, Yoe EPD, Zevering JP, de Groot PJM. Proximal interphalangeal joint silicone arthroplasty for posttraumatic arthritis. J Hand Surg. 1999;24A:73–7.
[26] Herren DB, Simmen BR. Palmar approach in flexible implant arthroplasty of the proximal interphalangeal joint. Clin Orthop Relat Res. 2000;371:131–5.
[27] Takigawa S, Meletiou S, Sauerbier M, Cooney WP. Long-term assessment of Swanson implant arthroplasty in the proximal interphalangeal joint of the hand. J Hand Surg. 2004;29A:785–95.
[28] Bales JG, Wall LB, Stern PJ. Long-term results of Swanson silicone arthroplasty for proximal interphalangeal joint osteoarthritis. J Hand Surg. 2014;39A(3):455–61.
[29] Proubasta IR, Lamas CG, Natera L, Millan A. Silicone proximal interphalangeal joint arthroplasty for primary osteoarthritis using a volar approach. J Hand Surg. 2014;39A(6):1075–81.
[30] Mathoulin C, Gilbert A. Arthroplasty of the proximal interphalangeal joint using the Sutter implant for traumatic joint destruction. J Hand Surg. 1999;24B(5):565–9.
[31] Merle M, Villani F, Lallemand B, Vaienti L. Proximal interphalangeal joint arthroplasty with silicone implants (NeuFlex) by a lateral approach: a series of 51 cases. J Hand Surg. 2011;37E(1):50–5.
[32] Möller K, Sollerman C, Geijer M, Brånemark PI. Early results with osseointegrated proximal interphalangeal joint prostheses. J Hand Surg. 1999;24A:267–74.
[33] Lundborg G, Brånemark PI. Osseointegrated proximal interphalangeal joint prostheses with a replacable flexible joint spacer-long term results. Scand J Plast Reconstr Surg Hand Surg. 2000;34:345–53.
[34] Möller K, Sollerman C, Lundborg G. Radiographic evaluation of

[35] Johnstone BR. Proximal interphalangeal joint surface replacement arthroplasty. Hand Surg. 2001;6(1):1–11.

[36] Jennings CD, Livingstone DP. Surface replacement arthroplasty of the proximal interphalangeal joint using the SR PIP implant: long-term results. J Hand Surg. 2015;40A(3):469–73.

[37] Schulz M, Müller-Zimmermann, Behrend M, Krimmer H. Frühe Ergebnisse der Fingermittelgelenkendo-prothetik mit der Pyrocarbonprothese (Ascension) bei idiopathischen und posttraumatischen Arthrosen. Handchir Mikrochir Plast Chir. 2005;37:26–34.

[38] Watts AC, Hearnden AJ, Trail IA, Hayton MJ, Nuttall D, Stanley JK. Pyrocarbon proximal interphalangeal joint arthroplasty: minimum 2 year follow-up. J Hand Surg. 2012;37A:882–8.

[39] McGuire DT, White CD, Carter SL, Solomons MW. Pyrocarbon proximal interphalangeal joint arthroplasty: outcomes of a cohort study. J Hand Surg. 2011;37E(6):490–6.

[40] Hutt JRB, Gilleard O, Hacker A, Citron N. Medium-term outcomes of pyrocarbon arthroplasty of the proximal interphalangeal joint. J Hand Surg. 2012;37E(6):497–500.

[41] Mashhadi SA, Chandrasekharan L, Pickford MA. Pyrolytic carbon arthroplasty for the proximal interphalangeal joint: results after minimum 3 years of follow-up. J Hand Surg. 2012;37E(6):501–5.

[42] Tägil M, Geijer M, Abramo A, Kopylov P. Ten years' experience with a pyrocarbon prosthesis replacing the proximal interphalangeal joint. A prospective clinical and radiographic follow-up. J Hand Surg. 2014;39E(6):587–95.

[43] Heers G, Springorum HR, Baier C, Götz J, Grifka J, Renkawitz T. Proximal interphalangeal joint replacement with an unconstrained pyrocarbon prosthesis (Ascension): a long-term follow-up. J Hand Surg. 2012;38E(6):680–5.

[44] Reissner L, Schindele S, Hensler S, Marks M, Herren DB. Ten year follow-up of pyrocarbon implants for proximal interphalangeal joint replacement. J Hand Surg. 2014;39E(6):582–6.

[45] Storey PA, Goddard M, Clegg C, Birks ME, Bostock SH. Pyrocarbon proximal interphalangeal joint arthroplasty: a medium to long term follow-up of a single surgeon series. J Hand Surg. 2015;40E(9):952–6.

[46] Pettersson K, Amilon A, Rizzo M. Pyrolytic carbon hemiarthroplasty in the management of proximal interphalangeal joint arthritis. J Hand Surg. 2015;40A(3):462–8.

[47] Dryer RF, Blair WF, Shurr DG, Buckwalter JA. Proximal interphalangeal joint arthroplasty. Clin Orthop Relat Res. 1984;185:187–94.

[48] Condamine JL, Fourquet M, Matcucci L, Pichereau D. L'arthrose primitive métacarpo- phalangienne et interphalangienne proximale à la main. Ann Chir Main. 1997;16(1):66–78.

[49] Mentzel M, Hoss H, Ebinger T, Halder A, Kinzl L, Wachter NJ. DIGITOS- Fingermittelgelenk-prothesen- Zweijahresergebnisse. Handchir Mikrochir Plast Chir. 2000;32:347–52.

[50] Schindele SF, Hensler S, Audigé L, Marks M, Herren DB. A modular surface gliding implant (CapFlex-PIP) for proximal interphalangeal joint osteoarthritis: a prospective case series. J Hand Surg Am. 2015;40(2):334–40.

[51] Flannery O, Harley O, Badge R, Birch A, Nuttall D, Trail IA. MatOrtho proximal interphalangeal joint arthroplasty: minimum 2 year follow up. J Hand Surg. 2016;41E(9):910–6.

[52] Lawrence T, Trail IA, Noble J. Morphological measurements of the proximal interphalangeal joint. J Hand Surg. 2004;29B:244–9.

[53] Fowler A, Arshad S, Talwalkar S, Trail IA. MatOrtho proximal interphalangeal joint arthroplasty via lateral approach: minimum 2-year follow-up. Asian Pac J Hand Surg. 2020, Submitted.

第 21 章 翻修 / 失败的近端指间关节置换术
Revision/Failed Proximal Interphalangeal Joint Arthroplasty

Daniel B. Herren　Stephan F. Schindele　著

沈俊宏　译

一、背景

近端指间关节置换术是治疗近端指间关节退行性、炎性或创伤后病变的有效方法。与掌指关节或远端指间关节相比，在 PIP 关节进行关节置换术更为常见。已有研究表明，根据 PIP 关节位置，其活动度在整个手的范围内具有重要的功能价值[1, 2]。特别是在尺骨线上，灵活性具有重要的功能，因为只有在保持该关节灵活性的同时才能抓住小物体。在手的桡侧，特别是示指，稳定是至关重要的，与拇指有力的捏和有力的握有关。然而，僵硬的示指通常是功能性障碍的[3]。因此，PIP 关节置换术已成为 PIP 关节疼痛的主要治疗选择。然而，PIP 关节置换术的并发症发生率是显著的，在 8%～58%[4-15]。这些比率的变化是由几个因素造成的。首先，缺乏对并发症的一般定义。根据国际标准化组织的定义，并发症是指"任何医疗事故、意外疾病或伤害，或者临床症状（包括实验室异常发现），无论是否与调查医疗设备有关"[16]。这个非常宽泛的定义往往结合了不同的治疗后的情况，这给识别每个患者的术后相关问题带来了困难。

其次，有各种各样的方式干预被标记为并发症的原因。任何附加的旨在改善关节置换术结果的手术都被称为关节置换术后的翻修手术。翻修关节置换术是因为假体相关因素而进行的任何干预，并与假体或个别组件的更换有关。Aversano 和 Calfee 报道了软组织相关的翻修率在 6%～58%，而植入物本身的翻修和[4]置换的翻修率显著降低到 8%～26%。

因此，从临床角度来看，根据临床 / 放射学结果或翻修原因对 PIP 关节置换术的并发症进行分类是有意义的。

对 PIP 关节置换术进行分类的更详细和实用的方法是对翻修原因进行分类（表 21-1）。

表 21-1　近端指间关节置换术可能并发症的分类

一般并发症
● 伤口愈合并发症
● 感染
● 复杂区域疼痛综合征
软组织相关并发症
● 肌腱粘连
● 骨化
– 周围肌腱
– 关节囊
● 肌腱失衡
– 天鹅颈畸形
– 纽扣花畸形
植入物相关并发症
● 关节脱位
● 植入物松动
● 植入物迁移
● 关节变形
● 关节不稳定
● 关节僵硬

这种分类使我们可能以更详细和更系统的方式讨论修订。

任何患者接受另一种干预的原因可以总结为功能障碍，包括疼痛、关节僵硬、关节不稳和关节畸形（表 21-2）。

表 21-2　PIP 术后翻修手术指征

近端指间（PIP）关节置换术后翻修的原因
- 疼痛
- 僵硬
- 不稳定
- 关节畸形
- 植入失败

比较小关节置换术与其他关节置换术的并发症是很有趣的。Labek 等发表了髋关节、膝关节、踝关节和肘关节的翻修率。对于这些大关节，软组织诱导的翻修手术是相当低的，而且大多数翻修手术涉及一个或多个部件的改变。在 10 年的时间内，来自全球关节注册数据集的累积结果显示，原发性髋关节和膝关节置换术的翻修率增加到 12%，而踝关节和肘关节置换术的翻修率在 6 年期间达到 20%[17]。

二、并发症

Yamamoto 和 Chung 对使用不同植入物[18]进行初次 PIP 关节置换术后的并发症进行了 Meta 分析。硅胶假体的翻修率为 6%～11%。他们还比较了不同入路（掌侧入路、侧侧入路、背侧入路），发现掌侧入路的翻修率最低，而侧侧入路和背侧入路的翻修率略高，为 10%～11%。相比之下，第一代假体表面置换的翻修率要高得多，为 18%～37%。对于表面置换装置，亚分析也揭示了掌侧和背侧入路的不同。对于背侧入路，大量原发性 PIP 表面置换（n=907），平均随访 51 个月，翻修率为 18%。掌侧入路组假体数目（n=27）较低，翻修率为 37%。虽然这一系列的干预措施非常不同，但表面置换植入物的掌侧入路似乎要求更高，可能与显著的学习曲线相关。由于解剖定位的不同，假体的力线难以控制，所以表面置换假体的掌侧放置更加困难。在人工关节置换术方面，由于材料的特性，硅酮关节置换术更能缓解关节疼痛，并提供一定程度的自我调整。

回顾 70 篇文献，总结了假体相关翻修的原因，其中包括 15 556 例对所有不同的手指关节的 Swanson 原始硅胶关节置换术[19]。总的来说，硅胶植入术后并发症的发生率非常低。并发症发生率最高的是非特异性骨改变，如骨囊肿、钙化、骨吸收。植入物骨折报告仅占 2%。

由于硅胶颗粒磨损（包括滑膜炎甚至淋巴结病）的系统性问题发病率约为 0.6%。在 52 例报道的病例中，21 例翻修手术的原因包括 PIP 关节植入物骨折。17%（9/52）的患者继续疼痛是翻修的主要原因，其次是滑膜炎和感染，分别为 10%（5/52）和 8%（4/52）。最近的一项回顾性研究检查了硅胶关节置换术[8]后的结果，其中 27 例患者进行了硅胶假体翻修手术。翻修的主要原因是疼痛（35%）和僵硬（26%）。翻修过程最好适用于有或无疼痛的僵硬关节。大多数患者关节的活动范围增加到一个满意的水平，疼痛得到了实质性的改善。然而，关节不稳和轴偏不能得到充分矫正，翻修后患者的总体满意度也不够好。

最近的另一项研究分析了 75 例 PIP 翻修关节置换术后的结果，其中采用硅酮关节置换术和使用焦炭植入物和金属对聚乙烯植入物进行表面置换。

虽然大多数一期关节置换术采用硅胶植入，但 84% 的患者为增强稳定性而改用表面置换。翻修术后 10 年生存率为 70%。然而，25% 的修改后的置换需要更多的手术。工作组的结论是，失败的 PIP 关节置换术的翻修仍然是一个挑战。总的来说，与首次手术相比，修复手术的解剖扭曲和瘢痕形成的效果较差。这个抢救过程包括将双组分假体交换到硅酮关节置换术的补救手术似乎是一个可行的选择。然而，不稳定性仍然是一个未解决的问题，导致所有原因的最坏结果，最后要进行翻修手术。

总之，所有关于 PIP 关节置换术翻修的研究都呈现出类似的情况：翻修失败或有问题的 PIP 关节置换术具有挑战性，常常导致不满意的结果。似乎翻修的唯一好理由是残余疼痛，而僵硬和特别是不稳定导致不可预测和较差的术后结果。

三、适应证

如前所述，初次假体失败时关节翻修置换术的原因是不同的，取决于原因和症状，也取决于假体类型。硅胶假体只能作为间隔物，不能复制关节生物力学。硅胶假体由于其整体的特性，在不同的关节轴上提供了一定的初级稳定性。二次稳定性依赖于愈合过程中假体周围的瘢痕。结合已有的韧带结构，大部分在术后 3～6 个月达到最终的关节稳定。然而，对假体持续的扭曲力只能在一定的时间内被容忍，特别是在先前存在显著变形和（或）作用在关节上的显著偏移力（如拇指捏指）的关节，无论是否假体断裂，都可能发生关节不稳定。

由于对硅酮的强烈生物反应是常见的，随后形成的强大包膜可能对假体提供的初级稳定性有更大的影响。因此，硅胶假体破裂并不会由于不稳定性而导致翻修干预。由于假体柄与骨没有牢固的连接，随着时间的推移，硅胶柄会产生髓内反应，在 X 线上可以看到假体与周围骨之间的细微硬化线[21, 22]。在翻修病例中，它表现为细的髓内滑膜层。这种反应是由活塞效应引起的，活塞效应是指在骨骼弯曲和伸展时假体的活动。

假体的非绑定特性使其易于替换，在技术上也很容易。

据报道，PIP 关节硅胶假体的断裂率高达 50%[4, 7, 8, 20, 23-25]。这并不一定意味着翻修是必要的。假体骨折经常无法被发现，在标准 X 线上检测硅胶假体断裂并不总是很明显。然而，即使假体不完整，纤维囊通常也能保持关节功能。

硅胶假体断裂和磨损导致滑膜反应[26-30]。腐蚀性骨质溶解可以在 X 线上看到，并可能发生显著的骨缺损。这种炎症反应的严重程度取决于颗粒的大小，在硅胶腕部植入比手指关节置换术中更常见。作为 PIP 关节置换术翻修的一个原因，硅酮滑膜炎似乎很少见，尽管很少有数据支持这一观察结果。

常被称为表面置换装置的双假体固定遵循与其他关节置换手术相同的原则。这些器械通过无骨水泥加压固定或使用聚甲基丙烯酸甲酯的经典骨水泥固定到骨上。在一项 Johnstone 等[31]的比较研究中，骨水泥的使用具有立即稳定的优点，而骨结合固定通常需要 6～8 周的时间来确定假体的固定。分析了骨水泥与非骨水泥 SR-PIP 假体（Stryker, Kalamazoo, MI, USA）的结果，平均随访时间为 5 年，发现疼痛评分或活动范围无显著差异。非骨水泥组的关节失效率为 26%（5 指），而骨水泥组为 8%（2 指），但差异不显著。进一步观察结果显示，与未进行软组织翻修的非骨水泥组相比，骨水泥组的软组织相关翻修率明显更高，为 37%（9 指）。作者指出，这与手术适应证有关，骨水泥组创伤后关节破坏的病例较多。

尽管一期固定有较好的优点，双组分骨水泥假体的应用也有很大的缺点。骨水泥假体的翻修有更多的困难。需要移除固定良好的假体，在骨髓内留下相当大的缺损。有时，为了取出假体，可能需要采用与取出髋部固定良好的股骨假体相似的方法，进行指骨截骨。此外，骨水泥在使用过程中通过放热反应引起生物骨损伤。这阻碍了修复假体的固定，甚至二次骨水泥的质量也较差。由于这些问题，许多外科医生避免粘接手指假体。

另外，骨结合是由允许骨结合的材料提供的。带或不带羟基磷灰石涂层的钛手指植入物是骨融合装置的好例子。钛已经证明了其广泛应用于牙科种植体的坚固骨固定能力。其他骨结合材料包括陶瓷和焦炭材料，尽管这两种材料在假体固定方面都存在挑战。根据报道的高松动率和假体迁移率[15, 32-37]，似乎陶瓷和焦炭都不适合骨结合，骨贴壁是最好的。Daeckeet 等[38]在兔体内模型中发现所有的钛植入物在机械和组织学上均具有实心骨结合，而所有植入的焦炭关节置换术均未显示牢固的骨固定。Schindele 等[39] 发现，粗糙的钛表面能够实现与骨的牢固结合；植体表面置换假体的骨假体接触水平（bone-implant contact，BIC）大于 40%，该值在牙科种植体的特征范围内，并且高于肩表面置换的 BIC。翻修的另一个指征是假体排列不佳。在灵活的硅胶植入关节置换术，这自然造成较少的问题。然而，对于旨在模拟关节生物力学的双组分假体，组件的位置对功能至关重要。PIP 关节是一种铰接关节，其髁状突不对称，并随手指[40] 的不同而变化。因此，为了尽可能多地恢复正常的关节运动学[41]，考虑解剖情况始终是至关重要的。

恢复正常关节功能是人工关节置换术的首要目标，表面置换的概念有可能实现 PIP 关节恢复正常关节功能[42]。主要运动位于矢状平面，但也在冠状面和轴平面上有少量运动。髁突和侧副韧带复合体（包括部分掌侧板）提供横向稳定性。在屈伸肌腱的牵拉下，植入复合体被压在一起，并且通过植入物的协调、假体的约束来提供横向稳定性。有了这个设计理念，几乎可以恢复正常的横向稳定性[43]。

错位可能发生在不同的平面上，但对功能的影响并不相同。为了保证关节的正常功能，需要重新建立关节旋转中心。影响旋转中心的因素包括假体设计，特别存在柄的关节间隙和假体在骨内的放置位置[44]。对于理想的假体放置，需要考虑生物机械方面，但缺乏体内研究。根据各种关于假体失败的报道和个人经验，必须从不同的平面对假体关节成形性不良进行分析。一些不精确的似乎比其他的更容易被接受（图 21-1）。

近端假体在矢状面（图 21-1，箭 A）的错位是较少的问题。只要近端假体允许关节可达到的活动范围，位置在更掌侧或更背侧对关节功能的临床影响很小。然而，通过改变旋转中心向背侧或掌侧，在理论至少上可以改变屈肌腱和伸肌腱的力臂[45]。侧位错位（图 21-1，箭 B）可能会影响侧位稳定性，因为它改变了副韧带复合体的张力。

关节过度填塞或过度张紧是一种更成问题的情况（图 21-1，箭 C）。在伴有骨短缩的严重关节缺损的病例中，旋转中心的远端化可能是很有吸引力的。然而，软组织（即韧带）在变形的过程中适应，紧密的关节置换会带来疼痛和困难，特别是在延长的情况下。正确的假体放置应包括在手术台上进行无张力伸展，并且不能有过度伸展的倾向。如果关节难以伸展，那就是填充物过多，要么需要选择不同的假体，要么需要切骨纠正。

另一个问题是假体轴向旋转时的轴位错位（图 21-1，箭 D）和冠状面不对称（图 21-1，箭 E）。这两种植入错误都导致关节运动轨迹不足，在这种情况下，软组织很难提供任何补偿。在假体和肌腱复位后，在手术台上检查手指的肌腱运动是很重要的。屈曲时畸形变得明显。在康复过程中很难纠正不适当的假体运动轨迹，而且韧带很难补偿错误的运动平面。与 MCP 和 PIP 关节置换术[46] 相关的关节脱位占所有并发症的 1.6%。脱位的原因可能是由于不正确的假体放置，如原发性或继发性不稳定和（或）外伤。脱位几乎只发生在双组分假体，但有时也会发生在放置不当的硅胶假体。假体断裂是罕见的，通常是医源性的，

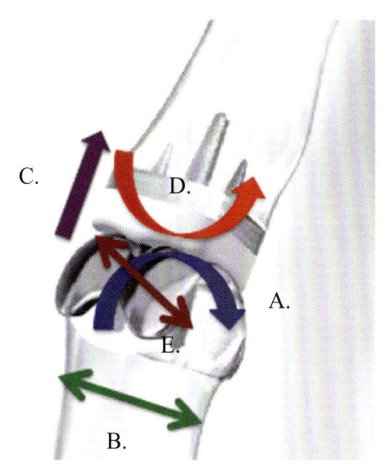

▲ 图 21-1 近端指间关节不同平面假体错位
A. 矢状面；B. 侧位；C. 远端；D. 轴位；E. 冠状面

因为不正确的假体处理，特别是那些较脆的材料，如陶瓷或炭。骨折主要发生在植入过程中。大多数髓内干的压合特性有可能产生冲击骨骼并导致骨折的力量。择期手部手术的感染率一般较低。然而，与 PIP 关节置换术相关的感染占所有相关并发症的 3.6%。早期发现的浅表伤口感染通常可以用抗生素保守治疗，而更深和更广泛的感染则需要翻修手术、清创和经常移除植入物。在严重的病例中，也存在手指截肢[5, 19, 20, 47]。

四、翻修手术

如前所述，翻修手术被定义为所有基于软组织相关原因且不影响原植入假体的干预措施。

这包括肌腱粘连、骨化和肌腱不平衡的矫正。

（一）肌腱粘连/骨化

关节僵硬是多因素的，但肌腱粘连至少总是导致关节活动不理想的一个伴随原因。粘连可与骨化同时发生，可以沿肌腱或关节囊周围发生。如果假体放置正确且没有明显的原因改变假体，可能需要关节肌腱松解。背侧入路需要通过肌腱到达关节，更可能引发肌腱瘢痕。Bodmer 等[48]对相同 PIP 植入物的三种不同入路进行了对比，发现带有 V 形伸肌腱缺损的 Chamay 入路由于肌腱瘢痕导致了最多的翻修手术次数。掌侧入路容易损伤掌板，从而引起伸肌迟钝。

从技术上讲，肌腱粘连是通过其原来的手术通路造成的。肌腱周围有明显的瘢痕，植入物周围有严重的需要释放的包膜反应。副韧带在僵硬中起着重要作用，根据关节松解的骨科教程，瘢痕和包膜反应需要从里到外依次切开。每一步松解后，关节的活动都需要控制。理想情况下，干预是通过局部麻醉或 WALANT 技术完成的。这允许术中控制肌腱和关节松解。此外，患者可以实际观察到在手术过程中可以获得多少运动能力。

这些干预的结果是混合的，并且高度依赖于患者术后活动的积极性。然而，平均而言，这种干预的好处让大多数患者满意[8]。

（二）肌腱不平衡

PIP 关节置换术后肌腱不平衡的原因往往不明显。天鹅颈或纽扣花畸形在所有治疗方法中都可以看到，并且在初次治疗后较长时间后出现。关节挛缩似乎起着重要作用。松弛的关节在过度伸展时容易变形，呈天鹅颈状，而过紧的关节则容易出现纽扣花畸形。此外，可能会出现软组织瘢痕或中央滑动差。

因此，在计划矫正干预前，评估假体本身对肌腱不平衡的可能影响是很重要的。畸形重建遵循通常技术。

对于天鹅颈畸形，我们倾向于采用 FDS 半吊索肌腱固定术。FDS 的一个韧带在 PIP 关节近端 1.5～2.0cm 处松解。将该韧带在 PIP 水平处与对侧肌腱片缝合，关节轻微屈曲。延长块夹板允许立即使用，限制伸展 6 周。

纽扣花畸形的矫正更具有挑战性，其指征应慎重讨论。可以应用通常的纽扣花矫正技术，包括中央滑移重建和侧副韧带重建，并松解横向支持韧带。在康复过程中，需要有经验的治疗师参与，并应避免屈指关节丢失。

（三）侧韧带的功能不全

副韧带不全主要见于关节置换术后的外伤病例，与植入物的类型无关。

对于这种情况，可以重建副韧带，这几乎总是伴有游离肌腱移植。然而，量身定制的康复计划是至关重要的。尽管进行了术后治疗，关节仍有再次僵硬的趋势。

在严重不稳定和关节脱位的情况下，抢救关节融合术往往是最好的解决办法。

五、失败的解决方案

原则上，有四种不同的可能性来修正有问题的 PIP 关节置换术。这种选择主要取决于翻修的原因和患者的需要，包括哪一根手指受影响。很明显，软组织情况在决策过程中也是至关重要的，在关节置换术翻修时通常需要额外的软组织手术。图 21-2 为 PIP 关节置换术翻修的简化指征方案。

在翻修假体关节置换术中，原假体或假体的一部分被移除并用新的假体代替。同样的假体类型可以应用不同的形状或大小或完全新的假体。修正的原因决定了外科医生在选择干预类型时所采取的主要方向。局部骨组织状况决定了手术方式的最终选择。例如，不稳定的硅胶假体可以通过关节融合进行修正，也可以根据不稳定程度和局部关节状况转换为更受限的双组分假体关节置换术。需要与患者一起，制订一个个体化的解决方案。还必须考虑到，在 PIP 关节处的每一次新的干预都会导致更大的额外瘢痕风险，从而导致僵硬和（或）疼痛。

双组分假体由于其模块化设计和可交换部件，可以很容易地适应翻修要求（图 21-3）。特别是，如果可以改变一个或多个组件，在某种程度上，关节中具有更大的张力，就可以解决不稳定的情况。然而，在翻修的情况下过度填塞也是不可取的，并会导致较差的临床结果。

在显著僵硬的情况下，单独进行软组织手术或关节融合通常是可取的。如果需要保持关节的运动，改用硅胶垫片可能会提供一个很好的解决

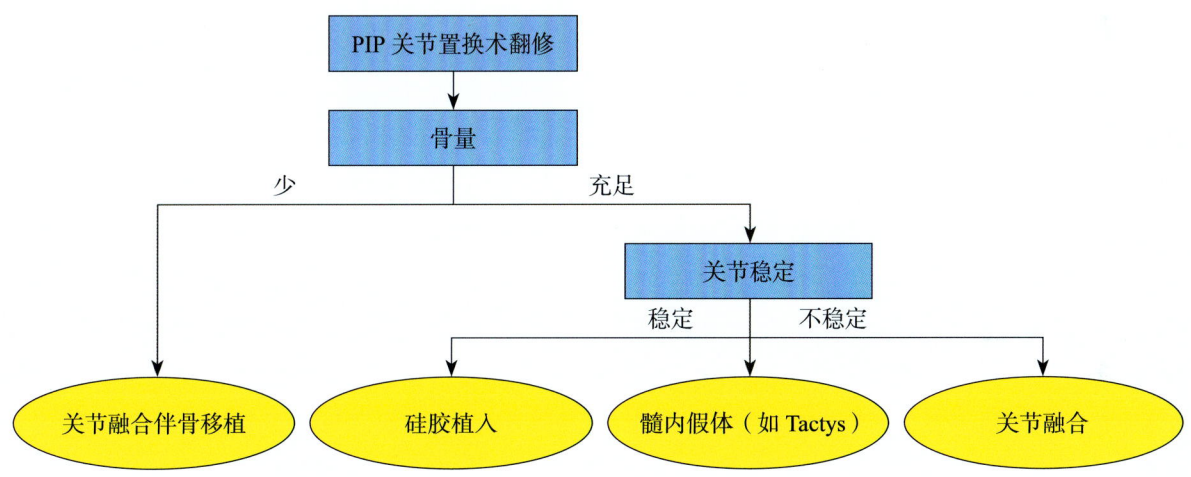

▲ 图 21-2　近端指间（PIP）关节置换术翻修的简化指征方案

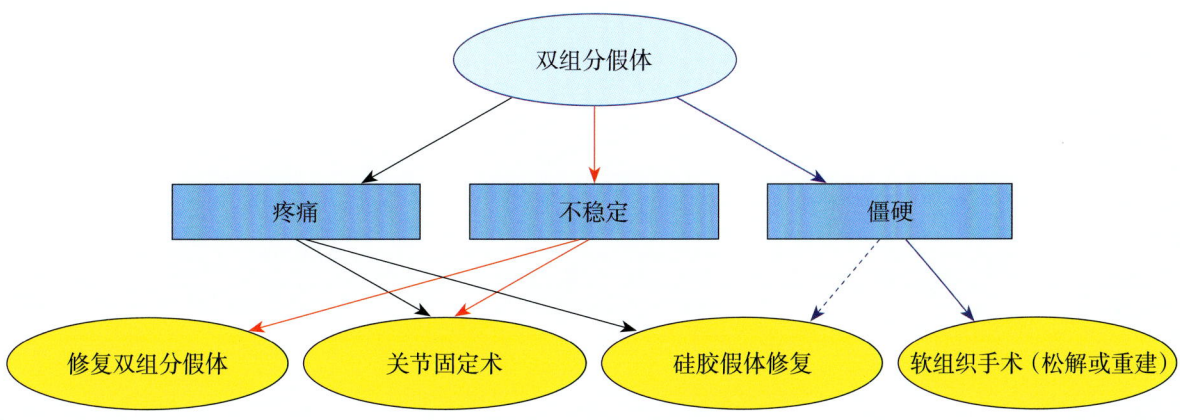

▲ 图 21-3　双组分假体翻修选择决策树

257

方案，同时还能进行细致的软组织松解和平衡。由于其材料特性，硅胶植入物具有足够的柔韧性，可以减少关节的张力。

修复失败的硅胶假体（图 21-4）考虑了稍微不同的选择，因为骨切除量更广泛，任何手术解决方案都必须考虑到这一点。此外，由于与硅酮柄的相互作用，髓内骨的质量是限制的。如前所述，还可能发生对植入材料的局部滑膜反应。这个问题也与融合过程中植入物的改变有关。因为只有髓内固定的翻修植入物是可能的，所以必须保证骨能够承载新的植入物。特别是非骨水泥修复，需要有良好的髓内骨量。即使存在骨移植，关节融合术也需要活骨来实现骨愈合。

我们在硅酮关节置换术后的不稳定情况与双组分植入已经获得了越来越多的经验。例如，TACTYS 假体（Stryker，Kalamazoo，MI，USA）由于其广泛的模块化设计，提供了大量不同大小的假体组件，甚至可以应用于最大的骨缺损。图 21-5 显示了不稳定的断裂硅胶假体转化为 TACTYS 关节置换术（图 21-5）。通过其更受约束的特性，这种植入物有潜力纠正畸形，并提供更多的内在稳定性的关节。宽的髓内柄可以在不使用骨水泥的情况下进行安全的初次手术治疗。

换一个硅胶假体只有在原假体破裂并导致骨撞击等问题时才有意义。再次切除骨和用新的间隔物替换假体是可能的。在不稳定或畸形的情况下，实际上不可能通过更换另一个硅胶假体来改善情况，即使采取额外的软组织稳定措施[8]。例如，有掌侧板切除 - 置入关节置换术的概念仅报道用于治疗创伤或创伤后疾病。根据现有的情况和软组织损伤，这种技术有关节不稳定的固有危险，特别是在径向的手指上。

关节融合术通常是一个可靠的解决方案，以改善首次植入术后困难的后遗症[4]。如果需要重新手术的关节已经僵硬了，就很容易决定是否进行融合。对于严重失稳并伴有一定功能活动的患者，决定是否进行融合比较困难，需要与患者一起评估。关节置换术后关节融合的两个主要挑战是骨愈合和关节融合术的定位。

如前所述，任何类型的假体关节置换术都会留下明显的骨缺损，并改变局部生物状况和骨愈合潜力。最糟糕的情况发生在骨水泥关节置换术后，除了骨缺损倾向于相对较大外，内侧髓骨部分被骨替换。再加上放热性骨损伤，生物环境对保证骨愈合进行融合极为不利。这种情况发生在硅胶假体类似的方式。在植入物的界面处，骨有一个滑膜层，需要在活骨出现之前将其移除。此外，由于相当大的体积的柄，在植入物进入骨的入口处会产生明显的骨缺损。因此，关节融合所需要的骨面是有限的。

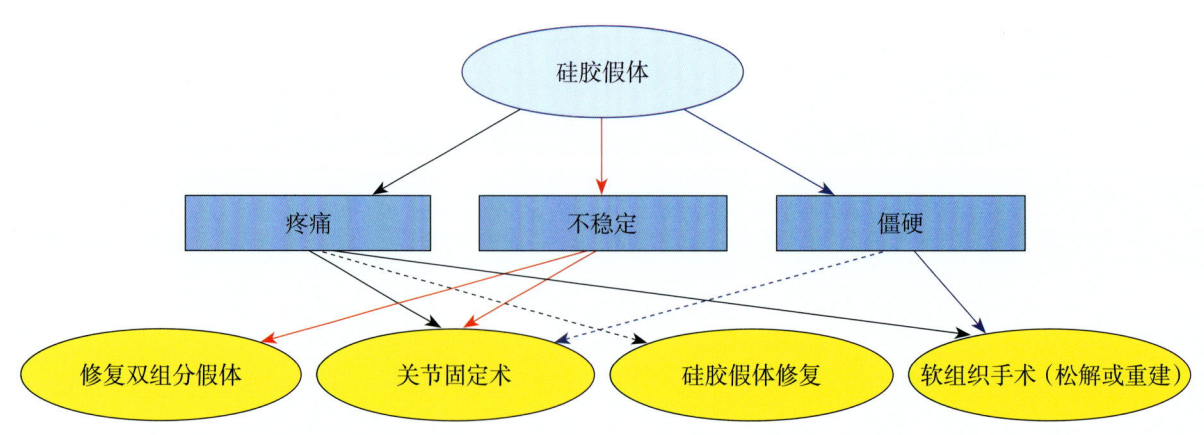

▲ 图 21-4　硅胶假体翻修选择决策树

第 21 章 翻修 / 失败的近端指间关节置换术
Revision/Failed Proximal Interphalangeal Joint Arthroplasty

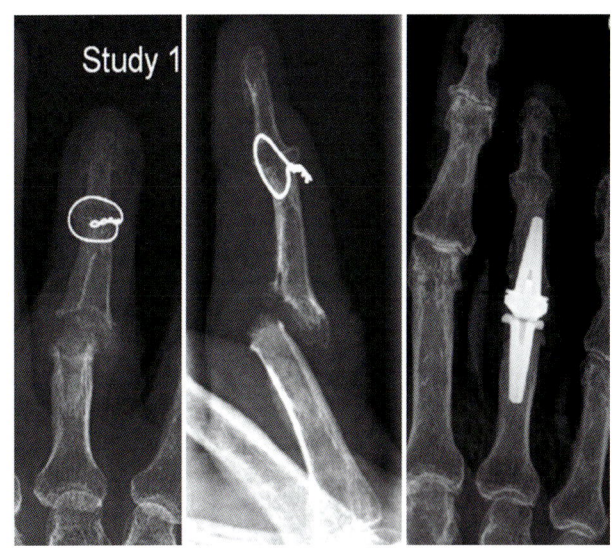

▲ 图 21-5 硅胶假体植入失败，假体断裂，所有平面不稳定。假体（Tactys；Stryker，Kalamazoo，MI USA）采用模块化双组分关节置换术翻修

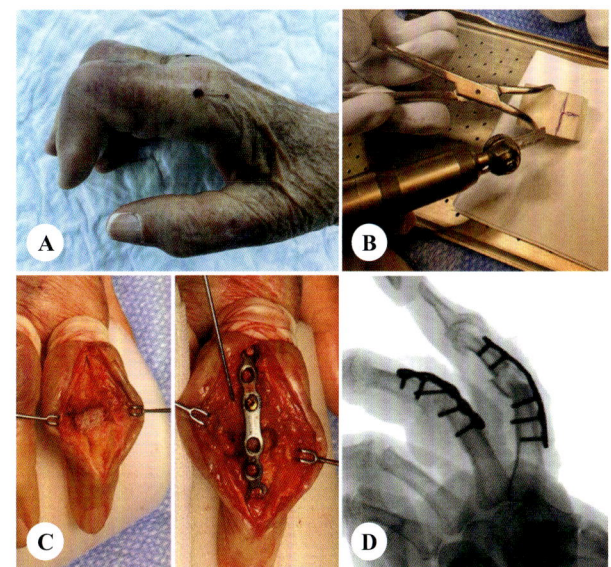

▲ 图 21-6 PIP 关节置换术后固定但疼痛的纽扣花畸形患者翻修病例

A. 示指和中指屈曲畸形的临床表现；B. 术中准备同种异体骨皮质 - 骨松质移植物以弥补示指缺损；C. 原位植骨，初步 k 线固定和钢板适应；D. 术中 X 线对照，示指桥接骨直接固定中指近端指间（PIP）关节。假体的骨皮质侧面向掌侧，提供压迫稳定性

对于任何类型的假体，都需要骨移植来弥补缺损并维持治疗后的手指长度。同源移植物、自体移植物或两者的混合都可以使用。我们倾向于桡骨移植，如果有几根手指受到影响，可能需要从髂骨嵴移植骨。桡骨掌侧提供了一个更坚实的移植物，而且瘢痕不太明显。骨松质可以用来填充髓腔，从而提供一些健康的骨供愈合，并增加原有的稳定性。结构移植弥补了缺陷。物理上，重要的是放置植骨掌侧坚硬的一面，并使用某种张力带固定骨，包括钢板或与张力带钢丝结合的克氏针。

移除假体后，发生局部的原位不稳定，技术上的挑战是需要修复关节并固定在理想的位置。移植物可以放置在骨端之间，也可以用金属丝临时固定。图 21-6 展示了一例示指和中指固定但仍然疼痛的纽扣畸形，随后移除假体，并在示指上进行 PIP 融合，用假体和中指直接固定（图 21-6）。另一种方法是先将假体固定在钢板上，然后再将假体一起放置在骨端。可以使用带有近端水平孔的特殊钢板，使关节固定在确定原位。最关键的因素是旋转。检查手指弯曲时的三维位置是绝对必要的，特别是对相邻的手指。即使是最小的旋转畸形也可能导致功能丧失。融合角取决于手指相对于手和其他 PIP 关节的位置。在用拇指捏时，尺侧指（尤其是小指）比示指需要更多的屈曲。

特别是当使用同源骨移植物时愈合可能会延长，保护夹板通常需要佩戴到术后 3 个月。

在多次修改和无法解决的，包括感染或严重的软组织缺损的情况下，截肢作为一种抢救干预必须讨论。

表 21-3 概述了 PIP 关节置换术后导致翻修干预的不同问题及其可能的解决方案。

259

表 21-3　近端指间关节置换术后导致翻修手术的各种问题及其可能的解决方案

	原　因	治疗选择	抢　救
一般并发症			
伤口愈合问题	• 生物性	• 翻修	
感染	• 生物性	• 翻修 • 清创术 • 抗生素	截肢
复杂区域疼痛综合征	• 营养不良的反应	• 治疗 • 药物治疗 • 维生素 C	截肢
软组织相关并发症			
肌腱粘连	• 生物性 • 治疗不足 / 不依从 • 疼痛	• 肌腱松解术	
钙化：周围的肌腱、关节囊	• 生物性 • 手术技术	• 通常没有问题 • 类固醇注射 • 切除骨化（关节囊或肌腱）	
肌腱断裂 / 功能不全	• 先前存在的失衡 / 不足 • 肌腱瘢痕 • 手术技术	• 肌腱重建 • 肌腱转移	关节融合
天鹅颈畸形、纽扣花畸形	• 肌腱失衡 / 不足	• 肌腱再平衡 • 假体特征	关节融合
关节不稳定	• 植入张紧 • 韧带功能不全 • 假体特点（硅胶）	• 假体翻修 • 韧带重建 • 假体更换（2 个组分植入）	关节融合
假体相关并发症			
关节不稳定 / 错位	• 植入张紧 • 韧带功能不全 • 足够的创伤	• 假体翻修 ± 韧带重建 • 根据损坏情况翻修	关节融合
假体松动	• 生物性 • 主要固定不足 • 假体磨损	• 假体翻修 ± 骨移植 • 假体更换（硅胶）	关节融合
关节畸形	• 假体位置不正 　- 横向偏差 　- 前后半脱位	• 假体翻修 / 更换 • 韧带功能不全	关节融合
关节僵硬	• 瘢痕肌腱 • 关节囊薄弱 • 疼痛 • 假体过度填充	• 治疗关节 / 肌腱 • 假体翻修 / 更换	关节融合

参考文献

[1] Ranney D. The hand as a concept: digital differences and their importance. Clin Anat. 1995;8(4):281–7. PubMed PMID: 7552966. Epub 1995/01/01. eng.

[2] Evans DM. The PIP joint. Clin Rheum Dis. 1984;10(3):631–56. PubMed PMID: 6532646. Epub 1984/12/01. eng.

[3] White WL. Why I hate the index finger. Hand (N Y). 2010;5(4):461–5. PubMed PMID: 22131935. Pubmed Central PMCID: PMC2997957. Epub 2011/12/02. eng.

[4] Aversano FJ, Calfee RP. Salvaging a failed proximal interphalangeal joint implant. Hand Clin. 2018;34(2):217–27. PubMed PMID: 29625641. Epub 2018/04/08. eng.

[5] Bravo CJ, Rizzo M, Hormel KB, Beckenbaugh RD. Pyrolytic carbon proximal interphalangeal joint arthroplasty: results with minimum two-year follow- up evaluation. J Hand Surg Am. 2007;32(1):1–11. PubMed PMID: 17218170. Epub 2007/01/16. eng.

[6] Daecke W, Kaszap B, Martini AK, Hagena FW, Rieck B, Jung M. A prospective, randomized comparison of 3 types of proximal interphalangeal joint arthroplasty. J Hand Surg Am. 2012;37(9):1770–9. e1–3. PubMed PMID: 22916864. Epub 2012/08/25. eng.

[7] Herren D. The proximal interphalangeal joint: arthritis and deformity. EFORT Open Rev. 2019;4(6):254–62. PubMed PMID: 31312517. Pubmed Central PMCID: PMC6598614. Epub 2019/07/18. eng.

[8] Herren DB, Keuchel T, Marks M, Schindele S. Revision arthroplasty for failed silicone proximal interphalangeal joint arthroplasty: indications and 8–year results. J Hand Surg Am. 2014;39(3):462–6. PubMed PMID: 24503230. Epub 2014/02/08. eng.

[9] Komatsu I, Arishima Y, Shibahashi H, Yamaguchi T, Minamikawa Y. Outcomes of surface replacement proximal interphalangeal joint arthroplasty using the self locking finger joint implant: minimum two years follow-up. Hand (N Y). 2018;13(6):637–45. PubMed PMID: 28918664. Pubmed Central PMCID: PMC6300185. Epub 2017/09/19. eng.

[10] Naghshineh N, Goyal K, Giugale JM, Neral MK, Ferreira JV, Buterbaugh GA, et al. Proximal interphalangeal joint silicone arthroplasty for osteoarthritis: midterm outcomes. Hand (N Y). 2018:1558944718769427. PubMed PMID: 29619888. Pubmed Central PMCID: PMC6759980. Epub 2018/04/06. eng.

[11] Pritsch T, Rizzo M. Reoperations following proximal interphalangeal joint nonconstrained arthroplasties. J Hand Surg Am. 2011;36(9):1460–6. PubMed PMID: 21803509. Epub 2011/08/02. eng.

[12] Schindele SF, Hensler S, Audige L, Marks M, Herren DB. A modular surface gliding implant (CapFlex-PIP) for proximal interphalangeal joint osteoarthritis: a prospective case series. J Hand Surg Am. 2015;40(2):334–40. PubMed PMID: 25510157. Epub 2014/12/17. eng.

[13] Vitale MA, Fruth KM, Rizzo M, Moran SL, Kakar S. Prosthetic arthroplasty versus arthrodesis for osteoarthritis and posttraumatic arthritis of the index finger proximal Interphalangeal joint. J Hand Surg Am. 2015;40(10):1937–48. PubMed PMID: 26188383. Epub 2015/07/21. eng.

[14] Watts AC, Hearnden AJ, Trail IA, Hayton MJ, Nuttall D, Stanley JK. Pyrocarbon proximal interphalangeal joint arthroplasty: minimum two-year follow-up. J Hand Surg Am. 2012;37(5):882–8. PubMed PMID: 22541153. Epub 2012/05/01. eng.

[15] Sweets TM, Stern PJ. Pyrolytic carbon resurfacing arthroplasty for osteoarthritis of the proximal interphalangeal joint of the finger. J Bone Joint Surg Am. 2011;93(15):1417–25. PubMed PMID: 21915547. Epub 2011/09/15. eng.

[16] 14155:2011: SII. Clinical investigation of medical devices for human subjects – Good clinical practice. International Organization for Standardization. Available from: http://www.iso.org/standard/45557.html.

[17] Labek G, Thaler M, Janda W, Agreiter M, Stockl B. Revision rates after total joint replacement: cumulative results from worldwide joint register datasets. J Bone Joint Surg. 2011;93(3):293–7. PubMed PMID: 21357948. Epub 2011/03/02. eng.

[18] Yamamoto M, Chung KC. Joint fusion and arthroplasty in the hand. Clin Plast Surg. 2019;46(3):479–88. PubMed PMID: 31103091. Epub 2019/05/20. eng.

[19] Foliart DE. Swanson silicone finger joint implants: a review of the literature regarding long-term complications. J Hand Surg Am. 1995;20(3):445–9. PubMed PMID: 7642924. Epub 1995/05/01. eng.

[20] Wagner ER, Luo TD, Houdek MT, Kor DJ, Moran SL, Rizzo M. Revision proximal interphalangeal arthroplasty: An outcome analysis of 75 consecutive cases. J Hand Surg Am. 2015;40(10):1949–55 e1. PubMed PMID: 26163921. Epub 2015/07/15. eng.

[21] Iselin F, Pradet G. Resection arthroplasty with Swanson's implant for posttraumatic stiffness of proximal interphalangeal joints. Bull Hosp Jt Dis Orthop Inst. 1984;44(2):233–47. PubMed PMID: 6099170. Epub 1984/01/01. eng.

[22] Swanson AB, de Groot Swanson G. Flexible implant resection arthroplasty of the proximal interphalangeal joint. Hand Clin. 1994;10(2):261–6. PubMed PMID: 8040204. Epub 1994/05/01. eng.

[23] Wagner ER, Robinson WA, Houdek MT, Moran SL, Rizzo M. Proximal interphalangeal joint arthroplasty in young patients. J Am Acad Orthop Surg. 2019;27(12):444–50. PubMed PMID: 31170098. Epub 2019/06/07. eng.

[24] Bales JG, Wall LB, Stern PJ. Long-term results of Swanson silicone arthroplasty for proximal interphalangeal joint osteoarthritis. J Hand Surg Am. 2014;39(3):455–61. PubMed PMID: 24559624. Epub 2014/02/25. eng.

[25] Takigawa S, Meletiou S, Sauerbier M, Cooney WP. Long-term assessment of Swanson implant arthroplasty in the proximal interphalangeal joint of the hand. J Hand Surg Am. 2004;29(5):785–95. PubMed PMID: 15465226. Epub 2004/10/07. eng.

[26] Pugliese D, Bush D, Harrington T. Silicone synovitis: longer term outcome data and review of the literature. J Clin Rheumatol. 2009;15(1):8–11. PubMed PMID: 19125138. Epub 2009/01/07. eng.

[27] Lanzetta M, Herbert TJ, Conolly WB. Silicone synovitis. A perspective. J Hand Surg Br. 1994;19(4):479–84. PubMed PMID: 7964100. Epub 1994/08/01. eng.

[28] Peimer CA, Medige J, Eckert BS, Wright JR, Howard CS. Reactive synovitis after silicone arthroplasty. J Hand Surg Am. 1986;11(5):624–38. PubMed PMID: 3531304. Epub 1986/09/01. eng.

[29] Atkinson RE, Smith RJ. Silicone synovitis following silicone implant arthroplasty. Hand Clin. 1986;2(2):291–9. PubMed PMID: 3517015. Epub 1986/05/01. eng.

[30] Nalbandian RM. Synovitis and lymphadenopathy in silicone arthroplasty implants. J Bone Joint Surg Am. 1983;65(2):280–1. PubMed PMID: 6337166. Epub 1983/02/01. eng.

[31] Johnstone BR, Fitzgerald M, Smith KR, Currie LJ. Cemented versus uncemented surface replacement arthroplasty of the proximal interphalangeal joint with a mean 5–year follow-up. J Hand Surg Am. 2008;33(5):726–32. PubMed PMID: 18590856. Epub 2008/07/02. eng.

[32] Tägil M, Geijer M, Abramo A, Kopylov P. Ten years' experience with a pyrocarbon prosthesis replacing the proximal interphalangeal joint. A prospective clinical and radiographic follow-up. J Hand Surg Eur Vol. 2014;39(6):587–95. PubMed PMID: 23461909. Epub 2013/03/07. eng.

[33] Reissner L, Schindele S, Hensler S, Marks M, Herren DB. Ten year follow-up of pyrocarbon implants for proximal interphalangeal joint replacement. J Hand Surg Eur Vol. 2014;39(6):582–6. PubMed PMID: 24459251. Epub 2014/01/25. eng.

[34] Herren DB, Schindele S, Goldhahn J, Simmen BR. Problematic bone fixation with pyrocarbon implants in proximal interphalangeal joint replacement: short-term results. J Hand Surg Br. 2006;31(6):643–51. PubMed PMID: 17046119. Epub 2006/10/19. eng.

[35] Wesemann A, Flügel M, Mamarvar M. [Moje prosthesis for the proximal interphalangeal joint]. Handchirurgie, Mikrochirurgie, plastische Chirurgie: Organ der Deutschsprachigen Arbeitsgemeinschaft fur Handchirurgie: Organ der Deutschsprachigen Arbeitsgemeinschaft fur Mikrochirurgie der Peripheren Nerven und Gefasse. 2008;40(3):189–96. PubMed PMID: 18551388. Epub 2008/06/14. Moje-Prothese im proximalen Interphalangealgelenk. ger.

[36] Hansen TB, Vainorius D. High loosening rate of the Moje Acamo prosthesis for treating osteoarthritis of the trapeziometacarpal joint. J Hand Surg Eur Vol. 2008;33(5):571–4. PubMed PMID: 18694921. Epub 2008/08/13. eng.

[37] Field J. Two to five year follow-up of the LPM ceramic coated proximal interphalangeal joint arthroplasty. J Hand Surg Eur Vol. 2008;33(1):38–44. PubMed PMID: 18332018. Epub 2008/03/12. eng.

[38] Daecke W, Veyel K, Wieloch P, Jung M, Lorenz H, Martini AK. Osseointegration and mechanical stability of pyrocarbon and titanium hand implants in a load-bearing in vivo model for small joint arthroplasty. J Hand Surg Am. 2006;31(1):90–7. PubMed PMID: 16443111. Epub 2006/01/31. eng.

[39] Schindele SF, Sprecher CM, Milz S, Hensler S. Osteointegration of a modular metal-polyethylene surface gliding finger implant: a case report. Arch Orthop Trauma Surg. 2016;136(9):1331–5. PubMed PMID: 27450194. Epub 2016/07/28. eng.

[40] Ash HE, Unsworth A. Proximal interphalangeal joint dimensions for the design of a surface replacement prosthesis. Proceedings of the Institution of Mechanical Engineers Part H. J Eng Med. 1996;210(2):95–108. PubMed PMID: 8688122. Epub 1996/01/01. eng.

[41] Ash HE, Unsworth A. Design of a surface replacement prosthesis for the proximal interphalangeal joint. Proceedings of the Institution of Mechanical Engineers Part H. J Eng Med. 2000;214(2):151–63. PubMed PMID: 10825773. Epub 2000/05/29. eng.

[42] Uchiyama S, Cooney WP 3rd, Linscheid RL, Niebur G, An KN. Kinematics of the proximal interphalangeal joint of the finger after surface replacement. J Hand Surg Am. 2000;25(2):305–12. PubMed PMID: 10722823. Epub 2000/03/21. eng.

[43] Hensler S, Behm P, Wehrli M, Marks M, Ferguson SJ, Herren DB, et al. Lateral stability in healthy proximal interphalangeal joints versus surface replacement and silicone arthroplasty: results of a three-dimensional motion analysis study. Hand Surg Rehabil. 2020. PubMed PMID: 32376507. Epub 2020/05/08. eng.

[44] Linscheid RL. Implant arthroplasty of the hand: retrospective and prospective considerations. J Hand Surg Am. 2000;25(5):796–816. PubMed PMID: 11040295. Epub 2000/10/21. eng.

[45] Zhu AF, Rahgozar P, Chung KC. Advances in proximal interphalangeal joint arthroplasty: biomechanics and biomaterials. Hand Clin. 2018;34(2):185–94. PubMed PMID: 29625638. Pubmed Central PMCID: PMC5890942. Epub 2018/04/08. eng.

[46] Billig JI, Nasser JS, Chung KC. National prevalence of complications and cost of small joint arthroplasty for hand osteoarthritis and post-traumatic arthritis. J Hand Surg Am. 2020. PubMed PMID: 31924436. Epub 2020/01/12. eng.

[47] Murray PM, Linscheid RL, Cooney WP 3rd, Baker V, Heckman MG. Long-term outcomes of proximal interphalangeal joint surface replacement arthroplasty. J Bone Joint Surg Am. 2012;94(12):1120–8. PubMed PMID: 22717831. Epub 2012/06/22. eng.

[48] Bodmer E, Marks M, Hensler S, Schindele S, Herren DB. Comparison of outcomes of three surgical approaches for proximal interphalangeal joint arthroplasty using a surface-replacing implant. J Hand Surg Eur Vol. 2019:1753193419891382. PubMed PMID: 31813305. Epub 2019/12/10. eng.

相 关 图 书 推 荐

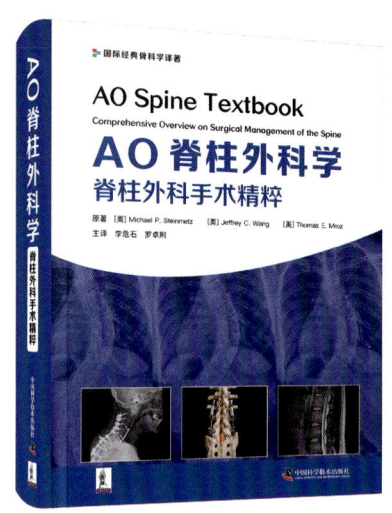

原著　[美] Michael P. Steinmetz 等
主译　李危石　罗卓荆
定价　498.00 元

本书引进自 JAYPEE 出版社，是一部全面系统、提纲挈领和深入浅出的脊柱外科经典著作，由来自各大国际机构的神经外科及骨科专家共同编写。书中内容涵盖脊柱退变、畸形、感染、肿瘤等多种疾病，从发病机制、诊断、治疗等多个角度进行了详细的阐述，同时配有大量影像照片和手绘插图，还论述了解剖学基础、生物力学及未来发展方向等临床医师重点关注的问题。本书内容系统，阐述简洁，图表丰富，贴近临床，可供所有脊柱外科医生及相关从业者阅读参考，亦可作为骨科医师、康复理疗师及医学生的实用案头工具书。

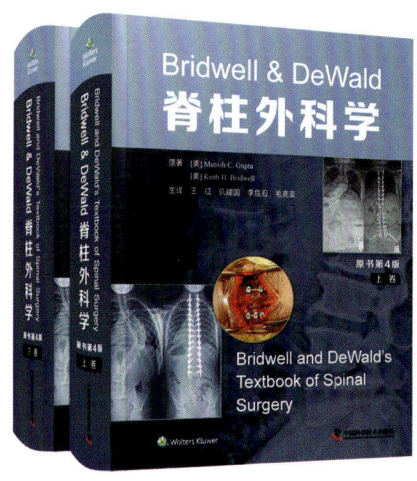

原著　[美] Munish C. Gupta 等
主译　王　征　仉建国　李危石　毛克亚
定价　1198.00 元

本书引进自世界知名的 Wolters Kluwer 出版社，由国际著名骨外科专家 Munish C. Gupta 教授和 Keith H. Bridwell 教授倾力打造，由国内脊柱外科领域众多知名专家教授共同翻译。本书自初版以来，不断更新再版，目前已更新至全新第 4 版，是一部历经了 30 余年学术辉煌的国际脊柱外科专著。

全书共十四篇 157 章，内容极为丰富，涵盖了脊柱外科总论、脊柱退行性疾病（颈椎、胸椎和腰椎）、脊柱创伤、脊柱畸形、脊柱肿瘤及脊柱疾病相关并发症等内容，同时结合最新研究进展，探论了每一种技术目前存在的问题及局限性。全新版本的著者团队新加入了一批在国际领域上非常活跃的脊柱外科专家，他们对许多章节的内容进行了修订和调整，补充了目前脊柱外科领域的国际最新诊疗规范和新技术，尤其在脊柱微创与脊柱畸形方面，充分体现了脊柱外科领域近年来的理念更新及新材料、新技术与新器械的发展。

本书内容系统，深入浅出，图表明晰，脊柱外科相关疾病的介绍详细全面，可为脊柱外科及相关专业临床医生和研究者了解本领域最新发展、解决疑难临床问题提供参考。

相 关 图 书 推 荐

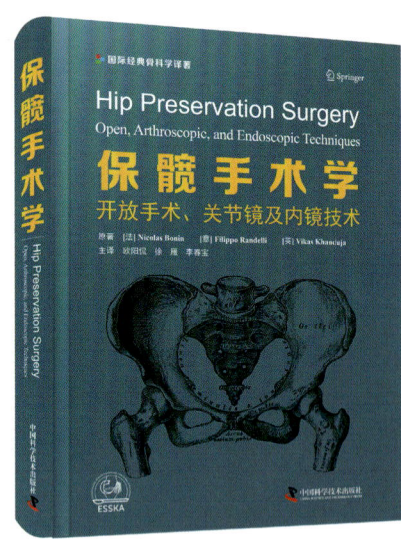

原著　[法] Nicolas Bonin 等
主译　欧阳侃　徐　雁　李春宝
定价　198.00 元

本书引进自 Springer 出版社，是一部全面介绍保髋手术的经典著作。全书共六篇，从不同解剖部位入手，系统描述了开放手术、关节镜手术和内镜手术的各项保髋操作，阐明了众多重要概念和技巧。书中所述内容均基于真实病例及术者经验，同时配有多张手术前后高清照片，使得手术步骤阐释简明易懂。本书以先进的现代技术和健全的临床研究为基础，为临床医生提供了丰富的资源，每章章末均附有"要点与技巧"，这是著者在大量实践和创新基础上的理论总结，对国内从事骨科临床工作的医生大有裨益。本书内容实用、阐释简明、图片丰富，既可作为住院医生和入门骨科医生的指导书，又可作为中、高级别骨科医生了解新技术的参考书。

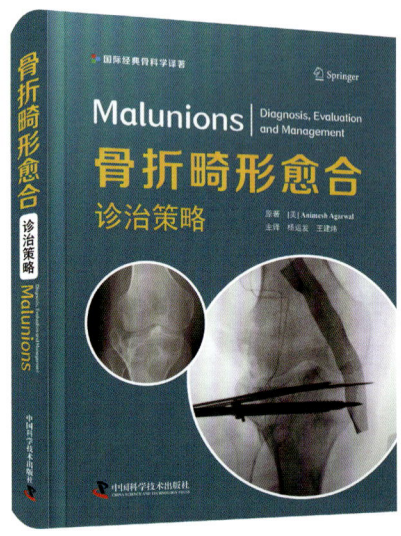

原著　[美] Animesh Agarwal 等
主译　杨运发　王建炜
定价　298.00 元

本书引进自 Springer 出版社，由骨折畸形愈合诊治经验丰富的专家领衔编写，是一部有关骨折畸形愈合方面的经典著作。本书全面介绍了畸形愈合的诊断、评估和管理；详细介绍了当前的治疗原则、手术技术和应对具有挑战性临床情况的方法；针对不同骨折畸形愈合给出了不同的治疗方案，为有效解决此类问题提供了参考。本书的特色在于先概述了畸形愈合的原理，然后按解剖区域划分，提供了基于证据的建议、病例及首选治疗方法，其中包括锁骨、近端和肱骨远端、手和腕部、股骨近端和远端、胫骨和脚踝、骨盆和髋臼，还讨论了假体周围和关节置换等特殊情况。本书配图丰富，阐释简洁，专业性强，有助于国内相关专业医师开阔视野、拓展思路，全面掌握骨折畸形愈合的诊治理念和关键技术，适合创伤骨科、矫形外科各级医师阅读参考。

相 关 图 书 推 荐

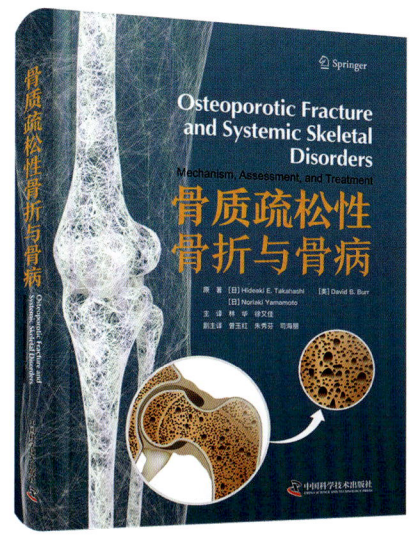

原著　（日）高桥荣明 等
主译　林　华　徐又佳
定价　358.00 元

本书引进自 Springer 出版社，由国际骨科专家 Hideaki E. Takahashi、David B. Burr、Noriaki Yamamoto 联袂编写。著者针对骨质疏松、骨质疏松性骨折及全身骨骼疾病，从骨骼生长发育和病变修复的基本机制、基本理论开始，展示了不同情况下骨骼及其代谢的组织形态学测量、影像学评估、生化检测和临床评价等多种方法的选择和应用，详细分析了骨骼微损伤和骨折的发生原因及发展过程，强调在骨折治疗时，一定要注重骨质疏松症的治疗，同时不能忽略对跌倒的干预，尤其是针对肌少症的治疗。此外，书中还介绍了骨质疏松性髋部骨折和骨质疏松性椎体骨折的围术期干预、手术治疗及其术后管理的内容。全书共八篇 38 章，内容全面、系统，可供骨质疏松相关性骨病的临床医生及研究人员阅读参考。

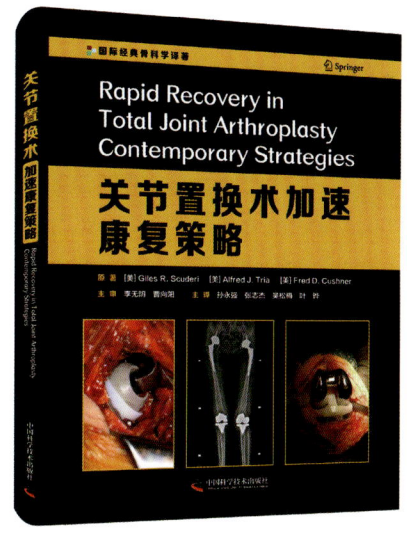

原著　[美] Giles R. Scuderi 等
主译　孙永强　张志杰　吴松梅　叶　晔
定价　228.00 元

本书引进自世界知名的 Springer 出版社，由美国 Giles R. Scuderi 博士等知名专家联合编写，由国内关节置换领域的知名专家孙永强团队联袂翻译而成，是一部有关关节置换加速康复的经典学术著作。全书共 22 章，全方位介绍了关节置换术加速康复现况、费用支付模式、策略及进展，医院对关节置换术加速康复的支持及流程优化，关节置换者加速康复领域的质量管控及改进措施等方面的内容；详细论述了加速康复背景下患者的风险评估及筛选、关节置换术加速康复临床路径及提高效率的有效措施、患者术后康复措施及效果提升等内容；涵盖了该领域临床研究的最新进展，同时解答了医师及患者关注较多的问题，如现阶段医院如何为加速康复背景下的关节置换手术提供应有的流程、后勤支持，医护人员应如何提升自己对加速康复患者的照护能力，哪类关节置换患者适合加速康复，如何确保康复背景下关节置换患者的安全，如何持续开展关节置换患者加速康复领域的质量改进，如何在加速康复背景下将关节置换与医疗保险有机结合等。本书编写思路清晰、图文并茂、内容丰富、实用性强，非常适合骨科医生、护士、医院管理者阅读参考，是一部不可多得的骨科必备工具书。

相 关 图 书 推 荐

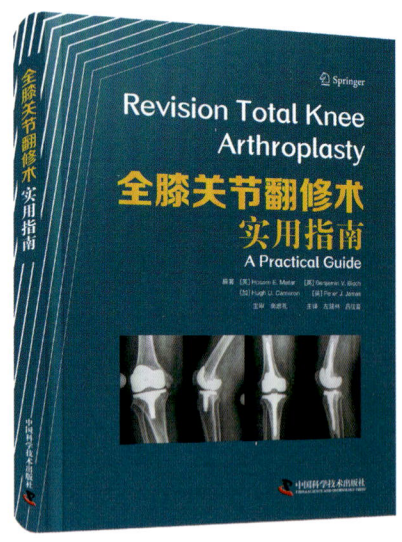

原著　[英] Hosam E. Matar 等
主译　左建林　吕佳音
定价　248.00 元

本书引进自 Springer 出版社，拥有十分完整、清晰的翻修理论和实践体系。全书共 20 章，从初次 TKA 的核心理念入手，系统介绍了复杂初次全膝关节置换术及疼痛评估、全膝关节翻修术的适应证、手术显露及如何去除固定良好的假体，重点阐述了外科重建的原则，对固定技术、限制性髁翻修假体的运动学实用观点、旋转铰链假体、挽救性全膝关节翻修系统、感染管理、整形手术、膝关节翻修术中陈旧性髌骨脱位的处理策略、伸膝装置障碍与同种异体移植重建、关节置换角度看膝关节假体周围骨折、膝关节翻修术的死亡率、如何开始膝关节翻修术等问题进行了补充说明，并分享了个人在膝关节翻修手术方面的宝贵经验。本书重点突出、层次分明、阐释简洁，是翻修理论、技术和操作的集大成者，对于中、高级骨科医生来说是一部真正的实用指南。

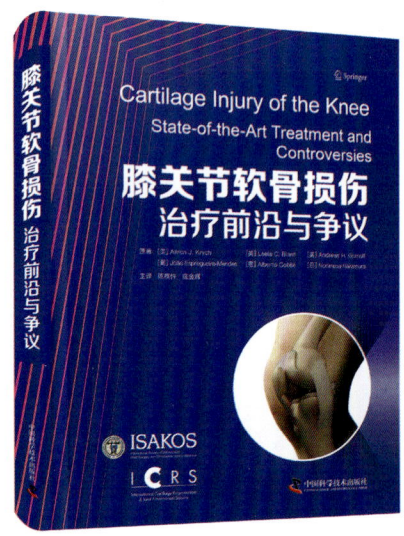

原著　[美] Aaron J. Krych 等
主译　陈疾忤　庞金辉
定价　198.00 元

本书引进自 Springer 出版社，由全球软骨损伤领域内专家共同编写，是一部全面介绍膝关节软骨损伤领域前沿知识的专业著作。全书共 28 章，从基础知识、影像学、诊断、治疗及康复等方面全方位阐述膝关节软骨损伤，涉及了许多常见的相关损伤，如半月板损伤和膝关节不稳等，涵盖了膝关节软骨损伤目前常见的保守治疗和手术处理，并展开了相应的讨论分析。近年来，膝关节软骨损伤领域发展十分迅速，书中向读者介绍了该领域的新进展和前沿治疗手段，旨在为膝关节外科医生提供全面、新鲜的专业知识。